Irma Joubert

Das Kind aus dem versteckten Dorf

francke

Bibliografische Information der Deutschen Nationalbibliothek
Die Deutsche Nationalbibliothek verzeichnet diese Publikation in der Deutschen Nationalbibliografie; detaillierte bibliografische Daten sind im Internet über http://dnb.dnb.de abrufbar.

ISBN 978-3-96362-001-0

Originally published in Afrikaans as *Mentje, kind van Pas-Opkamp* in 2017 by LAPA Uitgewers (Edms.), Bpk, 380 Bosman Street, Pretoria, South Africa.

Deutsch von Thomas Weißenborn
Umschlagbilder: © shutterstock.com / Kiselev Andrey Valerevich; Daniel Gale
Umschlaggestaltung: Verlag der Francke-Buchhandlung GmbH / Christian Heinritz
Satz: Verlag der Francke-Buchhandlung GmbH
Druck und Bindung: CPI books GmbH, Leck

www.francke-buch.de

Meiner Schwiegertochter Elizabeth Joubert gewidmet

„But what good came of it at last?"
quoth little Peterkin.
„Why that I cannot tell", said he,
„but 'twas a famous victory."

(„Doch was kam am Ende Gutes dabei heraus?",
sprach der kleine Peterkin.
„Nun, das kann ich nicht sagen", antwortete er,
„aber ruhmreich war der Sieg.")

Aus dem Gedicht *„After Blenheim"* von Robert Southey

1. Kapitel

Bosveld, Südafrika, 1933

Erbarmungslos brennt die Sonne vom wolkenlosen Himmel herab. Im Pferch wirbeln die Hufe der Kühe solche Wolken von Staub auf, dass die Gruppe von Menschen, die danebensteht, davon vollkommen eingehüllt wird. Die Stimme des Auktionators dröhnt über alles hinweg.

Nirgendwo ist ein Grashalm zu entdecken. Wie eine Leiche liegt das kahl gefressene Land vor ihnen. Zum ersten Mal seit Menschengedenken ist auch der Wasserlauf völlig ausgetrocknet.

Tinus presst seinen schmächtigen Rücken gegen die getünchte Mauer und drückt seine nackten Füße fest in den heißen Sand. Seine Augen sind auf den Pferch gerichtet, weg von den Feldern.

Vor zwei Wochen ist er mit seinem Großvater das ganze Terrain noch einmal abgegangen – langsam, es hat einen ganzen Tag gedauert. Gegen Sonnenuntergang hat sein Opa gesagt: „Wir schaffen es einfach nicht mehr."

Tinus hat es zunächst nicht verstanden.

Jetzt schon.

Die Beiwohner sitzen ein bisschen abseits: Der Mann ist in sich zusammengesunken und weint, neben ihm seine Frau mit ihrem plumpen Körper und ihrem einfältigen Gesicht. Auch sie weint. Ein Häufchen Elend.

Tinus schaut in eine andere Richtung. Wenn die beiden bloß verschwinden würden! Wenn sie nur in ihr eigenes Haus gingen und dort blieben!

Irgendwo im großen Haus ist Oma. „Dieser Tag heute wird mich noch umbringen", hat sie am frühen Morgen gesagt. Ihre Lippen sind dünn und bleich gewesen und ihre Stimme hat sich flach angehört.

Nur Tinus und sein Großvater sind starrköpfig genug gewesen, um hinzugehen und zuzuschauen. Jetzt sitzt Opa in seinem glänzend gebügelten Sonntagsanzug neben ihm auf einem Küchenstuhl, die verloschene Pfeife in seinen groben Händen. Sein Hals ist abgemagert. Beinahe sieht er aus wie ein Erdmännchen.

Der Auktionator wischt sich den Schweiß von seinem dicken Nacken und versteigert die ausgemergelten Kühe einfach alle en gros.

„Warum bietet denn niemand?", erkundigt sich Tinus. Es kommt zu laut und zu schrill aus ihm heraus. Manchmal lässt ihn seine Stimme schon im Stich.

„Keiner hat noch irgendwelche Weidegründe." Die Stimme seines Großvaters ist noch so kräftig wie immer. „Die Käufer warten einfach ab und dann kauft einer den ganzen Krempel für 'nen Appel und 'nen Ei."

Um ein Uhr kommt Großmutter und bringt ihnen Kaffee und Brote. „Kommt doch rein. Es ist so heiß."

„Nein, ich bleibe hier", antwortet Großvater.

„Ich auch", erklärt Tinus.

Sie laden die letzten Gegenstände auf den Wagen von Onkel Grootgert: Bettgestelle, Geschirr, Küchengeräte. Die Zelte. Den Küchentisch mit den vier Stühlen. Eine Wäschetrommel mit Kleidungsstücken und Bettwäsche, ganz oben darauf die Bibel. Jetzt schaut es so aus, als würden sie einfach nur für das Abendmahlswochenende ins Dorf fahren.

Dann sieht Tinus sie kommen, vom anderen Ende des leeren Pferchs: die Beiwohner. Der Mann trägt einen verschlissenen Koffer in der einen und seinen Geigenkasten in der anderen Hand. Unter seinem Arm klemmt ein gerahmtes Bild. Die Frau balanciert ein Bündel Bettwäsche auf dem Kopf. Genau wie eine Waschfrau.

„Kommen die auch mit?", will Tinus wissen.

„Was hast du denn gedacht?", antwortet sein Großvater, während er den Gurt um das kupferne Bettgestell noch etwas strammer anzieht.

Letzte Woche während der Versteigerung hat sich Tinus mehr als je zuvor für diese Menschen geschämt. Die ganze Zeit über hat er gefürchtet, dass dieser Schwachkopf von einem Beiwohner wieder einen von seinen Anfällen kriegen könnte. Er hat gemerkt, wie die Leute aus der Gegend geradezu darauf gelauert haben. Dafür waren sie also gekommen? Nicht um etwas zu kaufen. Sondern nur um zuzusehen, wie der stolze Martinus van Jaarsveld und seine hochmütige Frau vom Sockel gestürzt werden. Um mit eigenen Augen den Mann zu sehen, der manchmal schreiend durch die Gegend rennt. Den bekloppten Simon. Und um sich über den Jungen, der den Familiennamen trägt, das Maul zu zerreißen. Über ihn, Martinus Daniël.

Am Eingangsgatter der Farm steigt Tinus vom Wagen. Zum letzten Mal spürt er den heißen Sand des Bosvelds unter seinen Füßen. Zum letzten Mal wirft er einen Blick über die Landschaft, in der er aufgewachsen ist. Dann öffnet er das Gatter und geht wieder zum Wagen. „Eines Tages kaufe ich die Farm wieder zurück", verkündet er grimmig. „Ich schwöre es, Opa: Irgendwann wird Buffelspoort wieder in den Händen eines van Jaarsveld sein."

2. Kapitel

Vierhouten, Niederlande, Juli 1943

Die Sommersonne scheint ihr warm auf den Rücken. Das Gras steht hoch und in frischem Grün, Futter für die Kühe in den kommenden, langen Wintermonaten. Rhythmisch schwingt ihr Vater die lange Sense hin und her, hin und her. Mentje recht das gemähte Heu zu großen Haufen zusammen. Es duftet nach frisch geschnittenen Kräutern und ein bisschen nach Pfefferminze.

„Wo hast du denn deinen Hut?", will ihr Vater wissen, ohne dabei aufzuschauen. „Ehe du dich versiehst, hast du heute Abend wieder einen Sonnenbrand."

Mist, ihr Hut! Sie vergisst ihn aber auch ständig!

Doch da bricht in der Nähe des Hauses plötzlich ein großes Durcheinander los. Alle beide schauen mit einem Ruck auf. Mentje sieht das Entsetzen in den Augen ihres Vaters, aber das hält nur einen Augenblick an. „Runter, flach auf den Boden, Mentje, hinter den Heuhaufen! Und keine Bewegung, bis ich dich holen komme", befiehlt ihr Vater, während er losrennt.

„Warum, Papa?"

„Runter, habe ich gesagt", ruft er ihr über die Schulter zu. „Ich bin gleich wieder da."

Sie lässt sich hinfallen und kriecht auf dem Bauch hinter den Heuhaufen. Dort presst sie sich das Kinn auf die Brust und schließt fest die Augen. Der Heuhaufen, den sie eben noch zusammengerecht hat, erscheint ihr mit einem Mal sehr niedrig.

Vom Haus her sind Stimmen zu hören, wütende, kreischende Stimmen. Mentje hält sich die Ohren zu, doch selbst dann hört sie noch, wie das Baby die Gegend zusammenschreit.

Was ist passiert? Hat das Baby sich verletzt? Oder vielleicht der kleine Junge? Ist er womöglich von der Leiter gefallen?

Oder noch schlimmer: Brennt es irgendwo? Im Stall?

Ihr Herz beginnt zu klopfen. Vater hatte bei der Kerze zwischen den Strohballen immer ein schlechtes Gefühl.

Oder ist erneut der Stier aus der Weide ausgebrochen? Genau wie vor zwei Jahren, als ihr Vater beinahe …

Nein. Nein, so etwas geschieht nicht noch einmal.

Oder sind die Soldaten gekommen? Das möchte sie nicht denken, aber sie hat immer Angst gehabt, das Baby könnte weinen, wenn die Soldaten kamen, um Milch oder Eier zu holen. Sie versucht, einen klaren Kopf zu behalten. Das Baby hat doch erst zu weinen angefangen, nachdem der Lärm beim Haus schon losgebrochen war, oder? Ja, mit Sicherheit. Also können es nicht die Soldaten sein.

Oder vielleicht doch?

Mentje hat nie Angst vor den Soldaten gehabt. Seit Anfang des Krieges hat man sie auf der Straße gesehen, in Nunspeet und sogar in Vierhouten. Möglichst unauffällig hat sie sie immer beobachtet, wenn sie auf dem Weg zur Schule war, und wenn sie sie hat kommen sehen, hat sie meistens die Straßenseite gewechselt. Wirklich Angst hat sie nie gehabt.

Doch seitdem die Familie Friedman bei ihnen eingezogen ist, ist das ganz anders geworden.

Eines Abends hat ihr Vater fast schon beiläufig gesagt: „Mentje, ich muss etwas mit dir besprechen."

Es war ein kalter Winterabend gewesen, Anfang des Jahres. Vater hat noch einen Scheit Holz ins Feuer geworfen, sich in seinen Lehnstuhl gesetzt und die Beine ausgestreckt, sodass die Füße dicht am warmen Ofen waren. Draußen hat ein eisiger Wind geweht. „Es kommt einem vor wie am Nordpol", hat Mentje festgestellt, während sie ihrem Vater einen Becher Kaffee eingeschenkt hat. Für sich selbst hat sie ein Glas warme Milch geholt.

Geduldig hat sie abgewartet.

„Die Familie Friedman muss sich im Durchgangslager Westerbork melden", hat ihr Vater schließlich verkündet.

Mentje hat gespürt, wie sie unruhig wurde. Sie hat diese Familie nicht gekannt; sie hat nur gewusst, dass ihr Vater täglich ein paar Kannen Milch in deren Geschäft in Nunspeet abliefert. Allerdings ist letztes Jahr die Oma eines Jungen aus ihrer Klasse nach Westerbork gebracht worden und seitdem haben sie nichts mehr von ihr gehört. „Was passiert eigentlich mit den Menschen, die nach Westerbork gebracht werden, Papa?“

Nachdenklich hat sich ihr Vater mit seinem Zeigefinger durch den Bart gewühlt. „Das weiß keiner genau. Wahrscheinlich werden sie von dort aus in eines der deutschen Arbeitslager im Osten gebracht.“

„Das ist doch nicht gut, oder?“

Ihr Vater hat den Kopf geschüttelt und in den Ofen gestarrt.

Ihre Unruhe ist immer weiter angestiegen. Eine Vermutung begann sich in ihr festzusetzen. „Möchtest du der Familie Friedman helfen?“

„Herr Friedman hat einen Neffen in England, der versucht sich darum zu kümmern, dass die ganze Familie dorthin kann. Ich habe ihnen angeboten, dass sie bei uns wohnen können, bis sie wegkönnen.“

„Untertauchen.“ Mentje hat das Wort schon einmal in der Schule gehört.

Ihr Vater hat ruckartig zur Seite geblickt; seine Augen haben wachsam ausgesehen. „Tja, nun. Untertauchen, das ist es wohl.“

Aber das geht doch gar nicht, wir haben doch nur ein Schlafzimmer, hat Mentje gedacht. Ihr Vater hat ihr immer versprochen, dass er ein Zimmer für sie anbauen würde, sobald sie zwölf wäre. Jetzt war sie jedoch erst neun und schlief im Schlafzimmer ihres Vaters. „Wo sollen sie denn dann schlafen?“

„Nun … Vielleicht können wir auf dem Dachboden einen Schlafplatz einrichten. Und wenn sie sich unsicher fühlen, können sie tagsüber auch dort sitzen.“

„Auf dem Heuboden im Stall?“, hat Mentje überrascht gefragt. „Die Leiter hinauf? Da, wo wir die Strohballen lagern?“

„Wir könnten die Strohballen etwas zusammenschieben und so an der Vorderseite eine Art Barrikade errichten“, hat ihr Vater erwidert. „Dann sieht man vom Stall aus nur die Strohballen.“

„Aber da kann man doch nicht schlafen!“

„Wenn er damit dem Tod von der Schippe springen kann, ist ein Mensch zu vielem in der Lage. Da oben ist es einigermaßen gemütlich, das ist sicher auch nicht ganz unwichtig.“

Das ist bestimmt wahr, hat Mentje gedacht. Der Stall ist fest ans Haus angebaut; nur eine Wand trennt ihn von der Küche. Auf diese Weise hält der Ofen den ganzen Winter über auch die Tiere ordentlich warm.

„Es ist ja auch nur für eine Übergangszeit, bis sie nach England können."

„Ja ..." Das wird nichts, hat sie gedacht. Ihr Vater hat mal wieder irgendwelche Luftschlösser gebaut.

Ihr Vater hat sehen können, was sie gedacht hat, schließlich kannte er sie genauso gut wie sie ihn. „Mentje, das sind unsere Nächsten und sie brauchen uns. Als Christen sind wir verpflichtet, den Menschen aus Liebe zu helfen."

Der barmherzige Samariter, hat Mentje überlegt. „Ja, Papa", hat sie gesagt und dabei geseufzt, damit ihr Vater ruhig merken konnte, dass sie es eigentlich besser gewusst hat.

„Wir haben hier auf dem Bauernhof genug zu essen, um sie ein paar Wochen lang versorgen zu können. Sonst verändert sich gar nichts."

„Das ist nicht wahr. Dadurch wird alles anders und das weißt du ganz genau."

Er hat seine grobe Hand auf ihren Kopf gelegt. „Du wirst schnell groß, mein Mädchen."

Was du nicht sagst! „Ich gehe ja auch schon in die fünfte Klasse!"

Einen Augenblick lang hat er sie verdutzt angesehen und den Kopf ganz leicht geschüttelt, so als habe er es beinahe nicht glauben können. „Das ist auch wahr. Denk daran, Mentje, niemand darf erfahren, dass die Familie Friedman hier wohnen wird, ist das klar?"

„Das weiß ich."

An diesem Abend hat Mentje lange und ernst dafür gebetet, dass Gott ein besseres Versteck für die Familie Friedman finden möge. Nicht, dass sie auch einfach so an ihnen vorbeigehen wollte, so wie das der Priester und der Levit gemacht haben. Es sei schlichtweg nur nicht so schön für die Familie, wenn sie auf dem Heuboden wohnen müsste, der Herr wisse doch selbst, wie es da aussähe.

Tief in ihrem Herzen hat Mentje allerdings gewusst, dass sie einfach nur keine Lust hat, diese fremden Leute in dem Haus aufzunehmen, in dem sie mit ihrem Vater wohnt.

Und das hat der Herr natürlich auch ganz genau gewusst.

Am darauffolgenden Abend war die Familie angekommen. Frau Friedman hat recht jung ausgesehen, so als wäre sie kaum älter als die Mädchen auf der Mittelschule in Nunspeet. „Guten Abend, ich bin Daniela." Sogar ihre Stimme hat jung geklungen.

Sie hat ein Baby auf dem Arm getragen und einen kleinen Jungen an der Hand gehabt. Hinter ihr ist Herr Friedman hereingekommen, der unter einem Stapel Decken beinahe verschwunden war.

Alle trugen sie den großen gelben Davidsstern, sogar das Baby.

Schon am ersten Abend hat Mentje sich gewünscht, dass sie wieder weggehen. Das war zweifellos sehr gemein von ihr, aber sie hat nichts dagegen machen können – das hat sie nun einmal gefühlt.

Auf ihren Vater ist sie wütend gewesen. Das war sicher auch verkehrt, denn man muss ja seine Eltern ehren. Doch ist nicht eigentlich ihr Vater schuld an ihrer Sünde gewesen? An beiden Sünden?

Ihr Vater hat der fremden Familie geholfen, alles die Leiter hinauf auf den Dachboden zu bringen. „Meiner Meinung nach haben sie es dort nachts einigermaßen komfortabel", hat er erklärt und dann – eine ganze Weile nach dem Abendessen – haben sie noch in der Bibel gelesen und gebetet. Ihr Vater hat lang und ernst gebetet, doch Mentje hat nicht gehört, was er gesagt hat. Auch lange nachdem er „Amen" gesagt hat, hat sie noch mucksmäuschenstill dagesessen.

„Was ist denn, Mentje?"

„Mir gefällt es nicht, dass sie hier sind."

Ihr Vater hat genickt und seine Arme weit geöffnet. „Komm, setz dich ein bisschen zu mir."

Sie hat ihr Gesicht an seine Brust gedrückt und er hat ihr seine große Hand auf den Kopf gelegt und sie mit seinen Armen fest an sich gepresst. „Das weiß ich, Mentje. Aber es ist nur für kurze Zeit, für eine oder zwei Wochen", hat er sie unbeholfen zu trösten versucht.

Aus den beiden Wochen wurden jedoch zwei Monate, dann vier Monate, dann sechs. Monate, in denen Mentje immer mehr begriffen hat, wie gefährlich es war, Juden zu verstecken.

Und jetzt das?

Nein, das können keine Soldaten sein, versucht sie sich selbst zu überzeugen. Dann hätten wir doch ihre Fahrzeuge gehört. Die hört man immer schon von ferne ankommen.

Mit gespitzten Ohren liegt sie da und lauscht. Hört sie da einen Lastwagen? Nein, es kann auch einfach nur ein anderes Auto sein, das da über den Feldweg rappelt.

Langsam versinkt die Sonne. Es ist still; selbst die Kühe und die Hühner geben keinen Laut von sich.

Es wird immer unbequemer auf dem kurz gemähten Gras in ihrem Versteck und ihre Hüfte beginnt zu schmerzen. Als sie sich etwas anders hinlegt, wird es dadurch auch nicht besser. Sollte sie vielleicht herauskriechen und einmal schauen, was los ist? Obwohl ihr Vater gesagt hat, dass sie sich nicht rühren soll, bis er zurückkommt?

Sie bleibt liegen; noch sehr lange bleibt sie liegen. Doch ihr Vater kommt nicht.

Der Geruch des frisch gemähten Grases kitzelt ihr in der Nase und kribbelt ihr in der Kehle. Es raubt ihr beinahe den Atem.

Sie betet ununterbrochen, wieder und wieder dasselbe: „Bitte gib, dass mein Vater wieder zurückkommt." Etwas anderes fällt ihr nicht ein.

Inzwischen ist ihr der Arm eingeschlafen, ihre Füße jucken und in ihrem Gesicht krabbelt eine nervige Fliege herum. Sie hat Angst, sich zu bewegen, und wartet lieber darauf, dass Vater sie holen kommt. Er kommt gewiss, das hat er versprochen.

Als die Sonne langsam untergeht, wird das Gras unter ihr feucht.

Doch ihr Vater kommt nicht.

3. Kapitel

„Du hast doch keine Ahnung, wie Krieg ist“, behauptet der Beiwohner leise, während er auf seine Schuhe starrt.

Tinus spürt, wie ihm die Wut in den Hals kriecht. In dem engen Zimmerchen geht er auf und ab. „Was weißt du schon davon?“, bricht es schließlich aus ihm heraus. „Du bist noch nie in einem Bergwerksstollen gewesen. Keiner von euch weiß, wie es da ist. Du nicht, Miempie nicht und Oma und Opa auch nicht. Und wofür? Wofür habe ich mich in den vergangenen sieben Jahren so abgerackert?“

„Tinus, bitte ...“

Er ignoriert die flehende Stimme. „Schaut euch doch einmal an, wie wir hier leben in der sogenannten Goldstadt – als arme Schlucker. Was ist nur aus uns geworden? Wir sind armselige Kirchenmäuse, die sich irgendwie durchschlagen, damit sie nicht mit leerem Magen ins Bett gehen müssen.“ Er bleibt stehen und schaut sie herausfordernd an.

„Verflixt noch mal, ich bin schon einundzwanzig! Was habe ich denn für eine Zukunft? Worauf kann ich denn noch hoffen, wenn ich jeden Tag wie ein Maulwurf ...“

Ach, das bringt doch nichts! Wie sollten sie es auch verstehen können!

„Tinus, bitte ...“

„Jetzt hört endlich mit diesem ‚Tinus, bitte‘ auf! Meine Entscheidung steht fest. Der Krieg dauert jetzt schon drei Jahre, ich hätte mich schon längst melden müssen. Das werde ich jetzt auch machen, und damit Schluss.“

Die Frau des Beiwohners weint nur leise vor sich hin.

Doch sein Großvater nickt bedächtig. „Ich bin stolz auf dich, Tinus.“

Dabei schaut er ihn allerdings nicht an. Stattdessen betrachtet er den Mann, der immer noch unruhig auf seine Schuhe starrt.

Rentia ist ein hübsches Mädchen, daran gibt es nichts zu zweifeln. Mit ihren langen Haaren, der eleganten Frisur, ihren fast schwarzen Augen und ihrem dicken, dunklen Haarschopf erntet sie überall bewundernde Blicke. Doch sie kann es ihm auch ganz schön schwer machen. Mit Sicherheit ist sie nicht das nachgiebige Modepüppchen, das sie zu sein scheint.

„Warum gehst du eigentlich?", will sie am nächsten Tag wissen. Tinus riecht den Braten sofort.

„Das hat verschiedene Gründe."

„Zum Beispiel?"

Ungeduldig zuckt er mit den Schultern. Das kann er nun gar nicht gebrauchen. Bleib ruhig, sagt er sich. Sie reagiert nur so, weil ihr an ihm liegt. „Um hier wegzukommen. Nicht weg von dir, aber von allem anderen. Dem Bergwerk, der … Ich muss einfach raus hier, Rentia."

Sie spitzt ihre roten Lippen. „Wegen dem Geld?"

„Das auch. Die Armee bezahlt gut."

Sie schaut ihn weiterhin direkt an. Unwiderstehlich schön und gleichzeitig unbeugsam. „Besser als der Straßenbau? Oder die Eisenbahn?"

„Mit Sicherheit. Vor allem, wenn man es in die richtige Einheit schafft."

Sie dreht den schlichten Siegelring an ihrem Finger hin und her. „In welche zum Beispiel?"

Einen kurzen Augenblick zögert er und entscheidet sich dann dafür, sie an seinem geheimen Traum teilhaben zu lassen. „Bei den Fallschirmjägern. Ich würde gerne Fallschirmjäger werden."

„Fallschirmjäger?"

Darauf antwortet er nichts, aber seine dunklen Augen lassen sie nicht los.

„Warum, Tinus?"

„Wegen des Abenteuers, der Freiheit. Vielleicht kannst du das nicht verstehen. Vermutlich ist es eine Männersache. Dazu kommt, dass man da am besten bezahlt wird."

„Ich verstehe." Sie beißt sich auf die Unterlippe. „Und was wird aus uns, Tinus? Aus dir und mir?"

Jetzt darf sie um Gottes willen nicht flehentlich klingen, denn damit kann er überhaupt nicht umgehen. „Ich mache das auch für uns. Für eine bessere Zukunft für uns beide. Auf keinen Fall möchte ich für den Rest meines Lebens der Sklave anderer Leute sein. Und du willst doch auch nicht in zwanzig Jahren noch in irgendeiner Fabrik arbeiten."

„Was sagt denn deine Familie dazu? Vor allem dein Opa?"

„Meine Oma sagt die ganze Zeit nur ‚Tinus, bitte', ‚Tinus, bitte'. Aber mein Opa steht hinter mir."

Für einen Augenblick herrscht Schweigen. Dann sagt sie: „Es geht dir um die Farm."

Die Farm ist von Anfang an ein Stolperstein zwischen ihnen gewesen. Rentia ist ein echtes Stadtkind. Wenn sie die Farm nur *ein* Mal sehen könnte, dann würde sie ihn mit Sicherheit verstehen.

„Es geht mir um die Farm, in der Tat", entgegnet er daher. „Irgendwann kaufe ich sie diesem jüdischen Doktor wieder ab. Dass *muss* ich einfach."

Sie wendet ihren Kopf ab. „Ja, Tinus. Natürlich. Selbst wenn du an deinem Fallschirm in der Luft hängst und sie dich totschießen, wirst du immer noch für deine elende Farm kämpfen."

4. Kapitel

Jetzt, wo die Sonne untergeht und der blaue Himmel allmählich ausbleicht, bekommt er einen orangefarbenen Glanz. „Für die Oranje-Prinzessinnen und für meine kleine Prinzessin", hat ihr Vater immer gesagt, als sie noch klein war.

Und jetzt lässt er sie einfach hier liegen, hinter diesem Heuhaufen?

Der erste Stern wird sichtbar und dann noch einer und noch einer. In Mentjes Kopf beginnt etwas zu hämmern und alles tut ihr weh.

Tief in ihrem Herzen hat sich längst der Zweifel breitgemacht. Papa, kommst du noch?

Stille.

Ich muss etwas unternehmen, überlegt sie schließlich. Langsam und vorsichtig setzt sie sich in Bewegung. Zum Glück bin ich nicht erfroren, denkt sie. Nicht dass es kalt wäre, aber sie weiß ganz genau, dass man erfrieren kann, wenn man so lange still daliegt.

Sie muss herausfinden, was los ist. Allmählich bricht der Abend herein und sie kann sich doch nicht die ganze Nacht über hier verstecken. Auch wenn ihr Vater gesagt hat …

Papa ist nicht hier, überzeugt sie sich selbst und reckt den Kopf in die Höhe. Es bewegt sich nichts. Sie richtet den Kopf noch etwas höher auf – nichts. Vorsichtig kriecht sie hinter dem Heuhaufen hervor und macht sich auf in Richtung des Hauses.

Es ist totenstill und in der Dämmerung sieht alles genauso aus wie immer.

Wo kann ihr Vater denn nur sein?

Vielleicht hat sich jemand verletzt und ihr Vater hat diese Person zum Arzt bringen müssen.

Aber hätte er sie dann nicht erst geholt?

Es kann nicht sein, es kann nicht sein, es kann nicht sein, dass Soldaten gekommen sind. Niemand hat gewusst, dass die Familie Friedman bei ihnen im Haus untergetaucht ist.

Und wenn es doch die Soldaten gewesen sind, dann muss sie jemand verraten haben. Ihr Vater nennt es immer „erschütternd“, wenn er mitbekommt, dass Niederländer sich gegenseitig verraten. Dass in dieser Kriegszeit, in der jetzt alle zusammenhalten müssen, Nachbarn einander ans Messer liefern.

Aber wer hätte ihren Vater und sie verraten sollen? Doch nicht die Nachbarin Lenie von nebenan, die ihr jedes Jahr einen gemütlich warmen Pullover für den Winter strickt? Allerdings hat sie die unangenehme Angewohnheit, ständig ihre Nase in anderer Leute Angelegenheiten zu stecken. Neulich erst hat sie zu Mentjes Vater gesagt: „Gerrit, du verwöhnst das Kind viel zu sehr. Die Kleine läuft völlig aus dem Ruder, du musst sie einmal etwas fester anpacken.“

Ihr Vater hat jedoch nur erwidert: „Ach, Lenie, sie ist doch noch so klein.“

Aus dem Ruder laufen? Mentje ist so wütend gewesen, dass ihr fast der Kragen geplatzt wäre. Und jetzt, wo sie daran denkt, fällt ihr auch ein, dass die Nachbarin immer sehr gern nach allem gefragt hat, was bei ihnen zu Hause passiert. „Wen hattet ihr denn am Wochenende zu Gast?“, hat sie zum Beispiel wissen wollen. Oder: „Hat dein Vater denn schon eine ‚besondere Freundin‘?“ Als ob ihr Vater einer anderen Frau schöne Augen machen würde! Mentje wird schon wieder wütend.

Trotzdem ist die Nachbarin Lenie nicht gemein, sondern nur neugierig. Sie würde sie niemals verraten.

Vielleicht war es ja dann die kratzbürstige Bertien vom Bauernhof weiter hinten? Wenn das der Fall ist, dann wird Mentje ihren Eltern petzen, dass Bertien einen festen Freund hat. Das wird ihr eine Lehre sein.

Doch woher soll Bertien überhaupt von der Familie Friedmann erfahren haben? Seit sie nach Nunspeet auf die Mittelschule geht, kommt sie nicht mehr hierher.

Langsam beginnt sie auf Händen und Füßen in Richtung Haus zu kriechen. Das ist gar nicht so einfach: Ihr Rock verheddert sich immer wieder irgendwo unter ihren Knien und sie verliert ständig ihre Holzschuhe. So steht sie schließlich auf und schleicht gebückt weiter.

Bestimmt hat sich Herr Friedman verletzt, versucht sie sich zu überzeugen. Ihr Vater hat ihn mit dem Pferdewagen zum Arzt fahren müssen und Daniela und die Kinder sind mitgekommen. Vielleicht hält sich Daniela aber auch immer noch auf dem Dachboden versteckt.

Aber wenn nun die Soldaten Familie Friedman doch entdeckt haben sollten? Die elende Angst streckt weiterhin ihre Klauen nach Mentje aus.

Das Herz klopft ihr so stark, dass sie es bis in ihrer Kehle spürt. Sie wagt sich nicht weiter, sondern beobachtet das Haus aus einer gewissen Entfernung. Inzwischen ist es dunkel, deswegen kann sie nicht mehr sehr weit sehen. Sollte sie näher herangehen?

In der Dunkelheit wird das Haus langsam zu einem schwarzen Block. Nirgendwo brennt Licht. Alles wirkt fremd.

Mentje lässt sich wieder ins Gras fallen. Ein Weinkrampf schüttelt sie, ein Weinkrampf aus der Ungewissheit heraus und weil sie sich nach den starken Armen ihres Vaters sehnt. Sie spürt einen tiefen Kummer in ihrem Herzen.

Schließlich ist es ganz und gar finster. Inzwischen ist sie leer geweint, müde und ängstlich.

Und ihre größte Angst ist, dass ihr Vater heute Abend nicht nach Hause kommt.

Drinnen ist es stockfinster. Mit zitternden Händen schließt sie die Küchentür und schiebt den Riegel davor. Ihr Rücken ist verkrampft vor Anspannung, während sie die Kerze sucht und ein Streichholz anzündet.

Habe keine Angst! Niemand kann dich sehen, schließlich sind die Fenster mit Verdunklungspapier zugeklebt. So versucht sie ihre Angst in den Griff zu bekommen.

Mit der Kerze in der Hand schleicht sie sich auf Zehenspitzen durch das Haus. Die Kerzenflamme wirft lange Schatten, die sie verfolgen – Schatten, die einem Angst machen können.

Ach, komm schon, hier hat sich nichts verändert, beruhigt sie sich selbst. Der kleine, runde Esstisch, an dem sie und ihr Vater alle Mahlzeiten einnehmen, steht noch an seinem Platz. Die Schiefertafel und der Griffel für die Einkaufsliste hängen neben dem Küchenschrank an langen Nägeln, das Radio steht immer noch in der Ecke, versteckt unter der Tischdecke. Sie hält die Kerze in die Höhe und schaut nach den blau-weißen Fliesen an der Wand hinter dem

Ofen. Alle Bilder auf den Fliesen kennt sie in- und auswendig: der Mann mit dem Pferd am Zügel, die Bäuerin mit der Kuh, das Vögelchen im Käfig, das Segelschiff auf dem Meer.

Im schummrigen Kerzenlicht wandern ihre Augen herum. Dort ist die große Abbildung, die den breiten und den schmalen Weg zeigt, da die Kuckucksuhr, die schon lange nicht mehr geht, dort die eingerahmte Stickerei, die ihre Mutter einst angefertigt hat.

Doch dann ist sie gestorben.

Manchmal fragt Mentje sich, wie es wohl gewesen wäre, wenn das nicht passiert wäre. Sie vermisst ihre Mutter nicht, denn kennengelernt hat sie sie nie. Sie fragt sich das nur immer wieder einmal.

Alles sieht genauso aus wie immer. Und doch erscheint alles anders, weil ihr Vater nicht da ist. Noch nie in ihrem Leben ist sie allein gewesen.

Denk nicht die ganze Zeit an Papa, tadelt sie sich selbst. Und hör mit dem Bibbern auf, du bist doch kein Angsthase! Mach lieber irgendwas.

Aber was? Essen kochen? Damit es fertig ist, wenn ihr Vater zurückkommt?

Sie öffnet die Ofentür, legt einen Holzscheit hinein und fängt an zu blasen. Ziemlich schnell lodern die Flammen auf. Das ist schon einmal ein wenig Leben. Der Kessel fängt an zu pfeifen.

Ob Daniela vielleicht auf dem Heuboden sitzt?

Es können keine Soldaten gewesen sein. Die hätten das Essen mitgenommen und wahrscheinlich auch noch andere Dinge. Die Kinder in der Schule erzählen immer, dass sie alles mitnehmen, was nicht niet- und nagelfest ist.

Ob tatsächlich jemand auf dem Dachboden ist, das traut sie sich nicht zu schauen.

Nach einer Weile schneidet sie eine Scheibe Roggenbrot ab und streicht etwas goldgelbe Butter darauf. Morgen ist Freitag. Am Freitag machen ihr Vater und sie immer Butter.

Aber was soll sie tun, wenn ihr Vater morgen früh noch nicht wieder da ist? Wer soll dann die Kühe melken und die Kälbchen füttern und …?

Sie bekommt ihr Brot nicht herunter. Und von der Milch bekommt sie Bauchschmerzen.

Es wird eine lange, finstere Nacht.

Mitten in der Nacht schreckt sie hoch. Ist ihr Vater gerade hereingekommen? Lange Zeit liegt sie da und lauscht; sie ist sich sicher, etwas gehört zu haben.

Doch es bleibt totenstill. Jetzt ist sie allerdings so wach, dass an Schlaf nicht mehr zu denken ist; nur die Angst und der Kummer sind noch da.

Und ihre Gedanken.

Vielleicht hat es ja gar nicht mit der Familie Friedman angefangen, grübelt ihr müder Kopf. Vielleicht hat es schon vor drei Jahren angefangen, kurz nach ihrem siebten Geburtstag, als ihr Vater und sie die Flugzeuge haben kommen hören.

Es war früh am Morgen gewesen und noch dämmerig, als das Dröhnen durch ihr Schlafzimmer gehallt war. Gruselig laut. „Was ist das, Papa?"

„Das sind Flugzeuge", hat ihr Vater geantwortet und ist nach draußen gerannt.

Mentje erinnert sich noch an den Tau auf dem Gras unter ihren nackten Füßen, an das Brummen der Motoren über ihrem Kopf, an die großen Hände ihres Vaters, die ihren Kopf an sein Bein drückten.

Sie hat hinaufgeschaut. Im Halbdunkel hat sie Hunderte, Tausende, vielleicht sogar Millionen von Flugzeugen gesehen. Sie sind alle in dieselbe Richtung geflogen, weg von der Seite, auf der die Sonne jeden Morgen über dem Horizont erscheint. Unwillkürlich hat sie an die Zugvögel denken müssen, die ihr Vater und sie manchmal vorüberfliegen sahen. Doch diese brummenden Vögel flogen in Blöcken, nicht in einer schönen V-Formation. Reihen und Reihen großer grauer Flugzeuge. „Wo fliegen die hin?", hat sie wissen wollen.

Erst später, in der Schule, hat sie gehört, dass die Flugzeuge voller Bomben gewesen waren, die sie über Rotterdam abgeworfen haben. An diesem Morgen jedoch hat ihr Vater nur den Kopf geschüttelt, so als könne er seinen Augen nicht trauen.

In Mentje war die Unruhe immer weiter angewachsen, fast dieselbe Unruhe, die sie immer verspürte, wenn die Zweige vor ihrem Schlafzimmerfenster mit ihren kahlen Fingern den Mond zu fangen versuchten. „Papa, wo kommen die Flugzeuge denn her?"

Ihr Vater hat sich umgedreht und ihr mit der Hand über das ungekämmte Haar gestrichen. „Aus Deutschland, denke ich."

Sie hat noch viel mehr Fragen gehabt, ihr Vater war jedoch wieder hineingegangen, hat sich vor den Ofen gekniet und so lange geblasen, bis ein einzelnes orangefarbenes Flämmchen aus den Kohlen vom vorherigen Abend hervorsprang. Dann hat er einen Holzscheit daraufgelegt und gesagt: „Mach dich für die Schule fertig."

Mentje hat die Stirn gerunzelt; ihr Vater war wirklich etwas durcheinander. Er musste doch erst noch melken und sie musste die Hühner füttern und schauen, ob sie Eier gelegt hatten. Und es ist auch noch fast dunkel gewesen, so dunkel, dass sie kein Ei hätte finden können!

Ihr Vater hat den Wasserkessel auf den Ofen gestellt. „Ich muss melken gehen. Geh du die Hühner füttern", hat er auf einmal gesagt und ist nach draußen gegangen. Er ist noch in seinem Schlafanzug gewesen.

Vielleicht hatten die Flugzeuge ihren Vater so durcheinandergebracht. Vielleicht hatten sie ihren ganzen Vormittag durcheinandergebracht. Und das ganze Leben danach.

Sie muss doch wieder eingeschlafen sein. Als sie aufwacht, ist die Sonne schon aufgegangen. Die Kühe muhen lautstark.

Die Ungewissheit kehrt sofort wieder in ihren Körper zurück, aber die Angst ist weg, denn schließlich scheint die Sonne. Sollte ihr Vater schon wieder zu Hause sein und melkt er vielleicht sogar schon die Kühe?

Die Tür zwischen dem Haus und dem Stall lässt ihr vertrautes Knarzen hören, während Mentje sie aufschiebt. Sie schaut sich um. Aller Mut verlässt sie. Im Stall ist niemand, in der Ecke stehen allerdings die Kälber und plärren vor Hunger. Ich muss sehen, dass ich sie zu den Kühen bekomme, überlegt Mentje. Dann trinken sie jedoch die Euter leer. Eigentlich wäre das aber ganz gut, weil ihr Vater nicht hier ist, um zu melken. Sie hört die Kühe draußen vor Schmerz brüllen.

In der Ecke des Stalls steht die Leiter, mit der man auf den Heuboden kommt. Hat sich Daniela vielleicht noch dort oben versteckt? Wahrscheinlich hat sie einfach zu viel Angst, um ein Lebenszeichen von sich zu geben. Kein Wunder! Sie hat selbst am helllichten Tag immer Angst gehabt wie ein kleines Vögelchen.

„Daniela?"

Stille.

„Daniela? Ich bin's, Mentje."

Totenstille. Nur das klägliche Geschrei der Kälber.

Hastig klettert Mentje die Leiter hinauf. Am oberen Ende gibt es eine schmale Öffnung zwischen zwei Strohballen. Sie steckt ihren Kopf dazwischen. „Daniela?"

Stille.

„Daniela? Bist du da irgendwo?" Dieses Mal etwas lauter.

Immer noch keine Reaktion.

Schließlich zwängt Mentje sich durch die schmale Öffnung. Dahinter ist es schummerig, sodass es einen Moment dauert, bis sie etwas sehen kann. Es riecht nach frischem Heu. Und nach dem Nachttopf.

Mentje ist zum ersten Mal hier, seit die Familie Friedman dort eingezogen ist. Ein wenig erstaunt schaut sie sich um. Das hier sieht beinahe so aus wie ein richtiges Schlafzimmer, mit einer ordentlichen Matratze, die auf dem Boden liegt, einer Wiege für das Baby an der einen Wand und einer Matratze für die Jungen und ein paar Spielsachen auf der anderen Seite.

„Bist du hier, Daniela?"

Doch sie weiß bereits, dass sie keine Antwort bekommen wird. Hier gibt es kein Bett, unter dem man sich verstecken könnte, und es hängen auch keine Vorhänge, hinter die man sich stellen könnte.

Sie will gerade die Leiter wieder hinuntersteigen, als von draußen ein Motorengeräusch erklingt. Deutlich, laut und es kommt immer näher. Es sind Motorräder. Sie halten an. Männerstimmen.

Mentje kann sich nicht mehr bewegen.

Die Stimmen kommen in den Stall hinein. Sie sprechen Deutsch, allerdings ein bisschen anders als das, was der Lehrer ihnen in der Schule obligatorisch beibringen muss. Dennoch versteht sie es. „Hier soll also noch ein Kind sein?"

„Ja, das hat das Mädchen jedenfalls behauptet", erwidert eine schwere Stimme.

Das Mädchen? Diejenige, die sie verraten hat?

Erst dann wird ihr die Bedeutung der Worte bewusst: Hier muss noch ein Kind sein …

Und plötzlich weiß sie mit erschreckender Klarheit: Gestern haben die Soldaten die Familie Friedman mitgenommen und in ein Arbeitslager im Osten geschickt.

Haben sie ihren Vater auch mitgenommen? Obwohl er kein Jude ist?

Und jetzt suchen sie noch „ein Kind". Sie suchen sie, Mentje de Vries.

Schwere Stiefel marschieren dröhnend in das Haus.

Mentje bewegt sich keinen Millimeter.

Die Tür zwischen dem Haus und dem Stall bleibt offen stehen.

Ich habe heute Morgen den Ofen nicht angeheizt, schießt es ihr durch den Kopf. In der Küche werden sie nur ein paar Brotkrümel finden. Und die Butter und den Käse, den ich nicht in den Keller zurückgebracht habe. Das hätte alles gestern Nachmittag auch schon dort liegen können. Sie können also nicht ahnen, dass ich noch hier bin.

„Aber was ist mit meinem Bett?", überlegt sie dann. „Sie werden sehen, dass ich dort geschlafen habe."

Plötzlich hat sie einen bitteren Geschmack im Mund. Es ist der Geschmack von Angst, wird ihr klar. Sie versucht sich mit dem Gedanken vertraut zu machen, dass sie sterben muss.

Die Fußtritte kommen zurück. „Du durchsuchst den Stall", ertönt ein barscher Befehl. „Dann jage ich die Kälber auf die Weide und schaue mich dabei draußen um."

„Vielleicht im Hühnerstall", schlägt der Mann mit der schweren Stimme vor.

Mentje hält die Luft an. Sie hat keine Ahnung, wie gut Deutsche hören können.

Unter ihr schiebt der eine Soldat die Futtersäcke zur Seite. Er stößt gegen die Milchkannen und brummt unverständliche Worte. Draußen machen die Hühner plötzlich einen furchtbaren Radau.

Die Leiter fängt gefährlich an zu knarzen. Es kommt jemand hinaufgestiegen, jemand, der sehr schwer sein muss. Und sie kann sich hier nirgendwo verstecken! „Herr, hilf mir! Bitte, hilf mir", betet sie im Stillen.

Der Soldat schlägt ein paarmal heftig gegen den Strohballen, der direkt vor Mentje liegt. Dann knarzt die Leiter wieder gefährlich, und der Soldat ruft wütend etwas, das Mentje nicht versteht. Es muss ein sehr hässliches Wort gewesen sein, denn Mentje hat es in der Schule noch nie gehört.

Sie hört ihn wieder hinunterklettern. Langsam, Sprosse für Sprosse. Sein Atem geht schwer.

„Was gefunden?“, ertönt es von der Stalltür her.

„Nichts. Hier ist niemand.“

„Und auf dem Heuboden?“

„Nur Stroh, ich habe nachgeschaut. Was sollen wir machen, die Hütte anstecken?“

Mentje schlägt sich die Hände vor den Mund. Anstecken? Und das bei all dem Stroh?

„Nein, warte noch damit. Hier gibt es noch eine Menge Milchkühe und Hühner, da können wir uns jeden Tag frische Milch und frische Eier holen. Ich habe auch schon zwei Hühner …“ Die Stimme wird schwächer, bis sie im Gebrüll der beiden Motorräder ganz untergeht.

Reglos bleibt Mentje stehen, bis sie weggefahren sind. Dann geben ihre Beine nach und sie bricht auf der Matratze zusammen. Vor Angst ist sie wie gelähmt und kann vor Entsetzen nicht mehr denken. Von einem Augenblick auf den anderen zittert sie am ganzen Körper und ihr Gesicht fühlt sich an, als würde es in Flammen stehen.

Und von tief in ihr drin streckt die Wut ihren Kopf hervor. Wie konnte ihr Vater sie nur allein hier zurücklassen? Und wie konnte er es zulassen, dass die Familie Friedman hier einzieht, hier in ihrem eigenen Haus?

In einer Ecke des Heubodens knüpft eine kleine Spinne mit langen Beinen ihr Netz. Langsam, Fädchen für Fädchen.

Nach einer Weile kommt der Kummer. Sie ist so furchtbar allein. Wenn doch nur ihr Vater zurückkäme, dann würde sie ihm alles verzeihen!

Sie spitzt die Ohren und achtet auch auf die kleinsten Geräusche. Nur die Hühner hört sie noch ab und zu.

„Was soll ich denn nur machen?“, überlegt sie zum wiederholten Mal.

Ich muss vor allem einen kühlen Kopf bewahren. Lenie, die Nachbarin, sagt immer lachend: „In diesem Haus ist Mentje die

Einzige, die einen kühlen Kopf bewahren kann." Und dann grinst Vater etwas verlegen.

Die Hühner brauchen Futter, denkt sie. „Die Tiere sind vollkommen abhängig von uns", hat ihr Vater sie immer getadelt, wenn sie es wieder einmal vergessen hat. „Sie geben uns Milch und Eier, aber dann müssen wir auch gut für sie sorgen."

Und so hat sie wenigstens etwas zu tun.

Zunächst schiebt sie ihren Kopf zwischen den beiden Strohballen hindurch. Die Luft scheint rein zu sein. Jetzt einfach die Leiter hinunter, zwei Schalen Mehl bei den Hühnern verteilen und dann so schnell wie möglich wieder hierher zurück.

Ein Holzflügel der schweren Stalltür steht sperrangelweit offen. Draußen ist alles ruhig. Die Kälber haben sich die Bäuche vollgetrunken und sehen zufrieden aus, die Kühe stehen gemächlich da und kauen, während sie mit ihren großen Augen auf die Wiesen starren.

Mentje schaut sich aufmerksam um und rennt dann schnell zum Hühnerstall. Die Hühner fangen lauthals an zu schimpfen, als sie sie mit dem Futter ankommen sehen. Sie stellt die Schalen in den Verschlag und rennt zum Haus zurück. Dabei schlägt ihr Herz wie wild.

Die Stalltür knarzt laut, als sie sie zuschiebt. Erleichtert lehnt sie sich mit dem Rücken dagegen. Und jetzt? Die Soldaten können jeden Augenblick zurückkommen, wird ihr bewusst, als sie jetzt wieder etwas klarer denken kann. Das beste Versteck bleibt immer noch der Heuboden, vor allem, wenn sie die beiden Strohballen ganz zusammenschiebt. Dort wird sie bis heute Abend sicher sein. Wenn ihr Vater dann immer noch nicht zurück ist …

An ihren Vater sollte sie lieber nicht denken.

In der Küche sucht sie hastig ein paar Dinge zusammen: Brot, Butter, Käse und einen Krug mit Wasser.

Sie verstaut alles in einem Korb und klettert die Leiter wieder hinauf.

Träge vergehen die Stunden.

Wer mag sie nur verraten haben? „Das hat das Mädchen gesagt …" Welches Mädchen? Vielleicht doch Bertien?

Doch daran will sie jetzt auch nicht denken.

Je länger sich der Tag hinzieht, desto größer wird ihre Angst.

Die Soldaten werden zurückkommen. Das Haus und der ganze Hof liegen offen da, sie brauchen sich nur einfach zu bedienen, Milch, Eier, Gemüse …

Wird ihr Vater noch zurückkommen?

Als es erneut ganz dunkel ist, weiß Mentje mit absoluter Sicherheit, dass ihr Vater an diesem Tag nicht mehr kommen wird. Sie weiß auch, dass sie sich Hilfe suchen muss. Aber wo, wenn sie doch nicht weiß, wem sie vertrauen kann? Bei der Nachbarin Lenie?

Nein.

Bei den anderen Nachbarn? Bertiens Eltern?

Das kommt nicht infrage.

Dann erinnert sie sich auf einmal daran, dass Herr Friedman nachts regelmäßig zu einem Herrn von Baumhauer gegangen ist, um dort nachzufragen, ob er ihre Überfahrt nach England schon geregelt habe. Mentje kennt den Mann nicht. Sie weiß nur, dass er ein Ferienhaus am Waldrand besitzt, auf der anderen Seite von Vierhouten. Ihr Vater hat gelegentlich Lebensmittel dorthin geliefert und Mentje ist ein- oder zweimal mitgefahren. „Haus Vierhouten", war über der Eingangstür zu lesen. „Was für ein vornehmes Haus."

„Herr von Baumhauer ist auch ein vornehmer Mann", hat ihr Vater geantwortet. „Er hat eine Anwaltskanzlei in Amsterdam und viele Kontakte ins Ausland. Er ist auch ein guter Mensch. Immer wenn ich Probleme bekomme, klopfe ich bei ihm an."

Dort muss sie hin. Dieser Mann wird ihr helfen können.

Aber ist es nicht zu weit, um zu Fuß zum Haus Vierhouten zu gehen? Und wird sie den Weg überhaupt finden? Nun ja, schwierig ist das eigentlich nicht. Einfach an der Schule vorbei und dann …

Ich schaffe das! Ihr Vater sagt immer, man muss daran glauben, dass man etwas schaffen kann, und dann schafft man es auch. Und er behauptet auch immer, dass sie über einen guten Orientierungssinn verfügt.

Aber so ganz allein? In der Dunkelheit? Quer durch das Dorf und das auch noch nach der Sperrstunde? Sollte sie nicht lieber warten, bis es wieder hell geworden ist?

Morgen kommen allerdings die Soldaten zurück. Vielleicht schon sehr früh.

Sie steht auf. Sie muss gehen, anders geht es nicht. Auf einmal weiß sie es ganz sicher.

Mentje zieht zuerst ihre Jacke an. Dann kniet sie sich vor ihrem Bett hin, faltet ihre Hände – so wie es ihr Vater ihr beigebracht hat. Allerdings reckt sie ihr Gesicht in die Höhe, damit der Herr im Himmel ihr Gebet unter all den anderen Gebeten deutlich heraushören kann.

Als sie wieder aufgestanden ist, fühlt sie sich stark genug, um ihre Reise anzutreten.

Es ist eine totenstille Nacht. „Hörst du die Stille, Mentje?", hat ihr Vater verschiedene Male gefragt, wenn sie abends draußen waren. „Alles ruht, alles schläft. Das ist die schönste Stunde des Tages."

Das kommt ihr jetzt überhaupt nicht so vor. Allein in der Dunkelheit draußen zu sein, macht sie unsicher und ängstlich.

Vater wird stolz auf mich sein, weil ich etwas unternehme. So spricht sie sich selbst Mut zu. Und zum Glück scheint der Mond, sodass es nicht vollkommen finster ist.

Sie bleibt sehr vorsichtig. Niemand darf sie sehen: gewöhnliche Leute nicht und erst recht keine Soldaten. Den Weg ins Dorf kennt sie in- und auswendig, jeden Schritt, schließlich ist es ihr Schulweg, den sie schon seit vier Jahren fast jeden Tag hin- und zurückgeht. Doch im Mondlicht sieht er völlig anders aus. Gespenstisch. Sie hält sich im Schatten einer Hecke, schlüpft hastig von Baum zu Baum und bleibt bei dem geringsten Geräusch mucksmäuschenstill stehen. Vielleicht ist das Mondlicht doch nicht so günstig, denkt sie nach einer Weile. Sie kann zwar gut sehen, ist aber auch für andere gut sichtbar.

Bis zur Schule läuft alles wie geschmiert. Kein Mensch ist zu sehen und auch sonst nichts, was verdächtig wirkt. Die Schule schläft bei geschlossenen Fenstern.

Doch hinter der nächsten Straßenecke steht er plötzlich vor ihr wie ein großes graues Monster: ein deutscher Panzer. Vor Schreck wird ihr eiskalt. Eine eiserne Hand schnürt ihr die Kehle zu und ihr Herz setzt einen Schlag aus. Aber dann fängt es wie wild an zu hämmern. Mit einem Ruck dreht sie sich um, rennt wieder um die Ecke und duckt sich unter eine dicht belaubte Hecke.

Es geschieht nichts.

Das war nur ein Panzer, da waren überhaupt keine Menschen, sagt sie sich selbst. Als ihr Herzschlag sich wieder beruhigt hat, steht sie auf und macht einen Umweg, um nicht am Panzer vorbeizukommen. Puh, das war knapp, denkt sie. Aber welcher Sache sie da nur knapp entgangen ist, weiß sie eigentlich nicht so genau.

Bei der Abzweigung nach Elspeet schöpft Mentje Mut. Jetzt ist es nicht mehr weit bis zum Haus Vierhouten. Dass sie immer noch etwas zittert, liegt allein daran, dass sie noch durch den dichten Wald muss. Vor den großen schwarzen Bäumen hat sie mehr Angst als vor den mondhellen Straßen ohne Deckung. Vielleicht kommt das von all den Geschichten über Wegelagerer.

Mit ihrem Vater ist sie einmal zu jemandem mitgefahren, der eine ganze Ecke außerhalb von Vierhouten gewohnt hat, in einem Waldarbeiterhäuschen am Tongerenseweg. Dieses Häuschen hieß „*Huize Pas-Op*“, „Haus Pass-Auf“.

Mentje hat deswegen lachen müssen. „Warum hat das Haus denn so einen seltsamen Namen? Ist der Hausherr so streng?“

„Aber nein, Herr und Frau de Vos sind wirklich sehr nette Leute.“

„Und warum sollen wir dann aufpassen?“, hat sie mit gespitzten Lippen wissen wollen.

„Ich vermute, dieses Haus ist nach dem *Pas-Opweg*, dem Pass-Auf-Weg benannt. Guck mal, es steht direkt an der Kreuzung, da, wo der Tongerenseweg auf den Pass-Auf-Weg trifft.“

„Aber warum heißt der Weg denn so?“

Ihr Vater hat gelacht. „Hier ist es nicht gefährlich, da hast du recht. Doch vor langer Zeit war dieser Feldweg dort die wichtigste Handelsroute zwischen Deventer, Harderwijk und Elburg. Siehst du da die vielen Bäume und Sträucher?“

„Ja.“

„Die gehören heute der staatlichen Forstbehörde. Früher jedoch waren das wilde Wälder, in denen sich Wegelagerer versteckt haben, die die vorbeikommenden Kaufleute überfallen und ausgeraubt haben. Es war lebensgefährlich, hier entlangzugehen, aber es war nun einmal der kürzeste Weg. Und daher kommt der Name ‚Pass-Auf-Weg‘.“

„Oh. War das genauso wie in der Geschichte von dem barmherzigen Samariter und dem Mann, der von den Straßenräubern überfallen und ausgeraubt worden ist? Und dann haben sie ihn halb tot liegen gelassen." Schon immer hatte sie eine Schwäche für den barmherzigen Samariter gehabt. Er schien so tapfer zu sein und so gut.

„Ja, so in der Art."

Vielleicht ist Herr von Baumhauer auch so eine Art barmherziger Samariter, der versucht, den Juden zu helfen. Doch für die Familie Friedman hat er anscheinend nichts tun können. Neulich, als Herr Friedman wieder bei ihm gewesen war, war er hinterher mutloser als vorher. Und Daniela Friedman schien immer ängstlicher zu werden. „Was soll nun werden, David?"

„Es wird sich sicher eine Lösung finden lassen", hat Mentjes Vater ihnen Mut zuzusprechen versucht.

Aber gut, auch wenn der Rechtsanwalt nichts für die Familie Friedman hat tun können, so wird er *ihr* doch sicher helfen können, oder? Und die Wegelagerer sind etwas, was schon sehr lange her ist, sie gehören in die Zeit der Bibel.

Mentje holt tief Luft und schlägt den Pfad in Richtung der wartenden Bäume ein. Wie Furcht einflößend diese Bäume aussehen, man könnte meinen, sie hätten Arme und Beine! Sollte sie vielleicht ein Lied singen, so wie das die Nachbarin Lenie immer tut, wenn sie die Wäsche aufhängt? *„Bleib bei mir, Herr! Der Abend bricht herein. Es kommt die Nacht, die Finsternis fällt ein. Wo fänd ich Trost, wärst du, mein Gott, nicht hier? Hilf dem, der hilflos ist: Herr, bleib bei mir!"* Sie summt die Melodie mit, während sie sich die Worte still im Herzen sagt. *„Von deiner Hand geführt, fürcht ich kein Leid, kein Unglück, keiner Trübsal Bitterkeit."* „Du bist gleich da", flüstert sie sich dann zu. „Und die Bäume sind eigentlich sehr schön und Wegelagerer gibt es keine mehr. Hier musst du dich links halten, dann findest du es sicher gleich."

Endlich sieht sie das Gatter, durch das ihr Vater und sie mit dem Pferdewagen gefahren sind. Ja, das ist mit Sicherheit der richtige Weg. Das Gatter steht offen. Jetzt kann es nicht mehr weit sein bis zum Haus.

Vor ihr liegt ein Trampelpfad, der etwas verschlungen zwischen den Baumreihen zum Haus von Herrn von Baumhauer führt. Es ist kein Hundegebell zu hören. Der Griff der eisernen Hand um ihre Kehle lockert sich etwas.

Nach einer Biegung taucht auf einmal das Haus Vierhouten vor ihr auf. Im Mondlicht ist der spitze Giebel ganz genau zu erkennen. Nirgendwo brennt Licht.

Erst als sie auf der Veranda steht, hält sie inne.

Sie klopft an.

Nichts passiert.

Sie klopft noch einmal, diesmal fester.

Was, wenn Herr von Baumhauer nicht zu Hause ist? Und sonst auch niemand?

Bestimmt ist er da, der Herr ist schließlich nicht umsonst das ganze Stück mit ihr mitgegangen. Sie muss einfach nur noch fester klopfen.

Dann sind Schritte zu hören, laut und deutlich auf einem Dielenboden. Mentje macht einen Satz zurück. Die Tür öffnet sich. „Kind!", sagt eine erstaunte Stimme. „Komm herein."

Vor Mentje steht ein großer Mann mit wenigen Haaren, großen Ohren, einer spitzen Nase und aufgeweckten Augen. „Was kann ich für dich tun?" Seine Stimme klingt ein bisschen streng und laut.

„Ich … Ich bin Mentje, die Tochter von Gerrit de Vries. Wir bringen Ihnen manchmal Milch und …" Ihre Stimme verlässt sie.

Er versteht sofort. „Die Familie Friedman?"

Die Erleichterung übermannt Mentje wie eine enorme Welle, die über ihr zusammenschlägt. Sie kann sich kaum auf den Beinen halten und fängt unbändig an zu weinen.

Eine starke Hand ergreift sie am Ellenbogen. „Setz dich doch bitte, dann hole ich meine Frau."

Die salzige Tränenflüssigkeit läuft ihr in die Mundwinkel und brennt ihr in den Augen. Ihr Kopf dröhnt, ihr ganzer Körper zuckt. All die Angst und Verlassenheit der vergangenen Tage bricht mit einem Mal los.

Dann spürt sie plötzlich einen weichen Arm um sich. Es fühlt sich komisch an. „Mädchen, beruhige dich doch."

Sie versucht ihr Schluchzen unter Kontrolle zu bekommen.

„Was ist passiert? Kannst du es erzählen?"

„Die Soldaten … haben sie mitgenommen. Ich glaube … meinen Vater auch."

Schweigen.

„Ihr Vater hat Untergetauchte aufgenommen", hört sie schließlich den Rechtsanwalt erläutern. „Er betreibt einen Bauernhof auf der anderen Seite von Vierhouten."

Die Frau erschrickt, Mentje merkt das an ihrem Atem. „Bist du in der Dunkelheit den ganzen Weg hierhergelaufen? Das kann doch nicht sein!"

Mentje nickt. Die Ruhe, die von der Frau ausgeht, tut ihr gut.

„Junge, Junge. Nicht zu glauben. Möchtest du eine Tasse heißen Kaffee?"

Heißen Kaffee? Sie nickt. „Die Soldaten sind gekommen. Mein Vater hat gesagt, dass ich mich platt auf den Boden legen und mich im Gras verstecken soll, und deshalb haben sie mich nicht gesehen."

„Wann ist das gewesen?"

Wann? Gestern? Ist es wirklich schon wieder fast Morgen? „Vorgestern. Am Nachmittag. Mein Vater und ich sind auf dem Land gewesen. Da haben wir es gehört und er ist dann zum Haus zurückgerannt."

Erneut spürt sie einen dicken Kloß in der Kehle. Die Frau umarmt sie wieder ganz fest. „Hier, nimm erst einmal einen Schluck."

In ihren kalten Händen fühlt sich die Tasse warm an. Der Kaffee ist süß. Zu süß, davon wird ihr schlecht. Trotzdem trinkt sie die Tasse Schlückchen für Schlückchen leer. Währenddessen reden der Mann und die Frau gedämpft und ruhig miteinander.

„Mentje", sagt der Anwalt dann.

Sie schaut auf.

„Wir hätten es gern, dass du heute hierbleibst. Meine Frau wird dir ein Zimmer zeigen."

„Ich weiß nicht, wo mein Vater ist." Mit Mühe bekommt sie die Worte an dem harten Kloß in ihrer Kehle vorbei.

„Wir werden unser Bestes tun, um das herauszufinden. Du musst dich jetzt erst einmal ausruhen."

„Es war sehr tapfer von dir, hier mitten in der Nacht herzukommen", verkündet Frau von Baumhauer, während sie Mentje kurz über die Hand streichelt. „Ich werde dir schnell noch ein Brot streichen und dann bringe ich dich auf dein Zimmer."

Sie gehen durch das Haus. Es hat hohe Decken, von denen Lampen herunterhängen. Auf den Tischen liegen wunderschöne Tischdecken, auf denen silberne Kerzenleuchter und geblümte Porzellanvasen stehen.

Eine Treppe führt sie in den ersten Stock. Sie gehen an einer Reihe von Türen vorbei zu einer zweiten Treppe, die vor einem Zimmer auf dem Dachboden endet. Das Zimmer ist klein und hat eine schräge Decke. Darin steht ein Bettgestell aus Kupfer, auf dem eine gehäkelte weiße Tagesdecke liegt. Auf einem kleinen Tischchen stehen eine Waschschüssel und ein Wasserkrug. Frau von Baumhauer zieht die schweren Vorhänge fest zusammen und schlägt die Bettdecke zurück.

„Ich komme gleich wieder und bringe dir warmes Wasser, dann kannst du dich waschen und danach versuchst du ein bisschen zu schlafen."

Als die Frau das Zimmer verlassen hat, geht Mentje zum Fenster. Sie schiebt den Vorhang ein kleines bisschen zur Seite und schaut hinaus. Der Himmel fängt schon an, heller zu werden, es ist beinahe Tag. Ihr Vater wird nun schon …

Sie darf nicht an ihren Vater denken, sonst fängt sie wieder an zu weinen. Doch als Frau von Baumhauer das Wasser gebracht und die Tür wieder hinter sich geschlossen hat, wird der Kummer zu viel für Mentje. Sie ist nicht länger das tapfere Mädchen, das die ganze Nacht gelaufen ist.

Und es reicht ihr auch nicht mehr, dass Gott bei ihr ist. Sie will zu ihrem Vater.

In einem fremden Bett wacht sie auf. Einem großen Bett. Wo ist …

Die Wirklichkeit trifft Mentje wie ein Donnerschlag. Alles ist wieder da: die Angst, die Ungewissheit, der große Kummer. Sie zieht sich die Decke über den Kopf und schließt fest die Augen.

Sie wartet, aber das war kein Traum.

Langsam steht sie aus dem fremden Bett auf und schiebt die Vorhänge zur Seite. Die Sonne scheint und steht hoch am Himmel, vielleicht ist es schon Nachmittag.

Vielleicht hat Herr von Baumhauer mittlerweile auch schon herausgefunden, was mit ihrem Vater geschehen ist.

Das Wasser, mit dem sie sich das Gesicht wäscht, ist kalt. Sie versucht, die losen Haare wieder in ihren Zopf zu stecken, und holt tief Luft. Ihr Mund ist staubtrocken.

Schrittchen für Schrittchen geht sie die Treppe hinunter. Überall ist es schummerig und still.

Frau von Baumhauer sitzt in einem der Nebenzimmer im Erdgeschoss und liest. Als Mentje leise anklopft, schaut sie auf. „Hast du ausgeschlafen?"

Mentje nickt.

„Du solltest lieber in deinem Zimmer bleiben. Wenn du Hunger hast, bringe ich dir gleich etwas zu essen. Und halte ja die Vorhänge geschlossen, verstehst du?"

In ihrem Zimmer soll sie die Vorhänge zugezogen lassen? Muss sie sich verstecken?

Langsam geht sie wieder nach oben. In das kleine Zimmer unter dem Dach. Ist sie jetzt auch eine Untergetauchte? Weil die Soldaten ihren Vater gepackt und mitgenommen haben? „Hier gibt es noch ein Kind", hat der Soldat gesagt und weitergesucht. Jetzt versteckt sie sich. Das ist es doch, was Untergetauchte machen, oder?

Wo ist nur ihr Vater? Wohin haben sie ihn gebracht?

Wann kommt er wieder zurück?

Wenn ihr Vater zurück ist, können sie wieder in ihrem eigenen Haus wohnen. Ihr Vater melkt dann jeden Morgen die Kühe. Und sie füttert vor der Schule die Hühner.

Wenn ihr Vater wieder zurück ist, können sie nachmittags wieder zusammen im Gemüsegarten arbeiten. Jeden Montag kochen sie dann die Wäsche in dem großen Kessel und jeden Freitag machen sie Butter und am Samstag schlachten sie ein Huhn.

Wenn ihr Vater wieder zurück ist, können sie abends wieder Eintopf essen und danach in der Bibel lesen, genauso wie damals, bevor die Familie Friedman bei ihnen eingezogen ist.

Wenn ihr Vater wieder zurück ist …

Denn er kommt zurück. Schließlich hat er sie noch nie im Stich gelassen.

5. Kapitel

Irgendwo über der Voortrekkerhöhe braut sich eines der charakteristischen Hogeveldgewitter zusammen. Vielleicht bricht es gleich los. Im Augenblick ist es nur drückend heiß, so eine echte Februarhitze.

In dem beengten Raum ist die Luft durch all die verschwitzten Körper säuerlich und muffig. Die stundenlangen Übungen des vergangenen Morgen, die endlosen Liegestütze und die kilometerlangen Gewaltmärsche in der glühenden Hitze von Pretoria fordern ihren Tribut.

Tinus sitzt ein bisschen abseits von den anderen, weiter hinten. Lustlos folgen die Soldaten um ihn herum dem Vortrag. Manche von ihnen haben sichtlich Mühe, wach zu bleiben.

„Ich wäre lieber heute als morgen mit der Grundausbildung fertig", hat einer von ihnen schon gestern Abend verkündet. „Immer wieder dieselben Übungen – das finde ich zum Kotzen. Mittlerweile kenne ich alle Dienstgrade in- und auswendig, ich habe mit allen möglichen Waffen alle möglichen Ziele in Klump geschossen. Wirklich, lieber heute als morgen."

„Das kannst du wohl sagen, hübsch in den Norden, vorwärts, Marsch! Auf zum echten Feind", hat ein anderer ihm beigepflichtet.

Immer wieder dieselben Gespräche. Mit der Springbock-Infanterie nach Nordafrika, irgendwann in diesen Tagen.

Ich will noch weiter in den Norden, sagt Tinus. Nach England.

Denn nur dort kann er das Zulassungsverfahren für die Fallschirmjäger durchlaufen. Deshalb treibt er sich selbst zum Äußersten an. Herausragende Trainingsleistungen, die besten Noten in der Theorie und auf dem Schießplatz, eine Topkondition, ein abgeschlossener Kurs für Gruppenleiter, die unmittelbare Beförderung zum Obergefreiten.

Denn schließlich wartet nur auf die Allerbesten, und dann auch nur vielleicht, das weinrote Barett.

Ein Wüstenkrieg ist genau das, was der Name schon sagt: ein Wüstenkrieg. Es ist heißer als in Pretoria an einem Nachmittag im Februar, in dem tiefen Sand läuft es sich in den Soldatenstiefeln noch schwerer als sonst schon, man hat Sand in den Augen und zwischen den Zähnen, überall Sand, selbst wenn man schläft. Das Essenszelt bietet einen gewissen Sonnenschutz, aber es bleibt brühtend heiß.

„... bekommt den Grundsold plus den höchsten operationalen Zuschlag in der Armee", dröhnt die Stimme weiter.

Tinus spürt, wie ihm vor Ungeduld der Nacken juckt. Er weiß das alles schon ganz lange. Hier ist er nur, um die Formulare auszufüllen.

„Für die Fallschirmjägerausbildung nehmen wir ausschließlich Freiwillige. Und denkt daran: Das Ganze ist nichts für Memmen. Es ist schwer, richtig schwer. Von den vielen, die getestet werden, tragen am Ende nur ein paar wenige das rote Barett."

Der Engländer hat keine Ahnung, denkt Tinus begeistert, dass *diese* Freiwilligen hier in der Wüste östlich von Tobruk zur Springbock-Infanterie gehören. Wir sind durch die grausame afrikanische Landschaft von klein auf darauf gedrillt worden, die härtesten und zähesten Soldaten dieses Krieges zu werden. Er ist der Erste, der seinen Namen auf die Liste mit den Freiwilligen setzt.

Eine Woche später befindet er sich auf dem Weg nach England.

Die Schlafquartiere sind zum Bersten voll. Am ersten Tag beginnen fünfhundert hoffnungsvoll gestimmte Kandidaten ihr Zulassungsverfahren für die Ausbildung zum Fallschirmjäger: Engländer, Amerikaner, Niederländer und andere Europäer sowie Freiwillige aus den Ländern des britischen *Commonwealth*. Und ein waschechter Bosvelder aus Südafrika. „Innerhalb der ersten Woche wird die Hälfte von euch verschwunden sein", prophezeit ihnen der allwissende englische Unteroffizier mit dem affektierten Akzent.

Der Unteroffizier sagt die Wahrheit, weiß Tinus. Dass ich schon zum Obergefreiten befördert worden bin, bedeutet hier gar nichts. In diesem Kurs sind alle gleich; niemand trägt hier irgendwelche Dienstgradabzeichen. Wenn du den Konditionstest nicht bestehst, kannst du gleich deine sieben Sachen packen und verschwinden.

Tinus streckt sich auf seinem Bett aus. Sein ganzer Körper

schmerzt, seine Schultern sind verkrampft vom Bohlenschleppen, seine Füße haben Blasen vom Rennen. Sorge dafür, dass deine Stiefel nicht zu eng sitzen, hat er heute gelernt.

„Wenn das nur erst der Anfang ist", erklärt einer der Soldaten, „dann möchte ich gar nicht wissen, wie das Ende aussieht. Nein, Jungs, morgen schmeiße ich alles hin."

Tinus dreht sich um und versucht zu schlafen. Eigentlich hätte er einen Brief nach Hause schreiben müssen, an Rentia, aber dazu ist er zu müde. So müde, dass er seine Schmerzen nicht einmal mehr spürt.

Tagein, tagaus zweihundert, manchmal dreihundert Liegestütze, Sit-ups und Klimmzüge; Robbengang und Tigerschleichgang, „Schafe schleppen": in 65 Sekunden 175 Meter mit vollem Gepäck und einem Kameraden auf den Schultern rennen. Immer bereit. Wenig Schlaf. Brennende Augen vom Staub. Permanent müde und schmutzig. Überall Schmerzen.

Eine Fallschirmjägerausbildung ohne jemals einen Fallschirm aus der Nähe zu sehen? Tinus findet das ziemlich seltsam.

Jeden Tag werden die Schlafsäle etwas leerer. Soldaten, die den Auswahlkriterien nicht genügen, bekommen ohne viel Aufhebens die wenig schmeichelhafte Aufforderung RTU: *return to unit.* Zurück zur Ursprungseinheit.

Tinus und seine Kameraden werden zu Marionetten, die spurten und springen und sich flach auf den Boden werfen, sobald ihr Meister an den Fäden zieht. Dennoch entsteht auch so etwas wie eine Gemeinschaft zwischen den Männern: Wir sind die Durchbeißer, die Übriggebliebenen. Und das sind nicht viele.

„So, Männer, ihr denkt also, dass ihr hart genug seid, um in die Abschlussrunde zu kommen?", fragt der Unteroffizier stichelnd in die Runde und hat dabei einen Akzent, der zum Kotzen vornehm ist.

Jeden Tag, ohne Erbarmen. Endlose Liegestütze, gefühllos, fast schon automatisch. An die Seile mit aufgeschürften Händen, hinauf und hinunter, hinauf und hinunter. Hin- und hertraben zwischen zwei Linien auf einer Zementplatte, hin und her. Wie ein Wachhund an einer Kette. Drei Kilometer rennen mit voller Ausrüstung. Geschwollene Zunge, aufgesprungene Lippen.

„Wofür soll das eigentlich gut sein?", will einer wissen, der kaum mehr seine schweren Stiefel von den Füßen bekommt.

„Wenn du mich fragst, versuchen sie uns zu brechen“, erwidert ein anderer, der sich mit den Stiefeln aufs Bett hat fallen lassen.

„Aber warum?“

„Wahrscheinlich um unsere innere Kraft zu testen. Die brauchst du mit Sicherheit, wenn du in einen feindlichen Hinterhalt fällst.“

Tinus beteiligt sich selten an den Gesprächen. Er weiß: Sein Körper ist bis aufs Äußerste gehärtet und sein Geist ist stahlhart. Er *muss* und *wird* die Abschlussprüfung schaffen.

Und nach ein paar Wochen kann er den Brief schreiben:

Liebe Oma, lieber Opa,

ich hoffe, ihr seid bei bester Gesundheit.
Ich schreibe euch, um euch wissen zu lassen, dass ich für die Ausbildung zum Fallschirmjäger in der britischen Armee zugelassen worden bin. Ich fange nächste Woche damit an.
Sonst ist hier alles gut.

Gruß,
Tinus

Der Brief an Rentia ist ein bisschen länger, aber er weiß wirklich nicht, was er ihr außerdem noch schreiben soll. Immer noch findet er es schwierig, über Gott und die Welt zu plaudern.

Er klebt die Briefumschläge zu, schreibt die Adressen darauf und wirft sie in den roten Briefkasten.

Dann erst gesteht er sich selbst zum ersten Mal einen Tagtraum zu. Nicht über den großen Fallschirm, der sich über ihm im blauen Himmel entfaltet.

Sondern über die Farm. Über Buffelspoort.

6. Kapitel

Das Dunkel der Nacht beginnt endlich aufzuweichen, langsam, beinahe unmerklich. Mentje steht vor dem Fenster; die Vorhänge sind bis auf einen kleinen Spalt zugezogen.

„Morgen bringen wir dich an einen sicheren Ort", hat Herr von Baumhauer gestern Abend gesagt. Das Haus, in dem sie mit ihrem Vater gewohnt hat, ist nicht mehr sicher. Und wenn sie hierbleibt, das ist ihr heute Nacht ganz von selbst deutlich geworden, dann werden die Soldaten Herrn und Frau von Baumhauer ebenfalls abholen.

Immer wieder dröhnt die schwere Stimme in ihren Ohren: „Hier muss noch ein Kind sein ..." Noch ein Kind.

Sie hat Kopfschmerzen und ihr Hals ist geschwollen und rau. Sie versucht an die Wiesen zu denken, an die sanften Augen der Kühe, an den Geruch von gemähtem Gras und frischer Milch. Doch ihr Magen ist in Aufruhr und sie fürchtet, dass sie sich in diesem fremden weißen Zimmer übergeben muss.

Sie sehnt sich so nach ihrem Vater.

Die Sonne ist noch nicht ganz aufgegangen, als jemand an ihre Zimmertür klopft. „Mädchen, bist du fertig?"

Sie nehmen den Pass-Auf-Weg und lassen Vierhouten immer weiter hinter sich. Weiter und weiter weg von dem Bauernhof ihres Vaters.

Hier kennt sich Mentje nicht mehr aus. Die Bäume auf beiden Seiten des Weges bilden eine beinahe undurchdringliche grüne Mauer, sodass man keine fünf Meter in den Wald hineinsehen kann. Das ist bestimmt die Stelle, wo die Wegelagerer früher die Menschen überfallen haben, denkt Mentje, während sie das dunkle Dach aus Zweigen über ihrem Kopf betrachtet. In hohen Ästen sitzen keine Strauchdiebe. Und auch keine Soldaten.

Plötzlich bückt sich Herr von Baumhauer und hebt einen überhängenden Ast hoch. „Krieche hier unten durch."

Jetzt sind sie im dichten Wald, einem finsteren Labyrinth aus rauen Tannenbäumen und undurchdringlichem Unterholz. Die abgestorbenen Blätter bilden einen dicken, schmierigen Teppich, und als Mentje darübergeht, steigt ihr der Geruch von verrottetem Laub in die Nase. Ich hoffe bloß, dass sich Herr von Baumhauer in diesem Wald auskennt, denkt sie, sonst verlaufen wir uns noch schlimmer als Hänsel und Gretel. Sie möchte auf keinen Fall noch hier sein, wenn die Nacht hereinbricht.

Hier und da müssen sie unter dem Unterholz hindurchkriechen. Die klebrigen Blätter pappen an ihren Knien und Händen. Zweimal fällt sie über eine Wurzel; schnell steht sie wieder auf, weil sie Angst hat, zurückgelassen zu werden. Alles ist schummrig, die Sonne ist ein ferner Feuerball, dessen Licht nicht durch das dichte Blätterwerk dringen kann. Alles riecht nach Wald.

Der bittere Geschmack der Angst weicht nicht aus ihrem Mund.

Plötzlich sieht sie direkt vor sich eine Waldarbeiterhütte aus Holz. Mentje läuft fast dagegen, bevor sie sie bemerkt. Die hölzernen Wände scheinen geradezu mit den Bäumen zu verschmelzen.

Im Augenwinkel sieht sie links von der Hütte jemanden laufen. Ein Wegelagerer? Ein Soldat?

„Ich bringe euch eine neue Bewohnerin!“, ruft Herr von Baumhauer.

„Hierher?“, will eine grobe Männerstimme wissen. „Wir haben keinen Platz mehr, wirklich.“

„Nicht für hier, sondern für das Zelt“, lautet die knappe Antwort.

Wohnen hier denn Menschen? So tief im Wald?

Herr von Baumhauer fällt in einen zügigeren Laufschritt; nur mit Mühe kann Mentje mit ihm mithalten. Ihre Holzschuhe stolpern über die dicken Baumwurzeln, ihre Füße bleiben im dichten Unterholz stecken.

Plötzlich bleibt Herr von Baumhauer stehen. Er deutet mit dem Zeigefinger in eine Richtung. Mentje erschrickt – droht etwa Gefahr? Ein Soldat? Oder ein wildes Tier? Vorsichtig stellt sie sich neben ihn und schaut in die Richtung, in die er zeigt.

Kaum zu erkennen befindet sich im dunklen Wald ein ziemlich großes Armeezelt. „Hier kannst du eine Weile wohnen.“

Mentje erschrickt. „In dem Zelt?“

Herr von Baumhauer geht zum Zelt, aber Mentje bleibt zögernd stehen. Ein Zelt mitten im Wald? „Komm, Kind.“

Zaudernd tritt sie näher heran.

„Schwabbelbauch! Was machst du denn hier?"

Mit einem Ruck dreht Mentje sich um. Ihr fällt vor Überraschung die Kinnlade herunter. Aber das ist doch … Walter! Der Junge mit den rabenschwarzen Locken und dunklen Augen, der einige Zeit in ihre Klasse gegangen ist. Wie kommt der denn hierher?

„Hey, Schwabbelbauch, bist du auf den Mund gefallen? Ich habe dich gefragt, was du hier machst!"

Was für ein abscheulicher Junge war das doch, auch damals schon. Vom ersten Tag an hat er sie Schwabbelbauch genannt, wenn alle dabei waren. Die halbe Klasse hat sich darüber kaputtgelacht.

„Kennt ihr euch?", will Herr von Baumhauer wissen.

„Die ist in Vierhouten mit mir in die Schule gegangen", erklärt Walter.

Walter Bartfeld. Über den die Kinder später gesagt haben, er sei Deutscher, obwohl er Jude ist. Der so wütend geworden ist, als er den großen gelben Davidsstern hat tragen müssen. „Wo ist dein Stern?", will Mentje wissen.

Er wirft ihr einen giftigen Blick zu, doch bevor er etwas erwidern kann, kommen schon zwei Frauen hinter dem Zelt zum Vorschein. Die eine ist schon etwas älter; sie betrachtet Mentje mit einem abschätzigen Blick. Die andere ist eigentlich noch ein Mädchen; sie sieht etwas freundlicher aus, sogar ein wenig neugierig.

„Guten Morgen, Frau Bartfeld, Fräulein Hamburger", begrüßt Herr von Baumhauer die beiden in sachlichem Ton. „Das ist Mentje de Vries. Sie zieht bei Ihnen ein. Ihr Vater …"

Die ältere Frau – das muss Walters Mutter sein – macht eine abwehrende Handbewegung. „Das geht nicht, wir haben keinen Platz für noch ein Kind. Suchen Sie für sie ein Plätzchen in der Hütte."

Die Frau will mich hier nicht haben, begreift Mentje. Ihr Herz wird klein und sie bekommt das Gefühl, sie müsse sich übergeben. Ihr Vater sagt immer …

„Da ist noch weniger Platz", entgegnet Herr von Baumhauer. Eigentlich duldet er keinen Widerspruch. „Ich kümmere mich darum, dass noch heute ihr Bettzeug gebracht wird."

„Wir finden schon einen Platz", verkündet die jüngere Frau mit den dunklen Haaren. Genauso wie Herr von Baumhauer sieht sie nicht so aus, als könnte man ihr Unsinn erzählen. Sie wirft Mentje ein schiefes Lächeln zu. „Hannie Hamburger oder kurz: Han. Willkommen im *Pas-Opkamp*, dem ‚Pass-Auf-Lager'."

Alles geschieht wie hinter einem Schleier, so als wäre es nicht wirklich, sondern nur ein Traum. Herr von Baumhauer verschwindet wieder im Wald und Frau Bartfeld wendet sich ab. Han geht ins Zelt. „Du bist doch gar keine Jüdin, was willst du dann hier?", erkundigt sich Walter hinterhältig.

Alles riecht fremd.

Die Sonne lässt sich nicht sehen.

Im Lauf des Vormittags kommen ein paar unbekannte Menschen, die eine Matratze und ein Bündel mit Bettzeug bringen. Die Matratze ist ein Jutesack, den Mentje selbst mit Stroh vollstopfen muss. „Du musst es gleichmäßig verteilen, sonst schläfst du auf Beulen", erläutert Walters Schwester Erni, die ihr zeigt, wie man das macht. „Und kleckere nicht so mit dem Stroh herum, sonst wird mein Vater böse."

Im Zelt versuchen Frau Bartfeld und Han ihr einen Platz freizuräumen. Mentje schaut sich im Zelt um. Walters Mutter hat recht, denkt sie, hier ist es schon mehr als voll. In der einen Ecke liegen die Matratzen der Familie Bartfeld aufeinander. Zu der Familie gehören der Vater, die Mutter, Walter und seine Schwester Erni. In der anderen Ecke liegen die Schlafutensilien von Han und noch jemandem. Vorn im Zelt befindet sich ein Regal mit einem Topf, einem Kessel, Geschirr, Nahrungsmitteln und Seife. Und in der Mitte des Zeltes steht ein Tisch mit vier Stühlen. Auf dem Tisch stehen ein Butangasbrenner, eine Gaslampe und ein Kerzenständer mit einer Kerze darin.

Die Familie Friedman hatte auf dem Heuboden viel mehr Platz als die Menschen hier.

Walters Mutter drückt sich die Hände in die Seiten. „Nun, ich weiß es wirklich nicht."

„Hier links vorn vielleicht?", schlägt Han vor.

Es ist ja nur für eine Übergangszeit, bis sie meinen Vater gefunden haben, möchte Mentje sagen. Herr von Baumhauer wird ihn sicher finden, und dann wird er sagen, dass er kein Jude ist, und dann können sie wieder in ihr eigenes Haus.

Nur für eine oder zwei Wochen, länger nicht.

Später am Tag kommen dieselben unbekannten Menschen mit einem Kissenbezug voller Sachen zurück, und als Mentje darin ihre eigenen Kleidungsstücke und die Stoffpuppe findet, die die Nachbarin Lenie für sie gemacht hat, als sie noch klein war, und ihre eigene Bibel, die sie von ihrem Vater zu ihrem siebten Geburtstag bekommen hat, da bricht eine Flut von Tränen aus ihr heraus.

Erni möchte noch etwas sagen, aber Han zieht sie zur Seite. „Lass Mentje einen Augenblick in Ruhe."

Die Nächte sind das Schlimmste; finster und einsam. Voller Erinnerungen. Voller Fragen und Ungewissheit und Sehnsucht. Voller Angst, Angst, Angst.

Sie liegt auf ihrer dünnen Matratze in der Ecke. Das Zelt ist voller Gerüche: das Essen vom Abend zuvor, der Atem der Menschen, getragene Schuhe. Sie hört die Schnarchgeräusche unruhig schlafender Menschen, die Zweige, die an der Zeltplane kratzen, eine Maus, die irgendwo unter den Blättern herumwühlt.

Doch auch als das Tageslicht die Dunkelheit vertreibt, wird es nicht viel besser. Mentje versucht sich zu beschäftigen, das hilft, ihre Gedanken unter Kontrolle zu bekommen. Doch die Beengtheit des Waldes bedrückt sie. Und auch die Fremdheit, der Zweifel, der Kummer. Und die furchtbare Angst.

„Komm, Mentje, wir gehen Beeren pflücken", fordert Han sie am frühen Morgen auf. Han ist klein von Gestalt und kräftig gebaut. Sie hat schwarze Kräusellocken und schaut hell aus ihren dunklen Augen.

Erni kommt auch mit. Sie ist etwas älter als Walter und längst nicht so ein Plagegeist. Trotzdem beklagt sie sich über alles und führt sich auf, als wäre sie der Boss. „Diese roten Früchte hier heißen Preiselbeeren, daraus kann man Marmelade kochen", erklärt sie Mentje.

„Dazu braucht man aber Zucker", erwidert Mentje. Sie weiß das, weil sie der Nachbarin Lenie einmal beim Marmeladeeinkochen geholfen hat.

„Na und? Das ist doch logisch, du Döskopp."

„Schaut doch mal, was ich gefunden habe", verkündet Han ein bisschen weiter den Weg hinauf. Sie spricht leise, denn im stillen Wald sind Geräusche weit zu hören. „Pilze, lecker. Schaut doch mal, ob ihr noch mehr finden könnt. Hier, kratzt doch die Blätter ein bisschen weg.“

Rund ums Zelt hilft Mentje, so gut es geht. Wenn ich ganz schnell meine Arbeit erledige, denkt sie, findet es Walters Mutter vielleicht gut, dass ich hierbleibe, bis mein Vater zurückkommt. Zum Glück ist Han auch hier, die ist nett, genau wie ihr Verlobter Bart Eckstein; ihn mag Mentje sehr gern. Er ist genau wie Han von kleiner Gestalt, aber seine Haare sind heller. Er hat eine tiefe Bassstimme und ist eher ruhiger Natur und er studiert Medizin. Wenn er tagsüber kein Holz hackt oder Wasser holt, lehnt er sich auf einem sonnigen Plätzchen mit dem Rücken gegen einen Baum und liest. Abends sitzt er beim Schein der Butangaslampe über seine Bücher gebeugt. Sogar bei Kerzenlicht, wenn der Docht in der Lampe mal wieder kaputt ist. „Kein Mensch kann schlafen, wenn einem dauernd dieses Licht in die Augen scheint“, beschwert sich Walters Mutter.

Mentje schält Kartoffeln und schneidet Bohnen klein. Keine Zwiebeln, denn der Geruch von gebratenen Zwiebeln verbreitet sich im ganzen Wald, geradezu bis in deutsche Nasen hinein. Sie hilft beim Abwasch, sammelt Reisig und versucht Walters Vater nicht über den Weg zu laufen. Sie ist sehr auf der Hut vor ihm, denn er ist streng und erwartet, dass alle tun, was er sagt. „Er ist und bleibt ein Deutscher, obwohl er Jude ist“, brummt Han bei einer Gelegenheit in sich hinein.

Auch in der Nähe von Walters Mutter bewegt sich Mentje auf Zehenspitzen. Nichts kann man ihr wirklich recht machen, sodass sich Mentje immer ein bisschen schuldig vorkommt.

Tagsüber gelingt es ihr meistens, an andere Dinge zu denken. Doch nach dem Abendessen, wenn der Abwasch erledigt ist und sie alle ihre Matratzen bereitgelegt haben und wenn Bart spät am Abend das Licht gelöscht hat, dann überfällt sie der große Kummer. Totenstill liegt sie dann im Stockfinsteren da und lauscht auf die Atemzüge all der Menschen, auf Walters Mutter, die stöhnt und sich herumwälzt, bis sie einschläft, auf Walters Vater, der dumpfe Nasengeräusche von sich gibt, sobald er in Tiefschlaf gefallen ist, auf Bart und Han, die leise miteinander flüstern und kichern.

Dann kommt sie sich in diesem Zelt voller Menschen mutterseelenallein vor.

Und zusammen mit ihrem Vater ist auch der Gott ihres Vaters verschwunden.

Alle zwei oder drei Tage kommt ein Kurier und bringt Nahrungsmittel. Das ist auch gut so, denn im Wald gibt es nicht viel Essbares zu finden. „Das wird alles durch den Widerstand organisiert", erklärt Han leise, während sie zu der Essensgrube am Waldrand unterwegs sind. „Jeder hilft mit beim Nahrungsmittelsammeln: Bauern, Ladenbesitzer, Hausfrauen … Gemeinsam halten sie uns am Leben."

Wenn Papa von den Menschen im Wald gewusst hätte, hätte er ihnen sicher auch Nahrungsmittel gebracht. Sahnige Milch, Eier, vielleicht ein paar Bohnen …

Sie denkt nicht weiter; denn das macht ihren Kummer nur noch größer.

Die Essensgrube befindet sich rund dreißig Meter neben der Brandschneise, damit die Kuriere die Nahrungsmittel ziemlich einfach dort ablegen können. Die Grube ist ein Loch im Boden, das mit Zweigen und Blättern zugedeckt wird. Han schiebt beides zur Seite. „Hilf mir doch mal schnell, die Kiste herauszuheben."

Unten in der Grube sind zwei Kisten. Die kleine ist für ihr Zelt bestimmt, die große für die Waldwächterhütte.

In der Waldwächterhütte wohnen elf oder zwölf Menschen, doch die kennt Mentje nicht weiter. Die beiden Gruppen von Untergetauchten haben nichts miteinander zu tun, weil das zu gefährlich wäre. Jedes Geräusch und jede Bewegung könnte die Aufmerksamkeit der Soldaten auf sich ziehen. „Und wenn jetzt die Soldaten durch die Brandschneise patrouillieren?", will Mentje wissen, während sie den schmalen Pfad im Auge behält.

Han schüttelt den Kopf. „Das tun sie nicht. Sie haben zu viel Angst vor dem Wald."

Mentje beruhigt das nicht. „Wovor sollten sie denn Angst haben?" Die Wildschweine trauen sich doch nur nachts heraus. Ganz abgesehen davon haben die Soldaten doch immer ihre großen Gewehre bei sich. „Wenn man sich nur in der Brandschneise bewegt, kann man sich doch gar nicht verlaufen."

„Sie haben aber Angst davor, dass die Leute vom Widerstand aus dem dichten Wald heraus auf sie schießen. Das sind halt Schisser."

Genau wie damals die Wegelagerer, denkt Mentje.

„Bart meint, wenn wir immer vorsichtig sind, dann seien wir hier sicher“, erklärt Han. Sie stellt die schwere Kiste ab, damit sie eine kleine Pause machen können.

Immer still sein und leise laufen, denn die Geräusche kann man weithin hören. Leise sprechen, selbst wenn man wütend ist. Tagsüber in der Nähe des Zeltes bleiben. Tagsüber kein Feuer machen, denn jemand könnte den Rauch sehen. Mit allem sparsam sein: Essen, Wasser, Gas, sogar mit Kerzen. Und wenn man das Plumpsklo gebraucht hat, muss man alles mit einer Schaufel Sand zudecken, sonst zieht es die Fliegen an.

Alle diese Regeln kennt Mentje mittlerweile sehr gut.

Sie vermisst die Freiheit der offenen Weidelandschaft, wo einem die Sonne warm auf den Rücken scheint und das Gras frisch duftet. So wie an dem Tag, an dem die Soldaten gekommen sind. Und ihren Vater zusammen mit der Familie Friedman mitgenommen haben.

Die Nahrungsmittel können durch Fahrradkuriere gebracht werden, Wasser ist jedoch ein großes Problem. Manchmal bringt Herr von Baumhauer – die Untergetauchten nennen ihn „den Baum“ – mit seinem Pferdewagen bis kurz vor das Lager Milchkannen, die mit Wasser gefüllt sind. Doch meistens müssen sich die Untergetauchten selbst abends beim Haus von Herrn de Vos Wasser pumpen.

Herr de Vos wohnt mit seiner Familie im Haus der Forstverwaltung, dem *Huize Pas-Op*, dem Pass-Auf-Haus, an der Ecke vom Pass-Auf-Weg und dem Tongerenseweg. Mentje erinnert sich noch sehr gut an das Haus mit dem bedrohlichen Namen. Hinten im Garten steht eine Wasserpumpe.

„Das ist gefährlich, verstehst du?“, warnt Walter sie ein bisschen von oben herab, während sie eines Abends zusammen mit ihm und Bart mitgeht, um Wasser zu holen. Sie muss ihre Kleider waschen, und Walters Mutter beschwert sich ständig über die Wassermenge, die sie verbraucht. Manchmal wagt es Mentje nicht einmal, einen Becher Wasser zu trinken.

Dass das zu gefährlich ist, weiß sie schon lange. Die Pumpe im Garten hinter dem Haus von Herrn de Vos steht nahezu direkt am Tongerenseweg, auf dem die Polizei beinahe täglich Streife läuft.

„Wenn es nicht sicher ist, hängt Frau de Vos ein Wäschestück auf die Leine und lässt den Hund nach draußen, damit er bellt", erläutert Walter.

„Wenn also der Hund drinnen eingeschlossen ist und keine Wäsche an der Leine hängt, ist demnach die Luft rein?", will Mentje zur Sicherheit noch einmal wissen.

„Das sage ich doch."

So ein Besserwisser!

Als sie fast dort angekommen sind, müssen Walter und Mentje sich im Wald verstecken, während Bart vorsichtig weitergeht.

Mentjes Herz schlägt wie wild. Es hängt keine Wäsche an der Leine und es läuft auch kein bellender Hund draußen herum. Trotzdem lässt sie den Weg keine Sekunde aus den Augen. Vor allem Wachtmeister Doeven dreht hier ständig seine Runde, hat Walters Mutter berichtet. Er muss irgendwie Lunte gerochen haben.

Bart kommt jedoch zügig mit zwei Eimern Wasser wieder. „Nehmt die schnell mit ins Lager", fordert er sie auf. Er selbst zieht mit der Milchkanne wieder los, um auch die zu füllen.

Die schweren Eimer zum Zelt zu tragen, ist eine elende Schinderei. Mentje versucht so wenig wie möglich zu verschütten, weil sie das Wasser braucht, um ihre Kleidung heute Abend einzuweichen, damit sie sie morgen ausspülen kann. Doch zuerst wird sie einen Becher nach dem anderen trinken, damit sie nie mehr Durst bekommt.

Als sie endlich am Zelt ankommen, hat der Griff des Eimers eine tiefe Kerbe in Mentjes Hand geschnitten und es kommt ihr so vor, als würde ihr der Arm gleich abfallen. Doch jetzt hat sie wenigstens einen Eimer Wasser für sich.

Am nächsten Morgen ist um elf Uhr das Wasser wieder alle. „Du musst lernen, sparsamer mit dem Wasser umzugehen", behauptet Walters Mutter. „Ganz abgesehen davon teilen wir in diesem Zelt alles miteinander. Du kannst also nicht einfach einen Eimer Wasser nur für dich selbst behalten."

Mentje erwidert darauf nichts. Sie weiß sehr gut, dass sie einfach nur eine Last ist.

Ich bin eine Untergetauchte im Pass-Auf-Lager mitten in den Wäldern von Soerel, wird es ihr nach ein paar Wochen klar. Herr von Baumhauer wird ihren Vater finden, das muss sie glauben. Doch solange ihr Vater nicht zurück ist, ist sie einfach nur das soundsovielte Kind, das der Krieg in seinen Klauen hat und das nun sehen muss, wie es überlebt.

7. Kapitel

„Für den Winter brauchen wir eine bessere Unterkunft“, gibt Walters Vater eines Abends zu bedenken. „Ich schlage vor, wir bauen eine Hütte.“

„Han und ich haben auch schon darüber gesprochen“, stimmt Bart ihm zu. „Eine Holzhütte mit doppelten Wänden mit Stroh für die Isolation dazwischen. Das hält die Kälte draußen und dämpft die Geräusche.“

Mentje sitzt auf ihrer Matratze und hört zu. Das klingt nach einem vernünftigen Vorschlag.

Herr Bartfeld erwidert nichts, er spricht sich allerdings auch nicht dagegen aus, was bedeutet, dass er einverstanden ist.

Bart holt einen Bogen Papier, fingert einen Bleistift aus seiner Hosentasche und fängt an zu zeichnen. Han stellt die Teller in die Waschschüssel, gießt ein bisschen Wasser aus dem Kessel darüber und geht damit nach draußen. „Ich kann dir gern beim Abtrocknen helfen“, verkündet Mentje sofort.

„Meine Knochen tun weh“, klagt Erni.

„Dann bleibst du schön im Bett liegen“, sagt Han, ohne sich umzudrehen. Es klingt kurz angebunden.

„Sie hat schon einmal eine Knochenmarksentzündung gehabt, weißt du, im Sommer 1937“, schießt Frau Bartfeld unmittelbar in die Höhe. „Sie ist sehr krank gewesen.“

„Ja, das haben Sie uns schon erzählt.“

Draußen stellt Han die Schüssel mit dem schmutzigen Geschirr mit einem Rums auf einen Baumstumpf und fängt so energisch an abzuwaschen, dass das Wasser über den Rand spritzt. Mentje trocknet einen Teller nach dem anderen ab und stapelt sie auf einem anderen Baumstumpf aufeinander. Ihr Magen ist ein brennender Knoten. Dieses ständige Hickhack untereinander und das unaufhörliche Herumgeraunze sind für sie eine neue Erfahrung. Sie sehnt sich nach ihrem Vater und ihrem freundlichen Zuhause, nach dem

Geruch des Holzes im Ofen, nach Vaters kräftiger Stimme, mit der er jeden Abend aus der Bibel vorgelesen hat.

„Was stehst du da so verträumt herum?“, fragt Han auf einmal.

„Oh, tut mir leid“, sagt Mentje, während sie den nächsten Teller nimmt. Über ihren Vater möchte sie lieber nicht sprechen.

Lange nachdem das Geschirr abgetrocknet ist, sitzt sie immer noch draußen. Drinnen haben sich Walters Vater und Bart über die Baupläne gebeugt. Die Stimme von Herrn Bartfeld kann sie deutlich hören: „Das klappt nie.“

Was Bart entgegnet, hört sie nicht.

„Das ist in jeder Hinsicht unpraktisch.“ Herrn Bartfelds Stimme wird immer lauter.

Mentje betet, dass sie mit dem Gezanke aufhören mögen, damit sie schlafen kann, aber es geht immer weiter. „Und wie sollten wir das deiner Meinung nach auf die Reihe bekommen? Wir müssen …“

So geht es bis tief in die Nacht.

Als Herr von Baumhauer in der Woche darauf zu Besuch kommt, fällt Walters Vater direkt mit der Tür ins Haus: „Wir können unmöglich länger in diesem Zelt wohnen, lieber Baum. Im Augenblick ist es zwar noch Sommer, aber wenn erst der Winter kommt …“

Der Baum runzelt verärgert die Stirn. „Und, was schlagen Sie stattdessen vor?“

Sie sitzen am Tisch, die drei Männer. Die anderen sind derweil draußen; nur Mentje hockt auf ihrer Matratze und hört zu.

„Wir bauen eine Holzhütte. Ich bin so frei gewesen, da mal die Initiative zu ergreifen.“

„Herr Bartfeld und ich haben einmal die Köpfe zusammengesteckt“, erklärt Bart ein bisschen entschuldigend, während er die Bauzeichnungen auf dem Tisch ausbreitet. „Schauen Sie einmal, dann kann ich Ihnen zeigen, was wir uns vorgestellt haben.“

Interessiert betrachtet sich ihr Gast die groben Skizzen, Walters Vater erläutert, Bart fügt hier und da etwas hinzu. „Ja, das müsste sich machen lassen“, erklärt der Baum schließlich.

„Wir wollen die Bohlen mit Draht zusammenbinden“, verkündet Bart. „Dann brauchen wir keine Nägel. Hammerschläge würden nur unnötig Aufmerksamkeit erregen.“

Herr Bartfeld kratzt sich am Bart. „Wir müssten das eine oder andere aus dem Dorf bekommen. Draht zum Beispiel, aber auch Fensterrahmen und Fenster, Türen und Dachplatten."

„Ja, das wird nicht einfach werden, aber wir können mal schauen, was sich machen lässt", entgegnet der Baum mit einem nachdenklichen Stirnrunzeln.

Walters Vater zieht seine struppigen Augenbrauen hoch. „Das Dorf muss uns einfach helfen. So schwierig kann das doch nicht sein."

Mentje spürt, wie sich der brennende Knoten in ihrem Magen wieder enger zusammenschnürt.

„Bartfeld, niemand ist euch irgendwas schuldig", verkündet der Baum warnend und steht auf.

„Das habe ich auch gar nicht gesagt", entgegnet Walters Vater wütend. „Ich habe nur gesagt, dass wir Baumaterialien brauchen. Das versteht sich doch wohl von selbst, oder etwa nicht?"

Ohne eine Antwort zu geben, dreht der Baum sich um und geht weg.

Mentje springt sofort auf und rennt ihm hinterher. „Herr … Herr von Baumhauer?"

Er schaut sich um. „Was ist denn?"

Sie holt tief Luft. „Mein Vater, Gerrit de Vries. Haben Sie schon etwas über ihn herausgefunden?"

Der Baum betrachtet sie eine Weile schweigend. „Er ist wahrscheinlich ins Durchgangslager Amersfoort gebracht worden."

„Ins Durchgangslager Amersfoort?"

„Dahin kommen die niederländischen Gefangenen. Sie bringen sehr viele Menschen dorthin."

„Oh. Vielen Dank."

Er dreht sich wieder um und verschwindet im dichten Wald.

Enttäuscht lässt sich Mentje mit dem Rücken gegen den rauen Stamm eines Baumes fallen. Der Wald schließt sich erstickend eng um sie. Nirgendwo ist ein Sonnenstrahl zu sehen und die Angst in ihr wird immer größer. Durchgangslager Amersfoort? Wo liegt das? Und warum halten sie ihren Vater in einem Lager gefangen? Er hat doch eigentlich nur Gutes getan, oder?

Doch noch stärker als die Angst ist der Verlust. Der brennt ihr ein Loch ins Herz.

Papa. Papa.

In den folgenden Tagen und Wochen verschwinden Herr Bartfeld und Bart schon früh am Morgen und kommen erst am späten Nachmittag wieder zurück. Tief im Wald, weitab vom Lager, fällen sie die ganze Zeit über dicke Bäume, sägen Bohlen auf die gleiche Länge zurecht und tragen diese auf ihren Schultern zurück ins Lager. Dort binden sie die Bohlen mit Draht zu einer Art Wand zusammen.

Bart und Herr Bartfeld arbeiten dabei zwar zusammen, aber die Spannungen zwischen ihnen nehmen täglich zu. Einmal, als Mentje mit Han am späten Nachmittag Tannenzapfen fürs Feuer suchen geht, schließt Bart sich ihnen an. Seine übliche Ruhe ist verschwunden. „Ich habe es mehr als satt, nach der Pfeife von diesem preußischen Juden zu tanzen", zischt er wütend. „Wirklich, Han, ich bleibe nicht eine Sekunde länger mit ihm unter *einem* Dach. Ich helfe noch mit, diese Hütte fertig zu bekommen, aber bevor wir da einziehen, will ich lieber noch eine Hütte für uns selbst bauen."

Han streichelt ihm über den Rücken. „Den Bauplan können wir ja im Prinzip übernehmen."

„Allerdings in einer verbesserten Form. Ich denke, dass wir die Hütte teilweise unterirdisch bauen sollten, sodass nur noch das Dach herausschaut. Dann sieht sie von ferne aus wie ein kleiner Hügel. Dadurch wird die Tarnung eine ganze Ecke einfacher und darüber hinaus ist die Hütte dann besser isoliert."

Die beiden sind völlig vertieft in ihre Pläne und lehnen sich an einen dicken Baum. Sie sprechen nur noch miteinander und scheinen Mentje vollkommen vergessen zu haben. „Wir müssen die Hütte etwas größer bauen, damit mein Bruder und meine Schwester eventuell auch noch zu uns können", überlegt Han. „Schon jetzt ist doch die Hütte, die wir gebaut haben, für acht Leute zu klein."

Mentje geht weg. Der Geruch der Tannen kitzelt sie in der Nase und kribbelt ihr in der Kehle.

Eigentlich sind Han und Bart die Einzigen, mit denen sie gelegentlich reden kann. Vor allem Han.

Aber wenn die nun in einen anderen Teil des Waldes umziehen?

Im Zelt herrscht Durcheinander, jeder ist gereizt, mit der Duldsamkeit ist es vorbei. Nicht nur bei Walters Mutter – auch Han wirkt wie eine Dampflokomotive in den Startlöchern.

„Das Zelt bringt mich noch um“, verkündet sie Mentje eines Tages, während die beiden unterwegs sind. Sie muss so richtig Dampf ablassen. „Ständig Menschen um mich herum, nirgendwo hat man Privatsphäre, die ganze Zeit Spannungen. Und diese Unsicherheit macht mich ganz verrückt.“ Sie bleibt stehen. „Weißt du, Mentje, manchmal frage ich mich, ob es so etwas wie eine Zukunft überhaupt noch gibt.“

Mit zornigen Schritten marschiert sie weiter und Mentje folgt ihr schweigend. Sie weiß genau, wie Han sich fühlt, was soll sie allerdings sagen, um sie zu trösten?

Der Wald ist ein Gewirr aus wilden Kiefern mit hier und da ein paar Buchen und Eichen und ab und zu einer Fichte oder einer Felsenbirne dazwischen. „Von diesem blöden Wald habe ich die Schnauze voll“, brummt Han, immer noch wütend.

„Lass uns ein sonniges Plätzchen suchen“, schlägt Mentje leise vor. Sie sind schließlich nicht auf der Suche nach Pilzen oder Ähnlichem, sondern machen einfach nur einen kleinen Spaziergang. „Ich … vermisse die Sonne auch.“

Han reagiert nicht. Doch ein Stückchen weiter, wo das Sonnenlicht durch das Blätterdach bricht und runde Flecken auf den Boden malt, lässt sie sich ins trockene Laub fallen. Sie streckt ihre Beine aus und lehnt sich zurück, das Gesicht der Sonne entgegengestreckt. Nach einer Weile sagt sie: „Du hast recht. So ein bisschen Sonne brauchen wir ab und zu, damit wir merken, dass wir noch leben.“

Mentje setzt sich neben sie. „Mein Vater sagt immer, dass die Sonne Leben gibt. Er liebt die Sonne auch sehr.“

Han hat die Augen zu und streckt der Sonne ihr Gesicht entgegen. „Vermisst du deinen Vater sehr?“

Mentje bekommt einen Kloß in den Hals. „Ganz furchtbar.“

„Und deine Mutter?“

„Die ist gestorben, schon vor langer Zeit, da war ich noch klein.“

„Wie alt bist du eigentlich, Mentje?“

„Zehn. Und du?“

„Neunzehn. Fast zwanzig.“

Mentje legt sich auf den Rücken und betrachtet das Geflecht der Äste und Zweige über ihrem Kopf. Durch die feinen Blätter wirkt alles wie eine karierte Decke. Nach einer Weile fordert Han sie auf: „Erzähle mir etwas von deinem Vater.“

Mentje überlegt einen Augenblick. Wie kann sie Worte finden, die ihr den Vater näherbringen könnten? „Mein Vater ist groß und stark. Er hat graues Haar … das ist immer ein bisschen durcheinander und steht an den Ecken ab.“ Sie gestikuliert mit ihren Händen. „Er hält Milchkühe und liest jeden Abend aus der Bibel vor. Und … er kann auch sehr lange mit Gott reden.“

„Seid ihr Christen?“

Mentje nickt. Han rollt sich auf die Seite und schaut Mentje an, das Kinn auf die Hand gestützt.

„Und trotzdem habt ihr eine jüdische Familie versteckt?“

Das war nur für eine Woche oder zwei, doch dann sind daraus Monate geworden. Genau wie ihr Aufenthalt hier im Wald. „Dann haben die Soldaten sie erwischt. Und ihn auch.“

„Und dein Vater ist ins Lager nach Amersfoort gebracht worden?“

Mentje nickt wieder. Und es wächst ihr ein ekelhafter Kloß im Hals. „Herr von Baumhauer hat gesagt, er wird versuchen, etwas Genaueres herauszufinden, aber bisher gibt es nichts Neues.“

„Der Baum kennt die Deutschen sehr gut.“ Han rollt sich wieder auf den Rücken. Sie scheint mittlerweile ein ganzes Stück ruhiger geworden zu sein. Das wird die Wärme der Sonne sein, die sie so beruhigt hat. „Die Deutschen haben ihn auch schon mal verhaftet, weißt du das? Er hat über sechs Monate im Gefängnis gesessen.“

„Wirklich?“, fragt Mentje überrascht.

„Im letzten Jahr, ja. In Sint-Michielsgestel, wenn ich mich richtig erinnere.“

Langsam dringt es zu ihr durch. Wenn der Baum im Lauf der Zeit wieder freigelassen worden ist, dann kann das doch auch mit ihrem Vater passieren. Dann gibt es Hoffnung. „Und wie ist er wieder freigekommen?“

„Durch seine Kontakte, glaube ich. So genau weiß ich das auch nicht. Je weniger man über solche Dinge redet, desto besser ist es. Aber wenn der Baum deinem Vater auf der Spur ist, dann gibt es Hoffnung. Der bekommt die Sachen auf die Reihe.“

Die Freude, oder ist es vielleicht doch nur die Hoffnung, nimmt langsam von Mentje Besitz.

Noch lange liegen sie schweigend nebeneinander und betrachten die Zweige über ihren Köpfen. Sie saugen die Stille ein, denn selbst mitten in der Nacht ist es im Zelt niemals ganz still.

Zum ersten Mal seit Wochen hat Mentje das Gefühl, dass sich der Knoten in ihrem Magen etwas gelöst hat. Sie ist fast schon glücklich.

Ganz vielleicht ist sie bald wieder bei ihrem Vater, zurück in ihrem Zuhause.

Endlich sind die vier Doppelwände der neuen Hütte fest im Boden verankert mit Fenstern und Eingangstür und allem. Für das Dach kommt ein Zimmermann aus Vierhouten, zum großen Missfallen von Walters Mutter. „Das geht doch nicht", schimpft sie zornig. „Der Mann hat nichts mit uns zu tun. Ein falsches Wort von ihm und wir müssen wieder flüchten."

„Und die Kuriere, die uns alle zwei oder drei Tage Nahrungsmittel bringen?", trumpft Han auf. „Und all die Leute in Nunspeet, die sie einsammeln? Und die Menschen, die uns neue Bewohner bringen?"

Denn tatsächlich wächst die Zahl der Bewohner im Pass-Auf-Lager jede Woche.

„Trotzdem. Ich sage ja nur, dass wir aufpassen müssen", besteht Frau Bartfeld dickköpfig auf ihrer Meinung.

Pass auf, pass auf, denkt Mentje. Jeden Tag müssen sie aufpassen wegen allem und noch mehr: keinen Lärm machen, kein Feuer anzünden, kein Wasser verschwenden, vorsichtig sein mit dem Essen. Pass auf oder es kostet dich das Leben.

Der Zimmermann bringt Asbestplatten für das Dach. Morgens ist er schon vor Anbruch des Tages an der Arbeit und abends versteckt er seine Werkzeugkiste irgendwo im Wald.

Eines frühen Morgens trifft er zitternd vor Entsetzen im Lager ein. „Ich bin doch wahrhaftig um diese Stunde schon von Wachtmeister Doeven angehalten worden", berichtet er, während er sein Fahrrad an einen Baum lehnt.

Han erschrickt heftig. „Und was haben Sie gesagt?"

„Nun, ich musste mir schnell etwas ausdenken. Also habe ich gesagt, dass ich eine Parzelle Wald gekauft habe, um Bäume zu fällen, aber dass ich sie nicht finden könne."

„Und dann?“

„Dann hat Doeven mich gefragt, ob ich vielleicht Leute bei der Wasserpumpe von de Vos gesehen hätte. ‚Nur Herrn und Frau de Vos selbst‘, habe ich geantwortet und so getan, als hätte ich von Tuten und Blasen keine Ahnung.“

Han schlägt die Hände vors Gesicht. „Wir müssen besser aufpassen an der Pumpe.“

„Das war gut ausgedacht, wirklich“, wirft Bart ein, während er dem Zimmermann auf die Schulter klopft. „Und Doeven hat es geschluckt?“

„Meiner Meinung nach ja, es schien ihn nicht weiter zu interessieren. Zum Glück werde ich heute auch fertig. Das Dach ist wasserdicht. Ihr könnt zur Tarnung einfach Grasstücke darauf verteilen.“

An diesem Abend verkündet Han laut und deutlich bei Tisch: „Der Zimmermann hat uns unter Gefahr für Leib und Leben ein solides Dach verschafft. Wir können das Opfer dieses Mannes nie genug würdigen.“

Darauf erwidert Frau Bartfeld nichts.

Am nächsten Tag ziehen sie in die Hütte um. Vorn in der Hütte sind ein Tisch und ein Schrank eingebaut und hinten stehen vier Stockbetten auf Baumstümpfen. Die Betten sind breit genug für zwei Matratzen und damit ergibt sich ein Schlafplatz für acht Menschen.

Als die Leute aus der Waldarbeiterhütte kommen, um sich die Sache anzuschauen, ist jeder von der neuen Hütte begeistert. „Das ist eine tolle Hütte, wirklich“, verkündet ein Mann. „Jetzt wohnen wir in der großen Pass-Auf-Hütte und ihr in der kleinen.“

„Nennen wir sie doch einfach die Große PA und die Kleine PA“, schlägt Herr Bartfeld vor. „Ja, so sollen die beiden Hütten fortan genannt werden.“

Immer mehr Untergetauchte zieht es in die Wälder. Auch im Zelt wohnen schon wieder Menschen. Und gestern Abend sind noch vier Menschen zur Kleinen PA dazugestoßen. Unter ihnen ist Wim, der Bruder von Han, und Flora, die Schwester der beiden. Die Kleine PA ist nun zum Bersten voll, genau wie das Zelt, in dem nun neun Menschen wohnen. Die Situation in der Großen PA ist noch schlimmer. „Der Baum muss sich langsam wirklich etwas überlegen", sagt Walters Vater laut. „Eigentlich habe ich diese Hütte nur für meine Familie gebaut."

Han setzt schon an, um etwas zu erwidern, doch Bart legt ihr beruhigend eine Hand auf den Arm.

Jeden Morgen verschwinden Bart, Han, Wim und Flora schon in der Frühe und kommen erst spät am Abend wieder zurück. Gemeinsam bauen sie ihre eigene Hütte. Ein- oder zweimal schlendert Mentje ihnen hinterher, sie fühlt sich allerdings überflüssig und kann auch eigentlich nicht helfen. Mit dem Bau der Wände für die neue Hütte kommen sie schnell voran.

Manchmal versucht Mentje, es so hinzukriegen, dass das Essen fertig ist, bevor Han und die anderen zurückkommen. Doch Walters Mutter bewacht das Gas streng. „Die Kartoffeln sollten längst gar sein", schimpft sie, während sie den Brenner abdreht. „Wenn das Gas alle ist, können wir nicht einfach ins Geschäft gehen und neues kaufen, kapiert?"

Dann flieht Mentje nach draußen.

Die Tage verstreichen und niemand hört etwas von ihrem Vater. Die Einsamkeit, die Mentje fühlt, wird immer größer. Sie ist verstoßen. Sogar ihre Träume sind ausgetrocknet. In den Niederlanden gibt es keine Prinzessinnen mehr. Und der Herr ist auch verschwunden. Hier im Lager kennt ihn jedenfalls niemand.

Eines Nachmittags kommt Walters Vater zu der Hütte. Er trägt ein Stück Holz, das er geschlagen hat. Verärgert schaut er Mentje an. „Das ist ja furchtbar, schau dich doch mal an, wie dreckig dein Kleid ist!", schimpft er.

Mentje blickt an sich herunter und sieht zum ersten Mal, wie schmutzig ihr Kleid geworden ist. Was würde ihr Vater dazu sagen, wenn er sie so sehen könnte? Sie traut sich allerdings nur nicht mehr, ihre Kleidung mit Wasser zu waschen, denn dann fängt Walters Mutter wieder an, sie wegen des Wasserverbrauchs zu schelten.

Sie läuft tiefer in den Wald hinein und denkt: Ich bin hier nur das fünfte Rad am Wagen, einfach nur ein zusätzlicher Esser, den man mit durchfüttert, ein Körper mehr, der gewaschen werden muss, noch eine, die die Luft in der Hütte verbraucht. Noch ein Kind mehr.

Und wann ihr Vater wieder zurückkommt, das weiß sie nicht.

Wenn es nur jemanden gäbe, mit dem sie reden könnte.

Doch so jemanden gibt es nicht.

In dieser Zeit lernt Mentje Opa Bakker und seine Frau Tante Cor etwas besser kennen. Das sind zwei liebe Menschen, die sich für die Leute im Pass-Auf-Lager ganz schön ins Zeug legen. Opa Bakker wird von jedem so genannt, weil er schon recht alt ist und sich für jeden wie ein wirklicher Großvater anfühlt. Tante Cor ist eine richtige Glucke und die Untergetauchten sind ihre Küken.

Unter der Woche tragen die Untergetauchten ihre verschlissenen Kleidungsstücke, aber am Sonntag zieht jeder sich ordentlich an, auch wenn das eigentlich nicht ihr Feiertag ist. Sie machen die Hütten und das Zelt sauber, legen Tischdecken auf die Tische und stellen Blumen in eine Vase. Der Sonntag ist nämlich der Besuchstag von Opa Bakker und Tante Cor. „Was gibt's Neues?", will jeder dann wissen. Opa Bakker und Tante Cor hören sich geduldig alle Schwierigkeiten an und versuchen bei Konflikten zu vermitteln. Wenn es in einer der Unterkünfte zu viel Streit gibt, findet ein Hüttentausch statt. Es dauert allerdings in der Regel nicht lange, bis die Gemüter sich wieder erhitzen und am Siedepunkt angelangt sind.

Opa Bakker und Tante Cor kümmern sich auch um die Nahrungsmittelversorgung. Dazu benutzen sie gefälschte Lebensmittelkarten, kaufen Essen auf dem Schwarzmarkt und bekommen von den Einwohnern von Vierhouten und Nunspeet auch einiges geschenkt.

Später möchte ich auch so jemand werden wie Tante Cor, denkt Mentje oft. Jemand, der anderen Menschen das Leben rettet und für sie sorgt.

Doch zuerst möchte sie ihren Vater wiederhaben. „Haben Sie schon etwas Neues über meinen Vater herausgefunden?", fragt sie Opa Bakker mehr als einmal.

Der streicht ihr dann über das blonde Haar. „Der Baum lässt nicht locker. Ich bin mir ganz sicher, dass wir demnächst besser Bescheid wissen."

Am Sonntag ist das Einschlafen noch schwieriger als sonst. Jedes Mal hofft sie, dass es Neuigkeiten über ihren Vater gibt, und jeden

Sonntag wird die Enttäuschung größer. Gibt es denn niemanden, der ihren Vater finden könnte?

Das Beten hat sie inzwischen ganz aufgegeben. Was soll es schon bringen, der Herr hört sie ja doch nicht. Er ist weit weg, ganz weit weg von dem Pass-Auf-Lager in den Wäldern von Soerel.

Ende September macht das Gerücht die Runde, die deutsche und die niederländische Polizei hätten Lunte gerochen und vermuteten, im Wald sei etwas im Gange. An diesem Sonntag ist die Kleine PA proppenvoll mit Untergetauchten, die neugierig sind, was Opa Bakker und Tante Cor zu berichten haben. „Ihr könnt bei de Vos kein Wasser mehr holen", verkündet Ersterer.

„Zu gefährlich", bekräftigt Tante Cor.

Han schüttelt ungläubig den Kopf. „Und wie sollen wir dann an Wasser kommen? Die Kuriere können uns doch nicht das ganze Wasser liefern."

„Der Baum hat sich darum gekümmert, dass euch jemand eine Pumpe installiert", erklärt Opa Bakker. „Er kommt am Dienstag oder Mittwoch."

Die Erwachsenen machen sich Sorgen. Eine eigene Wasserpumpe wäre zwar eine große Verbesserung, allerdings weiß auch jeder, wie es sich anhört, wenn man die Rohre dafür in den Boden treibt. Die Schläge der Hämmer auf den Eisenrohren werden im Umkreis von Kilometern zu hören sein.

Als der Installateur am Dienstagmorgen ankommt, verschwindet Mentje im Wald. Am Sonntagabend hat sie beschlossen, dass sie sich versteckt, bis alles vorbei ist, einfach nur zur Sicherheit. Sie erzählt niemandem davon, denn Walter kann seinen Mund bestimmt nicht halten. Er nennt sie jetzt schon einen echten Angsthasen.

So ein Quatsch! Sie hat überhaupt keine Angst, sie ist nur vernünftig.

Durch den stillen Wald hört sie das Bauernfuhrwerk mit den rappelnden Röhren über die Brandschneise direkt vor dem Waldstück herankommen. Wenn jetzt bloß keine deutsche Patrouille auf dem Pass-Auf-Weg vorbeikommt! Die würde sofort Nachforschungen anstellen, was hier passiert.

Sie hört, wie die Rohre abgeladen werden und der Turm aufgerichtet wird. „Der Turm, den man braucht, um die Rohre vertikal in die Erde zu treiben, wird einige Meter über die Bäume herausragen", hat Bart gestern Abend besorgt festgestellt. Den ganzen Tag über hallen die Hammerschläge durch den stillen Wald.

Gestern Abend hat sich jeder noch furchtbare Sorgen darüber gemacht, was geschehen könnte. „Wieder ein Fremder, der weiß, wo das Lager ist", hat Frau Bartfeld geschimpft.

„Ja, genau wie der Zimmermann", hat Han sofort zurückgeschnappt.

Han ist eine echte Kratzbürste, trotzdem ist es gut, wenn sie Walters Mutter in ihre Schranken weist.

Normalerweise ist es im Wald immer still. Heilsam still, nennt Han das. „Hier kann man noch glauben, dass das Kriegsende vor der Tür steht." Wenn es Friede wird – davon träumen sie, dafür leben sie. Im Wald kann sich Mentje manchmal sogar vorstellen, dass sie eines Tages wieder gemeinsam mit ihrem Vater auf ihrem Bauernhof wohnen wird.

Heute jedoch nicht. Heute treiben ihr die Hammerschläge die Angst immer tiefer ins Herz. Den ganzen Tag über.

Erst am späten Nachmittag wird es still. Der Installateur hat gesagt, dass er an einem Tag fertig wird. Zum Glück ist Doeven nicht ein einziges Mal in der Gegend aufgetaucht.

Als es ganz und gar still geworden ist, schleicht sich Mentje vorsichtig wieder zurück ins Lager. Die Kleine PA ist verlassen, genauso wie die Große PA und die Zelte. Als sie weitergeht, hört sie Stimmen. Alle Lagerbewohner stehen an der Pumpe. *Einen* Abend lang kümmern sie sich nicht um die Vorsichtsmaßnahmen, sondern pumpen einen Eimer nach dem anderen voll und schütten sich das Wasser über den Kopf. Sie spritzen sich gegenseitig nass und rennen dann mit einem schallenden Lachen weg.

Mentje betrachtet das Treiben aus einem gewissen Abstand. Bart rennt Han mit einem Eimer hinterher und Han gluckst immer wieder vor Vergnügen. Sogar Frau Bartfeld muss lachen, als Walter sie nass spritzt.

Niemand sieht Mentje dort stehen. Auf spielerische Weise jagen sie sich, bis es ganz dunkel ist. Dann gehen alle zurück in ihre Hütten.

Niemand hat bemerkt, dass Mentje sich den ganzen Tag über versteckt hat.

8. Kapitel

Im Bosveld ist jetzt Frühling, denkt Tinus, während er gleichförmig in Reih und Glied mit den anderen mitrennt. Die Akazien schlagen aus, die Impalas werfen ihre Jungen, die Kudus und die Antilopen kalben. Der Staub bildet dicke Wolken über den Flächen, auf denen die Bauern ihre Äcker anlegen und in Erwartung der ersten milden Regenschauer, die vor der Aussaat fallen müssen, das Feld pflügen.

Hier in England ist es anders. Hier nieselt es nahezu täglich. Die Blätter verfärben sich goldgelb in ein flammendes Orange und ein tiefes Rot. Dieser farbenfrohe, nasse Herbst auf der anderen Seite der Welt wirkt fremd. Aber eigentlich sehr schön.

Die Tage werden kürzer und kühler. Manchmal ist der Himmel blau, aber meistens grau von der Kälte.

Es ist früh am Morgen. Gemeinsam mit den anderen Soldaten trabt Tinus zum Exerzierplatz. Sie sehen alle einheitlich aus, dieses babylonische Wirrwarr alliierter Soldaten. Alle haben sie nur *ein* Ziel vor Augen: das weinrote Barett und das geflügelte Brustabzeichen. Flügel aus Stoff auf dem Kampfanzug, silberne auf der Ausgehuniform. Doch alle beide mit demselben Wahlspruch: Erfahrung vertreibt die Furcht.

Denn Furcht kennen diese Männer nicht. Sie sind die Auserwählten unter den alliierten Elitesoldaten, diese Männer der Ersten Luftlandedivision von Großbritannien.

Die Ausbildung findet in RAF Ringway statt, einem britischen Luftwaffenstützpunkt in der Nähe von Cheshire, ungefähr zwölf Kilometer südlich von Manchester. Die Basis besteht aus zwei großen Flugzeughangars, einer Reihe Werkstätten, Kasernengebäuden und den dazugehörigen Unterkünften. Einer der Hangars wird für die Ausbildung der Luftlandetruppen gebraucht und der andere für die Abteilung Spezialeinheiten.

Tinus wirft einen flüchtigen Blick auf seine Armbanduhr. Um Punkt sieben Uhr müssen sie auf der mit Gras bewachsenen Landebahn antreten, direkt unter den Propellern einer Whitley III. Wieder ein Tag voll mit erschöpfendem Konditionstraining, Theoriestunden und einem Drill nach dem anderen.

Sie tragen nun permanent ihre Fallschirmspringerstiefel mit der speziell für die Landungen entworfenen dickeren Sohle; schön fest, aber eben auch viel schwerer, wodurch das Rennen ein bisschen anstrengender wird. Tinus hat schon lange keine Probleme mehr damit. Auch sein Helm, der dicker und schwerer ist als der eines gewöhnlichen Soldaten, kommt ihm mittlerweile vor wie eine zweite Kopfhaut. Oder vielleicht eher wie ein zweiter Schädel, denkt er, während er rennt.

Nach drei Wochen ist ihr Geschicklichkeitstraining beinahe abgeschlossen. In der Theorie beherrschen sie nun jeden Schritt von jedem Sprung. Sie wissen, wie der Hauptfallschirm funktioniert, und kennen alle Sicherheitsvorschriften auswendig. Was es beim Absprung zu beachten gilt, beim Fall und bei der Landung – sie können es im Schlaf aufsagen. „Die Landung ist die größte Herausforderung, vor allem in einer unbekannten Gegend", bekräftigt der Ausbilder wieder und wieder.

Das Gefühl spannender Erwartung nimmt zu, auch bei Tinus. Ich bin dazu bereit, denkt er. Ich bin bereit einzusteigen, zu springen, sobald der Befehl dazu ertönt, und auf dem harten Boden zu landen. Auch hinter den feindlichen Linien.

Schwerfällig fliegt die große Dakota durch die Luft – eine wilde Gans, den Blick starr nach vorn. Das Brummen der Motoren dröhnt durch den Raum.

Jedes Teil der Ausrüstung ist noch einmal geprüft worden, jede Sicherheitsvorschrift wird befolgt.

Niemand spricht. Nach all den Wochen ist der große Augenblick beinahe da.

Der *jumpmaster*, der Absetzer, sitzt an der Tür in Bereitschaft, fest eingehakt an der Innenseite des Flugzeugs.

„Bereit zum Ausstieg!", ertönt der Befehl. Trotzdem kommt er fast unerwartet.

Die Aufregung ergreift Besitz von Tinus – es ist dieselbe Aufregung, die er in der Schule immer kurz vor dem Startschuss zu einem Hundertmeterlauf verspürt hat. Er hakt seine Leine ein und kontrolliert schnell seine Ausrüstung: sein Helm sitzt fest auf dem Kopf, sein Kleidersack ist ebenso sicher.

Die Fallschirmjäger stellen sich in einer Zickzackreihe auf. Tinus kontrolliert, ob alle losen Leinen gut verstaut sind, und zählt die festen Leinen am Bündel seines Vorgängers.

„*May God be with you* (Möge Gott mit dir sein)", sagt der rothaarige Andrew McKenzie hinter ihm.

Tinus schaut sich nicht um, sondern hebt nur kurz die Hand und nickt. Mit dir auch, möchte er damit sagen.

Dann geht alles ganz schnell. Der erste Springer stellt sich neben die geöffnete Tür der Dakota. Das Lämpchen über der Tür springt auf Grün. Das Ausstiegssignal.

„*Number one, go! Two! Three!* (Nummer eins, los! Zwei! Drei!)", schreit der Absetzer, während er jeden Springer mit einem Schubs zwischen die Schulterblätter in das blaue Himmelsgewölbe stößt.

„*Nine!* (Neun!)" In jeder Sekunde springt ein neuer Fallschirmjäger aus dem riesigen Flugzeugrumpf.

„*Fifteen!* (Fünfzehn!)"

Tinus spürt den Schlag auf den Rücken kaum. Plötzlich ist da nichts anderes mehr als Freiheit und Schwerelosigkeit und der Wind um die Ohren. Über ihm hängt sein Fallschirm wie ein großer Champignon oder eine riesige halbe Kürbisschale.

Er fällt nicht; sondern wie ein Adler schwebt er durch die Luft, langsam und majestätisch.

Es wird immer stiller. Das Flugzeug verschwindet in der Ferne.

Tinus schaut nach unten. In der Tiefe, rechts unter ihm, ist das offene Feld, auf dem sie landen sollen, und weiter oben sieht er Büsche und Bäume. Eine wachsende Begeisterung ergreift von ihm Besitz. Das ist noch viel schöner, als er es sich je hat vorstellen können.

Es ist windstill. Klar und hell.

Die Erde kommt ihm entgegen. Er zieht seine Beine etwas an, um in Landeposition zu kommen. Als er den Boden berührt, fängt er den Aufprall mit seinem ganzen Körper ab. Er rollt sich nach rechts ab und entkoppelt den Fallschirm.

Sein Herz schlägt ihm bis zum Hals. Sein erster Sprung! Er kann es kaum fassen. Hastig faltet er seinen Fallschirm zusammen.

Am Rand des Feldes, das als Sprungzone markiert worden ist,

steht ein Lastwagen bereit, um die frischgebackenen Fallschirmspringer einzusammeln.

Auf dem Heimweg gleichen die Männer einer aufgeregten Gruppe Schuljungen nach einem nächtlichen Geländespiel. Alle reden sie durcheinander, keiner hört, was die anderen sagen. Wild gestikulieren sie, jeder erzählt von seinen Erlebnissen.

Nur Tinus ist schweigsam. Sogar mitten in dieser Aufregung kommt er sich in gewisser Weise viel älter vor als seine Kameraden. Trotz ihres gemeinsamen Durchbeißens, trotz der Bruderschaft, die sich in der Gruppe gebildet hat, gehört er nicht wirklich dazu. Aber gut. Hat er bisher jemals wirklich dazugehört?

Er weiß genau, wie sie ihn nennen, wenn sie unter sich sind: den großen, stillen Buren. Der lange Kerl, zwei oder drei Jahre älter als die meisten, der unerschütterlich und ohne zu klagen die Aufträge ausführt, der leicht seine zehn Meilen rennt, mit vollem Gepäck und allem. Der Mann ohne Furcht, der immer nur nach vorn schaut. Der starke Kerl, der abends nie mit in die Kneipe geht, der nie ein Mädchen ausführt, der still seinen eigenen Weg geht. Nur selten schreibt er einen Brief nach Hause, er bekommt kaum einmal Post. Und Päckchen schon gar nicht.

Der große, stille Bure, vor dem sie alle Respekt haben. Und vielleicht auch ein bisschen Angst.

So groß die Ekstase auch gewesen sein mag, für Tinus war der erste Sprung doch nicht der Höhepunkt der Ausbildung. Auch die zahllosen anderen Sprünge danach nicht, nicht einmal die nächtlichen Sprünge über unbekanntem Gebiet.

Liebe Oma, lieber Opa,

ich hoffe, ihr seid immer noch bei bester Gesundheit.
Ich schreibe, um euch wissen zu lassen, dass ich meine Ausbildung abgeschlossen habe und meine Abzeichen nun empfangen habe.

Kopfschüttelnd legt er den Stift zur Seite. Es sind nicht nur zwei Stoffflügelchen, es ist so viel mehr. Er würde ihnen gern von der Zeremonie erzählen, bei der der Oberbefehlshaber der Ersten Luftlandedivision jedem Einzelnen die Abzeichen persönlich überreicht hat.

Er würde ihnen gern berichten, wie stolz er und seine Kameraden gewesen sind, wie er sich – vielleicht zum ersten Mal in seinem Leben – als Teil einer Gruppe gefühlt hat.

Er würde ihnen gern erzählen, dass er zusammen mit ein paar anderen, die auch zum Leutnant befördert worden sind, am Ende der Zeremonie noch einmal antreten musste, um auch seine Rangabzeichen in Empfang zu nehmen.

Er würde ihnen gern von seiner tiefen Freude berichten, von dem Glück, das zu groß ist, um es allein zu tragen, aber er kann dafür nicht die richtigen Worte finden.

Vielleicht geht ihm ja der Brief an Rentia leichter von der Hand. Allerdings lässt ihn ihr letzter Brief immer noch nicht los. Sie mag zwar hübsch sein, aber sie hegt immer noch einen bitteren Groll gegen den Krieg; dadurch ist sie von ihm getrennt. Sein Traum, Fallschirmjäger zu werden, passt überhaupt nicht zu ihren eigenen Träumen. Genauso wenig sein Traum, Buffelspoort eines Tages wieder zurückzukaufen.

Bei seiner Abreise aus Südafrika ist er der festen Überzeugung gewesen, dass sie die richtige Frau für ihn ist, aber mittlerweile nagt der Zweifel an ihm.

Aus der Offiziersmesse ertönen Feiergeräusche. Für einen Augenblick überlegt er, dorthin zu gehen. Aber nur für einen Augenblick. Dann packt er seinen Schreibblock, den Federhalter und die Tinte wieder weg und holt Nadel und Faden hervor. Sorgfältig näht er die Flügelchen auf seinen Kampfanzug. Und danach seinen Orden. Sorgfältig und ein bisschen unbeholfen – Stich für Stich.

9. Kapitel

In den Wäldern von Soerel beginnen sich die Blätter zu verfärben und fallen herunter. Manchmal dringt die Sonne noch zwischen den Bäumen hindurch, bleich und fahl. Die Vögel zwitschern lauter – oder kommt es einem nur so vor, weil die Zweige kahler und die Luft dünner geworden ist?

Mentje schüttet den Kissenbezug mit ihrer Kleidung auf ihrer Matratze aus. Es befindet sich keine Winterbekleidung darunter, abgesehen von dem Pullover, den ihr die Nachbarin Lenie Anfang letzten Jahres gestrickt hat. Auch keine dicken Socken, keine Mütze und kein Schal. Sie zieht den Pullover an, die Ärmel sind ihr zu kurz. Zum Glück habe ich noch die Jacke, mit der ich geflüchtet bin, denkt sie. Vielleicht kommt Papa auch schon zurück, bevor es wirklich kalt wird. Ansonsten weiß ich wirklich nicht, was ich tun soll.

Sie stopft alles wieder in den Bezug. Die Bibel kommt ganz nach unten. Sie hat keine Lust, darin zu lesen.

Die Anti-Moffen-Hütte[1] von Bart und Wim, die kurz „AM-Hütte" genannt wird, kommt gut voran. Jeder ist froh, dass es so schnell geht; vor allem für die Familie Bartfeld kann der Umzug von Bart und den anderen gar nicht schnell genug gehen. Nur Mentje ist still.

Das Lager breitet sich übrigens ständig weiter aus; es fängt langsam an, wie ein richtiges Dorf auszusehen. Im Waldstück 1 stehen die Große PA, die Kleine PA und die Wasserpumpe. Dort wird auch die AM-Hütte gebaut. Im Waldstück 2, auf der anderen Seite der Brandschneise, steht die Baracke, in der unter anderem Herr Spijer wohnt. Der hat schon mehrmals angeboten, den Kindern Unterricht zu geben. Bei Mentje stößt das auf fruchtbaren Boden, doch

1 Anm. d. Übers.: „*Mof*" (pl. *moffen*) war im Zweiten Weltkrieg und danach in den Niederlanden eine abwertende Bezeichnung für Deutsche, deren genaue Herkunft unklar ist.

wie soll es ihr gelingen, die anderen Kinder im Lager auch davon zu begeistern?

Im Waldstück 3 steht die schönste Hütte von allen, die Villa. Sie ist früher ein Sommerhäuschen im Garten von Opa Bakker und Tante Cor gewesen. Als es dort für die Untergetauchten zu gefährlich geworden war, hat Opa Bakker das Häuschen auseinandergenommen und hierhergebracht. Er hat eine Grube gegraben, in die die Villa ganz hineingepasst hat, und dann hat er das Häuschen teilweise unterirdisch wieder aufgebaut, sodass man über eine kleine Treppe hinunter ins Innere kommt. Das Häuschen ist geräumig, darin sind richtige Betten und an den Fenstern hängen Gardinen, fast genauso wie bei einem richtigen Haus.

In der Villa wohnen eine ganze Menge Leute. Von ihnen kennt Mentje nur den Studenten Johnny Kappen, der manchmal Bart und Han besucht. Er ist sehr schlau und hat sogar schon ein Radio zusammengebastelt, mit dem er jeden Abend die Nachrichten von *Radio Oranje* empfangen kann.

Der Besitz eines Radios ist gesetzlich verboten. Kurz nach der Kapitulation hat jeder sein Radiogerät bei den Deutschen abliefern müssen; die haben es beschlagnahmt, so wie sie es auch mit den Fahrrädern gemacht haben. Konfisziert, hat ihr Vater das genannt. Viele Leute haben damals ihren Radioempfänger versteckt, Mentjes Vater auch. Ihrer stand in einer Zimmerecke unter einer Tischdecke.

Jetzt gibt es Menschen, die sogar eine illegale Sendestation betreiben, Leute wie Adri de Zeeuw, der aus einer Farbenfabrik in Veluwe sendet. „Adri tut ein gutes Werk“, sagt Bart. „Er spricht den Menschen Mut zu. Die Niederländer müssen weiterhin Widerstand leisten.“

„Wenn du mich fragst, sollte man das, was er tut, eher als ‚aufpeitschen‘ bezeichnen“, entgegnet Han.

Bart zuckt mit den Schultern. „Mut zusprechen, aufpeitschen, was soll’s? Solange es nur den gewünschten Effekt hat.“

Die wirklichen Nachrichten kommen von *Radio Oranje*, das aus England sendet. Die Leute im Pass-Auf-Lager brennen auf Meldungen von draußen, sie hoffen auf ein paar gute Nachrichten, die ihnen wieder Hoffnung geben können. „Es wird Zeit“, sagt Bart jeden Abend kurz vor acht zu Han. Dann gehen sie Hand in Hand zur Villa.

Heute Abend schlendert Mentje mit ihnen mit, obwohl sie sich ein bisschen wie ein Anhängsel vorkommt. Aber vielleicht, ganz vielleicht, wird im Radio etwas über die Gefangenen im Durchgangslager Amersfoort gesagt. Dann wäre das genauso, wie wenn sie etwas von ihrem Vater gehört hätte.

An der ersten Brandschneise zwischen Waldstück 1 und Waldstück 2 bleibt Bart kurz stehen, um die Umgebung zu erkunden. Es ist keine Patrouille zu sehen – schnell überqueren Han und er den kahlen Weg und verschwinden wieder im Wald. Mentje rennt ihnen hinterher, mit vier langen Schritten ist sie sicher auf der anderen Seite. Das Herz schlägt ihr bis zum Hals. So müssen sich die Reisenden damals auch gefühlt haben, als sie Angst vor den Wegelagerern hatten.

Um zur Villa zu kommen, müssen sie zwischen den Waldstücken 2 und 3 noch eine Brandschneise überqueren. In der Villa ist Johnny – eigentlich heißt er Jun, aber jeder hat hier einen Decknamen – mit dem Radioapparat beschäftigt, er sucht den richtigen Sender. Dabei presst er sein Ohr an das Gerät und dreht erneut an dem Knopf. Manchmal knackt das Radio so furchtbar, dass die Lagerbewohner nur mit Mühe der Sendung folgen können. Doch heute Abend erklingt die Stimme schließlich hell und klar durch den Äther.

> Heute, am 13. Oktober 1943, hat Italien Deutschland den Krieg erklärt.

Das kleine Grüppchen Untergetauchte fängt an zu jubeln und zu klatschen. „Ruhe jetzt, sonst verstehen wir nichts!“, ruft Johnny warnend. Doch niemand kann die Freude im Zaum halten. „Italien! Deutschlands wichtigster Verbündeter!“, jubelt Bart.

„Die Tage Deutschlands sind gezählt“, verkündet Han leidenschaftlich. „Das ist der Anfang vom Ende, darauf könnt ihr Gift nehmen.“

„Das sagst du immer bei guten Nachrichten“, neckt Bart sie gutmütig.

„Ja, aber dieses Mal meine ich es wirklich. Wenn dir dein eigener Verbündeter den Krieg erklärt? Dann passiert doch wirklich etwas.“

Lachend streicht ihr Bart übers Haar. „Du hast ja recht, es kann nicht mehr lange dauern."

„Lass mich das auf unserer Karte eintragen", verkündet einer der Untergetauchten und geht nach draußen. Jeder alliierte Vormarsch, wie klein er auch sein mag, wird genau auf der großen Karte verzeichnet, die im Bohlenhaus an der Wand hängt.

Das Bohlenhaus ist wieder eine andere Hütte. Dort ist Mentje nie und sie kennt auch die Bewohner nicht, weil niemand tagsüber herumlaufen darf. Erst nach Sonnenuntergang kommt Leben ins Lager. Mit Eimern und Kannen kriechen die Menschen aus ihren Verstecken. Auf dem Weg neben der Pumpe ist jeden Abend so viel los, dass er schon schnell „Kalverstraat"[2], genannt wird. An der Pumpe zapfen sie Wasser für die Nacht und den nächsten Tag. Dort herrscht immer ein fröhliches Treiben, beim kleinsten Geräusch allerdings werden alle totenstill und lauschen bewegungslos.

Bis vor Kurzem sind alle nur mit einem Handtuch über den Schultern zur Pumpe gegangen, um sich zu waschen. Man brauchte einfach nur eine Latte quer über die Kalverstraat zu legen, um zu zeigen, dass die „Dusche" besetzt war. Beim Duschen musste man sich beeilen, weil natürlich jeder an die Reihe kommen wollte. Mittlerweile ist es abends zu kalt. „Wir sollten uns von nun an nur noch in der Hütte waschen, Mädchen", hat Han zu einem bestimmten Zeitpunkt gesagt, während sie einen ganzen Eimer Wasser in den Kessel gegossen hat.

An manchen Abenden besuchen sich in den verschiedenen Hütten vor allem die jüngeren Leute, manchmal bis spät in die Nacht hinein. Mentje fühlt sich eigentlich nirgendwo richtig wohl und bleibt deshalb in der Regel nur in der Kleinen PA.

In dieser Zeit treffen auch Herr und Frau Gompes aus Arnheim ein – „Onkel Max" und „Tante Kaatje" werden sie schon schnell von allen genannt. Sie werden in der Großen PA untergebracht. Mentje fragt sich, ob sie vielleicht ihren Onkel kennen, der mit seiner Familie auch in Arnheim wohnt, aber sie traut sich nicht nachzufragen. Sie selbst kennt ihn eigentlich auch nicht, weil Onkel Jak ein Bruder ihrer verstorbenen Mutter ist. Eigentlich weiß sie von ihm nur den Namen und die Adresse. Ihr Vater und er haben

2 Anm. d. Übers.: Das ist eine der Haupteinkaufsstraßen von Amsterdam.

sich jedes Jahr um die Weihnachtszeit einen Brief geschrieben, in dem sie sich mitgeteilt haben, was im vergangenen Jahr alles passiert ist – wie es auf dem Bauernhof so läuft und in welche Klasse Mentje jetzt geht und solche Sachen. Onkel Jak und Tante Maria haben dann zurückgeschrieben, wie die Dinge in Arnheim stehen und was der Neffe Henk und die Nichten Femke und Ilonka tun. Sie haben auch noch ein Baby, einen kleinen Jungen, aber Mentje fällt nicht mehr ein, wie er heißt.

Vom ersten Augenblick an sorgen Onkel Max und Tante Kaatje für große Unruhe. Onkel Max hat in Niederländisch-Indien[3] gekämpft und besitzt ebenso viele Orden wie er Geschichten darüber erzählen kann. Auch ist er gut mit dem ehemaligen Ministerpräsidenten Colijn befreundet, das erzählt er jedem, egal ob der es nun hören möchte oder nicht.

Tante Kaatje ist beinahe taub. Onkel Max muss immer sehr laut in den Trichter ihres Hörrohrs brüllen, sonst versteht sie nichts. Durch den Trichter verbreitet er Klatsch und Tratsch über die anderen Bewohner und Tante Kaatje tratscht genauso munter mit. „Das ist einfach nicht zum Aushalten!", ruft Frau Bartfeld ab und zu aufs Äußerste genervt.

Han jedoch lacht sich kaputt. „Die beiden Alten sagen doch nur die Wahrheit."

Tante Kaatje leidet an Diabetes und braucht regelmäßig Insulin. Auch dafür hat Tante Cor sich etwas ausgedacht. Sie hat einen Arzt gefunden, der *ihr* Insulin verschreibt, und das bringt sie danach Tante Kaatje.

Je weiter der Bau der AM-Hütte voranschreitet, desto trauriger wird Mentje. Eines Nachmittags geht sie ein Stückchen in den Wald und setzt sich, den Rücken gegen einen Baum gelehnt. Han, Bart, Flora und Wim werden die Kleine PA verlassen und sie soll allein mit dieser furchtbaren Bartfeld-Familie zurückbleiben. Abends hört sie Han und Flora darüber reden, wer wo schlafen wird, sie sieht, wie Bart und Wim Pläne machen für die Unterbringung der Sofas, des Küchenschranks und des gusseisernen Ofens. Für sie ist in der AM-Hütte kein Platz.

---

3 Anm. d. Übers.: Das ist das heutige Indonesien.

Dennoch besichtigt sie ab und an die Baustelle. Die Männer haben eine Grube gegraben – so tief, dass sie nicht über den Rand schauen konnten. Aus aneinandergebundenen jungen Tannenbäumchen haben sie doppelte Wände hergestellt, genau wie bei der Kleinen PA, auch mit Stroh dazwischen. Drei der vier Wände stehen senkrecht, die vordere Wand läuft schräg nach unten in die Grube. „Dort kommt die Treppe hin", hat Bart ihr erläutert.

Wenn ich doch auch in der AM-Hütte wohnen könnte, denkt Mentje gelegentlich.

Wenn sie von nun an einfach tüchtig mithilft, nehmen sie sie vielleicht mit, wenn sie umziehen, fällt ihr auf einmal ein. Aber kann sie irgendetwas anderes tun als abwaschen und Stroh zwischen die Wände stopfen? Etwas Besonderes?

Plötzlich fällt ihr etwas ein. Ich kann Essen kochen, überlegt sie. Wim und Bart sind ordentliche Esser, vor allem, wenn sie gearbeitet haben. Han und Flora eigentlich auch. Das kann ich gut, ich habe schon so oft für uns beide gekocht, wenn mein Vater auf dem Bauernhof viel zu tun hatte. Von jetzt an, nimmt sie sich vor, bereite ich jeden Nachmittag das Essen zu. Auch wenn Walters Mutter wegen der Gasverschwendung aus dem Schimpfen nicht mehr herauskommen wird, koche ich Kartoffeln mit Kräutersoße, einen Eintopf und Bohnen und vielleicht Gemüsesuppe mit braunen Bohnen oder Reis mit Heidelbeeren, was auch immer da ist. Jeden Tag etwas anderes, damit sie sehen, dass ich es kann.

Am nächsten Morgen macht sie sich sofort an die Arbeit. Sie schält Kartoffeln aus ihrem eigenen Vorrat und tut sie in einen Topf mit Wasser. „Du nimmst viel zu viel Wasser, du brauchst höchstens ein Viertel davon", behauptet Walters Mutter. „So verschwendest du Gas. Und die Kartoffeln musst du in kleinere Stücke schneiden, dann werden sie schneller gar."

„Gut, Frau Bartfeld."

Und am nächsten Nachmittag mit einem drohenden Zeigefinger: „Du hast doch wohl nicht etwa Salz genommen, oder?"

Immer dieses Weibsbild! „Nein, Frau Bartfeld."

Am dritten Nachmittag erklärt Bart händereibend: „Sapperlot, Mentje, du kennst dich in der Küche wirklich gut aus."

In ihr kommt große Freude auf. „Danke."

Doch als sie sich nach dem Essen an den Abwasch machen will, verkündet Erni: „Dieses Wasser hat mein Vater geholt. Nimm dein eigenes Wasser, du kennst dich doch so gut in der Küche aus, oder?"

Endlich ist der große Augenblick da, an dem das Reetdach eingedeckt werden kann. Sie schneiden ein großes Fenster hinein, um Tageslicht zu bekommen. „Wir brauchen viel Licht zum Studieren, vor allem jetzt, wo der Winter naht", erklärt Bart, während er zufrieden das Ergebnis betrachtet. „Ich hoffe, dass noch mehr Studenten bei uns in der AM-Hütte einziehen werden."

Die AM-Hütte ist innen sehr viel geräumiger als die Kleine PA und vielleicht sogar noch etwas schöner als die Villa. Sie ist in zwei Zimmer aufgeteilt und hat eine niedrige Schlafetage direkt unter dem Dach, mit einer Leiter und allem. Ein Vorratsschrank wird eingebaut und auch der gusseiserne Ofen bekommt einen Platz mit einem Schornstein, der den Rauch nach draußen führt. „Das hast du dir schlau ausgedacht, Wim", sagt Mentje verlegen. Wim lacht. „Wenn du weiterhin so lecker kochst, baue ich für dich auch ein Bett ein. Ich habe nur noch nicht die leiseste Ahnung, wo."

Ja, das ist das Problem, das versteht Mentje sehr wohl. Die AM-Hütte ist hauptsächlich für die jungen Leute im Lager bestimmt. Und sie ist ja noch ein Kind.

Unter den Fenstern befestigt Wim ein paar breite Fensterbänke und Flora und Han fertigen Kissen an, damit die als Extrasitzplätze dienen können. „Es sieht so schön aus, Mentje. Du musst dir das wirklich wieder einmal anschauen kommen", äußert Han einmal einladend während des Mittagessens. „Morgen Nachmittag fängt Wim an, die Betten einzubauen."

„Ich muss erst noch abwaschen", erwidert Mentje ausweichend. Auf einmal hat sie keine Lust mehr, sich die AM-Hütte anzuschauen. Die Arbeit ist beinahe getan und dann gehen Han und die anderen weg.

Dennoch schlendert sie zwei Tage später trotzdem dorthin. Irgendetwas zieht sie weiterhin an. Vielleicht ist es die Fröhlichkeit, die auf der Baustelle herrscht. In der Kleinen PA sind die Spannungen heute Morgen wieder einmal hochgekocht.

Aus der Ferne ist nur das Reetdach zu sehen. Wenn man das schnell mit Grasplatten zudeckt, sieht es so aus wie ein kleiner Hügel, denkt Mentje.

An der Treppe zögert sie für einen Augenblick. Will sie wirklich da hinein?

Von drinnen hört sie Han lauthals loslachen. „Schschscht! Mach nicht so einen Krach!", weist sie jemand gutmütig zurecht.

Mentje geht die Treppe hinunter und bleibt in der Türöffnung stehen.

„Hallo, Mentje, komm herein", sagt Han fröhlich und einladend. „Du musst dir mal die Betten anschauen, die Wim gerade einbaut."

Gemeinsam gehen sie bis zum hinteren Zimmer. Das große Bett steht schon darin, dort werden sicher Han und Bart schlafen. Im Augenblick ist Wim mit zwei kleineren Betten übereinander beschäftigt. „Ich schlafe im oberen, kapiert?", verkündet Flora. „Wim kracht sonst schnell oben durch und dann bin ich platt. Darauf habe ich keine Lust."

„So dick bin ich nun auch wieder nicht", brummt Wim von unter dem Bett. „Ganz abgesehen davon sind die Betten stabil gebaut, da kracht nichts durch."

Unbeobachtet schaut Mentje sich um. Das kleine Zimmer ist jetzt schon proppenvoll. Die Chancen, dass hier noch ein Bett eingebaut werden kann, sind gering. Und in der kleinen Schlafetage, das weiß sie schon, werden schnell eine Menge anderer junger Leute ihre Matratzen verteilen. „Ich schätze mal, dass wir da oben gut fünf Leute unterbringen können, vielleicht sogar sechs", hat Bart letztens erst gesagt.

Hastig wendet Mentje sich ab. Sie will hier weg, in den Wald. Niemand darf sehen, wie furchtbar traurig sie plötzlich ist.

Doch dann erklärt Han: „Deine Matratze und deinen Kleidersack können wir tagsüber einfach unter unser Bett schieben, dann liegen die Sachen nicht im Weg herum."

Langsam dreht Mentje sich um. Hat sie richtig gehört? „Werde ich denn auch hier wohnen?"

„Natürlich, was hast du denn gedacht?", fragt Han, während sie hinausgeht.

In einem Baum zwitschert fröhlich ein Vogel. Hier und da bricht die Sonne durch die Zweige. Der Wald sieht heute freundlich aus, frisch und schön. Und in Mentjes Herz ist es hell. Sie möchte rennen und springen und laut singen, alles gleichzeitig. Sie schlägt die

Arme um einen dicken Baumstamm. Die raue Rinde scheuert an ihrer Wange; genau wie die Jacke ihres Vaters, wenn er sie an sich gedrückt hat. Neben ihr raschelt etwas in den Blättern. Es ist nur der Wind, eine leichte Brise, die spielerisch die Blätter von den Zweigen bläst.

Herr im Himmel, ich weiß nicht, wo Papa ist. Aber du weißt es genau. Kannst du ihm bitte sagen, dass es mir gut geht und dass ich auf ihn warte? Danke, Herr.

Jetzt hat sie ganz vergessen, dass sie eigentlich zu wütend ist, um mit Gott zu sprechen.

„Morgen können wir einziehen", verkündet Wim an einem milden Herbsttag. „Die Hütte ist fertig."

„Nicht so schnell", entgegnet Han. „Gib uns noch einen Tag, um sie sauber zu machen. Sie ist noch voller Staub, Stroh und Sägespäne."

In der Nacht kann Mentje vor Aufregung fast nicht schlafen. Sie schnappt sich ihre Bibel aus dem Kissenbezug mit Kleidungsstücken und presst sie sich an die Brust. Es tut mir leid, dass ich so böse gewesen bin, möchte sie damit sagen. Doch vielleicht wäre der Herr selbst auch böse geworden, wenn er mit der Familie Bartfeld unter *einem* Dach hätte wohnen müssen.

Vor Tau und Tag ist sie schon gemeinsam mit Han und den anderen aus den Federn, um sauber zu machen. Bart und Wim pumpen Eimer voll Wasser und die Frauen fegen das Sägemehl zusammen. „Könntest du in eines der oberen Betten klettern und das Sägemehl herunterfegen, Mentje?", bittet Han sie.

Als es Zeit für das Mittagessen wird, ist alles gefegt und geschrubbt. Sie essen hastig ein Brot mit Schmalz und schaffen dann ihre Matratzen aus der Kleinen PA in die AM-Hütte. „Bei dir musst du noch etwas Stroh nachfüllen, sonst liegst du auf dem Boden", bemerkt Flora, die Mentje hilft, das Stroh gleichmäßig in der Matratze zu verteilen.

Kurz vor Sonnenuntergang stehen sie zu fünft vor der Tür ihrer neuen Unterkunft und schauen sich um. Die Leute vom Widerstand haben eine Tischdecke und fröhliche Kissen beigesteuert. Jetzt sieht der Vorraum sehr gemütlich aus. Im Bücherregal stehen schon ein paar Bücher. Das sind vor allem die Lehrbücher von Bart und Wim, Tante Cor hat ihnen jedoch am letzten Sonntag auch noch vier andere Bücher mitgebracht. „Das hier ist ein Jugendbuch, das muss Mentje einmal lesen", hat sie fast schon entschuldigend hinzugefügt.

Han war freilich so leidenschaftlich wie immer. „Unser Lesehunger ist so groß, dass sogar Bart es lesen wird, glaube ich."

Mitten in der Hütte steht ein Holztisch, um den herum Baumscheiben wie Stühle aufgestellt sind. Durch das Oberlicht fällt ein einzelner Sonnenstrahl längs auf den Tisch und auf die hölzerne Seitenwand. „Um diesen Tisch herum wird stundenlang getratscht werden", prophezeit Flora, während sie ihre Hand über die glatte Tischplatte fahren lässt.

„Und ab und zu auch mal gelernt, hoffe ich", bemerkt Bart von der Seite.

„Wir können Bilder an die Wand hängen", schlägt Han vor, „und vielleicht auch einen Kalender. Man weiß hier nie, welcher Tag es ist."

An der einen Seitenwand steht ein Regalschrank mit Haushaltsgegenständen: zwei Töpfen, einer Pfanne und einem Kessel, dazu Besteck und Geschirr. Darunter stehen die Abwaschschüssel und die Wanne, die sie zum Wäschewaschen benutzen.

Neben dem gusseisernen Ofen steht eine hölzerne Kiste, die Wim gezimmert hat. „Wenn kein Gas mehr zu bekommen ist, können wir Holz oder Kohlen dort hineintun", erklärt er.

An diesem Abend essen sie zum ersten Mal in ihrer eigenen Hütte. Nur Brot, denn keiner hat mehr Energie, um etwas zu kochen.

Zum ersten Mal seit Monaten isst Mentje wieder an einem Tisch. Ich würde mich gern dafür bedanken, dass ich hier wohnen darf, denkt sie, denn ich bin ja nur ein Kind und das sind alles Erwachsene. Aber sie weiß nicht, wie. Deshalb sagt sie einfach: „Hier fühlt man sich beinahe wie zu Hause."

„Home away from home – ein Zuhause in der Fremde", erwidert Flora mit einem schelmischen Nicken.

Noch vor dem Umzug in die AM-Hütte hat Mentje noch einmal mit Herrn Spijer über die Schule gesprochen. „Ja sicher", hat der ihr enthusiastisch versichert, während er sich seine molligen Hände gerieben hat. „Ruf die Kinder nur zusammen, lernen ist wichtig."

Er hat einen Augenblick nachgedacht. „Ich kann euch in Englisch unterrichten und vielleicht kann Bart bei den Naturwissenschaften helfen."

„Das werde ich ihn fragen. Vielen Dank, Herr Spijer", entgegnet Mentje.

Herr Spijer ist klein und dick und sehr alt. Sein Gesicht ist so rund wie der Vollmond, er hat einen glänzenden, kahlen Schädel und auf seiner Mopsnase klemmt eine runde Brille. Er ist einer der gebildetsten Menschen im Lager und würde sehr gern unterrichten. Doch wie sie die Kinder dazu überreden soll, das bereitet Mentje großes Kopfzerbrechen.

Am selben Nachmittag nimmt sie all ihren Mut zusammen. „Herr Bartfeld, ich würde gern etwas mit Ihnen besprechen."

Der schaut verstört auf. „Was denn?"

„Herr Spijer möchte uns unterrichten. Ich glaube, dass Erni gern in die Schule gehen würde, aber bei Walter weiß ich es nicht", rattert sie hastig herunter.

„Wenn es irgendwo Unterricht gibt, geht Walter auch hin", verkündet Walters Vater resolut. „Es sei denn, Spijer verschwendet nur die Zeit der Kinder."

Was für ein Glück! „Gut, Herr Bartfeld."

Am Nachmittag nach dem Umzug bespricht sie alles mit Bart. „Tja, ich weiß nicht, ob ich so ein guter Lehrer wäre", erwidert der zögernd, „aber ich kann es ja einmal versuchen. Wie viele seid ihr denn?"

„Erni, Walter und ich, und ich will Fred Friedenberg und Eddie Bloemgarten auch fragen."

„Die sind doch eine Ecke älter als ihr, oder?"

„Ich weiß es nicht genau, ich glaube, sie sind so dreizehn oder vierzehn. Aber Herr Spijer findet das nicht schlimm. Er kann alle unterrichten. Und es gibt noch mehr Kinder, die mitmachen könnten."

Fred Friedenberg hat zuerst auch in der Kleinen PA gewohnt, aber unlängst ist er mit seinen Eltern in die Villa umgezogen. „Ich würde tatsächlich gerne Unterricht haben", erklärt er ernst. Er ist ein bisschen größer als Mentje und trägt eine Brille.

Sogar Erni ist begeistert. „Vielleicht kann Herr Gompes Geschichte unterrichten. Er erzählt so viele Geschichten von früher."

Eddie Bloemgarten ist klein und dünn und sieht immer ein wenig erschrocken aus. Mentje hat ein bisschen Mitleid mit ihm, auch wenn er bestimmt fünf Jahre älter ist als sie. Die anderen Kinder sind manchmal sehr ungezogen zu ihm. „Herr Spijer gibt uns Englischunterricht und Herr Gompes kann uns vielleicht einiges erzählen über die Geschichte, so wie das eine Mal, als er den Orden bekommen hat, weil er einen niederländischen General gerettet hat." Sie versucht ihnen die Schule so rosig wie möglich vor Augen zu malen.

„Ja, das war in Atjeh, in Nordsumatra", bestätigt Eddie.

„Das stimmt. Und Bart wird uns alles über den menschlichen Körper und so beibringen, denn er hat Bücher darüber. Er hat auch schon Ja gesagt."

Als Eddie immer noch zu zögern scheint, berührt sie ihn leicht an der Hand. „Komm schon, Eddie, mach mit. Ich fände es wunderbar, wenn du auch kommst."

Eddie wird rot, scharrt etwas mit seinen Füßen herum und fährt dann mit der Zunge über die Lippen. „Also gut. Wo ist es?"

„Bei Herrn Spijer in der Baracke, im selben Waldstück, wo du auch wohnst. Und wenn schönes Wetter ist, einfach draußen unter den Bäumen."

Jetzt scheint Eddie etwas beruhigter zu sein – sicher, weil er keine Brandschneise überqueren muss.

„Gut", erklärt er noch einmal.

Nur Walter ist ganz und gar nicht dafür. „Hast du den Verstand verloren, Schwabbelbauch? Wir sitzen hier gemütlich im Wald und haben den ganzen Tag frei und dann kümmerst du dich darum, dass wir gleich wieder weggesperrt werden?"

Zum Glück hat sie inzwischen gelernt, ihn zu ignorieren. Walter ist nun einmal Walter, Punkt.

Am nächsten Sonntag bringt Tante Cor für jeden von ihnen ein Heft, einen Federhalter und Tinte mit. Für die jüngeren Kinder hat sie Schiefertafeln und Griffel dabei. „Tja, ich weiß aber gar nicht, ob ich die Kleinen auch unterrichten kann", erklärt Herr Spijer zögernd.

Innerhalb von ein paar Tagen wohnen sie nicht mehr zu fünft in der AM-Hütte, sondern der Dachboden ist voller junger Leute. Unter ihnen ist auch der ältere Bruder von Eddie, Salvador Bloemgarten, der in den Abendstunden Geschichte studiert. Salvador ist ein freundlicher Junge, der keine Angst zu kennen scheint. Mentje ist sofort verrückt nach ihm.

Die AM-Hütte lebt. Fortwährend gibt es Gespräche und Diskussionen, kleine Unstimmigkeiten und gutmütige Frotzeleien, vor allem während des Abendessens.

Doch an einem Abend verläuft das Essen ganz anders als gewöhnlich. Als es draußen dunkel wird, zünden die AM-Hüttenbewohner die Gaslampe nicht an. Stattdessen hat Han in alle sieben Arme des großen Kerzenleuchters Kerzen gesteckt. Jedes Mädchen aus der AM-Hütte zündet jeweils eine Kerze an. „Komm her, Mentje, dann darfst du auch eine anstecken", lädt Han sie ein.

Als sie schließlich am Tisch sitzen, sagen sie zueinander: *„Leshana tovah tikatevu ve'techatemu."* Mentje schaut sich verwirrt um. Sie versteht nichts von alledem.

Auch das Essen ist anders als sonst. Das Brot ist rund. Zu dem Brot essen sie Apfelscheiben, die sie vorher in Honig tauchen. Das ist lecker, es bleibt aber seltsam. „Warum haben wir die Kerzen angezündet? Und warum essen wir Äpfel mit Honig?", will Mentje leise von Bart wissen.

„Weil heute *Rosch ha-Schana* ist, der Anfang des neuen Jahres."

Rosch ha-Schana? Der Anfang des neuen Jahres? Aber es ist doch erst Ende September!

Han merkt auch, dass Mentje nichts versteht. „Das jüdische Neujahrsfest", erläutert sie. „Wir haben uns ein gesegnetes neues Jahr gewünscht. Unser Kalender ist ein bisschen anders als eurer."

Wenn das aber ein jüdisches Fest ist, überlegt Mentje ein wenig erschrocken, hätte sie dann überhaupt eine Kerze anzünden dürfen? Und darf sie dann Brot und Äpfel mit Honig essen? Wahrscheinlich schon, denn sie hat großen Hunger und etwas anderes zu essen gibt es nicht.

Nach dem Essen sagt Bart: „Hol einmal deine Bibel, dann zeige ich dir, wo *Rosch ha-Schana* herkommt."

Verwundert zieht Mentje ihre Bibel aus dem Kissenbezug unter dem Bett hervor. Die Bibel ist doch das Buch der Christen.

Bart blättert ein bisschen darin herum, offensichtlich sucht er etwas. „Levitikus vermutlich", hilft Han ihm.

„Ja, das suche ich. Warte, hier steht es. Levitikus 23,24. Jetzt kannst du es selbst lesen, Mentje", bemerkt er und gibt ihr die aufgeschlagene Bibel zurück.

Sorgfältig liest Mentje den Text, Wort für Wort. Sie spürt, dass alle Augen auf sie gerichtet sind. „Nur das Schofar können wir nicht blasen", erklärt Bart währenddessen. „Das Geräusch ist weithin zu hören, das würde uns sofort verraten."

„Das ist das Widderhorn", erläutert Han, bevor Mentje danach fragen kann.

„Oh", entgegnet Mentje. Jetzt weiß sie immer noch nichts, denn sie findet diese Worte nirgendwo. Sie liest aber einfach weiter. „Feiern wir dann in fünfzehn Tagen auch das Laubhüttenfest?"

„Du bist nicht auf den Kopf gefallen", erklärt Wim ein bisschen überrascht.

„Das kannst du wohl sagen." Bart nickt Mentje zu. „Wir werden sehen. Unser kleiner Klub hier hält sich nicht mehr so streng an die Gebräuche. Und natürlich sitzen wir alle ja jetzt schon in einer Laubhütte."

Bis tief in die Nacht liegt Mentje wach und grübelt. Sie glaubt nicht, dass es falsch war, die Kerze anzustecken, denn dieser Feiertag stand ja in der Bibel. Was ihr zu schaffen macht, sind die Worte von Hans: Unser Kalender ist ein bisschen anders als eurer. „Wir" und „ihr".

„Wir", das sind alle Menschen in diesem Lager, „ihr", das ist eigentlich nur sie.

Doch am nächsten Tag hat sie das alles schon wieder vergessen, weil das Leben seinen gewohnten Gang nimmt.

Bis auf einen Nachmittag zehn Tage danach. Sie essen schon mitten am Tag, lange vor Sonnenuntergang. Das ist vorher noch nie geschehen. Danach waschen Han und Flora das ganze Geschirr ab und die Männer holen Wasser, einfach so am helllichten Tag. Als die Sonne untergeht, werden alle still. An diesem Abend isst keiner etwas, sie trinken nicht einmal Wasser und führen auch keine Gespräche so wie sonst. Sie sitzen nur schweigend da und lesen. Die Männer gehen nicht duschen und Han und Flora kriechen ins Bett, ohne sich die Zähne zu putzen.

Mentje verunsichert das sehr. Hier liegt irgendetwas ganz gewaltig im Argen, aber weil alle so ernst aussehen, wagt sie es nicht, danach zu fragen.

Am nächsten Morgen, während sie sich für den Unterricht bei Herrn Spijer fertig macht, sagt Bart zu ihr: „Nein, heute gehst du nicht zur Schule."

Jetzt weiß sie mit Sicherheit, dass etwas furchtbar schiefgelaufen sein muss. Niemand erzählt ihr, was es ist, weil sie nur ein Kind ist. Bart und Han überlegen sich bestimmt gerade, wie sie es ihr beibringen sollen. Sollte es vielleicht … Nein, nein! Das will sie nicht einmal denken.

In der AM-Hütte bekommt sie Beklemmungen, sie muss hinaus. Sie braucht auch etwas zu essen, denn ihr Magen hat das Butterbrot und den halben Apfel von gestern schon lange vergessen.

Die Tür der AM-Hütte knarzt geräuschvoll, als Mentje sie aufschiebt. Die anderen liegen noch im Bett oder sitzen am Tisch und lesen. Niemand hält sie auf.

Draußen schlägt ihr die Kälte ins Gesicht. Sollte sie sich nicht besser erst noch eine Jacke anziehen? Nein, sie möchte jetzt wissen, was los ist.

Bei der Kleinen PA trifft sie nur den unerträglichen Walter und den freundlichen Fred. Sie sitzen auf einem Baumstumpf vor der Hütte und selbst sie sehen ernst aus. Mentje hat keine große Lust, mit ihnen zu reden, erstens weil sie Jungen sind, und zweitens – und das ist der eigentliche Grund – tut Walter immer so, als ob sie dumm wäre.

Und das ist sie ganz sicher nicht! Puh!

Darum wendet sie sich sofort an Fred. „Was ist los?"

Er runzelt ein bisschen die Augenbrauen. „Wovon sprichst du?"

Hat er denn keine Augen im Kopf? „Von allem. Man hat den Eindruck, dass heute alle bedrückt sind."

„Oh, das. Heute ist *Jom Kippur.*" Er sieht dabei wirklich ein bisschen ernüchtert aus.

„Was ist denn das nun schon wieder?"

„Der zehnte Tag nach *Rosch ha-Schana.* Der Große Versöhnungstag. Heute müssen wir uns reinigen, um im neuen Jahr ein besserer Mensch zu werden."

Skeptisch schaut sie ihn an. „Und das geht besser, wenn man nichts isst?"

Fred nickt. „Man isst nichts, trinkt nichts und wäscht sich nicht einmal."

„Und noch eine ganze Menge anderer Dinge", fügt Walter besserwisserisch hinzu. „Zum Beispiel ..."

„Lass uns darüber lieber nicht sprechen", fährt ihm Fred sofort über den Mund.

„Aber warum seht ihr denn dann so trübsinnig aus?"

Fred setzt sich auf seinem harten Stumpf ein bisschen anders hin. „So sieht man nun einmal aus, wenn man es ernst meint."

Langsam schlendert Mentje zur AM-Hütte zurück. Es ist finster und kalt im Wald, denn die Sonne kann den Erdboden nirgendwo mehr erreichen. Wenn Mentje ausatmet, bilden sich vor ihrer Nase eisige Wölkchen. Im ganzen Pass-Auf-Lager ist es totenstill, noch stiller als an anderen Tagen.

Wie wilder Efeu hängt die Einsamkeit in den Bäumen. Sie schlingt sich um die Baumstämme herum, legt sich über die Sträucher und schlängelt sich über den kaum erkennbaren Pfad. Egal wie nett alle in der AM-Hütte auch sein mögen, Mentje gehört hier nicht her. Sie ist keine Jüdin und kennt die Gebräuche der Menschen um sich herum nicht.

Sie ist anders. Als Einzige im ganzen Lager ist sie anders.

Am 29. Oktober haben Bart und Tante Cor Geburtstag. In der AM-Hütte herrscht große Aufregung. Schon früh am Morgen legen Han und Flora die fröhliche Sonntagsdecke über den Tisch und danach gehen sie Herbstblätter und Tannenzapfen suchen, um die Tafel zu verzieren. Sie finden auch noch herrlich große Pilze. Han ist in bester Stimmung. „Heute Abend machen wir ein Festessen. Wie viel Zucker haben wir noch, Flora?"

Flora lacht. „Glaubst du etwa, man könnte in dieser Hütte den Zucker länger als einen Tag aufbewahren? Aber es gibt noch ein bisschen Honig – wenn du möchtest, kannst du den nehmen."

Mentje reißt vorsichtig eine Seite aus ihrem Heft und faltet sie, um für Bart eine Geburtstagskarte zu basteln. Auf die Vorderseite zeichnet sie die AM-Hütte – für einen Mann kann man schließlich keine Blumen zeichnen – und auf die Innenseite schreibt sie mit großen Buchstaben: „HERZLICHEN GLÜCKWUNSCH ZUM GEBURTSTAG". Danach überlegt sie eine ganze Weile, welchen Wunsch sie darunterschreiben soll. Ihr Vater schreibt immer: „Mit den besten Segenswünschen" auf Geburtstagskarten, aber kann sie das hier auch? Segnet Gott die Juden überhaupt genauso? Schließlich müssen sie sich verstecken, damit sie nicht verhaftet werden. Eigentlich weiß sie gar nicht, was sie von den Juden halten soll. Von ihrem Vater hat sie gelernt, dass sie Gottes auserwähltes Volk sind, aber auch, dass man nur in den Himmel kommt, wenn man glaubt, dass Christus der Erlöser ist. Und Christus ist nicht der Erlöser der Juden. Auf der anderen Seite sind Bart und Han solch gute Menschen, sollten die wirklich nicht in den Himmel kommen dürfen?

Wenn sie doch nur jemanden fragen könnte! Aber in diesem Lager wird niemand Bescheid wissen, das sind hier alles Juden, auch wenn sie keinen Davidsstern tragen. Und Opa Bakker und Tante Cor haben es immer so eilig, sodass sie keine Gelegenheit findet, sie zu fragen.

Wenn ihr Vater wieder zurück ist, will sie ihn fragen.

Schließlich schreibt sie: „Lieber Bart, ich hoffe, dass du einen schönen Geburtstag hast und dass der Krieg bis zu deinem nächsten Geburtstag vorbei ist. Danke für alles. Ich finde dich sehr nett. Mentje."

Bart ist tatsächlich ein bisschen gerührt, als er die Karte öffnet. „Vielen Dank, Mentje", sagt er, während er ihr kurz mit den Fingern über die Wange streicht. Sie spürt, wie ihr Gesicht rot wird, und schaut schnell in eine andere Richtung.

Am späten Nachmittag kommen Tante Cor und Opa Bakker und bringen einen Kuchen mit. Han setzt Kaffee auf und auch aus der Großen und der Kleinen PA kommen die Leute, um mitzufeiern.

Als Opa Bakker und Tante Cor bei Einbruch der Dämmerung wieder nach Hause gehen, lassen sie ein Stück Fleisch als Geburtstagsgeschenk für Bart zurück. Han stopft es mit Kartoffeln und Karotten aus und brät es in der Pfanne. Aus den frischen Pilzen hat sie eine leckere Suppe gekocht. Zum Nachtisch gibt es wieder Äpfel mit Honig. Mentje deckt den Tisch und schmückt ihn mit ein paar schönen Zweigen, die sie selbst gesucht hat.

Schon lange ist der Tisch zu klein, um allen Bewohnern der AM-Hütte einen Platz bieten zu können. Meistens sitzt Mentje auf einer der beiden breiten Fensterbänke, doch heute Abend nimmt sie den Ehrenplatz neben Bart ein. Es macht sie ein bisschen verlegen, aber auch stolz.

Es wird wirklich ein Festmahl, bei dem jeder ein gleich großes

Stück Fleisch bekommt. Danach haben sie einen gemütlichen Abend voller fröhlicher Gespräche, die bis tief in die Nacht hinein andauern – einer der schönsten Abende, die sie bis jetzt im Lager gehabt hat.

Doch als Mentje endlich auf ihrer Matratze liegt, muss sie unwillkürlich an ihren eigenen letzten Geburtstag denken. Damals hat die Familie Friedman schon bei ihnen gewohnt; Daniela hatte ihr einen Kuchen gebacken. Besonders lecker hat er allerdings nicht geschmeckt, denn das Baby war krank gewesen und deshalb hatte Daniela vergessen, den Kuchen rechtzeitig aus dem Ofen zu holen.

„Der gute Wille zählt", hat ihr Vater noch gesagt.

Immer wieder versucht Mentje mit aller Macht, die Erinnerungen zu verdrängen, aber jetzt hat Barts Geburtstag sie alle wieder an die Oberfläche gezogen. Sie stecken ihr im Herzen wie ein Messer.

Es ist tiefster Winter. Die Sonne kommt erst spät und kann den Wald doch nicht mehr aufwärmen, bevor sie um vier Uhr wieder hinter den Bäumen verschwindet. Draußen ist es eisig kalt. Wenn Mentje morgens zum Unterricht in die Baracke läuft oder nachmittags zusammen mit Han und Flora die Vorratskiste aus der Essensgrube holen geht, hat sie ihren Pullover und ihre Jacke an und springt trotzdem auf und ab, um warm zu bleiben. Tante Cor hat ihr zwar einen Schal und eine Mütze gebracht, dennoch zittert sie am ganzen Körper vor Kälte.

In der AM-Hütte ist es noch ordentlich warm. Abends machen sie ein Feuer im Ofen und halten die ganze Zeit über die Tür und die Fenster geschlossen, obwohl die Luft dadurch ein bisschen stickig wird. „Was riecht es hier doch so muffig", sagt Flora eines Morgens. „Lass uns mal ein Fenster aufmachen."

„Du musst dich entscheiden, Schwesterherz: muffig oder erfrieren", entgegnet Han warnend. „Was mich angeht, hätte ich es lieber muffig."

Die warme Mahlzeit ist auch in den Abend verschoben worden, weil Gas immer schwerer zu bekommen ist und sie nach Einbruch der Dunkelheit sowieso Feuer im Ofen machen.

Wim, Bart und Salvador studieren alle drei. Nach dem Abendessen, wenn Han und Flora sich um den Abwasch kümmern, beugen sie sich im Licht der Öllampe über ihre Bücher. Wenn das Öl aus ist, nehmen sie Kerzen. Mentje sitzt mit ihren eigenen Schulbüchern bei ihnen am Tisch, obwohl sie nie wirklich Hausaufgaben aufbekommen. „Ein Mensch kann nie zu viel wissen und ist nie zu alt oder zu jung, um etwas zu lernen", erklärt Herr Spijer fast jede Woche.

Mentje gefällt es, so zusammen mit den Studenten am Tisch zu arbeiten. Es gibt ihr das Gefühl, irgendwo dazuzugehören, so als täten sie etwas gemeinsam. Die Lampe wirft ihre zartgelbe Glut auf den Tisch und die aufgeschlagenen Bücher. Mentje riecht das Lampenöl und hört dessen leises Zischen sowie das leise Reden von Han und Flora.

Dann kommt sie sich fast so erwachsen vor wie sie.

Am Samstagabend studiert niemand, denn das ist die Zeit für Spiele: Dame, Mensch ärgere Dich nicht, Domino. Manchmal darf Mentje mitmachen. Vor allem beim Domino ist sie gut.

Einige Männer spielen Schach; sie organisieren untereinander Schachturniere, bei denen sie in tiefem Ernst ihre Figuren anstarren, bevor sie einen Zug machen. Das sind weniger unterhaltsame Abende, an denen Mentje sich lieber ein Buch schnappt. Zum Glück bringt Tante Cor regelmäßig Bücher mit, die die Lagerbewohner untereinander tauschen.

Doch an den meisten Samstagabenden sitzen sie nur zusammen und reden. Langweilige Gespräche sind das über Dinge, von denen Mentje nichts versteht, wie Kommunismus, Faschismus und Demokratie. An solchen Samstagabenden legt sie sich auf ihre Matratze und zieht sich die Decke über den Kopf. An solchen Abenden fühlt sie sich einsam und allein. Manchmal reden die anderen bis tief in die Nacht.

Im Bohlenhaus haben sie eine kleine blonde Hauskatze. Besonders schön ist das Tier nicht, miaut aber ziemlich viel. Die kleine Jetty de Boer, die im Bohlenhaus wohnt, hat die Katze adoptiert.

Bei anderen Bewohnern verursacht das Tier einiges an Verärgerung. Es ist schon schlimm genug, dass es mehrmals Essen aus anderen Hütten gestohlen hat, noch schlimmer ist das Sicherheitsrisiko, das es für die Untergetauchten darstellt. „Die Katze hat keinerlei Respekt vor den Brandschneisen", zischt Salvador eines Abends wütend. „Stellt euch vor, wenn eine vorbeimarschierende deutsche Patrouille hier mitten im Wald plötzlich eine streunende Katze sieht! Die Moffen haben den Wald hier doch sowieso schon auf dem Kieker, allen voran dieser Doeven."

„Oder wenn so eine Patrouille das Tier auch nur miauen hört", pflichtet ein anderer der Dachbodenbewohner ihm bei. „Die sind imstande, ihr bis ins Lager zu folgen."

„Ich werde mit de Boer einmal darüber sprechen", verkündet Opa Bakker am darauffolgenden Sonntag. „Ihr habt recht, die Katze bringt das ganze Lager in Gefahr."

Han schüttelt den Kopf; sie hat offensichtlich Bedenken. „Dieses Mädchen ist so verrückt auf diese Katze. Ich glaube nicht, dass de Boer jemals seine Zustimmung geben wird, das Tier abzuschaffen. Er verwöhnt das Kind doch bis zum Gehtnichtmehr."

Wenn ihr mich fragt, wird sie alles zusammenschreien, wenn auch nur einer es wagen sollte, die Katze mitzunehmen, denkt Mentje. Das ist die Waffe, mit der Jetty immer ihren Kopf durchsetzt: Sie fängt einfach hysterisch an zu schreien, sodass es durch den ganzen Wald schallt. Sogar Herr Spijer, der sich schließlich nicht herauswinden konnte, auch den Kleinen Unterricht zu geben, kann manchmal nicht anders, als ihren Launen nachzugeben.

Wie geahnt, liefert das Gespräch zwischen Opa Bakker und de Boer keine nennenswerten Ergebnisse. Die Katze bleibt. Doch als Herr Bartfeld das miauende Tier ein paar Wochen später in einer Brandschneise findet, beschließen die Dorfbewohner, das Recht in die eigene Hand zu nehmen.

„Lass uns mitgehen und uns das anschauen", schlägt Fred Friedenberg vor. „Das wird bestimmt ein enormes Drama."

„Gut", erwidert Mentje ein bisschen unwillig. Sie hat überhaupt keine Lust auf den Streit, der ohne jeden Zweifel kommen wird, aber sie möchte Fred gegenüber auch nicht Nein sagen. Sie findet ihn immer noch nett, obwohl er ein Junge ist. Er ist intelligent und hilft ihr manchmal in Mathematik.

Falls sie sich jemals verlieben sollte – nicht dass das geschehen wird, das hat sie sich schon vorgenommen, aber *falls* –, dann vielleicht in Fred.

Hinter den Erwachsenen her geht sie über die Brandschneise vorsichtig zum Waldstück 4. Dort klopft Herr Bartfeld an die Tür des Bohlenhauses. Herr de Boer öffnet selbst.

„Die Bewohner des Pass-Auf-Lagers haben beschlossen, dass Sie die Hauskatze abschaffen müssen“, erklärt Walters Vater gewichtig.

Bart macht einen Schritt nach vorn. „Herr de Boer, uns ist bewusst, dass dies eine knifflige Situation ist, aber die Katze ist wirklich eine Bedrohung für die Sicherheit des ganzen Lagers. Heute …“

„Ihr lasst die Finger von meiner Katze, kapiert!“, fängt Jetty schon an zu schreien. „Sonst schreie ich so lange, bis ihr weggeht! Lasst die Finger von meiner Katze!“

„Jetty …“ Han versucht mit dem Kind zu reden, doch Herr Bartfeld streckt schon seine Hände nach der Katze aus, um sie dem Mädchen wegzunehmen. Jetty klammert sich verbissen an dem Tier fest und kreischt, dass einem Hören und Sehen vergeht. Mentje duckt sich hinter den nächstbesten Strauch und hält sich die Ohren zu. Das Geschrei ist mit Sicherheit bis nach Vierhouten zu hören und wird alle Polizisten und Soldaten der näheren und weiteren Umgebung in den Wald locken, denkt sie ängstlich.

Erst als sich Han auf Jetty setzt und ihr den Mund zuhält, hört das Geschrei auf und Herr Bartfeld marschiert mit der Katze unter dem Arm weg.

Auf dem Rückweg zum Waldstück 1 kann Fred nicht mit dem Grinsen aufhören. „Das war nun wirklich wieder etwas für Han – sich auf Jetty draufzusetzen, damit sie still wird. Vielleicht sollte Herr Spijer das auch mal ausprobieren.“

Mentje lacht nicht mit. Sie denkt nur, was Walters Vater wohl mit der Katze tun wird.

Und die kleine Jetty hat ihre Katze wirklich geliebt. Wie traurig muss sie jetzt wohl sein?

Mentje genießt den Unterricht des netten Herrn Spijer. Außer den Mathematikunterricht, denn die Aufgaben sind ihr zu schwierig. Aber der ganze Rest ist sehr schön. Die Stunden, in denen Herr Spijer englische Gedichte vorliest, sind von allen die besten. Sogar die Jungen sitzen dann mucksmäuschenstill da und hören zu.

Walters Lieblingsgedicht ist *„After Blenheim“* von Robert Southey. Mentje ist bei diesem Gedicht etwas weniger enthusiastisch. „Es macht mich traurig, weil es so wahr ist“, erklärt sie Walter. „Genau deswegen finde ich es so schön“, antwortet er mit einem seltsamen Ernst.

In dem Gedicht geht es um eine große Feldschlacht gegen Napoleon; ein alter Mann, Kaspar, erzählt seinen Enkelkindern davon. Nach der Schlacht lagen Tausende von Leichen auf dem Schlachtfeld und verwesten, aber ja, sagt der alte Kaspar, das ist nun einmal der Preis des Krieges.

Was für eine grausame Barbarei, erwidert seine Enkeltochter.

Nein, nein, sagt der alte Kaspar dann, das war einfach nur ein großartiger Sieg.

Und dann folgt der Teil, den Walter so schön findet:

„Doch was kam am Ende Gutes dabei heraus?",
sprach der kleine Peterkin.
„Nun, das kann ich nicht sagen", antwortete er,
„aber ruhmreich war der Sieg."

Einmal kommt Johnny Kappen zu Besuch und bringt ihnen bei, wie ein Radio funktioniert. Johnnys Haare stehen in alle Richtungen ab und seine Brille ist schief. Er stellt den Radioapparat auf den Tisch und fängt an, alles zu erklären. Die drei Jungen sind sehr interessiert und drängen sich um ihn herum. Sie stellen ihm viele Fragen und wollen an allem herumspielen.

Mentje und Erni halten sich etwas abseits. Sie können das Gerät nicht gut sehen, denn die Jungen halten ständig ihre Köpfe davor. „Kapierst du, wie das funktioniert?", will Mentje von Erni wissen.

Die zuckt mit den Schultern. „Ich kann nichts sehen und eigentlich interessiert es mich auch nicht."

Walter dreht sich um. „Das ist so, weil ihr Mädchen seid, die verstehen von solchen Sachen nichts." Dann dreht er sich wieder um und beugt sich vor, um noch besser sehen zu können.

Hinter seinem Rücken zieht Erni eine Schnute in Mentjes Richtung. Die fängt an zu kichern und steckt sich die Daumen in die Ohren, während sie mit den Fingern in Walters Richtung wedelt. Erni wird feuerrot, so sehr muss sie mit dem Lachen an sich halten, und streckt ihre Zunge so weit wie möglich heraus, direkt hinter Walters Rücken.

Ihre Zunge ist so lang, dass Mentje vor Lachen explodiert. „Was ist denn jetzt schon wieder?", fragt Walter verstört.

„Nichts", prustet Erni, die auch schallend gelacht hat.

Nachdem Johnny mit dem Radiogerät wieder in die Villa zurückgegangen ist, erklärt Herr Spijer: „Lachen ist gesund, aber man sollte wissen, wann es angebracht ist."

„Entschuldigung, Herr Spijer, wir werden uns beherrschen", erwidert Mentje.

Herr Spijer scheint das überhört zu haben. „Ihr müsst unbedingt viel lachen, denn die jungen Leute müssen in diesen Zeiten optimistisch bleiben und für schwierige Situationen ausgeklügelte Lösungen finden", verkündet er ernst. „Das ist eine gute Sache. Wir Älteren vertrauen auf eure Jugend und manchmal klammern wir uns an eurem Optimismus fest. Denn für ältere Menschen ist es anders und schwieriger. Solange ihr also positiv gestimmt bleibt, ist nichts verloren."

Dann steht er auf und geht nach draußen.

Seine Klasse bleibt betreten sitzen. Mentje schaut zu Fred hinüber. Dessen Augen sehen ernst aus und er zuckt flüchtig mit den Schultern.

„Und jetzt?", fragt Eddie nach einer Weile leise und bedrückt.

„Ich denke mal, wir können jetzt sicher nach Hause gehen", antwortet Walter.

Auf dem ganzen Weg zur AM-Hütte denkt Mentje über das nach, was Herr Spijer gesagt hat. Es ist wahr, dass manche der Untergetauchten nicht glücklich zu sein scheinen, sie wollen nichts unternehmen, nicht einmal ein Buch lesen. Sie sitzen nur herum und warten auf die Befreiung. Andere sind entmutigt und denken, der Krieg würde nie aufhören und die Befreiung niemals kommen.

Das lässt sie wieder an Walters Lieblingsgedicht denken. In Gedanken sieht sie immer wieder die Tausenden von Leichen auf dem Schlachtfeld. Sehen die Schlachtfelder heute auch noch so aus?

Und das alles nur für einen „ruhmreichen Sieg"?

Und *nach* dem Krieg, wie soll es dann weitergehen?

Es ist ein kalter Winter, obwohl nicht viel Schnee liegt. Auf der Fensterbank der AM-Hütte sitzt Mentje mit einem Buch, das Tante Cor vergangenen Sonntag mitgebracht hat. Eigentlich liest sie nicht wirklich, denn das ist ein Buch für große Leute und sie versteht nicht viel von der Geschichte.

Deshalb denkt sie über andere Dinge nach.

Um diese Zeit herum hätte ihr Vater wieder einen Brief an Onkel Jak und Tante Maria in Arnheim geschrieben. Mentje weiß nicht, ob er das noch machen kann. Sie hat ja keine Ahnung, wo er jetzt ist. Sie selbst kann ihnen auch nicht schreiben. Ihre Adresse kennt sie zwar auswendig, allerdings darf niemand wissen, dass sie im Pass-Auf-Lager ist.

Zu Weihnachten machen die Lagerbewohner bestimmt auch nicht mit, weil Juden schließlich nicht an Christus glauben.

Am Weihnachtsabend ertönen vor der Hütte plötzlich Fußtritte. Jemand pfeift die Marseillaise, die französische Nationalhymne. „Der Baum!“, ruft Bart überrascht. Er öffnet die Tür.

Vor ihr stehen nicht nur Herr von Baumhauer, sondern auch Opa Bakker und Tante Cor. Alle Hüttenbewohner stehen auf, um sie willkommen zu heißen. „Kommt herein, kommt herein“, sagt Han gastfreundlich und holt sofort drei Tassen vom Regal. „Mentje, setz doch bitte schnell den Kessel für den Kaffee auf.“

Von Baumhauer hat eine große Schüssel Salat dabei, gemacht aus Fleischresten und Gemüse, mit Apfelscheiben und Tomaten verziert. Tante Cor hat einen Kuchen mitgebracht.

„Heute Abend feiern wir ein Fest!“, verkündet Flora fröhlich. „Ich stecke ein paar Kerzen an.“

Weihnachten, denkt Mentje an diesem Abend im Bett. Aber ohne die Geschichte über die Geburt des Heilands? Ihr Vater hat sie immer ganz vorgelesen und danach haben sie gemeinsam „Stille Nacht“ gesungen.

Heute Abend hatten sie Kerzen, das war gemütlich. Und der Kuchen war lecker. Aber trotzdem hat es sich leer angefühlt. War das nun wirklich ein Weihnachtsfest?

Am nächsten Morgen versuchen sie mit großer Mühe die im Schnee allzu sichtbaren Fußspuren zu verwischen.

„In einer Woche ist das Jahr vorbei“, erklärt Bart. „Ich bin gespannt, was 1944 uns bringen wird.“

10. Kapitel

Draußen ist es eisig kalt, im Kommandoraum ist es jedoch warm, nur ein bisschen beengt. Zu viele Männer mit zu viel Anspannung in ihren Körpern.

Zwischen den anderen steht Tinus bei der Lagebesprechung und lauscht den Ausführungen von Major John Frost. Das wird die erste richtige militärische Operation, bei der er und seine Einheit als Fallschirmjäger eingesetzt werden. Eine Radarstation im französischen Bruneval ist das Ziel ihres Kommandounternehmens.

Tinus kennt Major Frost nicht, doch der Mann strahlt vom ersten Augenblick an Vertrauen aus. Er ist groß und schätzungsweise Anfang dreißig. Sein dünner Schnurrbart unterstreicht seine prominente Nase. Auf Tinus wirkt er wie jemand, der so eine Operation auch fachgerecht leiten kann.

„Der Codename ist Operation *Biting*“, beginnt Major Frost. „Unser Ziel ist eine deutsche *Würzburg*-Radarstellung. Die Deutschen bewachen die französische Küste besonders gut, ein Angriff von der See her würde deshalb zu schweren Verlusten führen. Deshalb haben wir uns entschieden, mit Fallschirmen zu landen und dann die Anlage außer Gefecht zu setzen. Am Ende werden wir dann per Schiff evakuiert. Wir müssen die Garnison überraschen, damit die Deutschen keine Zeit haben, das Radargerät wegzubringen oder zu verstecken.“

Ohne dass es ihm selbst bewusst ist, beißt sich Tinus auf die Lippen. Das ist wirklich ernst!

„Wird es ein Nachteinsatz, Herr Major?“, will jemand wissen.

„Natürlich. Wir landen ein paar Meilen südwestlich der Radarstellung und greifen noch vor dem Morgengrauen an. Währenddessen wird eine von unseren Einheiten den Küstenstreifen sichern, damit die Evakuierung reibungslos verläuft.“

Der Major erklärt jedem, was er zu tun hat, und zeigt allen auf einem großen Luftbild, wo sie Stellung beziehen sollen. „Leutnant van Jaarsveld?“

Tinus springt sofort in Haltung. „Herr Major?“

„Sie nähern sich dem Gebäude von der Südseite. Wenn wir vom Hintereingang her angegriffen werden sollten, bilden wir eine Verteidigungslinie. Wenn der Angriff von Norden erfolgt, dringen wir in das Gebäude ein, schalten die Wachen aus und stellen die Radaranlage sicher. Ein Techniker des Spezialkommandos wird dann tun, was zu tun ist.“

„Gut, Herr Major“, antwortet Tinus sofort.

„Wurde schon ein Datum festgelegt, Herr Major?“, erkundigt sich jemand anderes.

„Innerhalb einer Woche, abhängig von den Wetterbedingungen. Sorgen Sie dafür, dass alle Einheiten permanent in Marschbereitschaft sind.“

Alles ist fertig. Die persönliche Ausrüstung wird täglich zwei- bis dreimal durchgegangen. Die Munition ist auf Holzpaletten befestigt und an Fallschirmen angehakt. Die Erste-Hilfe-Kiste und die Krankentrage liegen bereit. Tinus und die drei Gruppen, die er unter sich hat, sind mit Nachtsprüngen vertraut – sie haben sie endlos geübt, sogar bei Neumond. Doch dies ist das erste Mal, dass er seine Füße auf feindlichen Boden setzt und sie hinter den feindlichen Linien landen.

Endlich ist es so weit. Der Feldgeistliche spricht den Männern noch einmal Mut zu. Auch Major Frost hält noch eine letzte Ansprache, um sicherzustellen, dass alles bis ins kleinste Detail verstanden worden ist.

„Möge Gott mit uns sein“, sind seine abschließenden Worte.

Im großen Rumpf des schweren Flugzeugs ist die Spannung zum Bersten. Auch Tinus’ Herz klopft vor Aufregung.

Endlich kommt der Befehl: „Bereit zum Ausstieg!“

Das grüne Lämpchen geht an. *„Number one, go! Two! Three!* (Nummer eins, los! Zwei! Drei!)“

Die Nachtluft ist erschreckend kalt. Für einen Augenblick spürt Tinus, wie die eisige Kälte ihm in Nase und Ohren beißt, dann konzentriert er sich ganz auf seinen Sprung. Seine persönliche Ausrüstung hängt an einer losen Leine unter ihm und trifft mit einem dumpfen Schlag auf dem Boden auf. Einen Sekundenbruchteil später berührt er selbst den Boden, fällt, rollt sich ab, koppelt seinen

Fallschirm ab, faltet ihn zusammen und klappt den faltbaren Kolben seines Gewehrs aus.

Seine Kameraden sieht er in der Dunkelheit nur schemenhaft. Sehr schnell hat sich die ganze Einheit gruppiert. Major Frost macht ein paar Handsignale und so zügig wie möglich setzen sie sich in Bewegung.

Die Nacht ist totenstill und der Halbmond sorgt gerade einmal für ausreichende Beleuchtung. Es ist ziemlich beschwerlich, im Halbdunkel durch unbekanntes Terrain zu marschieren, trotzdem brauchen die Soldaten für die drei oder vier Kilometer bis zu dem Gebäude nur eine knappe halbe Stunde. Ausschwärmen und Stellungen beziehen, gestikuliert Major Frost.

Tinus wirft einen flüchtigen Blick auf seine Armbanduhr. Sein Zug hat mehr als genug Zeit, die vorgegebenen Stellungen zu erreichen. Er hat jetzt viel mehr Ruhe in seinem Körper; sein Herz schlägt zielgerichtet und sein Gehirn arbeitet blitzschnell. Er macht eine Armbewegung und seine Männer beginnen vorsichtig in einer V-Formation den Hügel hinaufzumarschieren. Das letzte Stück müssen sie auf dem Bauch kriechen. Das Gebäude muss direkt auf der anderen Seite dieses Hügels im Tal liegen.

Und tatsächlich, dort steht der unauffällige, ganz gewöhnliche Bauernhof. Genau wie unserer, denkt Tinus für einen winzigen Augenblick, bevor er sich wieder ganz auf die Szenerie konzentriert. Er erkennt die Baumgruppe, hinter der sie bis Punkt zehn vor sieben in Deckung bleiben müssen. Zu diesem Zeitpunkt werden sie das Haus von zwei Seiten angreifen.

Der Hof ist kahl und leer; unerwünschte Besucher können sich nirgendwo verbergen. „Auch wenn alles ruhig erscheint, werden sie mit Sicherheit Wachposten aufgestellt haben“, hat der Major schon zuvor erklärt. „Unsere größte Waffe ist das Überraschungsmoment, bewegt euch also lautlos.“

Gruppe für Gruppe schleichen sie näher heran. Die anderen geben Deckung, denn an dem Abhang auf dieser Seite gibt es nur wenig Versteckmöglichkeiten.

Die aus dem gefrorenen Boden aufsteigende Kälte zieht durch ihre Körper, durch ihre Lungen, durch ihre Füße. Sie sind nun fast da, nur noch ein paar Schritte.

In einer Stunde wird die Winternacht vorbei sein.

Plötzlich bricht an der Vorderseite des Hauses eine Gewehrsalve los, lange vor dem ausgemachten Zeitpunkt. Ein feindlicher Wachtposten muss etwas bemerkt haben.

Tinus spürt, wie sein Blut kocht. Er springt in Deckung und bedeutet seinen Männern, es ebenfalls zu tun. Sie rennen entlang der Baumgruppe über den kahlen Hof zur Hintertür und reißen sie auf. Auf der umschlossenen Veranda kriechen zwei Männer hastig aus ihren Schlafsäcken – sie heben sofort die Hände. Aus dem Gang kommen ein paar verwirrte Wachen angerannt, auch sie ergeben sich sofort.

Im Wohnzimmer bricht heftiges Gewehrfeuer los, es ist jedoch nur von kurzer Dauer. „Feuer einstellen!", hören sie Major Frost sehr deutlich. „Entwaffnet die Gefangenen! Schnell, Männer, lasst uns die Geschichte so schnell wie möglich zu Ende bringen."

Jetzt geht alles ganz fix. Der Techniker des Spezialkommandos demontiert das Radargerät und entfernt eine Reihe von Bauteilen, die sie mit nach England nehmen wollen.

„Abziehen!", befiehlt Major Frost danach.

Es ist schon fast Tag, als sie am Strand ankommen. Über dem eiskalten Ärmelkanal hängt ein grauer Nebel. Die ersten Schlauchboote tauchen in der Nähe des Strandes aus den Nebelbänken auf, bereit, die Fallschirmjäger einzusammeln.

Irgendetwas stimmt hier nicht, wird sich Tinus plötzlich bewusst. „Flach auf den Boden!", bedeutet er den Männern hinter sich. Sie pressen sich so tief wie möglich in den Sand. Viel Deckung bieten die vereinzelten Grasbüschel der letzten Düne nicht.

Etwas weiter oben nähert sich eine Patrouille von sieben oder acht Männern mit charakteristischen Hakenkreuzen auf den französischen Mützen. Französische Kollaborateure, denkt Tinus verächtlich. Sie unterhalten sich beim Gehen lautstark miteinander. Völlig arglos – sie haben keine Ahnung, dass die Radaranlage überfallen worden ist.

Major Frost reagiert blitzschnell: „Feuer!", brüllt er.

Noch bevor der Feind zu den Waffen greifen kann, bricht das Geknatter der Gewehre los. Ein paar der Männer brechen zusammen, die übrigen feuern wie besessen auf die unerwarteten Teufel in ihrer Mitte. Auch die Matrosen in den Booten feuern eine Salve nach der anderen ab.

Tinus zögert keinen Augenblick. Gebt Feuerschutz, gestikuliert er seiner Einheit. So können die anderen Fallschirmjäger über den kahlen Strand zu den Booten rennen.

Unter den beiden Feuerstößen hört das feindliche Gewehrfeuer nach ein paar Minuten auf. Ganz und gar. „Kommt, Männer!“, ruft Tinus. Sie rennen über den weichen Sand und waten, so schnell sie können, durch die seichten Wellen zum wartenden Boot.

Den ganzen Rückweg sitzen die Fallschirmjäger nach vorn gebeugt in den offenen Booten, tief eingehüllt in ihre dicken Jacken, um der Kälte zu trotzen. „Ich hoffe, dass sie ein paar Dosen für uns aufheben“, bemerkt der rothaarige Andrew trocken und fröhlich unter seiner Jacke. In seinen grünen Augen tanzen die Scherzlichterchen wie immer. Tinus hat noch nie jemanden getroffen, der so viel Lebenslust ausgestrahlt hat. Trotz der Kälte muss er lachen. „Kannst du denn an gar nichts anderes denken?“

„Im Moment nicht, nein. Erst wenn ich gegessen habe, sind die Mädels wieder an der Reihe.“

Nach dem Abendessen sind die jungen Soldaten wieder gestärkt und voller Energie. Am Abend hält Major Frost vor seiner Kompanie eine Ansprache. Es ist ihm deutlich anzumerken, wie stolz er auf seine Untergebenen ist. „Vielen Dank, Männer! Die Operation *Biting* ist erfolgreich beendet worden. Unter uns gibt es nur ein paar Leichtverwundete, während der Feind eine ganze Reihe Männer verloren hat. Aus den Bauteilen der Radarstation, die wir sichergestellt haben, können unsere Wissenschaftler jetzt die deutschen Fortschritte auf diesem Gebiet ableiten und so geeignete Gegenmaßnahmen in Angriff nehmen.“

„Darauf müssen wir trinken“, ruft Andrew begeistert.

„Liebe Oma, lieber Opa“, schreibt Tinus tief in der Nacht. „Heute haben wir unsere erste militärische Mission als Fallschirmjäger erfüllt. Ich darf keine Details mitteilen, nur so viel: Die ganze Operation ist erfolgreich verlaufen.“

Er erkundigt sich nach ihrer Gesundheit und versichert ihnen, dass es ihm gut geht. Dann sitzt er eine ganze Weile da und grübelt, denn ihm fällt nichts mehr ein, womit er das Blatt füllen könnte. Und dann auch noch ein Brief an Rentia? Eigentlich hat er dazu keine Lust mehr. Nicht dass er zu müde dazu wäre; der Gedanke ist ihm einfach zuwider.

„Könntet ihr Rentia von mir grüßen? Wir haben einen extrem dichten Tagesablauf, deshalb habe ich wirklich keine Zeit zum Schreiben."

Er klebt den Umschlag zu, steht auf und verlässt die Offiziersmesse, um zu dem Bungalow zu gehen, in dem sich sein Zug befindet. Alles ist ruhig, die meisten schlafen schon, völlig erschöpft von der langen Nacht und dem stressigen Tag.

Nur Andrew zeigt keinerlei Anzeichen von Müdigkeit. Er schaut fröhlich auf, als Tinus hereinkommt, und wünscht ihm mit einem spielerischen Salut eine gute Nacht. Dann schreibt er weiter an seinem Brief.

So wie beinahe jeden Abend.

Sehr schnell ist die Erste Luftlandedivision als unerschrocken bekannt, Männer ohne Furcht. Tinus ist stolz darauf. Nicht nur auf sich selbst, sondern auf die ganze Gruppe, die sehr eng zusammenhält. Nach dem Nordafrikafeldzug bekommen die Träger des weinroten Baretts den Beinamen „Rote Teufel". „Eigentlich geht es dabei vor allem um mich", lacht Andrew sorglos, während er sich sein Barett von den roten Haare zieht.

Unter den alliierten Soldaten verbreitet sich ihr Ruf rasend schnell und bei den Truppen der Achsenmächte sind sie gefürchtet.

Schon steht die nächste Operation vor der Tür – diesmal eine besonders interessante. Es geht um eine Brücke. Tinus hat seine Männer um einen Tisch zusammengerufen, auf dem ein großes Luftbild ausgebreitet ist. „Wir gehen nach Sizilien. Operation *Fustian*", fängt er an zu erklären. „Unser Ziel ist diese Brücke hier, die *Ponte di Primosole* über den Simeto. Ziel ist, dass unsere Brigade auf beiden Seiten des Flusses landet. Klar?"

„Ja, Herr Leutnant." Alle Köpfe sind über das Foto gebeugt. Es ist wichtig, dass sie sich jedes Detail genau einprägen und im Gedächtnis behalten.

„Gut. Unser Auftrag ist es, den Feind zu überraschen und die Brücke von beiden Seiten zu erobern. Die beiden anderen Bataillone müssen die Nord- beziehungsweise die Südseite verteidigen.

Wir müssen die Brücke halten, bis das Dreizehnte Armeekorps eintrifft."

„Das gehört doch zur Achten Armee, oder?", will Andrew wissen. Er mag zwar der Kleinste der ganzen Gesellschaft sein, aber er verfügt über den größten Verstand und den meisten Mut.

„Stimmt", bekräftigt Tinus mit einem Nicken. „Sie werden drei Tage vor unserer Ankunft auf dem südöstlichen Küstenabschnitt landen und sich uns dann am frühen Nachmittag nach unserer eigenen Landung anschließen. Unser Befehlshaber ist Brigadegeneral Gerald Lathbury. Alles klar?"

„Ja, Herr Leutnant." Im Chor.

Mit allen zusammen um einen Tisch zu stehen und die Operation bis ins kleinste Detail zu planen, ist die *eine* Sache.

Die Praxis – der Wind vom Meer, der Nebel, das unzugängliche Terrain, die feindlichen Angriffe – kann jedoch vollkommen anders aussehen. Es gibt unvorhergesehene Ereignisse: Viele Fallschirmjäger werden in der Luft erschossen oder am falschen Ort abgesetzt und das Sanitätsteam unter Leitung von Hauptmann Lipmann-Kessel kann gar nicht erst landen.

So kann selbst eine gut durchdachte Operation ein totaler Misserfolg sein, bei dem es eine große Anzahl Gefallener gibt.

Tinus ist todmüde und alles tut ihm weh, doch sein Geist will nicht zur Ruhe kommen.

Das ist also der Krieg. Vielleicht hat der Beiwohner das gemeint. Es ist aber immer noch besser als die Bergwerke. Oder etwa nicht?

Seufzend zieht er seinen Schreibblock vor und taucht die Feder in den Tintentopf.

Liebe Rentia,
ich habe deine letzten drei Briefe bekommen, vielen Dank dafür. Es tut mir leid, dass ich in den vergangenen Wochen keine Zeit zum Schreiben gehabt habe. Wir hatten kaum Zeit zum Essen oder auch nur ein Nickerchen zu machen, bevor die Kriegsmaschine wieder auf vollen Touren lief.
Mir geht es gut, doch heute ist mir klar geworden, dass das einzig und allein Gnade ist.

Wir sind gerade von einer militärischen Operation zurückgekommen. Wie du weißt, darf ich dir darüber nur mündlich berichten. Trotzdem glaube ich, dass ich dir das ganze Bild vor Augen malen kann.
Von Anfang an ging es schief. Von den Flugzeugen, die die Truppen transportiert haben, sind eine große Anzahl abgeschossen oder so beschädigt worden, dass sie umkehren mussten. Um dem feindlichen Feuer zu entgehen, sind die Piloten einiges an Umwegen geflogen und deshalb wurde die Luftlandebrigade über einem großen Gebiet abgesetzt – manche schlichtweg viel zu weit vom Ziel entfernt. Doch einige wenige haben es schließlich an den richtigen Ort geschafft.
Trotzdem und trotz der Gegenwehr der deutschen und italienischen Truppen gelang es unseren Fallschirmjägern, das vorgegebene Ziel zu erobern. Wir mussten an zwei Seiten gleichzeitig Angriffe abwehren, konnten das Ziel aber schließlich den ganzen Tag lang halten.
Das Korps, das eigentlich im Laufe des Tages hätte zu uns stoßen sollen, kam viel langsamer voran als erwartet. Als sie noch ungefähr anderthalb Kilometer vom Ziel entfernt waren, haben sie ein Lager für die Nacht aufgeschlagen.
Bei Sonnenuntergang hat unser Befehlshaber dann angesichts der steigenden Anzahl von Opfern entschieden, das Ziel zu räumen und es dem Feind zu überlassen.
Ich war bis auf die Knochen erschöpft. Trotzdem konnte ich nicht einschlafen.

Er überlegt eine Weile. Gibt es überhaupt Worte, die jene Nacht beschreiben? Wie man sich fühlt, wenn direkt neben einem ein Kamerad niedergeschossen wird und einen mit aufgerissenen Augen anstarrt? Wie soll man von den Stunden erzählen, die man so schnell wie möglich aus seiner Erinnerung streichen möchte? Und doch, sobald man die Augen schließt, fängt alles wieder von vorne an.

Nein, selbst ein Dichter kann diese Erfahrungen nicht zu Papier bringen, auch nicht mit tausend Worten.

Er liest den Brief noch einmal durch und zerreißt ihn dann mit heftigen Bewegungen. Die Schnipsel wirft er in den Papierkorb. Die Geschehnisse haben sich in seine Seele eingebrannt und sie lassen sich nicht mehr auslöschen. Später vielleicht, aber jetzt noch nicht.

„Bevor es so weit ist, muss ich mich selbst unter Kontrolle haben." Das weiß er. Denn der Krieg kennt keine Gnade, sondern donnert unaufhörlich weiter.

11. Kapitel

Bart hat seine Frage, was das neue Jahr wohl bringen wird, kaum gestellt, da taucht auch schon Kusma im Pass-Auf-Lager auf. Das ist ein russischer Soldat, der von den Deutschen gefangen genommen worden war, aber fliehen konnte und nun durch einen Pfarrer hierhergeschickt worden ist. Neugierig betrachtet Mentje ihn. Sie weiß nicht genau, ob er auch Jude ist, denn er hat eine russische Bibel bei sich. Daraus hat er ihr in der ersten Woche seines Aufenthaltes etwas gezeigt, sie versteht jedoch nichts von dem, was er ihr sagen möchte. Die Buchstaben sehen genauso aus wie die Hieroglyphen, über die Salvador ihnen etwas beigebracht hat. Zum Glück sehen wenigstens die Zahlen genauso aus wie die niederländischen.

So ahnt sie, dass er ihr etwas anhand von Lukas 15 erklären möchte. Sie geht ihre eigene Bibel holen, um zu schauen, was dort steht. Es ist das Gleichnis vom verlorenen Sohn. Sie versteht nun, was er ihr sagen möchte: Eines Tages, wenn die Befreiung da ist, wird auch Kusma aufstehen und in sein Vaterland zurückkehren. Und sie selbst wird auf ihren Bauernhof zurückkehren.

Er merkt, dass sie versteht, und lacht verlegen.

Kusma ist nicht groß, aber unglaublich stark. Er kann dicke Baumstämme in Stücke hacken, sodass die Späne nur so fliegen. Leider spricht er ausschließlich Russisch, eine Sprache, die niemand im Lager versteht. „Der arme Kerl muss sich furchtbar einsam fühlen, so weit weg von zu Hause, wo niemand seine Sprache spricht“, vermutet Han.

Trotzdem werden der Russe und die meisten Lagerbewohner innerhalb von kurzer Zeit dicke Freunde. Wenn er lacht, lacht sein ganzes Gesicht. In seiner Freizeit arbeitet er an Holzschnitzereien, meistens von pickenden Vögeln. Er zeigt sogar den Kindern in der kleinen Schule, wie man so etwas macht.

„Ich finde, wir sollten Kusma fragen, ob er uns nicht Russisch beibringen könnte“, schlägt Fred eines Morgens vor. „Die Russen werden bald in Europa das Sagen haben und dann können wir sie wenigstens ein bisschen verstehen."

„Ich habe überhaupt keine Lust, auch noch Russisch zu lernen", wehrt sich Walter sofort. „Wir haben jetzt schon genug Hausaufgaben."

Auch Mentje möchte das nicht. Kusma hat ihr schon *einen* russischen Satz beigebracht: *„Christos woskrese."* In ihrer eigenen Bibel hat er ihr gezeigt, was das bedeutet: „Christus ist auferstanden." Damit begrüßen sie sich in Russland immer an Ostern, hat sie verstanden. Doch jetzt, wo sie die russische Bibel gesehen hat, ahnt sie, dass diese Sprache noch viel schwieriger ist als Englisch und Deutsch zusammen.

Fast gleichzeitig mit Kusma trifft auch noch ein weiterer interessanter nicht jüdischer Bewohner ein. Es ist ein amerikanischer Pilot, dessen Flugzeug durch die Deutschen abgeschossen worden ist. Bevor die Deutschen ihn festnehmen konnten, haben ihn die Leute vom Widerstand gefunden. An einem Bein ist er schwer verwundet, doch als alliierten Soldaten kann man ihn in kein Krankenhaus bringen.

Bart behandelt regelmäßig weniger ernste medizinische Probleme, wie zum Beispiel verstauchte Füße, ein aufgeschlagenes Knie oder Schnittwunden. Manchmal zieht er hässliche Splitter heraus oder behandelt Entzündungen. Bei schwerwiegenderen Fällen kommt ein richtiger Arzt, aber der ist heute verhindert.

Mentje kann sofort erkennen, dass das Bein des Piloten zu den schwerwiegenderen Fällen gehört. Das kann man übrigens sogar riechen. Die anderen Bewohner der AM-Hütte sind schon hinausgeflohen oder drücken sich im Schlafzimmer herum. „Ich möchte dir gern helfen, Bart", bietet Mentje sich an. Sie findet die Dinge, die ein Arzt tut, viel interessanter als Radiogeräte oder Wasserpumpen. Vielleicht wird sie später einmal selbst Ärztin.

„Vielen Dank", erwidert Bart. Er sieht ein bisschen besorgt aus. „Hole uns zuerst eine Schüssel mit kochendem Wasser. Und tue etwas Salz hinein, das desinfiziert gut. Aber nicht zu viel, wir wollen den Patienten schließlich nicht einpökeln."

Eigentlich findet Mentje das ziemlich witzig, trotzdem macht sie ein ernstes Gesicht. Sie möchte gern alles richtig machen.

„Wie viel Salz und Wasser brauchst du?"

„Mach diese Schüssel zu einem Dreiviertel voll und rühre dann vier Teelöffel Salz hinein."

Bart sorgt dafür, dass der Pilot auf dem Esstisch liegt, und schneidet dann den Verband um das Bein, den man ihm hastig angelegt hat, vorsichtig auf. Der Stoff ist hart und klebt durch das geronnene Blut an der Wunde fest. Darunter ist das Bein rau und blutig und verströmt einen eigenartigen Geruch. „Tut es eigentlich sehr weh?", will Bart wissen, während er das Bein vorsichtig mit warmem Wasser sauber macht.

„Ach, *Buddy*, verglichen mit den Alternativen ist das schon in Ordnung", antwortet der Pilot. Sein Englisch hört sich ganz anders an als das Englisch, das sie bei Herrn Spijer gelernt haben. So als hätte der Amerikaner eine heiße Kartoffel im Mund.

Als das Bein gesäubert ist, schüttelt Bart den Kopf. „In der Wunde sitzen noch Granatsplitter. Die müssen heraus und ich habe leider kein Morphium gegen die Schmerzen."

„Ach, das ist schon okay, *Buddy*", entgegnet der Pilot, aber sein Mund klingt trocken.

„Han!", ruft Bart in Richtung Schlafzimmer. „Könntest du mir eine meiner neuen Rasierklingen bringen? Und Flora, bring mir doch bitte die Pinzette, mit der du dir die Augenbrauen zupfst. Und ich brauche ein Handtuch, das kleinste, das wir haben, und Nadel und Faden!"

Ihm wird alles gebracht. „Leg Nadel und Faden sowie das Rasiermesser jetzt in einen Becher kochendes Wasser mit einem drei Viertel Teelöffel Salz", befiehlt er Mentje.

„Die ganze Garnrolle?"

„Nun ja, schmeiß alles rein. Kocht das Wasser wieder?" Bart wartet die Antwort nicht ab. „Wim! Komm mal her, Schwager, und halte den Patienten fest."

Bart rollt das kleine Handtuch zu einer festen, länglichen Rolle zusammen. Den mittleren Teil taucht er in das kochend heiße Wasser und dann nimmt er die beiden trockenen Enden und dreht das eine links- und das andere rechtsherum. Er wringt das Handtuch so lange, bis es glatt ist, dann rollt es sich aber wieder auf. Bart zieht es wieder in die richtige Form. „Siehst du, so presst man das überschüssige Wasser heraus. Jetzt lassen wir es für einen Augenblick abkühlen und dann tupfst du damit gleich das Blut weg, verstanden?"

„Ja."

„Und du kannst das wirklich? Du wirst nicht ohnmächtig oder so?"

Ohnmächtig werden! Jetzt hör aber auf! Sie hat immer ihrem Vater geholfen, wenn der ein Schwein geschlachtet hat. Sie fürchtet sich nicht vor ein bisschen Blut. „Bestimmt nicht, Bart!" Es kommt schnippischer heraus, als es gewollt war.

Wim kommt auch helfen, allerdings nur mit großem Widerwillen. „Ich bin bei solchen Dingen nicht so gut, weißt du", warnt er schon im Vorhinein.

„Dann schau eben nicht hin, Hauptsache, du hältst ihn fest", erwidert Bart. „Hol die Rasierklinge aus dem Wasser, Mentje. Nicht abtrocknen, gib sie mir so, wie sie ist."

Die ganze AM-Hütte hat sich mittlerweile wieder verdrückt, nur sie drei sind noch im Vorzimmer. Und der Patient natürlich. Bart beugt sich über ihn und fängt behutsam an zu schneiden. Nicht so, wie wenn ihr Vater Schweinen die Kehle durchgeschnitten hat, wo das Blut in alle Richtungen weggespritzt ist. Sondern Stückchen für Stückchen, Schnittchen für Schnittchen.

Schon beim ersten Kontakt mit dem Messer zuckt der Pilot vor Schmerz zusammen. „Halt ihn fest!", ruft Bart eindringlich. Doch Wim flüchtet gerade noch rechtzeitig nach draußen – er hat noch nicht einmal Zeit, es zu erklären. Mentje kann es ihm nicht übel nehmen; einen Menschen aufzuschneiden ist tatsächlich ganz anders, als ein Schwein zu schlachten.

„Hey, nein, komm her! Sapperlot! Salvador!"

„Der hat schon vor einer Weile die Beine in die Hand genommen!", ruft jemand von der Schlafetage herunter.

„Han! Flora! Kommt mal her und helft!", befiehlt Bart laut, ohne aufzuschauen.

Han kommt sofort, aber auch sie sieht ein bisschen ängstlich aus. „Setz dich auf die Brust von diesem Kerl, aber schau bitte in die andere Richtung, sonst rennst du auch noch weg. Und halte ihn fest, verstanden?"

Han entgegnet nichts, sie setzt sich beinahe auf den Hals des Piloten und presst mit ihren Händen seine Schultern auf den Tisch.

„Und du, Flora, hältst seine Beine fest. Und nicht hinschauen. Sorry, *Buddy*, es muss sein."

Der Pilot nickt schweigend. Seine Augen sind geschlossen.

Langsam, aber sicher pult Bart den ersten Eisensplitter aus der Wunde. Das Gesicht des Piloten ist vom Schmerz verzerrt und sein Bein zuckt ein bisschen, doch Han und Flora halten ihn mit aller Macht unter Kontrolle.

Mentje tupft das Blut weg. „Nicht wischen“, korrigiert Bart sie. „Nur ganz sanft drücken und dann für einen Augenblick stillhalten, dann stockt das Blut sofort. Wir nehmen zum Tupfen immer nur feuchtes Material, denn wenn du mit einem trockenen Lappen tupfst, bleibt der Stoff am Wundgewebe hängen und dann könnten Fusseln in die Wunde kommen.“

Bart entfernt den nächsten kleinen Splitter. Währenddessen erläutert er: „Siehst du, Mentje, wenn so ein Ding drinbleibt, verursacht es eine Infektion, die nach einer Weile das ganze Bein angreifen kann.“

„Genauso wie ein Dorn im Fuß?“

„Noch schlimmer. Schau, hier haben wir noch einen. Im letzten Krieg haben eine ganze Menge Soldaten ihr Leben oder ihre Gliedmaßen durch Gangrän verloren.“

„Was ist das?“

„Gangrän oder Wundbrand tritt auf, wenn die Entzündung so schlimm ist, dass die Blutzufuhr zu den Zellen abgeschnitten wird. Dadurch sterben die Zellen ab.“

Mentje tupft einen ganzen Strahl Blut weg. „Es sieht ganz schön eklig aus.“

„Das stimmt. Deshalb müssen wir auch zusehen, dass wir alle kleinen Splitter herausbekommen.“

„Woran siehst du, wo du suchen musst?“

Bart zeigt auf eine Stelle in der Wunde. „Dort entstehen schon gelbe Pünktchen, siehst du das?“ Mentje steckt ihre Nase beinahe in die Wunde, um besser sehen zu können. „Geh mit dem Kopf nicht so nahe heran. Schau, wenn ich hier schneide, kommt auch ein bisschen Eiter heraus. Das ist der Anfang einer Entzündung. Alles noch *alright, Buddy*?“

Der Mann ist leichenblass. „Ich lebe noch“, erwidert er matt.

„Wir sind fast fertig. Noch eine, wenn ich es richtig sehe.“

Han sitzt mit dem Rücken zum Bein. „Wenn du dich nicht beeilst, wird er ohnmächtig, fürchte ich.“

Bart betastet die Wunde und betrachtet sie noch einmal aus der Nähe. „Ich würde sagen, sie sind alle draußen. Mentje, gib mir doch mal die große Flasche dort."

„Die mit dem schwarzen Deckel?"

„Ja, die."

Mentje holt die Flasche aus der geöffneten Arzttasche. „Was ist das?"

„Prontosil. Ein starkes Zeug, das gegen Infektionen hilft. Han und Flora, denkt daran, ihn gut festzuhalten. Das brennt fürchterlich."

„Ich habe jetzt schon einen Krampf in den Armen", jammert Flora. „Und das Zeug stinkt, bah!"

Vorsichtig tropft Bart etwas von der Flüssigkeit in den ersten Schnitt. Aus der Wunde sprudelt ihm ein gelber Schaum entgegen. Der Pilot zuckt wild herum und brüllt wie ein Tier. Dann wird er vollkommen schlaff.

„Ist er tot?", will Flora erschrocken wissen.

„Nein, er hat nur die Besinnung verloren", entgegnet Bart. „Das ist umso besser, jetzt spürt er den Schmerz nicht mehr. Ihr könnt ihn wieder loslassen."

Han und Flora fliehen nach draußen. Bart desinfiziert das ganze Bein. Dann nimmt er Nadel und Faden, sticht mit der Nadel durch die Haut neben der Wunde, erst auf der einen, dann auf der anderen Seite, und zieht die beiden Hautlappen zusammen. Er knotet die Enden des Garns fachmännisch zusammen und zieht den Faden ein bisschen zu sich hin. „Schneide es jetzt ab, aber nicht zu kurz, hörst du?"

„Hier ungefähr?", zeigt Mentje mit der Schere.

„Etwas höher. Da, ja."

Sie schneidet. „So ist es gut", bestätigt Bart.

Ein Stückchen vom ersten entfernt macht Bart einen zweiten Stich und Mentje kann jetzt schon sehen, dass diese Wunde eine hässliche Narbe hinterlassen wird. „Warum nähst du sie nicht ganz zu?"

„Diese Wunde ist schon etwas septisch, siehst du das?", zeigt er ihr, während er weiterarbeitet. „Da muss ein kleiner Spalt offen bleiben, damit der Dreck herauskann, sonst bildet sich unter der Haut ein Abszess."

„Schlau überlegt."

Bart grinst kurz. „Ach, die Leute, die uns so etwas beigebracht haben, waren schlau." Er macht noch zwei Schlaufen und Mentje schneidet den Faden jedes Mal an der richtigen Stelle ab. Er lächelt ihr anerkennend zu. „Wir beide sind ein gutes Team, findest du nicht auch?"

Mentje spürt, wie sie vor Stolz beinahe zu schweben anfängt.

„So, jetzt noch einen Verband darum und dann müssen wir sehen, wie wir den Patienten wieder wach bekommen. Mach doch noch die eine Spitze des Handtuches wieder ein bisschen nass, ja?"

Erst als der Pilot verwirrt die Augen öffnet und leise zu stöhnen anfängt, fällt Mentje auf, wie Bart aussieht. Er ist bleich und hat Schweißperlen auf dem Gesicht. „Bart, du bist klatschnass geschwitzt!"

Er nickt langsam. „Das war meine erste Operation. Und ohne deine fachmännische Assistenz wäre sie mir nie gelungen!"

Sie weiß nicht, ob das wirklich wahr ist, dennoch macht es sie sehr, sehr glücklich. „Danke, Bart."

Zwei Tage später läuft der Pilot schon wieder ein bisschen herum. Am dritten Tag ist er schon wieder draußen – er überquert die Brandschneise, ohne aufzupassen. Außerdem lacht und redet er immer sehr laut.

„Seien Sie ein bisschen leiser", ermahnt ihn Han eindringlich. „Sie bringen das ganze Lager in Gefahr."

Der Mann brüllt vor Lachen. „Ich glaube eher, dass ihr alle vor den Moffen die Hosen voll habt!"

Han ignoriert ihn und fegt heftig weiter. Der Boden der Hütte wird schnell schmutzig, denn es weht regelmäßig Sand die Treppe hinunter und von da aus wird er nach drinnen geweht oder getragen. Wenn es draußen nass ist, wird es durch den ganzen Schlamm noch schlimmer.

Der Pilot setzt sich auf eine der Fensterbänke und sieht Han herausfordernd an. „In den Staaten haben wir dafür einen Apparat. Den nennen wir ‚Staubsauger'."

Han wird stinkesauer. „Ob Sie es nun glauben oder nicht", blafft sie ihn an, „aber vor dem Krieg hatten wir auch so ein Ding."

„Richtig so!", denkt Mentje, die am Tisch sitzt und rechnet. „Zeig ihm, wo der Hase lang läuft, Han! So ein blöder Affe!"

Alle sind erleichtert, als die Leute vom Widerstand den Krawallmacher wieder abholen kommen. Sie setzen eine Extrakanne Kaffee auf, um es zu feiern. „Das war knapp“, bemerkt Han leidenschaftlich. „Es hat nicht mehr viel gefehlt und dann hätte ich ihm persönlich den Hals umgedreht.“

„Und trotzdem“, erwidert Flora nachdenklich, „hat er meiner Meinung nach auch wieder neue Hoffnung ins Lager gebracht. Ich weiß nicht, wie ich das sagen soll. Aber mit dem Amerikaner in der Hütte schien die Befreiung ein Stückchen näher gerückt zu sein.“

Es macht Mentje immer mehr zu schaffen: Befreiung ist dasselbe wie Erlösung. Ihr Vater und sie glauben an den Herrn Jesus als Erlöser. Er hat sie schon befreit, wodurch sie Kinder Gottes sind. Das hat sie von klein auf gewusst, genauso wie sie weiß, dass sie Mentje heißt und die Tochter von Gerrit de Vries ist. Genauso sicher wie sie weiß, dass morgen wieder die Sonne aufgeht und dass Kühe weiterhin Milch geben.

Doch jetzt wohnt sie inmitten von allen möglichen Menschen, die gut zu ihr sind und die sie mag. Trotzdem sind das alles Juden. Die amerikanischen Soldaten oder die englischen Soldaten können sie vielleicht von den Deutschen befreien. Aber was geschieht mit ihnen, wenn sie dann alt werden und sterben? Oder wenn sie einfach jung sterben, so wie ihre Mutter? Wird Gott es dann zulassen, dass sie für immer und ewig tot bleiben, selbst wenn sie so gute Menschen gewesen sind?

Aber wen sollte sie so etwas fragen können?

Der amerikanische Pilot ist vielleicht auch ein Christ gewesen – ein Jude war er jedenfalls mit Sicherheit nicht –, trotzdem fand sie ihn nicht wirklich nett. Und Kusma liest dauernd in seiner Bibel, aber sie versteht kein Wort von dem, was er sagt. Er würde noch nicht einmal ihre Frage verstehen. Herr von Baumhauer ist seit Weihnachten nicht mehr hier gewesen und sonntags gibt es so viele Leute, die mit Opa Bakker und Tante Cor sprechen wollen, dass sie nie an die Reihe kommt.

Vielleicht wird ja bald Frieden und die Befreiung kommt, wie die Menschen im Lager hier es nennen. Dann kann sie ihren Vater fragen, denn der weiß alles.

Der Verlust brennt wieder mit aller Heftigkeit.

Eines Tages bricht im Lager plötzlich eine große Panik los. Einer der Kuriere kommt und berichtet ihnen, dass ein Untergetauchter, der eine Zeit lang im Pass-Auf-Lager gelebt hat, in Epe von einer deutschen Patrouille verhaftet worden ist. In der AM-Hütte reden alle mit heftigen Handbewegungen durcheinander. „Wenn der nun nicht dichthalten kann?“ Floras schrille Stimme ist aus allen anderen herauszuhören. „Was sollen wir bloß machen? Fliehen?“

Han schüttelt den Kopf. „Wohin denn?“

„In den Wald“, erklärt Bart ziemlich ruhig. „Aber noch nicht jetzt. Ich glaube allerdings, dass wir uns darauf vorbereiten sollten, sodass wir sofort wegkönnen, wenn es nötig ist.“

Der Schreck lässt Mentjes Herz stillstehen. Fliehen? In den Wald? Und wenn es dann dunkel wird? „Was soll ich einpacken?“, will sie von Han wissen.

Han kratzt sich am Kopf. „Warte, lass mich kurz nachdenken. Warme Kleidung, aber nicht allzu viel. Du kannst nicht mit Riesengepäck durch den Wald rennen. Wir müssen Essen mitnehmen und Wasser. Du lieber Himmel, ich kann einfach nicht mehr klar denken!“

Mentje setzt sich auf ihre Matratze. Ich werde auf jeden Fall meine Jacke, meinen Schal und meine Mütze anziehen, beschließt sie, und dann krieche ich damit ins Bett. Ich nehme meine Decke mit, denn es ist bitterkalt. Und Essen?

Sie steht auf und geht ins Vorzimmer. „Han, darf ich einen Apfel und etwas Brot einpacken?“

„Ja, du hast recht, es ist besser, wenn jeder für sich selbst sorgt. Wir können uns in der Dunkelheit schnell verlieren.“ Sie schaut Mentje auf einmal überrascht an. „Du behältst auch bei schwierigen Umständen immer noch einen kühlen Kopf, glaube mir! Das ist gescheit, wirklich; ich wollte, ich könnte das. Hilf mir mal kurz, dann verteilen wir die Nahrungsmittel brüderlich unter alle Bewohner.“

Auch Flora hilft mit. Letzten Endes bekommt jeder zwei Äpfel, drei Karotten und ein Stück Brot. „Kartoffeln und so etwas können wir doch nicht roh essen“, erklärt Flora. „Aber hiermit kann man einen Tag oder so überleben.“

„Hier sind auch noch Rosinen“, verkündet Mentje.

„Ja, das ist schlau. Verteile sie ruhig."

Mentje gibt Han ihren Apfel und eine ihrer Karotten. „Hier, nimm die für Bart mit. Ich esse ja doch nicht so viel."

Han lächelt ein bisschen. „Vielen Dank. Bart wird sich mit Sicherheit darüber freuen. Aber du musst versuchen, bei uns zu bleiben, hörst du?"

Das werde ich auch bestimmt tun, denkt Mentje, während sie ihre Kleidungsstücke aus dem Kissenbezug zieht und stattdessen das Essen darin verstaut. Wenn sie jetzt ihre Decke ganz fest zusammenrollt, passt die vielleicht auch noch hinein.

Den ganzen Tag lang wird über nichts anderes geredet als über den Untergetauchten, der Informationen über das Pass-Auf-Lager besitzt und von der deutschen Patrouille verhaftet worden ist.

Am Nachmittag hat Mentje wieder Bauchschmerzen und einen bitteren Geschmack im Mund.

Das ist die Angst, das weiß sie. Sie hat Angst.

„Ich koche heute früher, dann haben wir wenigstens etwas im Magen", entscheidet Han um vier Uhr. „Magst du die Kartoffeln schälen, Mentje?"

„Wahrscheinlich bleiben wir einfach alle hier", verkündet Bart, der die ganze Zeit über ruhig über seine Lehrbücher gebeugt am Tisch gesessen hat. „Macht also nicht so eine Hektik."

„Wir machen keine Hektik!", braust Han auf. „Wir treffen nur ein paar Vorsichtsmaßnahmen. Das ist doch vernünftig."

Sie sind gerade mit dem Abwasch fertig, als Walter außer Atem angerannt kommt. „Es ist noch einmal gut gegangen, hört ihr, der Mann ist entkommen!", ruft er an der Tür und will sofort zur nächsten Hütte weiterrennen. Doch Bart stellt sich ihm in den Weg. „Woher weißt du das?"

„Da ist gerade ein Kurier gekommen und der hat es meinem Vater erzählt. Der hat sich die Seele aus dem Leib geradelt, um es uns so schnell wie möglich mitteilen zu können. Die Leute vom Widerstand haben den Mann aus seiner Zelle befreit. Direkt unter der Nase der Soldaten! Und er hat nichts über das Lager verraten! Jetzt muss ich zu den anderen Hütten." Und weg ist er.

„Junge, Junge, was für eine Erleichterung", stellt Han mit einem tiefen Seufzer fest.

Bart wirft einen Blick auf seine Uhr. Es ist beinahe acht Uhr.

„Gut, dann können wir ja mal hören, was im Rest der Welt so geschehen ist, was denkt ihr?“

Verliebte Menschen tun seltsame Dinge, bemerkt Mentje immer öfter. Zum Beispiel Jakob, der an einem Sonntag fragt, ob er in die Kirche gehen dürfe. „In die Kirche?“, denkt Mentje überrascht. „Juden gehen doch gar nicht in die Kirche, die gehen in die Synagoge.“

Ein paar Tage später kommt heraus, dass Jakob gar nicht in der Kirche gewesen ist, sondern stattdessen ein Mädchen in Nunspeet besucht hat. Alle Untergetauchten sind wütend. Wenn er gefangen genommen worden wäre, dann hätte er das ganze Lager in Gefahr gebracht.

Jan Kamp, der in der AM-Hütte unter dem Dach schläft, ist auch so ein Fall. Er ist sogar so verliebt, dass er ohne sein Mädchen vollkommen verschmachtet. „Opa Bakker hat es wahrhaftig hinbekommen, dass Trijntje die Familie de Vos im Pass-Auf-Haus besuchen geht“, berichtet Han eines Sonntagnachmittags völlig verblüfft.

„Wer ist denn Trijntje?“

„Die Verlobte von Jan.“

Bart runzelt die Stirn. „Ich hoffe nicht, dass Jan vorhat, dort hinzugehen. Doeven läuft immer noch durch die Gegend und schnüffelt herum.“

„Der Baum wird sicher stinksauer sein, wenn er davon erfährt“, bemerkt Salvador.

„Der Baum hat nichts mehr mit dem Lager zu tun“, erwidert Flora.

Eine oder zwei Wochen später sitzt Jan mit glühenden Wangen am Tisch. Mentje hat ihn noch nie so aufgeregt erlebt. „Trijntje ist heute da gewesen“, platzt es plötzlich aus ihm heraus, obwohl es zweifellos ein Geheimnis hätte bleiben müssen.

Wim hebt die Augenbrauen. „Hat Opa Bakker sie *hierher* gebracht?“, will er mit einer spürbaren Skepsis in der Stimme wissen.

„Nicht ins Lager. Wir haben uns im Wald getroffen.“

„Das freut uns für dich, Jan“, erklärt Bart in einem Versuch, den Frieden zu wahren, „aber ihr müsst ganz vorsichtig sein.“

Han ist weniger diplomatisch. „Damit bringst du das ganze Lager in Gefahr, Jan.“

„Ihr beide habt gut reden", entgegnet Jan böse. „Ihr seid die ganze Zeit zusammen. Habt ihr überhaupt eine Ahnung, wie das ist, wenn der Mensch, den du liebst, so weit weg ist?"

„Da hast du recht, Jan", beschwichtigt Flora. „Aber Bart hat auch recht. Wir müssen alle immer auf der Hut sein."

Der Friede ist gerade wieder in die AM-Hütte eingezogen, da taucht Trijntje eines Morgens plötzlich auf eigene Faust vor der Hütte auf. Mentje flieht in den Wald. Sie weiß nun schon, dass sie den Streit, der mit Sicherheit folgen wird, nicht ertragen kann. Erst zum Abendessen kommt sie wieder zurück.

An einem rauen Tag im Februar ist Ernis Bein feuerrot und schmerzt. Sogar das Pülverchen, das Bart ihr gegen die Schmerzen gegeben hat, hilft nicht. Sie liegt im Bett und weint.

Auch Frau Bartfeld läuft die ganze Zeit mit einem Taschentuch von den Augen herum und ab und zu schnäuzt sie sich geräuschvoll die Nase. „Ich habe Angst, dass das wieder eine Knochenmarksentzündung ist, genau wie 1937. Der Arzt hat damals schon gesagt, dass sie so etwas wieder bekommen kann."

„So schlimm wird es nicht sein", beschwichtigt Bart sie. „Wir müssen abwarten, was der Arzt sagt. Er kommt, sobald es dunkel ist."

Mentje streckt zögernd eine Hand nach Erni aus. „Ich finde das wirklich furchtbar für dich, Erni. Wenn du möchtest, bleibe ich zusammen mit Bart hier, bis der Arzt kommt."

„Gern, ich wäre nicht so gern allein. Wenn ich doch bloß nicht ins Krankenhaus muss!"

Mentje wirft Bart einen Blick zu. Auf dem Weg hierher hat er ihr schon offenbart, dass bei einer Knochenmarksentzündung eine Einweisung ins Krankenhaus unausweichlich ist. Und danach kann es Monate dauern, bis Erni wieder ausreichend gesund ist, um ins Lager zurückzukehren.

Bart seufzt. „Wir müssen alles tun, was am besten für dich ist, Erni. Der Arzt, ich, deine Eltern und du selbst auch."

Daraufhin fangen Erni und ihre Mutter noch mehr an zu weinen. Sogar Bart scheint es eher zum Weinen, als zum Lachen zumute zu sein. Er verschwindet hastig nach draußen.

Der Arzt erscheint erst am späten Abend zusammen mit Opa Bakker. Er sieht müde aus.

„Knochenmarksentzündung, fürchte ich. Wir müssen das Kind in ein Krankenhaus bekommen und das am besten so schnell wie möglich."

Als Freds Mutter krank geworden ist, haben die Männer sie auf einer Krankentrage zum Eperweg geschleppt. Von dort aus ist sie mit einem Krankenwagen in ein Krankenhaus in Ermelo gebracht worden. Dasselbe ist mit Tante Kaatje geschehen, als sie eine Blinddarmentzündung bekommen hat. Doch dieses Mal sagt der Arzt Nein – das dauert zu lange. Er wird Erni mit seinem eigenen Auto ins Salemkrankenhaus bringen.

„Und ihre Identität?", erkundigt sich Herr Bartfeld besorgt.

Der Arzt wirft Opa Bakker einen Blick zu. Der überlegt eine Weile und verkündet dann: „Wir werden sie als Erni Bakker aufnehmen lassen."

Mentje weiß noch, dass Freds Mutter damals unter dem Namen Cornelia Johanna Bakker aufgenommen worden ist, dem Namen von Tante Cor. Welchen Namen Tante Kaatje benutzt hat, weiß sie nicht, aber sie weiß wohl, dass sie auf den Namen von Tante Cor Insulin bekommt. Und jetzt noch eine Erni Bakker?

Wenn noch jemand im Lager krank werden sollte, sollten sie sich lieber einen anderen Namen ausdenken. Die Leute im Krankenhaus glauben sonst noch, dass die ganze Familie Bakker ein Krankenlager ist.

Frau Bartfeld zieht Erni warm an und befestigt sie dann mit einer Decke auf dem Rücken ihres Vaters. Der wird sie huckepack durch den dunklen Wald zu der Kreuzung bringen, an der der Arzt auf ihn wartet.

Frau Bartfeld ist untröstlich. Sogar Bart hat Tränen in den Augen. Während Mentje und er durch die finstere Nacht zur AM-Hütte zurücklaufen, sprechen beide kein Wort.

Immer, wenn du denkst, dass alles gut läuft, passiert irgendetwas, das dir unrecht gibt, sagt Mentjes Vater immer. Im Pass-Auf-Lager ist das nicht anders. Als es Frühling wird, kommt es wieder zu einem Zwischenfall, der alle in der AM-Hütte aus der Fassung bringt. Und dieses Mal ist es nicht einfach nur ein falscher Alarm so wie damals bei dem Untergetauchten, der verhaftet worden war, sondern etwas, das wirklich ernst ist. Und das ist alles die Schuld dieses Kerls, der im Turm der Veluwer Farbenfabrik eine illegale Sendestation betreibt – Adri de Zeeuw.

Sie sitzen am Nachmittag ruhig zusammen – Bart lernt, Han stopft einen Ärmel, Mentje und Flora lesen. Dann wird angeklopft. Als Mentje die Tür öffnet, stehen zwei Männer vor ihr. „Kommen Sie herein", sagt sie zögernd.

Die Bewohner des Schlafquartiers unter dem Dach rutschen die Leiter hinunter, alle begrüßen sich förmlich. Einer der Männer scheint ein Bekannter zu sein, der Widerstandskämpfer Lenstra, der andere wird von ihm als Adri de Zeeuw vorgestellt. „Wartet, ich setze kurz Wasser für den Kaffee auf", erklärt Flora. Dann erzählen die Besucher, was sie vorhaben. „Schaut, wir haben in diesem Lager eine einmalige Situation: hundertzwanzig Menschen in einem versteckten Dorf halb unter der Erde und mitten im Wald. Und das schon ein paar Jahre lang. Eigentlich ist das ein Wunder."

„Und das direkt vor der Nase der Deutschen", bekräftigt Salvador. „Es ist ein Wunder, das kann man wohl sagen."

„Und deshalb würde Adri gern ein paar Fotos machen, um das Wunder des Pass-Auf-Lagers für die kommenden Generationen festzuhalten."

„Zu verewigen", ergänzt Adri.

Es wird still. Bart runzelt die Augenbrauen. „Fotos? Wovon?"

„Von allem. Von den Hütten, den Aktivitäten der Bewohner, der Pumpe, der Einrichtung der Hütten, von allem."

Bart schaut bewusst nicht auf. „Ich weiß es nicht, wirklich nicht. Fotos sind ein gefährliches Beweismaterial."

„Aber für historische Forschungen sind sie von unschätzbarem Wert", fährt Lenstra ungerührt fort. „Ein Foto sagt mehr als tausend Worte."

Han beeindruckt das nicht. „Ich finde, das ist keine gute Idee."

„Es kann doch gar nichts passieren", versucht Lenstra sie zu überzeugen. „Adri ist selbst bis über beide Ohren im Widerstand verstrickt, der wird euch niemals verraten."

„Es geht nicht nur um Adri. Auch ohne sein Zutun können die Fotos uns verraten."

„Was denkt der Baum darüber?", will Salvador wissen.

Lenstra macht eine ungeduldige Handbewegung. „Der hat damit nichts mehr zu tun."

„Und Opa Bakker?"

Lenstra scheint wütend zu werden. „Jetzt hört mir doch mal zu: Adri tut euch einen Gefallen, ein paar Untergetauchte haben ihn um die historische Dokumentation gebeten. Wer nicht auf die Fotos möchte, kommt auch nicht drauf."

„Und wenn der Film nun in die falschen Hände gerät?", erkundigt sich Wim.

„Ich gehe kein Risiko ein", erwidert Adri. „Ich werde ihn bis nach dem Krieg gut verstecken."

Lenstra steht auf. „Wenn ihr uns nun entschuldigen würdet, wir würden gern auch noch bei den anderen Hütten vorbeigehen. Vielen Dank für den Kaffee, Han."

„Han hat den Kaffee gar nicht gekocht, das bin ich gewesen", schimpft Flora, nachdem sie wieder gegangen sind. Niemand hört ihr wirklich zu, es gibt nun wichtigere Dinge. „Lenstra sagt, dass wir es als historisches Dokument betrachten müssen", bemerkt Salvador, während er sich grübelnd die Nase reibt, „aber das überzeugt mich nicht, wirklich."

„Es ist einfach zu gefährlich", behauptet Wim kopfschüttelnd. „Ich …"

„Es ist schon schlimm genug, dass der verwundete Pilot jetzt weiß, wo wir sind", fällt Han ihm ins Wort. „Und denkt doch nur an die ganzen Kuriere, die hier jeden Tag Essen vorbeibringen, und den Arzt, den Zimmermann, den Installateur und wer auch immer noch. Aber jetzt auch noch die Existenz dieses Lagers schwarz auf weiß zu beweisen … Das mag hundertmal eine historische Dokumentation sein, trotzdem nein danke." Sie schlägt mit der Faust auf den Tisch.

Jetzt beginnt auch Flora streitlustig zu werden. „Der Pilot ist auch so eine Tratschtante, ich wette, der läuft überall herum und gibt damit an, dass er in einem Lager voller Juden gewesen ist, direkt vor der Nase der Deutschen."

Bart hebt eine Hand. „Leute, lasst uns bei den Fotos bleiben. Ich finde die ganze Idee vollkommen unnötig."

„Total nutzlos", stimmt Han ihm zu.

Dann steht Mentje auf und geht hinaus. Sie ist doch noch zu jung, um mitzureden, und darüber hinaus scheint sich ein Streit zusammenzubrauen.

Draußen läuft sie Walter über den Weg. „Hast du schon gehört, was die vorhaben?“, fragt er.

„Meinst du die Fotos, die Adri de Zeeuw von uns machen möchte?“

Walter sieht auf einmal ein bisschen pikiert aus. Er hat offensichtlich gedacht, er könnte ihr irgendwelche heißen Geschichten erzählen. Doch er hat sich gleich wieder unter Kontrolle. „Mein Vater wird das niemals zulassen. Er will am Sonntag mit Opa Bakker darüber sprechen. Und mit dem Baum, wenn es sein muss.“

Seit Erni ins Krankenhaus gebracht worden ist, kommen Walter und Mentje besser miteinander klar. Vielleicht fühlt er sich jetzt ein bisschen einsam, aber es kann auch sein, dass er einfach nur erwachsener wird. „Darüber werden die Menschen in der AM-Hütte begeistert sein“, erwidert sie freundlich. „Sie sind nämlich stinksauer.“

Trotz des Vorhabens von Walters Vater kann Mentje in der Nacht nicht schlafen. Es sind nicht so sehr die Fotos, die ihr Albträume bereiten. Schon das Reden darüber hat ihr wieder ins Gedächtnis gerufen, wie schnell das Lager tatsächlich entdeckt werden kann. Und was geschieht dann mit ihr? Vielleicht kann Herr Bartfeld Lenstra und de Zeeuw auf andere Gedanken bringen. Die Leute hören auf ihn, denn alle haben sie ein bisschen Angst vor ihm. „Ein Windbeutel“, urteilt Flora über ihn und Han findet ihn herrisch.

Als jedoch die Bewohner der AM-Hütte am nächsten Tag aus ihrer Hütte treten, ist de Zeeuw schon am Fotografieren. Anscheinend waren nicht alle Lagerbewohner dagegen. Manche haben sich außerdem adrett angezogen und besondere Posen eingenommen. Eine Gruppe Männer schält sogar die Kartoffeln mit Anzug und Schlips. „Vollkommen lächerlich“, schnaubt Han.

Auf dem Weg zur Schule sieht Mentje einen Jungen mit einem Beil in der Hand grinsend an einen Baum gelehnt, gekleidet in seine beste Hose und ein blütenweißes Hemd. Als ob hier tatsächlich jemand in seinen Sonntagsklamotten mitten im Lager einen Baum fällen würde!

„Nein, fotografieren Sie keine Kinder, auf keinen Fall!“ Herr Spijer kommt gerade noch rechtzeitig.

Am Abend kocht die ganze AM-Hütte vor Wut. „Wetten, dass dieser Lenstra nach dem Krieg für seinen Mut einen Orden bekommt?", brummt Han sarkastisch.

Flora nickt. „Dann kann er auf seine alten Tage jedem von seinen Heldentaten berichten, genau wie Onkel Max."

Mentje findet das lustig, lacht aber nicht. Flora hat nicht ausgesehen, als würde sie Witze machen, und die anderen schauen genauso ernst drein.

„Ich denke schon, dass Adri den Film gut verstecken wird", bemerkt Bart.

Adri de Zeeuw, weiß Mentje, ist bei der Familie Schaap untergetaucht, in *„De Paddestoel"*, „Der Pilz".

Mentje ist froh, dass sie einfach nur de Vries heißt und nicht Schaap, „Schaf". Und dann auch noch ein Haus besitzen, das „Der Pilz" heißt! Sie darf gar nicht daran denken, wie Walter sie dann aufgezogen hätte.

Flora sieht sehr besorgt aus. „Gut. Und wenn wir trotzdem erwischt werden?"

„Das wird nicht passieren", entgegnet Han entschieden.

„Aber wenn es nun doch passieren würde?"

„Wenn wir irgendwann durch eine Patrouille überfallen werden sollten, verstecken wir uns einfach im Wald. Der ist groß und dicht, da gibt es genug Plätze, um sich zu verbergen."

„Aber nicht als Gruppe", bemerkt Wim. „Wir werden jeder für sich operieren müssen."

„Ja, sicher, aber das meine ich nicht", erwidert Flora. „Ich meine: Was geschieht mit uns, wenn wir verhaftet werden? Was wird eurer Meinung nach aus den Menschen, die mit dem Zug in den Osten verfrachtet werden?"

Es wird still um den Tisch herum und alle vermeiden den Blickkontakt. Dann schaut Bart vorsichtig auf. „Sie müssen in einem deutschen Konzentrationslager Zwangsarbeit verrichten, denke ich."

Flora betrachtet ihren Daumennagel. „Was für Arbeit ist das?"

„Ich … ich habe keine Ahnung. In einer Fabrik, vermute ich. Uniformen nähen und Kriegsgeräte herstellen."

„Nahrungsmittel eindosen", ergänzt Han.

Wim nickt. „Das sind Arbeitslager. Die Umstände sind erbärmlich. Also, was immer auch passieren mag, wir dürfen uns nicht schnappen lassen."

In dieser Nacht liegt Mentje wach und betet lange und ernst: „Bitte, Herr, lass die Soldaten den Film nicht finden, denn in den Lagern im Osten ist es wirklich furchtbar. Sorge bitte dafür, dass der Pilot seinen Mund hält und auch der Zimmermann und der Installateur. Und dass der Arzt nicht verhaftet wird, wenn er hierherkommt, oder die Kuriere, wenn sie Essen bringen. Und sorge bitte dafür, dass …" Aber das ist eigentlich zu viel, Gott soll nicht den Eindruck bekommen, sie sei habgierig.

„Und sorge doch bitte gut für Papa. Und für mich, dass wir nicht in ein Lager müssen.

Bitte. Amen."

Sie hat eigentlich noch dafür beten wollen, dass der Herr auch für Han und Bart sorgt, aber sie weiß immer noch nicht, was Gott von den Juden hält. Eigentlich sind sie ja sein auserwähltes Volk.

Oder war das nur in der Zeit der Bibel so?

Am Sonntag schütten die Bewohner der AM-Hütte ihr Herz vor Opa Bakker aus. „Ich bin selbst auch sehr unglücklich über diese Geschichte", offenbart der alte Mann. „Lenstra ist eine tragende Säule des Widerstandes, aber das war außergewöhnlich waghalsig von ihm. Ich werde mit ihm ein ernstes Gespräch führen müssen."

In der Zwischenzeit nimmt Tante Cor die Maße. „Ich habe von einem Fabrikanten in Kampen Stoff bekommen, daraus können wir ein oder zwei Sommerkleider machen."

Mentje weiß, dass die Mutter von Hans irgendwo in Nunspeet untergetaucht ist; sie wird sicher diejenige sein, die die Kleider nähen soll.

„Meiner Meinung nach braucht sie auch neue Holzschuhe", bemerkt Han.

Tante Cor nickt. „Ich frage Max, ob er ihr welche schnitzen kann, dann hat er etwas zu tun."

Am nächsten Tag verkündet Herr Bartfeld: „Ich habe gestern Abend ein Gespräch mit dem Baum gehabt. Er ist wütend. Stinksauer und geradezu rasend, könnte man auch sagen. Dieses Mal ist Lenstra zu weit gegangen."

Vielleicht sind wir hier trotzdem noch sicher, denkt Mentje am selben Abend. Von Baumhauer würde nicht zulassen, dass mit dem Lager etwas passiert, und Opa Bakker auch nicht.

Es ist auch so, wie Han es sagt: Der Wald ist so dicht, dass man sich darin sehr gut verstecken kann. Denken wir nur an den Vormittag, an dem die kleinen Kinder Verstecken gespielt haben und Johnny Meijers hinterher nirgendwo zu finden war. Nach einer Weile hat das ganze Lager nach ihm gesucht. Man hat ihn ja nicht rufen können, das wäre zu gefährlich gewesen. Johnnys Vater ist schließlich vor Unruhe ganz wild geworden. Johnnys Mutter ist hin und her gerannt, einfach zickzack über die Brandschneisen, sodass Han und Flora sie haben festhalten müssen. Schließlich hat sie sich an Han geklammert und ihr den ganzen Pullover klatschnass geweint. Flora hat ihr eine Tasse Kaffee gebracht mit dem letzten bisschen Zucker darin.

Schließlich hat Walter den kleinen Jungen gefunden – er hat tief im Wald gelegen und geschlafen. „Ich hätte ihn niemals entdeckt, wenn er sich nicht bewegt hätte", hat Walter später erklärt.

Tief im Wald sind wir sicher, bekräftigt Mentje noch einmal sich selbst gegenüber.

Es hat die ganze Nacht geregnet. Der vordere Teil der Hütte glänzt, weil das Wasser die Treppe hinuntergelaufen und unter der Tür hindurchgekommen ist. Als Mentje in der Schule ankommt, ist sie schon durchnässt. Herr Spijer meint, der Regen hätte auch seine Vorteile, denn dann verringerten die Deutschen die Anzahl ihrer Patrouillen. Sie vermuten sicher, dass sowieso niemand in der nassen Kälte des Waldes überleben könne.

Puh, die haben sicher nur Angst, dass sie es selbst nicht überleben. Diese Angstschisser.

In der Baracke ist es gemütlich warm und still. Die vier Kinder sitzen rund um den groben Tisch über ihre Bücher gebeugt. Herr Spijer hat ihnen für heute extraschwierige Rechenaufgaben vorgelegt. Fred wird mir wieder helfen müssen, denkt Mentje. Ich kapiere gar nichts.

Plötzlich ertönt ein ohrenbetäubendes Motorengeräusch. Die Kinder lassen alles stehen und liegen und flüchten nach draußen mit Herrn Spijer auf seinen strammen Beinen im Kielwasser. Mentje presst sich die Finger in die Ohren und schaut sich um, weil sie sehen möchte, woher der Krach kommt.

Durch die Zweige über ihren Köpfen sehen sie einen riesigen Bomber durch die Luft sausen. Er fliegt sehr niedrig und aus seinem Heck quellen schwarze Rauchwolken. „Er steht in Brand!“, brüllt Walter. „Schrei nicht so!“, entgegnet Eddie ängstlich. Walter hört es nicht, die Motoren machen viel zu viel Lärm.

„Schaut doch!“ Fred zeigt auf den Himmel hinter dem Flugzeug. Fünf Menschen sind mit Fallschirmen aus dem Flugzeug gesprungen. Sie hängen über dem Wald und schweben langsam nach unten. „Die landen im Wald“, bemerkt Herr Spijer.

Überall kommen Untergetauchte nach draußen, um herauszufinden, was los ist. Irgendwo hinter dem Horizont schlägt das Flugzeug auf. Sie sehen den schwarzen Rauch über den Bäumen stehen, bevor sie den Knall hören. „Ich hoffe nur, dass der Wald kein Feuer fängt“, fährt es jemandem neben Mentje heraus.

„Die Fallschirmspringer müssen kilometerweit in der Gegend verteilt sein, bis nach Vierhouten und Nunspeet“, vermutet ein anderer.

„Die Deutschen müssen sie auch gesehen haben“, behauptet der erste Mann. „Die werden hierherkommen und suchen!“

Es scheint, als sei mitten in der Gruppe Menschen eine Bombe explodiert. Sie fliegen nach allen Seiten auseinander. „Denkt an die Brandschneisen!“, ruft Herr Spijer den rennenden Kindern hinterher.

An der Brandschneise lässt Mentje sich auf den Bauch fallen. So kriecht sie durch die letzten Sträucher und schaut dann schnell nach links und rechts. Die Luft ist rein. Sie fliegt über die Schneise und rennt zur AM-Hütte, nach Hause.

Drinnen bereiten sich die Bewohner schon auf die Flucht vor. „Ich habe an die Brandschneise gedacht“, ruft Mentje, während sie ihren Kissenbezug leer schüttelt.

Bart läuft voraus, auf ihn folgt Han, dann Mentje, und ganz hinten laufen Flora und Wim. Sie gehen lautlos, schleichen beinahe. Es sieht aus wie ein Spiel, ist allerdings Ernst. Tief im Wald äußert Bart leise: „Ich denke, wir sollten uns hier verstecken, aber nicht alle auf einem Haufen. Jeder muss sich sein eigenes Versteck suchen.“

Mentje findet irgendwo einen schön dichten Strauch ohne Dornen. Sie sieht, dass Wim in dem Gebüsch neben ihr Mühe hat, seine langen Beine zusammenzufalten. Man kann sofort sehen, dass er vergessen hat, wie man Verstecken spielt, denn er sitzt die ganze Zeit über kerzengerade wie ein Hase da. Wo Han und Bart sind, weiß Mentje nicht; die sind tiefer in den Wald hineingelaufen.

Der Boden ist feucht und eiskalt. Mit großer Mühe breitet Mentje ihre Decke unter sich und um sich herum aus. Rings um ihr kleines Nest ist der Wald totenstill, nicht einmal ein Vogel zwitschert. Alle lauschen.

Dicht neben ihr raschelt etwas zwischen den dürren Blättern. Mentje hofft, dass es kein Wildschwein ist. Sie sitzt hier nicht und wartet darauf, dass ein Schwein kommt und an ihr schnüffelt. Knabbern die Tiere an Menschenzehen? Schnell zieht sie die Füße noch weiter an.

Den ganzen Tag über hält sie sich versteckt. Zum Glück bleibt es trocken, trotzdem wird ihr vom langen Stillsitzen immer kälter. Ganz abgesehen davon ist es furchtbar langweilig, denn es passiert ganz und gar nichts. Nicht, dass sie das gerne hätte, aber trotzdem. Ihre Position ist zu unbequem zum Schlafen.

Der Tag schleppt sich endlos dahin. Der Apfel knirscht zwischen ihren Zähnen, die Karotte ist noch lauter. Wenn wir uns noch einmal verstecken müssen, nehme ich nur Brot mit, überlegt sie. Und dann sollte ich auch daran denken, ein Buch einzupacken. Niemand kann den ganzen Tag nur still liegen.

Am späten Nachmittag ertönt das charakteristische Pfeifen von Herrn von Baumhauer. „Der Baum!“, ruft Wim erleichtert, während er aus seinem Gebüsch kriecht. Er streckt sich in alle Richtungen. „Junge, Junge, ich bin ganz steif. Komm. Wo sind die anderen?“

„Tiefer im Wald. Flora auch, denke ich. Weißt du was, Wim? Das nächste Mal solltest du dir einen größeren und höheren Busch suchen, hörst du?“

„Hoffentlich gibt es kein nächstes Mal.“

Gemeinsam schlendern sie zur AM-Hütte zurück. „Ich nehme das nächste Mal keine Äpfel und Karotten mehr mit“, erklärt Mentje. „Die machen viel zu viel Krach.“

Wim grinst. „Ich nehme einfach mehr Essen mit, ich bin fast verhungert.“

Bart und Han sind schon zurück in der AM-Hütte, genau wie ein paar andere. „Habt ihr den Baum getroffen?“, will Wim wissen. „Was hat er gesagt?“

„Die Leute vom Widerstand haben die Fallschirmspringer gefunden", antwortet Han. „Es sind Amerikaner und sie sind verwundet und sehr geschockt, aber ansonsten fehlt ihnen anscheinend nichts allzu Ernstes. Drei von ihnen haben sich nun in der Hütte hinter dem Haus von Mazier versteckt und zwei sind beim Baum selbst untergetaucht. Der Arzt ist schon dort."

„Und die Deutschen?"

„So wie es aussieht, haben sie die Fallschirme nicht gesehen. Unbegreiflich."

„Der Baum hält die Fäden fest in der Hand", bemerkt Bart zufrieden.

Vielleicht hat es der Herr so geführt, denkt Mentje bei sich selbst. Vielleicht sieht der Herr sie doch, hier zwischen all den anderen Menschen im Pass-Auf-Lager.

6. April 1944 schreibt Mentje in ordentlichen Buchstaben in ihr Heft. In fünf Tagen habe ich Geburtstag, dann werde ich elf. Sollte ich das jemandem erzählen? Besser nicht, sonst denken sie noch, dass sie einen Kuchen backen müssen oder dass Mentje Geschenke bekommen möchte. Vielleicht hat Tante Cor am Sonntag die neuen Kleider dabei, dann kann sie einfach so tun, als ob das ihr Geburtstagsgeschenk wäre.

Sie seufzt ein bisschen. Herr Spijer nimmt wieder schwierige Rechenaufgaben durch. Fred ist der Einzige, der sie jemals richtig gelöst hat. Wenn doch nur Erni hier wäre, die konnte so nette Scherze machen, wenn die Arbeit zu schwierig wurde. „Wie geht es Erni?", will sie im Flüsterton von Walter wissen.

Der zuckt mit den Schultern. „Momentan ist sie immer noch im Krankenhaus."

Herrn Spijer geht es heute nicht besonders gut. Sein Gesicht ist aufgedunsen, seine Mopsnase ist feuerrot vom vielen Schnäuzen, seine Augen tränen, und als er zu sprechen versucht, geht alles in einem Hustenanfall unter. „Macht eure Aufgaben zu Hause fertig, Jungs", verkündet er schließlich.

Ohne Freds Hilfe bleibt Mentje schnell stecken. Zum Glück gibt es in der AM-Hütte immer jemanden, die ihr helfen kann. Während Bart und Salvador nach dem Abendessen am Tisch sitzen und studieren, versucht Wim ihr die Rechenaufgaben zu erklären.

„So schwierig ist das nicht, pass einfach mal auf", behauptet er immer.

Ich glaube, jetzt verstehe ich es etwas besser, denkt Mentje, als sie schließlich unter ihre Decke kriecht. Wim kann wirklich gut erklären.

In ihrer Matratze ist zu wenig Stroh, sie liegt fast auf dem Boden. Vielleicht kann ich vor meinem Geburtstag noch etwas Stroh in meine Matratze stopfen, überlegt sie noch, bevor sie einschläft.

Mitten in der Nacht wird sie durch einen furchtbaren Radau draußen geweckt. „Räumen! Räumen!", schreit eine Stimme. „Schnell!"

In seiner Hast, nach draußen zu kommen, fällt Wim beinahe über Mentje. „Was ist passiert?"

„Es hat eine Razzia in *‚De Paddenstoel'* gegeben und alle Untergetauchten sind verhaftet worden. Sie haben auch den Film gefunden. Opa Bakker hat es uns berichtet!"

„Die Fotos!", kreischt Flora sofort in Panik. Das Durcheinander in der Hütte ist komplett. Es ist stockdunkel. Jeder springt aus dem Bett, die Bewohner der Schlafetage rutschen die Leiter hinunter. Als Bart die Kerze anzündet, sieht Mentje, wie seine Hände zittern. Sie selbst steht mit schlotternden Knien da. Jacke, denkt sie. Mütze. Schal. Apfel und ein Stück Brot. Decke.

Jemand wirft die Kerze um. Schwarze Nacht. „Pass doch auf, wo du hinläufst, verdammt!", schreit jemand. „Steck die Kerze wieder an!"

Es bleibt finster. Mentje greift den Sack mit ihrer Kleidung, stopft sich die Decke unter den Arm und stolpert nach draußen. Sie tritt sich jetzt schon auf die Decke. „Komm mit, Mentje", fordert Han sie gehetzt auf.

Doch sie hat vergessen, etwas zu essen einzupacken. Sie lässt den Sack und ihre Decke fallen und stürmt wieder in die Hütte hinein. Drinnen ist es immer noch stockfinster. Ihre Hände finden zwei runde Lebensmittel.

Ja, Äpfel, denkt sie, stopft sie sich hastig in die Jackentasche und fliegt die Treppe wieder hinauf.

Draußen ist es dunkel. Überall um sich herum hört sie Menschen, doch Bart und Han sind verschwunden. Auch Wim und Flora sind nirgendwo mehr zu entdecken.

Die Angst schnürt ihr die Kehle zu. Nein! Wenn du Angst hast, erreichst du gar nichts, sagt sie wütend zu sich selbst. Denk nach.

Zwischen den Bäumen erkennt sie einige Schatten, die sich bewegen. „Komm! Komm!“, hört sie Menschen leise nacheinander rufen.

Ihre Füße fangen an, sich im Strom mitzubewegen, weg von den Hütten. „Verteilen!“, hört sie die laute Stimme von Walters Vater befehlen. „Ab jetzt ist jeder für sich. Geht so weit wie möglich vom Lager weg und versteckt euch gut. Und nicht ins Lager zurückgehen, wenn es noch hell ist. Bleibt tief im Wald und haltet euch still.“

Die Menschen um sie herum fangen an zu verschwinden. Einer nach dem anderen lösen sie sich im Wald auf. Jeder ist nun auf sich allein gestellt. Sie auch.

Ich muss mich verstecken, genau wie neulich der kleine Johnny, schießt es ihr durch den Kopf. Niemand konnte ihn finden. Doch zuerst muss sie so weit wie möglich vom Lager wegkommen.

Es ist finster, nicht einmal der Mond ist zu sehen. Sie erkennt keine Bewegungen mehr und Zweige hört sie auch nicht mehr knistern. Die Untergetauchten aus dem Pass-Auf-Lager sind mit dem Wald verschmolzen.

Nachdem sie unzählige Male über eine Baumwurzel gestolpert ist, beschließt Mentje, unter den erstbesten Strauch zu kriechen. Morgen, wenn es wieder hell ist, kann sie sehen, wo sie ist. Vielleicht entdeckt sie dann auch ein paar andere Untergetauchte.

Die ganze Nacht über liegt sie wach, ein kleines Häuflein Mensch in eine Decke gewickelt, das auf den Tagesanbruch wartet, mit zwei rohen Kartoffeln in der Jackentasche.

12. Kapitel

Langsam kriecht der Tag in den Wald hinein. Mentje hat sich alles ganz genau überlegt. Sobald es hell genug ist, wird sie aus dem Busch herauskriechen, ihre Decke und den Kissenbezug mit der Kleidung hier liegen lassen und versuchen herauszubekommen, wo sie ist. Das kann nicht allzu schwierig sein, denn sie kennt den Wald um das Lager herum wie ihre Westentasche. Den Rest des Tages wird sie sich erneut hier verstecken; das ist ein geeigneter Ort. Wenn es dann wieder dunkel geworden ist, wird sie sich zum Haus von Herrn und Frau von Baumhauer durchschlagen.

Ein guter Plan. Sie hat alles gut im Griff.

Nach fünf Minuten Umschauen weiß sie ganz genau, wo sie ist. Ui, sie hat es gestern Abend nicht wirklich weit geschafft. Zum Glück ist um das Lager herum alles ruhig. Die Deutschen kommen also erst später. Und vielleicht auch gar nicht.

Gerade hat sie es sich in ihrem Nest wieder gemütlich gemacht, als sie etwas hört. Ist da jemand? Oder waren das einfach nur die üblichen Waldgeräusche?

Reglos und mit gespitzten Ohren sitzt sie unter ihrem Strauch.

Nichts.

Oder warte mal, da ist doch etwas. Diesmal etwas deutlicher. Und da war mit Sicherheit eine Bewegung.

Etwa Wildschweine, die sich über die Nahrungsmittelvorräte hermachen wollen?

So hört sich das sonst nicht an.

Menschen? Soldaten?

Sie sitzt sehr nahe am Lager. Das war dumm – dumm, dumm, dumm. Sie hätte sich nach dem Aufwachen sofort ein anderes Versteck suchen müssen, weiter weg. Jetzt ist es zu spät. Sie sitzt wie eine Maus in der Falle.

Sie versucht sich Mut zuzusprechen. Niemand hat den kleinen Johnny finden können, obwohl alle gewusst haben, dass er sich versteckt hatte. Erst als er wach geworden war und sich bewegt hatte, hat Walter ihn gefunden. „Aber an dieser Stelle habe ich doch auch geschaut!“, hat Fred damals voller Überraschung gerufen.

Sie bewegt sich nicht. Stundenlang.

Aus dem Lager ist ab und zu ein Geräusch zu hören. Den ganzen Tag über.

Was machen die Soldaten da? Suchen sie immer noch nach Menschen?

Trotz allem hört sie keine Stimmen. Sollten es etwa doch Wildschweine sein?

Sie geht kein Risiko ein, sondern bleibt mucksmäuschenstill liegen. Der Hunger beginnt an ihr zu nagen. Sie wird ganz steif. Ihre Ohren bleiben jedoch gespitzt und registrieren jedes kleinste Geräusch.

Am späten Nachmittag vernimmt sie schließlich etwas, was sich wie eine Stimme anhört. Oder ist das wieder nur ein Vogel gewesen?

Dann wird es ganz und gar still. Es waren doch Menschen, sagt sie sich selbst. Die Wildschweine kommen nur nachts heraus. Die werden bestimmt nicht den ganzen Tag lang im Lager herumwühlen. Aber egal, jedenfalls muss sie hier weg, heute Nacht noch. Sie muss auch schauen, dass sie irgendwo Essen und Wasser findet. Es wäre ein Jammer, wenn sie sich so gut vor den Soldaten versteckt hätte, um dann doch noch vor Hunger zu sterben.

Zwei rohe Kartoffeln! Wie blöd muss man sein.

Sie wird beim letzten Tageslicht zum Haus Vierhouten gehen. In Gedanken geht sie den Weg mehrmals durch, damit sie sich im Dunkeln nicht verläuft. Von hier aus erst einmal geradeaus, am Lager vorbei, über die nächste Brandschneise. Am großen Baum, wo es die vielen Pilze gibt, scharf nach links abbiegen. Nach ungefähr hundert Schritten kommt die Lichtung mit den Heidelbeeren. Dann geht es wieder über eine Brandschneise, vorbei an dem Ort, wo Han in der Brombeerhecke hängen geblieben ist … Von da an weiß sie den Weg nicht mehr so genau, nur, dass es bis zum Haus noch rund fünfhundert Meter sind – Fred hat ihr gegenüber einmal so etwas angedeutet. Sie müsste das Haus also finden können.

Als die Sonne zu sinken beginnt, hält Mentje es nicht mehr länger aus. Es ist sowieso überall totenstill. Sie kriecht aus ihrem Versteck, rollt ihre Decke fest zusammen und begibt sich auf ihre sorgfältig geplante Wanderung.

Schon nach einer Stunde sackt sie auf die Knie. Sie hat keine Ahnung, wo sie sein könnte. Die Tränen kommen von ganz allein. Sie weint nicht leise, nein, sondern einfach laut und eine ganze Weile lang. Nach einiger Zeit auch nicht mehr nur, weil sie sich verlaufen hat, sondern wegen allem.

„Mentje?"

Erschrocken schaut sie auf, doch es ist nur Salvador, der große, starke Salvador, der neben ihr hockt und ihr tröstend die Hand auf die Schulter legt. Sie ist mit einem Mal so froh, dass sie an sich halten muss, ihn nicht fest zu umarmen. „Ich war unterwegs zu dem Haus von Herrn von Baumhauer, aber ich habe mich furchtbar verlaufen."

„Eigentlich nicht wirklich", entgegnet Salvador. „Ich würde sagen, du bist auf dem richtigen Weg, es ist allerdings noch ein ganzes Stück. Komm, dann suchen wir gemeinsam weiter."

Plötzlich ist die Nacht nicht mehr ganz so finster und der Wald nicht mehr ganz so Furcht einflößend.

Herr von Baumhauer öffnet persönlich die Hintertür. Er hat seinen guten Anzug an, doch seine Haare sind ziemlich durcheinander. „Zum Glück seid ihr auch sicher. Kommt mal schnell herein."

Nun ist Mentje wieder in dem Dachbodenzimmer mit der schiefen Decke. Frau von Baumhauer bringt ihr erneut eine Waschschüssel mit warmem Wasser, ein paar Butterbrote und ein Glas Milch. Mentje weiß schon alles: kein Licht machen und die Vorhänge nicht zur Seite schieben, nicht einmal für einen kleinen Spalt.

Bevor er Salvador und Mentje die jeweiligen Zimmer zugewiesen hat, hat von Baumhauer ihnen den Fluchttunnel gezeigt. Das ist ein schmaler, dunkler Gang von anderthalb Metern Höhe, der Eingang ist unter der Treppe versteckt. Von Baumhauer hat auf einen Lichtschalter gedrückt und im fahlen Schein hat Mentje den Boden, die Decke und die Stützbalken erkennen können. „Der Tunnel ist ungefähr hundert Meter lang", hat ihnen ihr Gastgeber erläutert. „Am anderen Ende befinden sich eine Luke und eine gewöhnliche Tür. Die Luke ist eine im Gras des hinteren Gartens verborgene Falltür. Die gewöhnliche Tür führt in unseren Schutzraum. Eigentlich ist das nur eine winzige Kellerecke, aber da ist man sicher. Wenn tagsüber etwas passiert, geht ihr sofort hier hinein."

„Gut, Herr von Baumhauer", hat Mentje mit einem ernsten Nicken geantwortet.

Sie wäscht sich am ganzen Körper mit dem warmen Wasser und schrubbt sich den Waldboden zwischen den Zehen weg. Als sie auch die Butterbrote gegessen und die Milch getrunken hat, fühlt sie sich ein bisschen besser. Zum ersten Mal seit neun Monaten kriecht sie wieder zwischen die Laken eines richtigen Bettes. Ja, das ist wunderbar.

Nein, eigentlich nicht. Es ist zu fremd. Erneut kitzeln die Tränen hinter ihren Augen. Sie sehnt sich nach ihrer dünnen Strohmatratze und der Gewissheit, dass Bart und die anderen ganz in ihrer Nähe schlafen.

Sie hat Heimweh nach der AM-Hütte.

Schon vor Sonnenaufgang bringt Herr von Baumhauer Mentje zur Familie Karstens. „Da bist du sicherer als bei uns", erklärt er.

„Ja, das verstehe ich. Und was ist mit Salvador?"

„Der wird woanders untergebracht. Es ist immer noch möglich, dass die Deutschen das Lager nicht entdecken. Dann könnt ihr wieder zurück."

Soll sie ihm jetzt erzählen, dass sie gestern Menschen im Lager gehört hat? Und wenn es nun doch Wildschweine gewesen sind? Oder einfach und allein ihre Einbildung? Nein, lieber nicht, sonst denkt er noch, dass sie sich so etwas nur ausdenkt.

Herr Karstens hat einen Bauernhof in Nieuw Soerel. Aber Mentje ist ihm noch nie begegnet, doch sie weiß ganz genau, wer das ist. Er hat mit seinem Wagen regelmäßig Kartoffeln, Reis, Karotten, Gemüse und Obst zum Lager gebracht, dazu auch Stroh und sogar Milchkannen. An den Essensgruben hat er die Dinge abgeladen und nach Einbruch der Dunkelheit haben die Untergetauchten sie dann abgeholt. „Karstens ist wieder da gewesen", hat es dann im Lager geheißen.

Opa Bakker hat einmal erzählt, Herr Karstens sei ein gläubiger und ehrlicher Mensch. „Jeder kennt ihn und deshalb wird keiner jemals einen Blick unter seine Wagenplane werfen."

„Nicht einmal die deutschen Patrouillen?", hat Han wissen wollen, die sich immer so angehört hat, als könne sie so etwas nicht glauben.

Opa Bakker hat sein gutmütiges Lachen hören lassen. „Wenn er eine Patrouille herankommen sieht, fängt er laut an, Psalmen zu singen, und im Vorbeigehen hebt er einfach die Hand zum Gruß."

Mentje hat die Stirn gerunzelt. Nennt man so etwas nicht spotten?

„Herr Karstens sagt immer", hat Opa Bakker seine Geschichte weitergeführt, „dass er nach der Befreiung endlich nicht mehr zu sündigen braucht, sondern einfach wieder wahrhaftig sein kann."

Frau Karstens sieht so aus, wie man sich eine Bauersfrau vorstellt. Ihre Kleidung, ihre Haare, alles. Sie wischt sich ihre Mehlhände an einem Küchentuch ab und führt Mentje in die Vorratskammer direkt neben der Küche. Als sie das Licht anschaltet, entdeckt Mentje die Regale voller eingemachter Lebensmittel: Bohnen, eingelegte Zwiebeln, Obst, Marmelade. Im Vorratsschrank gibt es noch eine Tür, die zur Besenkammer. Frau Karstens öffnet sie, legt den Besen in eine Ecke und schiebt die Rückwand zur Seite. Dahinter befindet sich wahrhaftig ein kleines Zimmer mit Bett und allem. „Dort kannst du deine Sachen hineinräumen und nachts schlafen", verkündet die Frau freundlich. „Tagsüber kannst du dich gern woanders aufhalten, solange du nicht nach draußen gehst, okay?"

„Ja, Frau Karstens, ich weiß", erwidert Mentje sofort. „Danke, dass ich hier sein kann." Denn sie weiß genau, dass die Familie Karstens zusammen mit ihr weggebracht wird, wenn die Soldaten sie hier finden – kein Mensch weiß, wohin.

Zwanzig Tage und zwanzig Nächte wohnt sie bei der Familie Karstens. Meistens bleibt sie in dem dunklen Zimmerchen mit der nackten Glühbirne unter der Decke. Sie liest die Bücher, die Frau von Baumhauer ihr regelmäßig vorbeibringen lässt, schreibt in Gedanken lange Briefe an ihren Vater oder liegt einfach nur auf dem Bett und sehnt sich nach dem Pass-Auf-Lager.

Tagsüber hilft sie gelegentlich Frau Karstens beim Putzen und Wäschewaschen. Samstags schält sie für die sonntägliche Hauptmahlzeit Zwiebeln und Kartoffeln aus dem Keller. An diesem Tag weicht sie auch die im Herbst getrockneten Äpfel und Birnen in einer Schüssel mit Wasser ein. Dort liegen sie dann eine Weile, damit sie aufquellen und zu einem wunderbaren Nachtisch verarbeitet werden können.

Sie isst mit den anderen am Küchentisch. Die ganze Familie engagiert sich im Widerstand. Während des Essens reden alle, Mentje ist die Einzige, die nur zuhört. So bekommt sie mit, dass Salvador ganz in der Nähe untergetaucht ist, bei einem Herrn Mazier. Andere Lagerbewohner sitzen irgendwo in Nunspeet oder auf Bauernhöfen in der Nachbarschaft. Ein paar verstecken sich sogar in dem großen Armeezelt im Wald hinter dem Haus von Herrn von Baumhauer.

Mentje erfährt auch, dass von Baumhauer zusammen mit Opa Bakker das ganze Lager leer geräumt hat. Eine ganze Menge Bauern haben geholfen, allen Hausrat wegzuschaffen. Wenn jetzt die Soldaten ins Lager kommen sollten, finden sie nur noch leere Hütten.

Dann habe ich doch Menschen gehört, denkt Mentje, schweigt allerdings weiterhin darüber. Je weniger man sagt, desto besser ist es – das hat sie schon gelernt.

De Zeeuw ist verhaftet und ins Durchgangslager Amersfoort gebracht worden. Opa Bakker und Tante Cor sind aus ihrem Haus geflohen. Lenstra hat die Beine in die Hand genommen und ist nach Amsterdam entwischt.

Über Han und Bart erfährt sie nichts.

Und niemals berichtet Herr von Baumhauer etwas über ihren Vater, der ist also auch immer noch verschwunden.

In diesen Tagen wird sie elf, ohne dass das jemand weiß. Eigentlich weiß sie es selbst auch nicht genau, denn sie hat keine Ahnung mehr, welches Datum man gerade schreibt.

„Heute Abend kommt Salvador dich abholen, ihr könnt ins Pass-Auf-Lager zurück", verkündet Frau Karstens an einem Nachmittag.

Mentje erschrickt beinahe. „Zurück ins Pass-Auf-Lager?"

„Ja, dort ist es wieder sicher. Der Baum ist hingegangen und hat sich umgeschaut, Opa Bakker auch, und da sieht alles noch genauso aus wie beim letzten Mal. Es scheint, als hätten die Deutschen das Lager nicht entdeckt."

„Aber … sie haben doch den Film gefunden, oder?"

„Ja, aber irgendwer hat ihn bei Tageslicht aufgerollt. Ob das Adri selbst gewesen ist oder ein Deutscher, wage ich nicht zu sagen, die Fotos sind jedenfalls zerstört worden, bevor sie entwickelt werden konnten."

„Vielen Dank, Frau Karstens!" Ihr Herz jubelt. Vor Freude könnte sie hüpfen und tanzen – sie geht zurück in die AM-Hütte!

Doch stattdessen begibt sie sich schweigend in ihr verstecktes Zimmer. Frau Karstens gegenüber wäre es nicht nett, wenn sie sich anmerken ließe, wie froh sie darüber ist, endlich hier wegzukommen!

Mitten in der Nacht kommt Frau Karstens sie rufen. Salvador ist da! Er nimmt Mentje an die Hand und gemeinsam marschieren sie durch den dunklen Wald zurück ins Lager.

In der AM-Hütte ist es stockfinster, außer ihnen ist niemand dort. Zum Glück hat Salvador eine Kerze und Streichhölzer dabei. Auf dem Boden liegen noch ein paar Matratzen, allerdings ohne Bettwäsche. „Macht nichts, ich habe meine Decke dabei", verkündet Mentje. „Und Frau Karstens hat mir auch ein paar Butterbrote mitgegeben. Möchtest du eins?"

„Hebe sie dir lieber für morgen auf. Wir wissen nicht, wann wir wieder etwas zu essen bekommen."

Schlau, denkt Mentje. Sie zieht zwei Matratzen ins Hinterzimmer und stapelt sie dort aufeinander. Und trotzdem schläft sie fast auf dem Boden – sie müssen unbedingt Stroh nachfüllen.

Zum ersten Mal in drei Wochen schläft sie mit einem Lied im Herzen ein.

Tröpfchenweise kommen die Untergetauchten zurück. Einer nach dem anderen, in Zweiergruppen, ganze Familien, einmal sogar ein Trupp von zehn Leuten, die alle nach Amsterdam geflohen waren. „Ihr könnt euch nicht vorstellen, wie schön es ist, wieder zurück zu sein", ruft eins von den Mädchen aus, während es mit tiefen Zügen die Waldluft einatmet. „Wir haben alle in einem engen Hinterzimmer in der lautesten Straße der Stadt aufeinandergehockt. Da gab es keine Privatsphäre, nichts."

Das muss furchtbar gewesen sein. Wenn man da einmal muss … Brr! Mentje möchte nicht daran denken.

Herr von Baumhauer hat mit seinen Helfern fast all ihre Besitztümer wieder ins Lager zurückgebracht. Die Bewohner müssen sich ihre persönlichen Dinge selbst heraussuchen.

Walters Mutter ist wütend. „Ich weiß ganz genau, wer sich meine Pfanne geschnappt hat. Ich habe es mit eigenen Augen gesehen. Aber ich sage nichts. Mein Mann und ich sind nicht solche üblen Leute, die wegen so etwas viel Aufhebens machen würden."

Mentje explodiert beinahe vor Lachen, weiß sich aber noch rechtzeitig zu beherrschen.

Endlich kehren auch Han und Bart zurück. „Und wo seid ihr beiden Turteltäubchen untergekommen?", will Wim wissen.

„Du hast gut reden!", fängt Han sofort an zu berichten. „Wir sind mit unserem Bettzeug und unseren Kleidungssäcken quer durch den Wald marschiert und dabei den Dörfern und den Wegen ausgewichen, bis wir ganz sicher gewusst haben, dass wir ein ganzes Stück vom Lager entfernt waren. Bei Beekbergen hat uns dann jemand, den Bart da kennt, ein Zelt gegeben. Das haben wir tief in den Wäldern des Landguts Spelderholt aufgeschlagen und da sind wir dann geblieben, bis einer gekommen ist und uns gesagt hat, dass wir zurückkönnten, weil es hier wieder sicher genug sei. Und da sind wir jetzt." Sie schweigt für einen Augenblick. „Es kommt mir fast so vor, als wären wir wieder zu Hause."

So kommt es mir auch vor, denkt Mentje, während sie sich umschaut. Jeder ist wieder zu Hause.

„Andererseits war es auch schön, mal wieder etwas von der Außenwelt zu sehen", sinniert Han weiter. „In der Abgeschiedenheit des Lagers fragt man sich ja schon manchmal, ob es jenseits des Waldes noch irgendetwas gibt. Nun, das wäre damit geklärt."

Mentje stellt den vollen Wasserkessel auf den Kanonenofen. „Möchte jemand Kaffee?", fragt sie ein bisschen verlegen.

„Na und ob", ertönt die Antwort im Chor.

Die AM-Hütte lebt wieder.

Die Angst bleibt jedoch bestehen. Seit der Entdeckung der Filmrolle ist man im Pass-Auf-Lager wieder besonders vorsichtig geworden. *Ein* falsches Wort oder *eine* unvernünftige Aktion und sie könnten entdeckt werden. Als Opa Bakker am späten Nachmittag die Nachricht überbringt, dass einer seiner Informanten, ein vertrauenswürdiger Polizeibeamter, gehört hat, die Deutschen würden für die kommende Nacht einen „großen Schlag" planen, bricht Panik aus.

Mentje fliegt nach drinnen und fängt an, die Nahrungsmittelvorräte in zwölf Häufchen aufzuteilen. „Oh, du hast schon angefangen", bemerkt Flora, die außer Atem hineingerannt kommt. „Schlaues Mädchen."

„Das letzte Mal wäre ich vor Hunger fast gestorben, weil ich nur zwei rohe Kartoffeln dabeihatte“, erklärt Mentje.

Walters Vater stellt alle jungen Männer zu einer Art Waldtelegraf zusammen. In der ganzen AM-Hütte ist kein Mann mehr zu finden. In einer langen Reihe halten sie zwischen der Polizeistation und dem Lager Wache, durch den ganzen Wald hindurch. Wenn etwas geschieht, sollen sie sich ein Zeichen geben. Walter und Fred stehen dicht am Lager. Wenn es so weit ist, sollen sie Alarm schlagen, damit die Untergetauchten flüchten können.

In dieser Nacht schlafen sie alle wieder in ihrer Kleidung.

Tief in der Nacht klopft Walter an die Tür. „Ihr könnt schlafen gehen, kapiert?“, schreit er. „Sie kommen nicht. Die Patrouille ist in Richtung Ijsselmeer abgezogen.“

„Als ob man bei diesem Gebrüll schlafen könnte“, brummt Han in sich hinein. Aber es klingt doch erleichtert.

„Mentje, wir möchten kurz mit dir sprechen“, erklärt Opa Bakker am Sonntag darauf mit einem ernsten Gesicht. Ein unbehagliches Gefühl macht sich in Mentje breit. „Wer sind denn ‚wir‘?“

Bart und Han schauen sich an. „Das sind Han und ich – und Opa Bakker“, antwortet Han ruhig. „Der Rest kann übrigens auch gerne zuhören, das geht uns alle an.“

In der AM-Hütte wird es still – so ein geladenes Schweigen, in dem jeder abwartet. Opa Bakker sieht noch besorgter aus als sonst. Mentje sitzt bewegungslos auf der breiten Fensterbank, ein buntes Kissen an die Brust gedrückt. Schon spürt sie die ersten Krämpfe im Bauch.

Opa räuspert sich. „Es gibt Gerüchte ... Nun ja ...“

„Was für Gerüchte?“, drängelt Wim.

Opa Bakker holt tief Luft. „Über die Arbeitslager im Osten ... Es heißt, dass das eigentlich keine Arbeitslager sind.“

Totenstille. Jeder hält den Atem an.

„Es heißt, dass das Vernichtungslager sind. Dort gibt es Gaskammern. Die Menschen, die in den Osten gebracht werden, werden manchmal sofort in die Gaskammern geschickt.“

Flora wird kreidebleich. „Gaskammern?“

„Was soll das sein?“, fragt Mentje sich.

Doch Salvador nickt. „Ich habe auch so etwas gehört, ja.“

Bart schweigt, aber er nickt auch.

Wim starrt weiterhin auf seine Füße. „Ich auch. Nicht nur Gaskammern … Auch Öfen."

„Öfen?", will Mentje entsetzt wissen. „Um Menschen zu …?"

Niemand antwortet ihr, nur Bart nickt wieder, ohne aufzuschauen.

„Das können natürlich auch alles nur Gerüchte sein", erklärt Opa Bakker.

Wim schüttelt den Kopf. „Die Leute, die nach Amsterdam geflohen sind, als wir hier nach der Entdeckung des Films wegmussten, haben so etwas in einer illegalen Zeitung gelesen. Sie haben Bart und mir davon erzählt."

Es ist totenstill in der AM-Hütte. Han reibt sich die Oberarme, so als wäre ihr plötzlich kalt geworden. Dann sagt Flora: „Du und Bart, ihr habt also beide schon davon gewusst?"

Bart schaut sie an. „Das stimmt, Flora."

„Warum habt ihr uns dann nichts davon gesagt?"

„Warum wohl? Um den Zustand hier nicht noch hoffnungsloser werden zu lassen."

Jetzt wird Flora wirklich böse. „Das ist eine faule Ausrede. Warum muss denn dann jetzt auf einmal darüber gesprochen werden?"

Bart und Han werfen sich einen flüchtigen Blick zu. Bart nickt. „Wegen Mentje", erklärt Han schließlich.

Mentje schreckt hoch. Inwiefern ist dieses Gespräch *ihre* Schuld?

„Mentje ist … Sie ist der Grund für dieses Gespräch", erläutert Opa Bakker, während er Mentje traurig anschaut. Han geht zu ihr hin. „Opa ist der Meinung, dass wir dich aus dem Lager herausbekommen müssen, Mentje."

Mentje kommt sich auf einmal furchtbar schlapp vor – der Schreck sackt ihr in die Beine. „Ihr wollt mich wegschicken?"

„Du bist keine Jüdin, Mentje", erwidert Opa Bakker. „Der Baum und ich haben darüber gesprochen. Es wäre unverantwortlich, dich hierzulassen. Wir haben gedacht …"

„Aber ich will nicht aus dem Lager heraus! Bitte …"

„Hör doch erst mal zu, Mentje", fällt ihr Han ins Wort.

Als hätte sie einen Eimer Eiswasser über den Kopf bekommen, dringt es plötzlich zu ihr durch: Alle haben sich gegen sie verschworen. Bart, Han, Opa Bakker – alle! Sie springt von der Fensterbank und wirft das Kissen auf den Boden. „Ich gehe nicht! Ihr könnt mich nicht zwingen! Ich gehe nicht weg!"

„Wir wollen doch nur …“, fängt Bart an.

Doch Mentje ist schon an der Tür. „Ich gehe nicht weg!“, schreit sie noch einmal über ihre Schulter. Dann stürmt sie nach draußen.

So weit vom Lager entfernt ist es still im Wald. Mentje ist am Anfang so wütend gewesen, dass sie einfach losgerannt ist, ohne in den Brandschneisen aufzupassen. Wie können sie sie nur einfach so wegschicken? Woher nehmen sie das Recht? Sie haben doch gar nicht über sie zu bestimmen! Das darf nur ihr Vater, und wenn der nicht da ist, bestimmt sie selbst über ihr Leben. Sie geht nicht weg! Sie denkt überhaupt nicht daran!

Nach einer ganzen Weile hat sie sich neben einem dicken Baum auf den Boden fallen lassen. Jetzt schmilzt ihre Wut langsam, bis nur noch ein großer Kummer übrig bleibt. Sie wollen sie hier nicht mehr haben. Niemand will sie haben. Hinter ihrem Rücken haben sie schon Pläne geschmiedet: Opa Bakker und Herr von Baumhauer zusammen mit Han und Bart. Woher hätte Han sonst wissen können, dass Opa Bakker sie aus dem Lager heraushaben möchte? Und Bart hat die ganze Zeit über nur genickt.

Jetzt laufen ihr die Tränen über die Wangen.

Sie ist die Einzige, die die Bewohner der AM-Hütte als eine große Familie ansieht. Keiner der anderen denkt so darüber. Denn sie haben ja alle einen anderen: Han hat Bart, Wim hat Flora, Salvador hat Eddie und Walter hat seine Familie.

Sie ist die Einzige, die ganz und gar allein ist.

Verzweifelt legt sie sich bäuchlings ins feuchte Blättermeer und weint, bis sie keine Tränen mehr hat. Trotzdem bleibt sie liegen.

Irgendwann bricht die Dämmerung herein. Ich muss zurück, wird ihr klar. Eigentlich möchte sie das nicht – sie schämt sich auch ein bisschen wegen ihres Ausbruchs heute Morgen.

Dann sieht sie ihn, als er zwischen den Bäumen auf sie zukommt: Bart. „Darf ich mich ein bisschen zu dir setzen?“

Mentje antwortet nicht.

Bart setzt sich auf den Blätterteppich neben sie und bietet ihr einen Apfel an. „Ich habe keinen Hunger“, erwidert sie.

„Iss ihn trotzdem auf.“

Der Apfel knackt zwischen ihren Zähnen. Ehrlich gesagt knurrt ihr der Magen. „Wie hast du mich gefunden?“, will sie nach einer Weile wissen.

„Du gehst immer an die Stelle, wo die Pilze wachsen."

Sie bewegt sich nicht. In ihrer Kehle vermischt sich der Geruch alter, nasser Blätter mit dem süßsauren Geschmack des Apfels.

„Bist du immer noch wütend?"

Sie schluckt das Apfelstück herunter, wobei sie gegen den Kloß im Hals ankämpfen muss. „Mehr traurig als wütend." Sie blickt zur Seite, sodass sie ihn anschauen kann. „Ich möchte wirklich nicht weg, Bart."

Barts Augen sehen sanft aus ... und ratlos. Er sieht genauso aus wie das Reh auf dem Bild in einem ihrer Schulbücher. „Mentje ..."

Sie schaut in eine andere Richtung, auf ihre Füße. „Als ich bei der Familie Karstens untergetaucht war, bin ich so unglücklich gewesen. Sie waren wirklich nett zu mir, aber ich hatte die ganze Zeit über das Gefühl, dass ich ihnen eigentlich im Weg war. Verstehst du das? Ich musste immer in diesem winzig kleinen Zimmer bleiben und durfte nie nach draußen. Sogar bei Herrn von Baumhauer ..."

„Mentje ...", unternimmt Bart einen neuen Anlauf.

„Du verstehst es nicht. Die AM-Hütte ist mein Zuhause, bis mein Vater zurückkommt. Bitte ..."

„Nicht doch, Mentje, ich verstehe es sehr gut!", ruft Bart aus. Selbst seine Stimme hört sich jetzt ratlos an. „Aber du musst wirklich begreifen, dass es keine andere Möglichkeit gibt. Was neulich passiert ist, beweist umso mehr, wie wehrlos wir sind und wie leicht wir entdeckt werden könnten. Was wäre denn, wenn eine Patrouille nun wirklich etwas beobachtet und Untersuchungen anstellt, ohne dass wir vorher gewarnt werden können? Du bist doch keine Jüdin, du begibst dich nur unnötig in Gefahr."

Aber sie reagiert nicht, sondern starrt weiterhin auf die Bäume.

Er legt seine warme Hand auf ihre. „Du musst es doch begreifen, Mentje. Wir machen das doch nur, weil es das Beste für dich ist."

Sie zieht ihre Hand weg. Noch einmal schaut sie ihn direkt an. „Das glaube ich nicht. Ihr wollt mich einfach nur loswerden. Ich bin doch nur ein Kind. Wenn wir entdeckt werden, bin ich nur eine Last für euch."

Er runzelt die Augenbrauen. „Wie kommst du denn darauf?"

„Das ist einfach die Wahrheit und das kann ich auch beweisen."

Er wartet.

„In der Nacht, als wir fliehen mussten wegen diesem Film, da seid ihr einfach ohne mich abgehauen."

Langsam schüttelt er den Kopf. „Wir haben gedacht, du läufst direkt hinter uns. Han hat gesehen ..."

„Das ist aber nicht so gewesen! Ihr habt mich einfach zurückgelassen und ich musste zusehen, wie ich allein im Wald zurechtkomme, den ganzen Tag lang. Und ich musste allein das Haus von Herrn von Baumhauer finden, in der Dunkelheit. Wenn Salvador mich nicht gefunden hätte, wäre ich sicher gestorben. Und dann musste ich mich wochenlang in einem winzig kleinen Zimmerchen ohne Fenster verkriechen, während ihr irgendwo nett im Wald gezeltet habt. Meinst du, dass ich das toll gefunden habe?"

„Sapperlot, Mentje."

„Jetzt hör doch mit deinem ‚Sapperlot, Mentje' auf! Genauso ist es gewesen. Und jetzt wollt ihr mich einfach wegschicken. Und wohin denn überhaupt?" Wütend zu sein ist angenehmer, als traurig zu sein, merkt sie.

Bart sitzt immer noch da und schüttelt den Kopf. „Du glaubst, dass es so gewesen ist, aber das ist alles nicht wahr. Ob du es nun glaubst oder nicht, wir haben wirklich gedacht, dass du direkt hinter uns läufst. Du hast ja keine Ahnung, wie entsetzt wir gewesen sind, als wir gemerkt haben, dass du fehlst. Ich habe dich am nächsten Tag hier gesucht, bei diesem Baum, aber da warst du auch nicht. Wir hatten keine Ahnung mehr, wo wir noch gucken sollten. Der Wald ist zu groß."

„Wenn die Patrouillen kommen, ist der Wald noch genauso groß", trumpft sie ihm gegenüber auf.

„Wenn die Patrouillen das Lager entdecken, werden sie den ganzen Wald durchkämmen", entgegnet Bart ernst. „Dann machen sie sofort alle Wege dicht. Um die Wahrheit zu sagen, Mentje: Wenn die Soldaten wirklich zuschlagen, hat keiner von uns auch nur den Hauch einer Chance."

Sie möchte das eigentlich nicht hören, trotzdem vernimmt sie, was er sagt. „Wohin wollt ihr mich denn eigentlich schicken?", fragt sie leise.

Er nimmt ihre Hand. „Wir wollen dich überhaupt nicht wegschicken, versteh das doch endlich. Aber wir müssen es."

„Aber wohin denn?"

„Du hast doch mal erzählt, dass du einen Onkel und eine Tante hast, die in Arnheim wohnen."

Onkel Jak und Tante Maria? „Ja, das ist der Bruder meiner verstorbenen Mutter. Aber die kenne ich überhaupt nicht, ich weiß noch nicht einmal, wie deren Baby heißt."

„Weißt du ihre Adresse?"

Sie beantwortet seine Frage nicht. „Ich will lieber bei euch bleiben und lieber zusammen mit euch sterben als allein weggehen."

„Nein, Mentje, das willst du nicht. Denn wenn der Krieg zu Ende ist, wartet dein Vater auf dich und dann werdet ihr wieder zusammen auf eurem Bauernhof wohnen können."

„Und wenn der Krieg nie zu Ende ist?"

Bart streicht ihr über das blonde Haar. „Die Befreiung kommt, das ist sicher. Irgendwann werden wir wieder frei sein."

Sie bleiben zusammen dort sitzen, bis es ganz dunkel ist. Bart hat seinen Arm um sie gelegt, so wie es ihr Vater immer gemacht hat. Vor langer, langer Zeit.

Vier Wochen lang geschieht nichts, sodass Mentje schon denkt, Herr von Baumhauer könne ihren Onkel nicht finden. Oder vielleicht hat er die ganze Sache auch vergessen. Vielleicht vergessen sie sie alle und dann kann sie einfach in der AM-Hütte wohnen bleiben.

Und dann kommt die Befreiung doch. Nun ja, noch nicht für sie, aber es ist jetzt nur noch eine Frage der Zeit, behaupten alle.

Gestern Abend sind Bart und Wim nach den Nachrichten in die AM-Hütte gestürmt. „Die englischen Truppen sind gelandet – in der Normandie!", hat Wim schon an der Tür gerufen.

„Wovon redet ihr?", hat Han mit gerunzelten Augenbrauen wissen wollen.

„Die Alliierten. Es sind Hunderttausende britischer und amerikanischer Soldaten an der französischen Küste gelandet. In der Normandie!" Wims Gesicht hat vor Begeisterung geglüht. „Die größte Invasion aller Zeiten, sagen sie. Zweihunderttausend alliierte Soldaten …"

„Wer sagt das?", hat Han skeptisch gefragt.

„*Radio Oranje* natürlich. Sie sagen …"

„Bart, ist das wahr?"

„Glaubst du vielleicht, ich würde dich mit so etwas anlügen?", hat Wim entrüstet wissen wollen. Seine Schwester hat ihn ignoriert. „Bart?"

„Es ist wahr, Han." Bart ist so ruhig gewesen wie immer. „Heute Morgen sind in der Frühe Tausende alliierter Soldaten an der Küste der Normandie gelandet."

„Und auch Fallschirmjäger, um die Deutschen aufzuhalten, damit die Soldaten landen konnten", hat Wim atemlos vor Aufregung ergänzt.

„Und das war das größte Landungsunternehmen der Geschichte?", hat Salvador zur Sicherheit noch einmal gefragt.

„Das behauptet jedenfalls *Radio Oranje*", hat Bart geantwortet. „Fast viertausend Schiffe und elftausend Flugzeuge."

Salvador hat vor Überraschung gepfiffen.

„Sie wollen nach Deutschland vorrücken", hat Wim erzählt. „Das ist die einzige Möglichkeit, diesen Krieg zu beenden."

„Hunderttausende von Soldaten! Unglaublich!"

„Von denen allerdings schon Zehntausende an der Küste gefallen sind", hat Bart nüchtern ergänzt.

„Oh nein!", hat Flora entsetzt gerufen. „Und ich habe gedacht, dass die Befreiung damit gekommen ist!"

„Das ist sie auch, denke ich", hat Bart sie beruhigt.

Mentje hat atemlos dabeigesessen und zugehört. Wenn das wirklich der Anfang der Befreiung war, dann braucht sie nicht mehr nach Arnheim. Dann könnte sie einfach im Pass-Auf-Lager bleiben, bis Frieden ist und sie auf ihren Bauernhof zurückkann, um dort auf ihren Vater zu warten. Dann würden sie wieder zusammen Butter machen und Kartoffeln ernten und abends gemeinsam Eintopf essen.

Dann würden sie …

Nach dem sechsten Juni berichtet *Radio Oranje* tagelang über nichts anderes als den Vormarsch der Alliierten, zuerst in Frankreich, danach in Belgien. Überall, wohin sie kommen, füllen sich die Straßen mit singenden und tanzenden Menschen. Alle umarmen sich und jubeln den Soldaten zu. Kinder klettern auf die Panzer, alte Leute wischen sich die Tränen aus den Augen.

Radio Oranje meldet allerdings auch, dass die Deutschen erbitterten Widerstand leisten und dass die Terrormaßnahmen in den besetzten Gebieten drastisch verschärft worden seien. „Glaubt ihr immer noch, dass die Befreiung vor der Tür steht?“, will Flora eines Abends wissen, während sie zur AM-Hütte zurückschlendern.

„Wir dürfen den Glauben nicht aufgeben, Flora“, erwidert Bart ernst. „Die Alternative ist schlichtweg undenkbar. Wir müssen weiterhin hoffen.“

Dann kommt der Schock. Und der ist größer als die anfängliche Freude über die Befreiung.

Eines Morgens steht Opa Bakker unerwartet vor der AM-Hütte. „Es ist so weit“, verkündet er ernst. „Es ist alles geregelt.“

Was ist so weit?, denkt Mentje unruhig. Opa Bakker sieht immer noch nüchtern aus.

Han legt das Abtrockentuch zur Seite. „Was ist denn, Opa?“

„Es wird hier immer gefährlicher“, erklärt der, während er sich an den Tisch setzt. Es gäbe zu viele Außenstehende, die über dieses Lager Bescheid wüssten. Und die Deutschen patrouillierten immer intensiver.

„Wir müssen Mentje hier wegbekommen, nach Arnheim.“

Ein Schock des Entsetzens durchzuckt Mentje. Nein! Bitte nicht!

Han legt den Arm um sie. „Wann?“, will sie wissen.

„Morgen Nacht. Ich komme sie holen.“ Opa Bakker schaut Mentje direkt an. „Das ist eine gute Nachricht, oder, Mädchen?“

Sie schließt die Augen und schüttelt den Kopf. *Nein!*

„Sie weiß, dass es nicht anders geht“, erklärt Bart. „Es ist für sie einfach nur sehr schwierig.“

Opa steht auf und stützt sich dabei auf den Tisch, der unter seinem Gewicht knackt. Sie spürt seine Hand auf ihrer Schulter. „Ich verstehe es sehr gut. Ich selbst werde dich zu deinem Onkel und deiner Tante bringen. Dann bist du wieder bei deiner Familie.“

Mentje unterdrückt die Tränen. „Aber ich kenne die doch alle gar nicht!“, möchte sie rufen, aber sie bekommt es nicht über die Lippen. Sie weiß auch, dass Bart recht hat.

Und deshalb nickt sie langsam.

„Gut, dann bis morgen Nacht!“, verabschiedet sich Opa und geht zur Tür.

In der AM-Hütte ist es totenstill. Dann seufzt Wim: „Ach, unser schlaues, kleines Mädel.“

Sie mögen sie wirklich sehr – das hört sie an ihren Stimmen. Langsam macht Mentje die Augen auf. „Macht euch wegen mir keine Sorgen. Ich schaffe das schon.“

Am nächsten Tag nimmt das ganze Lager Abschied von ihr. Mentje gibt ihr Bestes, um fröhlich auszusehen, aber am liebsten würde sie niemandem begegnen. Der Knoten in ihrem Magen wird immer fester.

Alle haben gute Wünsche und gute Ratschläge für sie. „Du bist so intelligent, hör nicht auf weiterzulernen!“, gibt ihr Herr Spijer mit auf den Weg, der sichtlich angetan ist von ihr.

„Das verspreche ich“, erwidert sie. „Und danke für alles, was Sie mir beigebracht haben.“

„Ich kann nicht glauben, dass du weggehst“, erklärt Fred. „Hoffentlich sehen wir uns nach dem Krieg wieder.“

„Ganz bestimmt“, antwortet Mentje, obwohl sie sich überhaupt nicht sicher ist.

„Hier, dieser Apfel ist für dich“, verkündet er hastig. „Okay, dann bis bald“, und bevor Mentje noch etwas erwidern kann, ist er verschwunden. Ihre Wangen fühlen sich seltsam warm an.

Am späten Nachmittag kommt auch Walter, um Abschied zu nehmen. Er schaut sie nicht an, sondern stottert etwas unbeholfen herum. „Und … äh … du bist auch kein Schwabbelbauch mehr, okay? Erst schon, aber jetzt nicht mehr. Du bist … äh … ich finde dich wirklich hübsch, eigentlich.“

„Oh. Gut. Äh … Vielen Dank.“ Sie weiß nicht, was sie noch sagen soll, deshalb streckt sie ihm die Hand entgegen. „Mach’s gut, Walter.“

„Mach’s gut, Mentje“, antwortet er genauso feierlich.

An diesem Abend kocht Flora mit dem letzten Rest Zucker Apfelbrei und backt auch Pfannkuchen. Alle tun so fröhlich wie möglich, das Lachen schafft es allerdings nicht bis in ihre Augen.

Mentje schluckt und schluckt, aber sie bekommt trotzdem den Pfannkuchen nicht durch ihre Kehle.

„Versuche noch ein bisschen zu schlafen, Mentje“, fordert Han sie auf, als sie mit dem Abwasch fertig sind. „Opa Bakker kommt dich nicht vor Mitternacht abholen. Ihr habt eine lange, schwere Reise vor euch, da ist es besser, wenn du ausgeruht bist. Bart und ich bleiben auf und wecken dich, wenn Opa da ist."

Sie kann allerdings überhaupt nicht einschlafen. Was wird sie wohl in Arnheim erwarten? Sie weiß nicht, was für Menschen Onkel Jak und Tante Maria sind. Ihre Cousins und Cousinen hat sie bisher auf keinem Foto gesehen. Sie weiß auch noch nicht einmal, wie das Baby heißt.

In voller Montur liegt sie auf ihrem Bett. Han hat ihr geholfen, ihre wichtigsten Sachen zusammenzusuchen und ein flaches Päckchen daraus zu machen – ihre Bibel liegt ganz obendrauf. Mehr nimmt sie nicht mit. Denn von nun an ist sie die achtjährige Geertje Bakker, die mit ihrem Großvater auf dem Fahrrad unterwegs ist.

Endlich berührt Han sie leicht an der Schulter. „Komm, zieh deine Jacke an."

Mentje steht sofort auf. Wim und Flora schlafen, sie haben sich schon verabschiedet. Im Vorraum wartet Opa. Bart öffnet die Tür und Opa Bakker geht als Erster nach draußen.

Auf der Treppe vor der AM-Hütte nimmt Han Mentje kurz beiseite: „Irgendwann werden wir uns wiedersehen, hörst du? Wir wissen immerhin, wo euer Bauernhof ist. Nach der Befreiung kommen wir euch besuchen und dann können wir endlich auch deinen Vater kennenlernen."

Mentje nickt hastig. Zu hastig.

„Mentje …", beginnt Bart erstickt, doch dann kommt er nicht mehr weiter. Er legt ihr nur kurz die Hand auf die Schultern und wendet sich schließlich schnell ab.

Mentje schluckt mühsam. „Darf ich wirklich nicht hierbleiben?" Ihre Stimme bebt.

Han schüttelt kurz den Kopf. Über ihre Augen zieht sich ein Schleier. „Du musst jetzt gehen, Mentje. Es ist besser so."

Dann geht sie wieder hinein und schließt die Tür der AM-Hütte hinter sich.

13. Kapitel

Opa Bakker hat Mentje an der Hand genommen und jetzt suchen sie gemeinsam ihren Weg durch den dunklen Wald. Die Tränen rollen über Mentjes Wangen, sodass sie fast nicht sehen kann, wo sie hinläuft.

Ich muss weg, ich muss weg, sagt sie sich bei jedem Schritt.

„Ihr übernachtet an einem Ort, wo euch keiner kennt, ein ganzes Stück hinter Nunspeet“, hat Tante Cor ihr heute Morgen erklärt. „Hier in der Gegend gibt es viel zu viele Leute, die wissen, dass Opa keine Enkeltochter in deinem Alter hat. Erst morgen früh macht ihr euch dann auf den Weg nach Arnheim. Auf diese Weise weckt ihr den wenigsten Verdacht.“

Bei dem Baum, wo die Pilze wachsen, schlägt Opa Bakker eine unbekannte Richtung ein. Durch die kahlen Zweige über ihren Köpfen scheint der Mond, aber trotzdem bleibt es Furcht einflößend finster. Hohe Bäume tauchen unvermutet auf, dichtes Unterholz versperrt ihnen den Weg. Und dabei marschiert Mentje wegen der blöden Tränen die ganze Zeit im Blindflug.

Mit dem Ärmel ihrer Jacke wischt sie sich über die Augen. „Und jetzt hör endlich auf mit dem Geheule!“, befiehlt sie sich streng. „Sonst brichst du dir noch irgendwo das Genick. Du bist schließlich kein Waschlappen, oder etwa doch?“

Es hilft nichts. Ihr Kummer sucht sich weiterhin seinen Weg.

Sie wird sich immer unsicherer. Bisher hatte sie gedacht, sie kenne den Wald gut, aber im Augenblick hat sie nicht die leiseste Ahnung, wo sie gerade sind. „Wir verlaufen uns doch nicht etwa?“, fragt sie nach einer Weile.

Opa Bakker grinst. „Nein, davon kann keine Rede sein. Den Wald kenne ich wie meine Westentasche.“

Es kommt Mentje so vor, als seien sie schon seit Stunden unterwegs, eine Brandschneise geht in die nächste über. In ihren drückenden Holzschuhen läuft sie sich die Füße wund, trotz der dicken Socken, die sie trägt. Und aus ihren kleinen Zehen ist mittlerweile jedes Gefühl gewichen. Onkel Max ist wirklich kein guter Holzschuhschnitzer. Zu allem Übel setzt sich nun auch noch in ihrem Kopf ein hämmernder Kopfschmerz fest. Aber trotzdem fragt sie nicht, ob sie eine Rast machen könnten, sondern beißt stattdessen die Zähne zusammen.

Wenn Papa aus dem Durchgangslager Amersfoort freigelassen wird, kann er mich bei Onkel Jak und Tante Maria viel leichter finden, versucht sie sich Mut zuzusprechen. Dass sie im Pass-Auf-Lager untergekommen sein könnte, hätte er vermutlich nie gedacht.

Obwohl Herr von Baumhauer es ihm natürlich erzählen könnte.

„Vergisst du bitte nicht, Herrn von Baumhauer hinterher zu sagen, dass ich jetzt in Arnheim wohne?", bittet sie Opa Bakker.

„Das weiß er schon längst", entgegnet der.

Schließlich erreichen sie einen Feldweg, der offensichtlich nur ganz selten benutzt wird. Lange Zweige hängen bis auf den Boden und in den Furchen sind junge Bäume gewachsen. Trotzdem läuft es sich darauf etwas leichter, bis Opa Bakker erneut in den Wald abbiegt. „Noch ein kleines Stückchen durch den Wald und dann sind wir da."

In der Dunkelheit erscheinen die Umrisse eines Forsthauses. Es brennt kein Licht, aber die Hintertür ist angelehnt. Opa Bakker geht hinein. Aus einem der Zimmer kommt ihnen ein Mann entgegen. „Da seid ihr ja", begrüßt er sie, während er den Riegel vor die Hintertür schiebt. „Geht durch bis in den Vorraum, da könnt ihr schlafen."

Im fahlen Mondlicht sieht Mentje ein Sofa mit Decken für Opa Bakker und daneben eine kleine Matratze, auf der sie liegen kann. Sie kriecht unter die Decke. Ihre Füße ragen über die Matratze hinaus, sie ist allerdings so müde, dass sie trotzdem sofort einschläft.

„Auf dem normalen Weg über die Hohe Veluwe könnt ihr nicht nach Arnheim fahren", erklärt der Forstbeamte am nächsten Morgen. „Die Hohe Veluwe ist jetzt militärisches Sperrgebiet."

„Was schlagen Sie stattdessen vor?", will Opa Bakker wissen.

„Den Umweg über Apeldoorn, das sind rund sechzig Kilometer. Ihr könnt auch über Barneveld fahren, das könnte etwas sicherer sein, denn da gibt es mehr Schleichwege. Das sind allerdings um die zwanzig oder dreißig Kilometer mehr."

Opa Bakker fährt sich mit dem Finger an der Nase entlang. „Wenn wir Apeldoorn umfahren, können wir vielleicht bei einem alten Kollegen von mir übernachten. An einem Tag werden wir es sowieso auf keinen Fall schaffen."

„Nicht mit dem Fahrrad, nein", stimmt ihm der Forstbeamte zu.

Zum ersten Mal wirft Mentje einen Blick auf das Fahrrad, mit dem sie unterwegs sein werden. An der Lenkstange ist ein Korb befestigt, darin ist ein Päckchen Butterbrote und eine Flasche Wasser. Der Sattel ist vom vielen Gebrauch durchgebogen. Auf dem Gepäckträger ist ihr flaches Paket mit einem Seil festgezurrt; darauf wird sie gleich sitzen. Wenn sie angehalten werden sollten, darf sie nichts sagen. Opa wird dann das Wort führen. Wenn es möglich ist, sollte sie leise anfangen zu weinen. Besonders schwierig dürfte das nicht sein.

Dann fällt ihr Blick auf die Räder. Auf den Felgen sitzen keine Gummireifen mehr – statt dessen hat Opa Bakker Holzringe darauf befestigt.

Mentje bekommt einen Kloß im Hals. Opa Bakker ist schon alt. Das Fahrrad wird furchtbar schwer zu treten sein und sie werden oft Rast machen müssen.

Und das alles nur, um sie zu retten.

Sie würde ihn gern umarmen und sagen, dass sie dankbar ist, dass er das alles für sie tut. Wenn sie sich doch nicht wie ein unartiges Kind aufgeführt hätte, als sie ihr mitgeteilt haben, dass sie wegmuss. Sie wünscht, sie könnte den Mut aufbringen, Opa Bakker zu sagen, dass sie ihn mag, aber sie weiß nicht, wie.

Deshalb sagt sie nur: „Vielen Dank, Opa", und lacht ihn ein bisschen an, obwohl ihr Herz immer noch weint.

Erst am späten Nachmittag des zweiten Tages erreichen sie die Außenbezirke von Arnheim. Opa Bakker steigt ab und schaut auf einem Stadtplan nach. „Wir sind fast da. Wenn ich es richtig sehe, müssen wir hier geradeaus und dann ein Stück vor der Brücke rechts ab. In dieser Gegend muss es irgendwo sein, in der Nähe des Eusebiusplatzes."

Dann tritt er wieder an – die harten Räder des Fahrrads rappeln über den Weg. Mentjes Sitzfleisch fühlt sich schon grün und blau an von dem Gehoppel; das flache Päckchen bietet schon lange keinen Schutz mehr. Ihr Gesicht ist rot verbrannt, denn natürlich hat sie wieder nicht an einen Sonnenhut gedacht.

Die Gebäude gleiten vorbei – eine Menge Gebäude in einer Menge Straßen. Ich habe noch nie zuvor in so einer großen Stadt gewohnt, denkt Mentje bedrückt. Und wenn ich mich da verlaufe?

Endlich hält Opa Bakker direkt vor einem großen Haus an. In der obersten Etage sind alle Fenster mit schwarzem Verdunklungspapier zugeklebt. Die Farbe an der Eingangstür blättert ab. „Ich hoffe nur, dass jemand zu Hause ist", brummt Opa, während er das Fahrrad an die Wand lehnt.

Ich hoffe nicht, denkt Mentje, denn dann muss Opa sie ins Pass-Auf-Lager zurückbringen. Doch sie weiß genau, dass das nicht infrage kommt.

Opa klopft an.

Stille.

Opa klopft noch einmal, dieses Mal etwas lauter.

Drinnen hört man, wie sich etwas bewegt. „Wer ist da?", will eine Kinderstimme wissen.

Opa bedeutet Mentje, dass sie antworten soll. Das versteht sie gut – sonst bekommt das Kind noch Angst.

„Ich, Mentje. Mentje de Vries."

Stille.

„Du musst ein bisschen mehr sagen", flüstert Opa ihr zu.

Sie holt tief Luft. „Bist du das, Henk? Oder Femke? Ich bin Mentje, eure Cousine."

Da geht die Tür auf. Auf der Schwelle steht ein Junge mit strubbeligem blonden Haar und einem Hemd, an dem zwei Knöpfe fehlen. Auf seinem Gesicht liegt ein misstrauischer Ausdruck. „Mentje? Aber die wohnt doch ein ganzes Stück weiter weg?"

Jetzt übernimmt Opa Bakker die Führung. „Bist du Henk?"

„Ja."

„Ist dein Vater zu Hause? Oder deine Mutter?"

„Die Deutschen haben meinen Vater gefangen genommen und meine Mutter ist nicht da."

Zwei Mädchen tauchen neben ihm auf und starren sie an, beide haben dieselben blauen Augen wie ihr Bruder.

„Oh." Opa Bakker scheint für einen Moment zu zögern. „Sind das deine Schwestern?"

„Ja, Femke und Ilonka."

Opa wirft Mentje einen Blick zu. Die nickt. „Das stimmt, so heißen meine Cousinen."

„Und wo ist deine Mutter?", will Opa von Henk wissen.

„Die kommt gleich, aber das kann noch eine ganze Weile dauern. Sie ist mit meinem kleinen Bruder zur Rote-Kreuz-Station gegangen, weil der so hustet."

Opa Bakker scheint nicht recht zu wissen, was er tun soll. Er räuspert sich. „Mentje wird eine Weile bei euch wohnen."

Drei neugierige Augenpaare richten sich auf Mentje. „Oh. Gut."

„Mentje, es wird spät", sagt Opa Bakker zu ihr. „Ich muss vor der Sperrstunde aus der Stadt heraus sein. Glaubst du …?"

Er vollendet den Satz nicht, aber der Kummer ist ihm in den Augen abzulesen.

Wenn Opa nicht vor Sonnenuntergang wieder unterwegs nach Barneveld ist, wird es sehr gefährlich für ihn. Wenn er erst einmal aus Arnheim heraus ist, bietet ihm die Dunkelheit einen gewissen Schutz. Er muss also wieder fahren, das versteht sie sehr gut.

Mit ihrem freundlichsten Lächeln schaut sie zu ihm hinauf. „Mach dir wegen mir keine Sorgen, Opa." Sie hätte sich gern auch noch bei ihm bedankt, aber ihre Stimme fängt an zu zittern.

Opas Augen werden feucht. Er streicht ihr über den Kopf. „Was bist du doch für ein tapferes Ding. Möge Gott dich beschützen." Dann dreht er sich hastig um und geht zu seinem Fahrrad.

Mentje bleibt an der Eingangstür stehen. Sie winkt noch einmal, doch Opa schaut nicht mehr zurück.

„Komm schnell rein", fordert Henk sie auf. „Meine Mutter sagt, wir müssen die Tür immer geschlossen halten."

14. Kapitel

Das Haus ist innen enorm groß, sogar noch größer als das von Herrn von Baumhauer. Vom Eingangsflur gehen zwei Türen weg. Hinter der einen befindet sich ein Wohnzimmer mit edlen Möbeln und einem Büfettschrank, in dem buntes Porzellan steht. Die Tür gegenüber führt ins Esszimmer. Darin stehen ein langer Tisch, eine ganze Reihe Stühle und eine große Anrichte.

Von der Eingangshalle führt eine breite Holztreppe mit einem schönen Geländer in einem eleganten Bogen ins Obergeschoss. „Wenn meine Mutter weg ist, müssen wir immer oben bleiben“, erklärt Henk, während er die Treppe hinaufgeht. „Warum bist du eigentlich hier?“

„Ich konnte da nicht länger bleiben, wo ich gewesen bin“, antwortet Mentje vorsichtig. Niemand darf etwas über das Jahr im Pass-Auf-Lager erfahren. „Die Deutschen haben meinen Vater mitgenommen.“

Henk bleibt mit einem Ruck stehen. „War der auch beim Widerstand?“

„Ja, äh … So in der Art.“

„Hat er Juden geholfen?“

„Ja.“

„Oh, dann werden sie ihn mit Sicherheit erschießen.“

Mentje wird es auf einmal eiskalt. „Nein, weißt du, er lebt noch. Er sitzt im Durchgangslager Amersfoort.“

„Da hast du aber Schwein gehabt.“ Henk steigt weiter die Treppe hinauf.

„Wer ist denn erschossen worden?“ Mentje steht immer noch stocksteif da.

„Mein Vater“, antwortet Henk über die Schulter. „Weil er Juden geholfen hat. Einer Menge.“

„Wie schlimm für dich.“

Henk zieht einen schiefen Mund. „Ach, das geht schon. Er hat um Schwierigkeiten gebettelt und hat sie auch bekommen, sagt meine Mutter immer. Das ist auch schon eine ganze Weile her, noch bevor Willem geboren wurde. Der ist dann zu früh gekommen."

„Und wo ist deine Mutter?", will Femke wissen.

Mentje schüttelt den Kopf. Sie ist immer noch ganz starr vor Entsetzen und kann nicht klar denken. „Die ist gestorben. Auch schon vor einer ganzen Weile, bei meiner Geburt."

Wenn sie nun ihren Vater auch erschießen! Nein, nein, das wird nicht passieren!

Die Treppe läuft in eine breite Galerie aus, von der fünf Türen abgehen, eine auf der linken Seite, eine auf der rechten und drei direkt vor ihr. Ein bisschen verlegen stehen die Kinder voreinander. Jetzt, wo sie oben sind, weiß eigentlich keiner so recht, was sie nun tun sollen. „Wie alt bist du?", erkundigt sich Henk.

„Ich bin im April elf geworden."

„Ich bin neun."

„Ich bin sechs und sie ist vier", plappert Femke.

„In welche Klasse gehst du?", will Henk wissen.

In der Schule? Daran hat sie schon ganz lange nicht mehr gedacht. In welche Klasse würde sie jetzt gehen? „In die siebte."

Henk schielt sie an. „Da lügst du aber! Du bist erst im April elf geworden!"

„Mein Vater hat mich ein Jahr früher in die Schule geschickt."

„Oh."

Schweigen.

Dann verschwindet Femke in einem der Zimmer. Die Betten sind nicht gemacht und der ganze Boden liegt voller Spielzeug. „Schau, das ist unser Zimmer. Kommst du mit spielen?"

Es ist schon fast dunkel, als Tante Maria mit dem Baby nach Hause kommt. Nun ja, es ist eigentlich kein Baby mehr – es ist schon zwei und heißt Willem, findet Mentje ganz schnell heraus.

Die anderen drei stürmen die Treppe hinunter und Femke schreit laut: „Mama! Wir haben Hunger!" Langsam geht Mentje hinter ihnen her. Sie kennt die Tante überhaupt nicht und jetzt ist auch noch der Bruder ihrer Mutter gestorben.

Tante Maria setzt Willem auf seine Beinchen und streicht ihm über das Gesicht. „Und wen haben wir hier?", will sie wissen, als sie Mentje sieht.

„Das ist Mentje, die kommt bei uns wohnen, weil ihre Mutter tot ist und die Deutschen ihren Vater mitgenommen haben", rattert Henk sofort herunter.

Zwischen Tante Marias Augen erscheint ein Runzeln. Kein böses Runzeln, eher ein überraschtes. „Mentje?"

Langsam geht Mentje die Treppe hinunter. „Wenn ... es geht, jedenfalls."

Sofort lässt Tante Maria sich auf ein Sofa fallen und verbirgt das Gesicht in den Händen. „Weint sie etwa?", fragt Mentje sich ängstlich.

„Mama, ich habe so einen Hunger!", quengelt Femke.

„Jetzt halt' die Klappe!", schnauzt Henk sie an.

„Mama, Henk ärgert mich!"

Tante Maria schaut auf. Sie weint nicht, sie sieht nur furchtbar müde aus. Niedergeschlagen, so wie die Menschen im Pass-Auf-Lager, die die Hoffnung aufgegeben hatten. „Henk, gib Femke ein Butterbrot. Und Ilonka auch." Sogar ihre Stimme hört sich matt und mutlos an.

„Immer muss ich alles machen!", blafft Henk wütend los. Mit einem Ruck wendet er sich an Femke. „Hör endlich auf mit deinem Gejammer und mach dir selbst ein Brot. Als ich sechs war ..."

„Mama, Henk ist gemein zu mir!", kreischt Femke schrill.

Ilonka lässt sich auf den Boden fallen, die Beine in die Luft, und brüllt so laut, dass sie ihre Schwester übertönt: „Butte'b'ot! Butte'b'ot!"

Das wirkt ansteckend. Nun fängt auch der kleine Willem an zu schreien, dadurch bekommt er jedoch beinahe sofort einen furchtbaren Hustenanfall.

Erschrocken hält Mentje sich die Ohren zu. So etwas hat sie noch nie erlebt. Die Kinder hier sind noch schlimmer als Jetty aus dem Lager.

Dann fängt Tante Maria an zu weinen. Sie bewegt sich nicht, sondern sitzt einfach nur da, während ihr die Tränen über die Wangen kullern.

Mentjes Herz zieht sich zusammen, weil sie traurig, nervös, ängstlich und verwirrt ist. Sie fühlt sich so machtlos.

Die anderen Kinder kümmern sich nicht um die Tränen ihrer Mutter. Die Mädchen kreischen weiter, mit einem Knall schlägt

Henk die Tür hinter sich zu und Willem fängt immer fürchterlicher an zu husten.

Fast schon mechanisch steht Tante Maria auf. Sie nimmt das hustende Kind auf den Arm, beginnt ihm über den Rücken zu streichen und folgt Femke in die Küche. Ilonka hört sofort mit dem Geschrei auf, springt hoch und rennt ihnen hinterher.

Mentje bleibt allein zurück. Sie hat sich mit dem Rücken gegen die Wand gelehnt und so steht sie jetzt immer noch da und hält sich mit den Händen die Ohren zu. Ganz langsam lässt sie ihre Arme sinken.

Hier kann ich nicht bleiben, denkt sie niedergeschlagen. Hier ist es abscheulich.

Aber wohin soll sie gehen? Zurück kann sie nicht, Opa Bakker ist mittlerweile ein ganzes Stück von Arnheim entfernt. Und hier kennt sie niemanden.

Ich hätte nie aus der AM-Hütte weggehen sollen, denkt sie. Dort sitzen sie nun an ihren Abendbeschäftigungen. Einige Männer gehen sich an der Pumpe duschen, jemand kocht Eintopf zum Essen. In der AM-Hütte haben sie Spaß miteinander oder sie führen ernste Gespräche.

Dort kann sie sich zu Hause fühlen, bis ihr Vater zurückkommt.

Soll sie nun hier auf ihren Vater warten?

Geht dieser Krieg denn nie vorbei?

„Wer hat dich denn hierhergebracht?“, will Tante Maria wissen, während sie alle mit einem Butterbrot am Küchentisch sitzen.

Jetzt muss ich wieder aufpassen, was ich sage, denkt Mentje. „Jemand, den wir kennen, ein Herr Bakker.“

„Und warum gerade *hierher?*“

Weil wir verwandt sind, möchte Mentje gern sagen. Aber ihre Kehle ist so trocken, dass die Worte darin stecken bleiben. Zusammen mit dem Brot.

Tante Maria kratzt an einem Fleck auf der gestärkten Tischdecke herum. „Und was ist nun mit deinem Vater?“

„Die Deutschen haben ihn mitgenommen, das habe ich doch gesagt“, erwidert Henk ungeduldig. „Die werden ihn bestimmt erschießen.“

„Das ist nicht wahr!“ Mentje kämpft verbissen mit den Tränen.

Tante Maria sieht sie immer noch mit den todmüden Augen an. „Hättest du nicht bei diesem Herrn Bakker bleiben können?"

Sie hätte nichts lieber gewollt! Aber es ging nicht. „Da war kein Platz."

„Kind, du kennst uns doch nicht einmal. Warum bist du ausgerechnet hierhergekommen?"

Was soll sie nun sagen? „Ich kannte eure Adresse." Das hört sich furchtbar lahm an, aber sie hat doch schon gesagt, dass sie ihre einzigen Verwandten sind. Oder hat sie das nur gedacht? Sie fühlt sich immer komischer im Kopf.

„Die Zustände in Arnheim sind schwierig." Die Hände von Tante Maria liegen jetzt schlaff auf dem Tisch. „Essen. Wasser. Gas. Alles ist ein Problem. Du musst die richtigen Leute kennen, um irgendetwas zu bekommen. Für ein kleines Päckchen Mehl oder einen Klacks Butter stehen die Leute stundenlang an. Und dann habe ich auch noch ein krankes Kind."

Sie hat wirklich die Hoffnung aufgegeben, wird Mentje erneut klar. Trotz des Kloßes in ihrem Hals verkündet sie: „Ich werde dir helfen, so gut ich kann."

Ihre Tante steht auf und beginnt die Teller aufeinanderzustapeln. Ihre grauen Augen bleiben matt und aus ihrem Innersten entfährt ihr ein Seufzer. „Wo sind deine Sachen?"

Mentje holt das Päckchen aus der Eingangshalle.

„Ist das alles?", erkundigt sich Henk erstaunt.

„Ich … habe eigentlich nicht viel mitgenommen." Wieder kitzeln ihr die Tränen in den Augen. „Nur ein paar Kleidungsstücke und meine Zahnbürste. Und meine Bibel."

Henk und Tante Maria sagen nichts.

„Die Deutschen sind gekommen und da habe ich fliehen müssen. Zum Packen hatte ich keine Zeit." Als ob es das Pass-Auf-Lager nie gegeben hätte.

Tante Maria nimmt den Tellerstapel. „Dieser Krieg bringt mich noch um", klagt sie. „Henk, zeig Mentje das Gästezimmer. Vielleicht fällt mir morgen etwas ein. Jetzt bin ich zu müde."

Dann stellt sie die schmutzigen Teller auf der Anrichte ab.

Wieder fühlt Mentje sich verloren und heimatlos in einem schönen Zimmer mit einem fremden Bett. Überall im Haus ertönen

Geräusche, die sie nicht kennt: Willem, der weiterhin hustet, Ilonka und Femke, die mitten in der Nacht laut zu weinen anfangen, Straßenlärm, der durch das geöffnete Fenster hereinweht.

Sie steht auf, um das Fenster zu schließen. Dafür muss sie zuerst das schwarze Verdunklungspapier ein bisschen losknibbeln. An dem losen Flappen vorbei wirft sie einen Blick nach draußen.

Durch das Fenster kann man hinaus über die Fluten des Niederrheins sehen. Der Fluss liegt wie eine glänzende Schlange im Mondlicht vor ihr ausgestreckt. Das Wasser kommt aus den Alpen, aus der Schweiz, und strömt durch ganz Deutschland und die Niederlande bis in die Nordsee. Eine gewundene Schlange von mehr als tausend Kilometern Länge. Herr Spijer hat es ihnen auf der Karte gezeigt.

Der liebe Herr Spijer!

Nicht ans Pass-Auf-Lager denken.

Schnell schließt sie das Fenster und kriecht wieder ins Bett.

Aber schlafen kann sie nicht.

Was passiert, wenn Tante Maria nun morgen entscheidet, dass sie hier nicht bleiben kann? Wie soll sie dann weiter zurechtkommen? Stecken sie sie dann in ein Waisenhaus und wird sie dort in der Wäscherei arbeiten müssen, bis sie alt ist? Sie hat einmal gehört, dass Waisenmädchen so etwas machen müssen.

Oder werden sie sie in ein Arbeitslager nach Deutschland schicken, weil ihr Vater Juden geholfen hat? Erst in der AM-Hütte ist ihr wirklich klar geworden, dass das als großes Verbrechen betrachtet wird. Der Bruder ihrer Mutter ist deswegen sogar erschossen worden. Aber mit ihrem Vater wird das nicht geschehen! Der sitzt im Durchgangslager Amersfoort und da bringen sie keine Menschen um. Von dort sind Leute auch wieder freigelassen worden, das hat Tante Cor ihr einmal erzählt.

Ihr Vater hat auch nicht um Schwierigkeiten gebettelt wie Onkel Jak, das weiß Mentje genau. Er ist einfach nur barmherzig gewesen, wie es sich für einen Christen gehört. Nicht nur für Christen, eigentlich für alle Menschen.

Ihr Herz fängt wieder an zu bluten. Dabei sehnt sie sich nicht mehr nach der AM-Hütte oder nach Han und Bart. Sie sehnt sich nach ihrem Bett auf dem Bauernhof, nach dem Mondlicht, das durch die Bäume in ihr Fenster scheint, nach den Geräuschen ihres eigenen Zuhauses.

Und nach ihrem Vater.
Vor allem nach ihm.

Früh am nächsten Morgen schickt Tante Maria Mentje und Henk zum Bäcker, um Brot zu kaufen. Danach sollen sie beim Milchkarren von Herrn van Velden Milch holen und auf dem Markt noch Gemüse. Für alles brauchen sie Lebensmittelkarten.

Auf dem Markt ist leider nur wenig Gemüse zu bekommen und noch weniger Obst. „Wir müssen immer mehr Erzeugnisse an die deutsche Wehrmacht abgeben", erklärt eine Bäuerin. „Ich habe langsam den Eindruck, in Deutschland produzieren sie überhaupt keine Lebensmittel mehr, nur noch Waffen."

Henk besiegelt das mit einem hässlichen Kraftausdruck.

„Henk!", ruft Mentje entsetzt.

Er schaut sie herausfordernd an. „So denke ich eben über die deutsche Wehrmacht."

„Dich werden sie auch noch in ein Lager stecken, wenn du nicht aufpasst!", warnt ihn Mentje.

„Oh, oh, jetzt habe ich aber Angst!" Wütend schießt Henk ein Steinchen weg. Dabei schrappt die Spitze seines Schuhs über das Pflaster. So macht er nur seine Schuhe kaputt, denkt Mentje, sagt aber lieber nichts.

Henk hat richtige Schuhe. Sie besitzt nur Holzschuhe.

Beim Gemischtwarenhändler sind die Regale fast leer. Heute Morgen gibt es weder Butter noch Zucker. Morgen vielleicht wieder. „Sollen wir es noch in einem anderen Geschäft probieren?", fragt Mentje, denn sie möchte, dass Tante Maria nicht noch mehr die Beherrschung verliert. „Wir haben noch etwas Zucker, aber die Butter ist ganz alle, sagt deine Mutter."

„Lass mich mal überlegen", erwidert Henk. „Weißt du, wie weit das ist? Da essen wir heute Abend lieber nur Brot ohne Butter."

Was soll Mentje dazu sagen? Sie weiß es nicht.

Die Angst vor dem, was Tante Maria beschließen könnte, liegt ihr wie ein Stein im Magen. Eigentlich scheint Tante Maria keine gemeine Frau zu sein, also wird sie Mentje sicher nicht in ein Lager schicken. Sie macht allerdings so einen müden und mutlosen Eindruck. Mentje kann sich nicht vorstellen, dass sie noch ein Kind gebrauchen kann.

Dann wird es wohl das Waisenhaus werden.

„Schau mal, da ist unsere nagelneue Rheinbrücke“, verkündet Henk plötzlich.

Mit einem Schreck ist Mentje wieder in der Wirklichkeit zurück. Sie gehen durch eine breite Straße. An ihrem Ende ist eine Brücke. „Gab es da vorher denn keine Brücke? Irgendwie müssen die Leute von diesem Teil der Stadt in den anderen am gegenüberliegenden Ufer gekommen sein.“

„Da hat es schon eine Brücke gegeben, aber als die Front näher gerückt ist, haben unsere eigenen Soldaten die in die Luft gesprengt. Um zu verhindern, dass die Moffen über den Rhein kommen, kapiert?“

Henk redet sich in Rage. „Das hättest du sehen müssen! Einfach ‚Batz! Bumm! Kawumm!‘ und dann sind die Brocken durch die Luft geflogen. Und überall war Staub! Vom Haus aus haben wir alles sehen können. Von deinem Zimmer aus.“

„Wow. Aber wer hat denn dann die neue Brücke gebaut?“

„Die Moffen selbst. Dann kommen sie einfacher auf die andere Seite, kapiert?“

Als ob sie schwer von Begriff wäre. Blöder Kerl.

Nach einer Woche hat Mentje das Haus und seine direkte Umgebung ausgiebig erkundet. Es ist ein reiches Stadtviertel, entdeckt sie. Die Familie ihres Onkels lebt ganz anders als ihr Vater und sie. Vielleicht haben sie sich deswegen nie besucht.

In der Küche von Tante Maria stehen Schränke und Regale voller Dinge, aber zu essen gibt es nichts. Wunderschöne Services, das schon, und silberne Schalen mit Deckeln, glänzende Glasgegenstände in ordentlichen Reihen, verschiedene Teeservices. Es gibt jedoch nur ein Regalbrett mit Nahrungsmitteln: Salz, Mehl, Zucker und Kaffee.

„Ich wünschte, ich könnte irgendwo wieder richtigen Kaffee bekommen!“, seufzt Tante Maria. „Das Zeug, das sie jetzt als Kaffee verkaufen, ist kaum zu trinken. Ich habe gehört, dass es aus Eicheln gemacht wird.“

In der AM-Hütte haben wir auch Kaffee getrunken, denkt Mentje bei sich selbst. Aber niemand hat sich darüber beschwert – sondern alle sind froh gewesen, dass sie überhaupt etwas zu trinken hatten.

Obwohl – manche Untergetauchte haben schon geklagt. Walters Mutter hat auch fortwährend gejammert, dass es keinen richtigen Kaffee gab, und auch Onkel Max und Tante Kaatje haben immer lauthals über das Gebräu geschimpft. „Undankbare Leute", hat Han dann kurz angebunden geurteilt.

Es ist sicher so, wie es Herr Spijer immer gesagt hat: Ihr Jüngeren müsst positiv gestimmt bleiben. Wir Älteren stützen uns auf eure Jugend, manchmal klammern wir uns an eurem Optimismus fest. Aber der hat offensichtlich noch nie in diesem Arnheimer Haus gewohnt. Hier fällt es einem mit Sicherheit nicht leicht, positiv gestimmt zu bleiben.

Aber es ist immer noch besser als ein Waisenhaus, ermahnt Mentje sich selbst. Ihre Tante hat ihr zwar immer noch nicht gesagt, dass sie bleiben darf, aber inzwischen ist Mentje hier schon fast eine Woche und ist immer noch nicht weggeschickt worden. Es ist ja auch nur, bis ihr Vater wieder zurückkommt. Vielleicht kann er entkommen, genau wie Herr von Baumhauer aus diesem Gefängnis in Michiel-Dingsbums, und dann kommt er schon vor dem Ende des Krieges zurück.

Vielleicht.

So eifrig, wie sie kann, krempelt Mentje die Ärmel hoch. Immer öfter fängt sie schon nachmittags, wenn Tante Maria weg ist, damit an, das Abendessen fertig zu machen. Sie essen abends warm und nicht mittags wie in der letzten Zeit im Pass-Auf-Lager.

Zunächst hat sie Tante Maria noch gefragt, was sie kochen soll. Aber hier gibt es so wenig Auswahlmöglichkeiten, dass sie mittlerweile einfach nur schaut, was im Haus ist. Fleisch für einen ordentlichen Eintopf ist schon lange nicht mehr zu bekommen. Heute sind nur noch Karotten da.

„Igitt, schon wieder Gemüseeintopf!", beschwert sich Henk beim Mittagessen. „Das ist Armeleutefutter. Kannst du denn nichts anderes kochen?"

„Und was kannst du anderes kochen, wenn du nur Karotten und Kartoffeln hast?", blafft Mentje zurück.

„Du tust auch immer so, als wüsstest du alles!"

„Sei nicht so hässlich zu Henk, Mentje", ermahnt Tante Maria sie. „Das ist wirklich nicht nötig."

Mentje möchte schon aufbrausen, doch dann überlegt sie es

sich gerade noch rechtzeitig und presst schnell die Lippen aufeinander.

Und dann will Herr Spijer, dass sie positiv bleibt?

Für Mentje wird es ein langer, einsamer Sommermonat. Doch sie ist nicht die Einzige, die ihn schwierig findet.

Für alle ist das Essen ein Problem, das an jedem Tag aufs Neue zu meistern ist. Viele Produkte kann man gar nicht mehr bekommen, die Auslagen der Geschäfte bleiben leer. „Ich weiß wirklich nicht, wie wir demnächst durch den Winter kommen sollen", seufzt Tante Maria des Öfteren.

Manchmal wird Mentje wütend über das ständige Gejammer, meistens hat sie jedoch Mitleid mit ihrer Tante und versucht ihr Mut zuzusprechen. „Vielleicht ist der Krieg ja bis zum Winter schon vorbei."

„Ja, Kind, und vielleicht feiern wir Weihnachten auch schon im Herbst."

Mentje versteht nicht, was sie damit sagen möchte, und deshalb erwidert sie lieber nichts.

Auch unter den Nachbarn haben viele den Mut aufgegeben, doch einige Leute hören nicht auf zu hoffen, so wie der Geschäftsführer des Gemischtwarenladens. „Der Mann hat ein Radio versteckt", weiß Henk zu berichten. „Jeden Abend hört er sich die Kriegsmeldungen von *Radio Oranje* und diesem englischen Sender an. Aber das darfst du niemandem verraten, kapiert? Wenn die Deutschen ihn dabei erwischen, erschießen sie ihn ohne viel Federlesen."

„Wenn das so geheim bleiben soll, woher weißt du das denn?"

Henk wirft ihr einen Blick zu, als hätte er es mit einem zurückgebliebenen Kind zu tun. „Ich weiß einfach eine ganze Menge. Hast du das noch nicht gemerkt?"

Henk? Viel wissen? Dass ich nicht lache!

Den ganzen Sommer über bleiben die Deutschen in Arnheim diejenigen, die das Sagen haben. „Die Alliierten kommen einfach nicht voran", murren die Leute kopfschüttelnd. „Was soll denn nur aus uns werden?"

Neben Tante Maria wohnen Herr und Frau Bijl mit ihrem Sohn Nicolaas. Frau Bijl kommt regelmäßig am späten Nachmittag vorbei und berichtet. „Thijs ist gerade vom Gemischtwarenhändler gekommen und hat die neuesten Meldungen mitgebracht." Sie setzt sich Tante Maria gegenüber und legt ihre zierlichen Hände auf die Tischplatte.

„Kann ich Ihnen ein wenig Kaffee einschenken?", will Mentje wissen. Sie ist ganz hingerissen von der vornehmen Dame mit den hellblonden Haaren und den freundlichen Augen, auch wenn ihr Sohn Nicolaas ein furchtbarer Taugenichts ist.

„Nun, gern, das wird munden."

„Das Zeug ist untrinkbar, aber etwas anderes ist ja nicht zu bekommen", seufzt Tante Maria, während sie ihre Tasse von Mentje entgegennimmt. „Sei beim Einschenken etwas sorgfältiger, Kind. Du verschüttest viel zu viel in die Untertasse."

„Gut, Tante Maria."

„Die Amerikaner haben Saipan erobert, schon gehört?", berichtet Frau Bijl, während sie einen Schluck nimmt. „Wo ist das überhaupt?"

„Keine Ahnung. Aber jeder Sieg ist eine gute Nachricht, oder etwa nicht?"

Mentje trocknet die letzten Messer ab, verstaut sie ordentlich in der Schublade und verschwindet dann in ihrem Zimmer, um Saipan in dem alten Atlas zu suchen, den sie im Bücherregal gefunden hat. Zuvor hat sie schon andere Orte gefunden, Orte wie Stalingrad, Sizilien und die Normandie. Alle diese Orte haben gemeinsam, dass sie ziemlich weit von den Niederlanden entfernt sind. Nach langer Suche entdeckt Mentje nun auch Saipan. Es liegt noch nicht einmal in Europa – das ist eine kleine Insel im Stillen Ozean auf der gegenüberliegenden Seite der Welt. Was machen die Amerikaner dort, während in den Niederlanden alle auf die Befreiung warten? So etwas haben sich doch sicher wieder einmal die Männer ausgedacht. Männer benutzen ihr Gehirn nicht, behauptet die Nachbarin Lenie immer. Nun, das trifft den Nagel auf den Kopf!

Es gibt eine Sache, über die Mentje wirklich froh ist, und das ist ihr schönes Zimmer. Da könnte sogar eine Prinzessin drin wohnen. Das Bett ist groß und hoch, hat eine weiche Matratze und dünne Spitzengardinchen, die man nachts zuziehen kann. Auf dem Bett liegt eine blütenweiße Tagesdecke genau wie auf dem Bild von der

Prinzessin auf der Erbse, das in ihrem Klassenzimmer in der Schule in Vierhouten an der Wand hing.

Im Zimmer steht auch ein großer Kleiderschrank. An der Türinnenseite hängt ein hoher Spiegel, in dem sie sich selbst betrachten kann. Von Kopf bis Fuß. Manchmal steht Mentje eine ganze Weile davor und schaut sich an. Walter hat recht, sie hat keinen Schwabbelbauch mehr. Eigentlich sieht sie eher aus wie ein Strichmännchen. Auch ihre Beine sind nur noch Striche, darunter lange Querstriche, die ihre Füße sein sollen. Irgendwann wird sie auch runde Hüften und Brüste bekommen, genau wie Han, aber jetzt ist sie immer noch ein Kind.

Ihre Haare sind lang geworden. Wenn sie eine Vierteldrehung macht und einen Blick über die Schulter wirft, sieht sie, dass sie ihr bis fast zur Mitte des Rückens reichen. Lange blonde Haare, wie ihre Mutter sie gehabt hat. Ihr Vater wird seinen Augen nicht trauen, wenn sie sich wiedersehen. Sie hat auch die blauen Augen ihrer Mutter, genau wie Henk und seine beiden Schwestern. Willem hat braune Augen und braune Haare, genau wie Tante Maria.

Als am 1. September endlich das neue Schuljahr beginnt, ist Mentje sehr froh. Sie geht gern in die Schule, dazu kommt, dass sie dann nicht mehr den ganzen Tag lang in diesem schrecklichen Haus herumsitzen muss.

Zusammen mit Henk und Femke läuft sie am ersten Tag zur *School met de Bijbel*, der protestantischen Schule am Roermondsplatz. Femke hat Angst, denn sie geht heute zum ersten Mal in die Schule. „Mach dir nichts daraus, es ist auch mein erster Schultag hier“, versucht Mentje sie zu trösten.

Henk ist schlecht gelaunt. „Ich gehe nicht noch einmal mit euch zur Schule, klar?“, zischt er wütend. „Ich laufe nicht mit Mädchen.“

In der Schule angekommen, bringen sie zunächst Femke in den Klassenraum des ersten Schuljahrs. Sie warten, bis die Lehrerin ihr gezeigt hat, wo sie sich hinsetzen soll, und dann marschiert Henk mit Mentje in den Raum der achten Klasse. „Das ist meine Cousine Mentje“, verkündet er dem Direktor, der an der Tür steht. „Die ist bei uns eingezogen, wegen dem Krieg, und jetzt geht sie auch mit uns in die Schule.“

Der Direktor betrachtet Mentje mit einem prüfenden Blick

und nickt dann. „Willkommen, Mentje. Wo bist du vorher auf die Schule gegangen?“

„In Vierhouten.“

„In welche Klasse?“

„In die sechste, deshalb muss ich jetzt in die siebte.“

„Für die siebte Klasse scheinst du mir ein bisschen zu jung zu sein“, erwidert der Direktor zögernd. „Wie alt bist du?“

„Ich bin im April elf geworden, aber ich bin schon mit fünf eingeschult worden.“

Der Direktor schüttelt den Kopf. „Komm gleich in der Pause noch einmal zu mir, dann schreibe ich mir deine Personalien auf. Du kannst es in der siebten Klasse gern einmal versuchen, wir schauen uns das einen Monat lang an und dann sehen wir weiter. Wenn es nicht funktioniert, gehst du in die sechste Klasse zurück.“

Es wird ein seltsamer Tag. In Mentjes Klasse kennen sich die anderen Kinder natürlich schon lange. Mentje ist der einzige Neuzugang und dann auch noch jünger als die anderen. Die Mädchen reden über Dinge, von denen sie noch nie etwas gehört hat. Das sind echte Stadtkinder, ganz anders als die Mädchen in Vierhouten. Die Jungen sind dagegen einfach nur blöd, genau wie alle anderen Jungen auch.

Mentje hat auch Mühe, dem Unterricht zu folgen. Man merkt, dass sie ein ganzes Jahr lang in keiner richtigen Schule gewesen ist, egal, wie viel Mühe sich Herr Spijer auch gegeben haben mag. Sie beißt die Zähne zusammen. Sie *wird* mitkommen, sie *muss* es einfach. Nur das Rechnen fällt ihr leicht. Ich habe damals schon geahnt, dass Herr Spijer schwierige Rechenaufgaben mit uns durchgenommen hat, denkt sie.

Als die Schule aus ist, wartet sie in der Mittagspause am Tor auf Henk und Femke. Es dauert lange und nach einer ganzen Weile steht sie als Einzige vor dem Tor.

Langsam schlendert sie nach Hause. Heute Morgen ist sie zu angespannt gewesen, um etwas herunterzubekommen, jetzt merkt sie allerdings, wie sehr der Hunger an ihr nagt.

Vor dem Haus sitzen Henk und zwei andere Jungen nebeneinander auf der Straße. „Wo bist du gewesen?“, will Mentje wütend wissen. „Ich habe die ganze Zeit auf dich gewartet!“

„Wo bist du gewesen? Wo bist du gewesen?“, äfft sie einer von

Henks Freunden nach. Mentje streckt ihm die Zunge heraus und geht ins Haus.

In der Küche stehen die schmutzigen Teller noch in der Waschschüssel. Das Brot ist alle. „Ist noch etwas zu essen da?", fragt Mentje.

Femke schaut auf. „Du bist zu spät. Mama ist weg, und wenn du zu spät zum Essen kommst, dann hast du bestimmt keinen Hunger. Das sagt Henk."

Mentje hat sich umsonst auf den ersten Schultag gefreut. Hier ist es immer noch furchtbar.

„Lieber Herr, ich weiß nicht, was ich machen soll. Ich bin wirklich nicht undankbar, aber Tante Maria will mich nicht hierhaben. Oder vielleicht hat sie einfach nur zu viel Kummer, um darüber nachzudenken, denn ihr Mann ist tot und Willem ist ganz schlimm krank. Henk will mich hier echt nicht haben, das weiß ich genau. Du siehst selbst, wie gemein er zu mir ist.

Und dann die Schule, Herr. Ich weiß nicht, ob ich das schaffe, es ist hier so anders als in Vierhouten. Und was ich dich eigentlich bitten möchte: Kannst du es bitte machen, dass Papa wieder zurückkommt? Dann wird alles wieder gut. Ich weiß, dass ich immer eine Menge bitte, auch als ich noch im Pass-Auf-Lager gewesen bin. Aber das ist auch ganz arg wichtig. Ganz arg wichtig.

Amen."

Nein, denkt sie dann, dieses Gebet war viel zu selbstsüchtig. Gott darf nicht denken, dass sie immer nur Dinge für sich selbst haben möchte. „Und Herr, lass es doch bitte dem kleinen Willem wieder besser gehen und gib, dass Tante Maria wieder Hoffnung bekommt. Amen."

Sollte sie auch noch darum bitten, dass Gott das Herz von Henk verändert, damit er nicht mehr so hässlich zu ihr ist? Aber dann denkt sie eigentlich wieder nur an sich selbst. Also lieber nicht.

Es fällt Mentje immer schwerer, auch nur ein bisschen Verständnis für Tante Maria aufzubringen. Sie weiß, dass ihre Tante es schwer hat, aber sie könnte doch wenigstens versuchen, mit dem ewigen Gejammer aufzuhören. Und ihren Kindern ein paar Manieren beizubringen. Femke beschwert sich über alles, Henk will nirgendwo helfen und schnauzt jeden an, Willem möchte immer nur getragen werden und Ilonka lässt sich auf den Boden fallen, wenn sie einmal nicht ihren Willen bekommt. Wenn Han nur hier wäre, denkt Mentje manchmal. Die würde diesem verwöhnten Pack zeigen, wo es langgeht.

Sie steht vor ihrem Schlafzimmerfenster und betrachtet den breiten, tiefen Fluss, der dort so ruhig vorbeiströmt. Es ist ein schöner Anblick. Auch die Brücke ist schön, vor allem die hohen Gitterbögen, die sich beinahe über ihre ganze Länge erstrecken. Jeden Tag steht sie hier und beobachtet die großen deutschen Armeelastwagen und die Kübelwagen voller Soldaten, die über die Brücke hin- und herfahren. Bald werden englische Panzerwagen und Panzer von der anderen Seite hier herüberfahren. Dann wird sie auch hier stehen und wissen, dass es bald so weit ist und sie nach Hause gehen kann. Vielleicht ist ihr Vater dann schon befreit und sie können zusammen hier am Fenster stehen. Aber das wird nicht der Fall sein, denn Amersfoort liegt auch am Rhein, genau wie Arnheim.

Wenn sich die Engländer und Amerikaner doch nur etwas beeilen würden! Seit sie in der Normandie gelandet sind, sind nun schon drei Monate vergangen, aber sie sind immer noch fast genauso weit von den Niederlanden entfernt wie ganz zu Anfang.

„Mentje! Mama sagt, du sollst den Tisch decken!“, schreit Ilonka von unten an der Treppe.

Mentje dreht sich um und schlurft die Treppe hinunter.

Frau Bijl kommt immer noch regelmäßig vorbei, um über den alliierten Vormarsch in Italien und Russland zu berichten und an anderen Orten, von denen Mentje noch nie etwas gehört hat. „Mensch, mir ist der Krieg an der Ostfront oder so weit im Süden völlig egal“, schimpft Tante Maria einmal. „Wie weit sie noch von *unseren* Grenzen entfernt sind, das will ich wissen.“

„Nun, das weiß ich nicht genau. Jedenfalls haben sie sie noch nicht überschritten, sonst hätte ich das sicher mitbekommen.“

Tante Maria seufzt und reicht Mentje den nächsten Teller, damit sie ihn abtrocknen kann. „Aber Paris ist auf jeden Fall schon befreit“, versucht die Nachbarin sie zu trösten.

Tante Maria legt die Abwaschbürste zur Seite. „Du liebe Güte, Tinka, sie sind Anfang Juni gelandet und jetzt haben wir schon

September! Weißt du, wie weit es von hier nach Paris ist? Wenn das so weitergeht, dann sind sie erst in drei Jahren hier!"

„Ach, Maria, ich verstehe dich ja, so etwas denke ich auch ab und zu. Aber wir dürfen die Hoffnung nicht aufgeben. Die Soldaten sitzen wenigstens nicht mehr in England fest, geschweige denn in Amerika."

Darauf erwidert Tante Maria nichts.

„Mir kommt es so vor, als würde Willems Husten immer schlimmer werden", wechselt Nachbarin Bijl das Thema, aber dadurch hängen die Schultern von Tante Maria noch tiefer herab. „Ich weiß mir auch keinen Rat mehr", entgegnet sie. „Vor allem nachts geht es ihm furchtbar, manchmal bekommt er kaum Luft. Ich lasse ihn inhalieren und schmiere ihm die Brust ein, aber das hilft alles nichts. Die Medikamente, die er bekommt, bringen auch nichts."

„Warum gehst du mit ihm nicht ins Krankenhaus?"

„Ins *Elisabeth Gasthuis*?" Tante Maria schüttelt den Kopf. „Das ist in deutschen Händen."

„Sie haben da ziemlich gute Medikamente, viel bessere als die, die unsere eigenen Ärzte bekommen können. Und sie behandeln auch Niederländer. Schließlich meinen sie, dass wir jetzt auch ein Teil von Deutschland sind."

„Ich bringe es nicht über mich, mein Kind dorthin zu bringen. Wenn sie ihn erst einmal in ihren Klauen haben, dann behalten sie ihn dort und wir sehen ihn nie mehr wieder."

Mentje verschwindet im Stillen auf ihr Zimmer und holt den Atlas hervor. Nunspeet findet sie ohne Mühe. Ein kleines Stückchen darunter steht in winzig kleinen Buchstaben „Vierhouten". Ihr Finger streicht über die dunkelgrüne Fläche daneben. Da irgendwo sind Han und Bart und die anderen. Und hier, hier wartet ihr Bauernhof auf ihren Vater und auf sie.

Ihr Finger gleitet weiter, nach Amersfoort. Dort irgendwo ist das Durchgangslager Amersfoort. Dort ist ihr Vater. „Halte durch, Papa, die Alliierten sind unterwegs", flüstert sie kaum hörbar.

Und dann geschieht doch das Unmögliche. Ganz plötzlich. Während sie am Sonntag nach Mentjes erster Schulwoche im Gottesdienst sitzen, kommt Küster Mijnhart auf einmal durch die Seitentür herein. Er steigt auf die Kanzel und reicht dem Pfarrer ein

Zettelchen. Sobald der Pfarrer das gelesen hat, schaut er lachend auf. „Brüder und Schwestern, Gott ist mächtig. Wir haben soeben die Nachricht bekommen, dass Brüssel befreit worden ist." Er hebt beide Hände, sodass die Ärmel seines weiten Talars wie große Flügel herabhängen. „Lasst uns Gott für seine Güte danken!"

Nach dem Gottesdienst sind die Kirchenbesucher zu aufgeregt, um nach Hause zu gehen. „Vor einer Woche waren sie noch bei Paris und jetzt sind sie schon in Brüssel. Endlich geht es mal voran", freut sich jemand.

Sogar Tante Maria sieht aufgeweckt aus. Nun ja, so aufgeweckt, wie es ihr möglich ist.

Am nächsten Tag kommt die Meldung von der Befreiung Antwerpens. Die Kinder dürfen früher von der Schule nach Hause gehen, so groß ist die allgemeine Aufregung. Niemand regt sich noch über leere Regale und die zusammenbrechende Gasversorgung auf. Alle reden ständig nur noch über die bevorstehende Befreiung: die Kinder, die Lehrer und Lehrerinnen und die Menschen auf der Straße, beim Gemischtwarenhändler und dem Bäcker. Allgemein scheint man wieder Mut zu fassen.

„Von nun an hält die alliierten Truppen nichts mehr auf", prophezeit der Bäcker mit seiner hohen weißen Mütze. „Hört auf meine Worte, die Deutschen machen sich vor Angst in die Hosen."

Er bekommt recht. Am Abend stürmt Frau Bijl, die doch ansonsten so viel Wert darauf legt, sich wie eine Dame zu benehmen, wild in die Küche. „Sie haben die Grenze überschritten! Echt wahr! Sie sind in den Niederlanden!"

Tante Maria schaut geschockt auf. „Tinka, wirklich? Die Alliierten?"

„Ja, sie sind schon in Breda! Jetzt geht es sicher ganz schnell. Das sagt Thijs auch!" Und weg ist sie wieder. Tante Maria schaut Mentje an. Ihre Augen glänzen. „Kind, ich hätte nie gedacht, dass das irgendwann einmal passieren würde."

Auch Mentjes Herz fühlt sich ein bisschen leichter an. Jeder Schritt, den die alliierten Truppen näher kommen, bringt sie näher an den Zeitpunkt heran, an dem sie mit ihrem Vater wieder auf ihren Bauernhof zurückkehren kann.

Am Dienstagmorgen sind die Straßen schon in aller Frühe voller Menschen. Es werden niederländische Fahnen geschwenkt und orange Wimpel. Einige Mädchen stecken sich Blumen ins Haar und fangen auf der Straße an zu tanzen. Die Geschäfte bleiben geschlossen, denn alle wollen bereitstehen, um die Alliierten willkommen zu heißen, wenn sie nach Arnheim hineinfahren.

Nur die Bäckerei ist noch offen. „Ihr legt einen ganz schönen Frühstart hin", meint der Bäcker. „Von Breda bis hierher ist es ein ziemliches Ende."

Doch die Menschen bleiben optimistisch. „Schaut doch nur, wie die Moffen rennen!", lacht ein Mann.

Und wie. Aus Nimwegen kommt ein Lastwagen nach dem anderen über die Brücke gefahren, vollgeladen mit Menschen und Material auf dem Weg nach Osten. „Wenn du mich fragst, sind die Moffen ganz schön in Panik", verkündet ein anderer Mann. „Ich habe gehört, dass sie nicht wissen, wie sie all ihre Dokumente schnell genug verbrennen sollen. Die haben alle die Beine in die Hand genommen."

„Ja, und die NSBler[4] auch", fügt eine Nachbarin hinzu. „Unser Nachbar ist auch so ein Landesverräter und der hat sich schon vor Sonnenaufgang vom Acker gemacht."

„Wenn es die Befreier heute bis Rotterdam schaffen, können sie morgen in Utrecht sein und vielleicht sogar schon in Amsterdam. Dann folgt der Rest ganz schnell."

Die Fröhlichkeit dauert den ganzen Tag an. Gerüchte machen wie ein Lauffeuer die Runde. „Im Süden des Landes hören sie schon die Kanonen donnern", behauptet jemand am frühen Nachmittag.

„Nun, *ich* habe gehört, dass einige Orte im Süden schon befreit sein sollen."

„Das muss man erst einmal sehen", erwidert wieder einer skeptisch. „In Rotterdam sagen sie, dass die Alliierten schon bei Moerdijk sind, aber in Amsterdam heißt es, dass sie schon mitten in Rotterdam stehen."

---

4 Anm. d. Übers.: Die NSB, die Nationaal-Socialistische Beweging in Nederland, wurde 1931 als faschistische, später nationalsozialistische Partei gegründet und war unter der deutschen Besatzung ab 1941 die einzige zugelassene Partei der Niederlande.

Das dämpft die Festfreude für einen Augenblick, bis jemand in der Gruppe berichtet: „Aber mein Schwager hat selbst im englischen Radio gehört, dass Breda schon befreit worden ist. Bevor die Woche um ist, fahren amerikanische Panzer durch die Straßen von Arnheim, da könnt ihr Gift drauf nehmen. Und auch darauf, dass ich dann an der Straße stehen werde und ihnen zujubele."

Gegen Abend hat die allgemeine Freude immer noch nicht nachgelassen. Sogar Tante Maria lacht einmal laut los. Das hat Mentje noch nie erlebt. Henk ist völlig aus dem Häuschen, die beiden Mädchen wissen vor Aufregung nicht mehr, was sie tun sollen. Jeder ist unglaublich fröhlich.

Doch dann bekommt Willem von all der Aufregung solch einen Hustenanfall, dass er sich übergeben muss. Nach *einem* Blick auf die Kotze flieht Mentje so schnell sie kann auf ihr Zimmer.

Nach diesem *Dolle Dinsdag*, dem „Närrischen Dienstag", passiert weiter nichts. Tagein, tagaus warten die Menschen, aber nicht *ein* englischer Soldat marschiert über die Brücke, kein einziges Motorrad, kein einziger Jeep mit einem alliierten General, kein einziger amerikanischer Panzer.

Vielleicht hat der Bäcker doch recht gehabt. Vielleicht haben sie tatsächlich einen ziemlichen Frühstart hingelegt.

„Aber im Radio haben sie wirklich gesagt, dass Breda schon befreit ist." So versuchen die Menschen, sich gegenseitig zu überzeugen.

Dann kommt am Donnerstag, dem 14. September, die offizielle Meldung: Die Alliierten haben die niederländische Grenze überschritten. Maastricht ist als erste niederländische Stadt befreit worden.

„Maastricht?", ruft Tante Maria entsetzt. „Aber das ist der südlichste Punkt der Niederlande!" Sie sackt auf die Knie und bricht in einen furchtbaren Weinkrampf aus. „Sie haben uns an der Nase herumgeführt! Sie haben gelogen, gelogen!"

15. Kapitel

Über der frischen grünen englischen Landschaft ist der Himmel grau. Tinus steht draußen im Regen, das Gesicht dem Himmel zugewandt. Das Wasser läuft ihm in Strömen in den Kragen. Kalt. Ein Segen von oben, nennt sein Großvater den Regen immer.

Von Opa hat er gelernt, im Regen zu stehen, von klein auf. Sogar wenn es eisig kalt gewesen ist, sind sie gemeinsam im Regen nach draußen gegangen, sein Großvater und er. Nur wenn der Regen in einen strömenden Hagel überging, sind sie schnell wieder ins Haus geflüchtet.

Jetzt ist sein Opa alt geworden, und das nicht nur an Jahren.

„Herr Leutnant?"

Er dreht sich um. Da steht Andrew unter einem schwarzen Regenschirm. Sein Gesicht ist ein großes Fragezeichen. „Geht es Ihnen gut?"

Tinus lacht. „Was für ein Regen! Ist das nicht herrlich?"

Der Rothaarige betrachtet das fallende Wasser mit schiefem Kopf. „Nun, ehrlich gesagt, nicht, Herr Leutnant."

„Darüber werden wir wohl immer unterschiedlicher Meinung sein, mein lieber Engländer. Komm, wir gehen zurück. Ich werde gleich im Kommandoraum erwartet. Lagebesprechung."

„Dann können Sie gern mit unter den Regenschirm", bietet Andrew großzügig an.

Tinus macht eine abwehrende Handbewegung.

„Ich hoffe, dass bei der Lagebesprechung etwas herauskommt, Herr Leutnant. Ich habe vom Herumhängen die Nase mehr als gestrichen voll. Tag und Nacht sind wir in Bereitschaft, aber nichts passiert."

„Warten wir es einfach mal ruhig ab."

„Warum halten sie uns eigentlich in Reserve, Herr Leutnant?", will Andrew wissen. „Wir haben doch schon mehr als einmal bewiesen, was wir wert sind."

„Unsere Chance wird kommen", versichert Tinus ihm, obwohl

er genauso ungeduldig ist. Es ist schon Anfang September und ihr letzter Feindkontakt liegt schon Wochen zurück. Es wird immer schwieriger, die Motivation der Männer aufrechtzuerhalten.

Die Kommandokammer ist an diesem Nachmittag fast schon zu klein, um allen Platz zu bieten. Es ist muffig und beengt. Die Spannung hängt spürbar in der Luft.

Der ganze Stab der Ersten Luftlandedivision muss sich um Punkt zwei Uhr für eine Ansprache von Generalmajor Urquhart versammeln.

Auf dem Tisch in der Mitte des Raumes hat jemand eine große Landkarte ausgebreitet. Die Positionen der alliierten Truppen sind deutlich in Blau eingezeichnet, direkt an der niederländischen Grenze. Die roten Nadeln stehen für die Nazis. Die Grenze zum deutschen Kerngebiet wird durch die Siegfriedlinie gegen alliierte Angriffe geschützt, eine undurchdringliche Verteidigungsanlage. Irgendwo zwischen den blauen und roten Nadeln, wehrlos im Sperrfeuer, liegen die Niederlande.

Die Niederlande, das Mutterland. So hat Tinus es in der Schule gelernt.

Während des Mittagessens hat in der Offiziersmesse das Gerücht die Runde gemacht, General Montgomery wolle eine nagelneue Strategie vorlegen, durch die der Krieg noch vor Weihnachten zu Ende sein könne. Das werden wir ja sehen, denkt Tinus skeptisch.

Die Lagebesprechung fängt pünktlich um vierzehn Uhr an.

„Mit der Operation *Market Garden* beginnt eine umfangreiche Luftlandeoperation in den besetzten Niederlanden", hebt Generalmajor Urquhart an, den Zeigestock in der rechten Hand, die linke flach auf der Karte. „Unsere Truppen sind bereits durch Frankreich und Belgien marschiert, der weitere Vormarsch läuft ebenfalls nach Plan."

Tinus nickt zustimmend. Auf der militärischen Karte ist es deutlich zu sehen: Nur noch die Niederlande, dann ist der Sieg eine Tatsache.

„Der Plan von Feldmarschall Montgomery sieht die Einnahme von drei strategisch wichtigen Brücken auf der Hauptroute des alliierten Vormarschweges ins Reichsgebiet vor." Der Stock folgt der beabsichtigten Route auf der Karte. „Das ist die erste Brücke, bei

Grave." Tick-tick macht der Stock. „Das ist die zweite Brücke, bei Nimwegen." Tick-tick. „Und die nördlichste Brücke ist die über den Niederrhein bei Arnheim. Wenn wir diese Brücke überquert haben, ist der Weg nach Deutschland für uns offen."

Für einen Augenblick bleibt der Stock auf Arnheim liegen, dann gleitet er weiter auf den nördlichsten Punkt der Siegfriedlinie und von da aus über die Grenze. „Wenn wir unsere Panzereinheiten über diese drei Brücken bekommen können, können wir die Siegfriedlinie umfahren und das Ruhrgebiet einkesseln. Das wird das Ende des Krieges bedeuten."

Die Männer um Tinus herum brummen zustimmend. Das sieht nach einem durchführbaren Plan aus. Auf dem Papier ist er das sicher, meint auch Tinus.

Wieder tickt der Stock auf Arnheim. „Geplant ist, unsere Luftlandedivision hinter den deutschen Linien landen zu lassen. Bei den ersten beiden Brücken werden zwei amerikanische Divisionen eingesetzt. Die Rheinbrücke bei Arnheim fällt in den Verantwortungsbereich der britischen Ersten Luftlandedivision, unterstützt durch die Erste Polnische Luftlandedivision."

Generalmajor Urquhart schaut die Männer um den Tisch herum ernst an. „Wir sind zur Hauptmacht ernannt worden. Es ist unsere Aufgabe, diese Brücke einzunehmen und zu halten, bis uns die Bodentruppen erreicht haben. Das wird innerhalb von zwei oder drei Tagen der Fall sein."

Sizilien, schießt es Tinus unwillkürlich durch den Kopf. Die *Ponte di Primosole* und das Versprechen, innerhalb von achtundvierzig Stunden Verstärkung heranzuführen. Kapitän Lipmann-Kessel, der mit seinem Team von Chirurgen nicht landen konnte. Auch jene Operation hat auf dem Papier gut ausgesehen. Ist das der Grund, weswegen dieser Plan trotz allem bei ihm Zweifel weckt?

Unbarmherzig gleitet der Stock weiter zu einer grünen Fläche nördlich von Arnheim. „Diese dunkelgrünen Regionen sind dichte Wälder. Dieser hellgrüne Bereich hier besteht aus offenen Heidefeldern, das Gebiet ist nur dünn besiedelt. Ein idealer Landeplatz für Fallschirmjäger."

Tinus bemerkt, wie Oberstleutnant Frost die Augenbrauen zusammenzieht. „Das ist allerdings ziemlich weit von der Brücke entfernt." In seiner Stimme schwingt Skepsis mit.

„Aber es ist unsere einzige Option", erwidert Urquhart knapp. „Das Absprunggebiet ist rund vierzehn Kilometer von Arnheim entfernt. Vom Landegebiet aus wählen die verschiedenen Bataillone drei unterschiedliche Routen, um so schnell wie möglich die Brücke zu erreichen. Ich werde mich nach dieser Besprechung mit euren Befehlshabern treffen und danach werde ich die genauen Details bekannt geben."

Vierzehn Kilometer vom Ziel entfernt? In feindlichem Gebiet? Tausende Soldaten, die landen und anrücken müssen? In Tinus' Herz wird der Zweifel größer.

Alle anderen scheinen enthusiastisch zu sein. Es werden noch ein paar Fragen gestellt und dann wird die Zusammenkunft vertagt. Gedankenverloren schlendert Tinus in die Messe zurück. Endlich scheint etwas zu passieren: Das ist nach dem wochenlangen Stillsitzen schon mal eine gute Nachricht. Und weil Feldmarschall Montgomery als ein vorsichtiger Mann bekannt ist, hat er die ganze Operation zweifellos gut durchdacht. Nun ja, er bekommt sicher gleich von seinem eigenen Befehlshaber, Oberstleutnant Frost, zu hören, was der von der ganzen Sache hält. Es scheint so, als hätte er auch so seine Bedenken.

Frost hat auch bei seinem allerersten Militäreinsatz das Kommando geführt, weiß Tinus noch: dem Überfall auf die Radarstation in Frankreich, die vollkommen nach Plan verlaufen ist. Vor dem älteren Mann hat Tinus sehr viel Respekt.

Dennoch nagt an ihm weiterhin dieses unbehagliche Gefühl in Bezug auf die Operation *Market Garden.*

Die gesamte Einheit wartet auf ihn. Voller Erwartung schauen sie auf ihren Anführer, sie brennen darauf, endlich in Aktion zu treten.

„Am späten Nachmittag werden wir genaue Anweisungen bekommen. Jetzt kann ich euch noch nichts sagen."

Andrew kann seine Ungeduld nicht im Zaum halten. „Aber es wird doch offensichtlich etwas ausgeheckt, oder?"

Tinus hat zu seinen Mannschaften ein gutes Verhältnis, er darf jedoch nicht allzu vertraulich wirken. „Das werden wir später erfahren, Obergefreiter. Liege ich falsch oder ist die Teepause vorbei?"

„Ja, Herr Leutnant." Sie salutieren gleichzeitig und marschieren weg. Nachdenklich schaut Tinus ihnen hinterher. Ihre Schritte sind elastisch, so als wüssten sie, dass eine Aktion bevorsteht. Endlich.

„Wir landen in der Ginkeler Heide, gruppieren uns so schnell wie möglich und ziehen dann über die Löwenroute den Niederrhein entlang nach Arnheim“, erklärt Oberstleutnant John Frost am späten Nachmittag.

„Wie groß ist die Chance auf ein Willkommenskomitee bei der Landung?“, will Tinus wissen.

„Die Möglichkeit besteht immer, aber wir hoffen, dass dieser Angriff eine totale Überraschung sein wird. Gemäß unseren offiziellen Geheimdienstinformationen befindet sich in diesem Moment in der Region Arnheim nur eine deutsche Reservearmee und deshalb erwarten die Generäle keinen nennenswerten Widerstand. Aber“, fügt Frost sofort warnend hinzu, „ich weiß, dass ihr alle ziemlich selbstsicher geworden seid, vor allem seit dem D-Day. Denkt daran, dass eine Wiederholung unserer Erfolge in Frankreich und Belgien nicht selbstverständlich ist. Nehmt diese Mission also bitte genauso ernst oder vielleicht sogar noch ernster als alle vorherigen Operationen.“

An diesem Abend herrscht unter den Männern eine optimistische, beinahe fröhliche Stimmung. „Vor Weihnachten wieder zu Hause! Mutters Weihnachtsessen, hipp, hipp, hurra!“, jauchzt Andrew, während er ein paar ausgelassene Tanzschritte vollführt. „Und all die hübschen Mädchen, die den ganzen Krieg über darauf gewartet haben, dass dieser gut aussehende Mann in Uniform nach Hause kommt! Ach, das Leben ist ein Fest!“

„Gut aussehend, du?“, neckt ihn einer seiner Kameraden gutmütig. „Wohl eher ein Leuchtturm in Uniform, wenn du mich fragst!“

Anders als seine optimistischen Untergebenen findet Tinus keine Ruhe über dieser Geschichte. Nach dem Abendessen freut er sich sehr darauf, in sein eigenes Zimmer in der Offiziersbaracke zu gehen, denn er hat keine Lust auf die jugendliche Ausgelassenheit seiner Männer im Bungalow.

Die beste Weise, um die Unruhe loszuwerden, ist ein ordentlicher Spaziergang durch die frische Herbstluft, beschließt er, und geht nach draußen. Es regnet nicht mehr, aber der Himmel ist immer noch bedeckt und es ist kein Stern zu sehen. Der Sternenhimmel ist hier übrigens nirgendwo so hell wie über der Farm. Sogar in klaren Nächten scheint zwischen dem englischen Erdboden und den Sternen immer eine dünne Schicht Feuchtigkeit zu hängen.

Er vermisst die Farm – unaufhörlich, aber an Abenden wie diesem ganz besonders. Es ist schon mehr als zehn Jahre her, dass sie ihren Grund und Boden verlassen mussten. Trotzdem steht sein Versprechen an seinen Großvater immer noch: Irgendwann wird er die Farm von dem jüdischen Arzt zurückkaufen, so wahr er Tinus heißt. Sein Bankkonto füllt sich schon entsprechend.

Vielleicht hat sein Unbehagen teilweise auch mit Rentia zu tun, überlegt er. Ihr letzter Brief liegt schon seit gestern Abend ungeöffnet auf seinem Schreibtisch. Und immer noch hat er keine Lust auf die Jeremiade, die wahrscheinlich in dem Umschlag auf ihn wartet.

„Leutnant van Jaarsveld?"

Überrascht schaut er auf und springt dann sofort in Haltung. Neben ihm steht Oberstleutnant Frost. „Herr Oberstleutnant?"

„Störe ich?"

„Nein, nein, überhaupt nicht. Ich wollte eben einen kleinen Spaziergang machen."

„Ja, es ist wunderbar, dass der Regen aufgehört hat." Frost fingert ein Päckchen Zigaretten aus seiner Brusttasche und bietet Tinus eine an.

„Danke, Herr Oberstleutnant, aber ich rauche nicht."

„Oh ja, das ist auch wahr", erwidert Frost. Er neigt seinen Kopf und steckt sich selbst eine Zigarette an. Die dünne Rauchsäule kringelt sich träge nach oben. Aus der Ferne dringen die Nachtgeräusche des Lagers zu ihnen herüber.

Gemeinsam schlendern sie gemächlich zum Lager zurück. „Es ist schon eine Weile her, seit wir das letzte Mal geredet haben", überlegt der ältere Mann. „Wie geht es Ihnen?"

„Danke, gut." Tinus denkt einen Augenblick nach und äußert dann: „Aber, äh ... Aus verschiedenen Gründen habe ich in Bezug auf die Operation kein gutes Gefühl, Herr Oberstleutnant."

Für eine kurze Zeit herrscht Schweigen. Dann erwidert Frost: „Ich habe heute Nachmittag schon sehen können, dass Sie auch nicht glücklich darüber sind."

„Es war nicht meine Absicht, mir das anmerken zu lassen."

Frost drückt seinen Stummel aus und steckt ihn ordentlich in eine Streichholzschachtel, die er aus seiner Hosentasche holt. „Eine schlechte Angewohnheit, das hier. Fangen Sie gar nicht erst damit an."

„Das hatte ich auch nicht vor, Herr Oberstleutnant."

Schweigend gehen sie weiter.

„Ich habe selbst auch so meine Zweifel gehabt, was den Plan angeht", eröffnet ihm Frost mit einem Mal.

Tinus nickt. Er hat wohl gemerkt, dass Frost mehr Fragen als Antworten hatte. Schon bei der ersten Sitzung am frühen Nachmittag ist das allzu deutlich geworden. „Machen Sie sich Sorgen?"

Der ältere Mann bleibt stehen und schaut Tinus an. Es ist zu dunkel, um in seinen Augen lesen zu können, doch seine Stimme verrät, was er denkt. „Mehr als das."

Tinus wartet. Wenn Frost noch mehr sagen möchte, ist das gut. Doch er, Tinus, ist immer noch sein Untergebener. Er hat schon mehr als genug Fragen gestellt.

Mit langsamen Schritten schlendert Frost wieder weiter. Als er erneut zu sprechen anfängt, klingt seine Stimme sorgenvoll. „Ich habe Gerüchte gehört, wonach rund um Arnheim immer noch deutsche Truppen aktiv sein sollen."

Dieses Mal bleibt Tinus mit einem Ruck stehen. „Wirklich?"

„Mindestens zwei Panzereinheiten."

„*Zwei* Panzer ... Aber heute Nachmittag haben Sie doch gesagt, dass nur wenig Widerstand zu erwarten sei?"

„Ja, das ist auch nach offiziellen Informationen so. So hat es uns Generalmajor Urquhart mitgeteilt."

„Aber?"

„Tinus, nach den Informationen, die ich bekommen habe – natürlich nicht offiziell –, hat der niederländische Widerstand unseren Geheimdiensten einen verschlüsselten Bericht über die beiden Divisionen zuspielen können. Dazu kommt – und das ist es gerade, was mir Sorgen bereitet –, dass der Inhalt dieses Berichtes von unseren Aufklärungsflugzeugen bestätigt worden sein soll."

Tinus pfeift zwischen den Zähnen hindurch. „Weiß unser Stab davon?"

„Ich denke schon. Aber vielleicht glauben sie es nicht. Oder sie haben beschlossen, das Risiko einzugehen. Ob Montgomery die Informationen kennt, weiß ich nicht."

Aber das geht doch nicht! „Wie sicher sind Sie sich denn selbst, Herr Oberstleutnant?"

Es ist kurz still, bevor Frost antwortet: „Über den Bericht? Ich kenne den Mitarbeiter, der ihn herangeschafft hat. Und der ist nun angeblich krankgeschrieben."

Langsam schüttelt Tinus den Kopf. „Aber Herr Oberstleutnant, wie kann es sein, dass so eine Information einfach ignoriert worden ist?"

„Ja, das habe ich mich auch gefragt und ich kann mir nur eine Ursache dafür vorstellen", erwidert Frost nachdenklich. „Wissen Sie, Tinus, meiner Ansicht nach kommen seit dem D-Day dermaßen viele Informationen herein, dass die alliierten Geheimdienste darin ersticken. So ein Detail kann leicht irgendwo im Betrieb untergehen und dann vergessen werden."

„Und denken Sie, dass die Information stimmt?"

„Ich weiß es nicht, aber ich komme darüber nicht zur Ruhe." Wieder schüttelt Frost eine Zigarette aus seinem Päckchen. „Vielleicht hätte ich Ihnen das besser nicht erzählen sollen."

„Bei mir ist es sicher, Herr Oberstleutnant."

„Das weiß ich, van Jaarsveld. Das ist eines der wenigen Dinge, über die ich mir hundertprozentig sicher bin. Wahrscheinlich habe ich Ihnen deshalb mein Herz ausgeschüttet. Danke."

„Vielleicht ist unsere Angst ja unbegründet", erwidert Tinus im Versuch, sie beide aufzubauen.

„Vielleicht. Lassen Sie uns darum beten."

In langen Reihen sind sie angetreten: fünfunddreißigtausend Mann, ein See von Gesichtern. Von der Rednertribüne aus spricht Feldmarschall Montgomery ihnen persönlich zu. Morgen, Sonntag, den 17. September, wird die Operation *Market* mit dem Start von Hunderten von Flugzeugen offiziell beginnen. Und bei Joes Brücke, der Brücke über den Maas-Schelde-Kanal im belgischen Lommel, stehen Tausende von Artilleristen mit schweren Panzergeschützen bereit, ihren Aufmarsch nach Norden zu beginnen – die Operation *Garden*. In ein paar Tagen sollen sich beide Gruppen an der Rheinbrücke bei Arnheim vereinen und so hoffentlich das Ende des Krieges einläuten: die Operation *Market Garden*.

In den frühen Morgenstunden hören die Männer in ihren Betten, wie ein Bomber nach dem anderen startet: zweihundert englische, und kurz bevor sie aufstehen müssen noch einmal achthundert amerikanische. Tausende Tonnen Sprengkörper werden gleich rund um Arnheim herniederregnen. Deutsche Luftabwehrstellungen, Kasernen und Befehlsstände sollen vernichtet werden. Auf diese Weise wird die deutsche Aufmerksamkeit hoffentlich vom Absprunggebiet in der Heide abgelenkt.

Das Gedröhn der schweren Dakotas brüllt durch die Luft, wie Heringe in der Dose sind die Fallschirmjäger zusammengepfercht.

Heute Morgen ist schönes Wetter, denkt Tinus, der eng an Andrew gepresst sitzt. Eigentlich hängt die gesamte Operation arg von den Wetterbedingungen ab – und damit vom wechselhaften europäischen Wetter. Wenn das Aufsteigen der nächsten Flugzeuge morgen oder übermorgen durch dichten Nebel oder Regen verhindert werden sollte …

An die Folgen denkt er lieber nicht.

Warum die Landungsoperation auf drei Tage ausgedehnt wird, ist ihm immer noch ein Rätsel. Gut, es sind bei Weitem nicht genügend Flugzeuge verfügbar, um eine komplette Luftlandedivision mit einem Mal in die Niederlande zu transportieren. Aber warum haben sie jetzt, wo das Wetter gut ist, nicht mit einer nächtlichen Landung begonnen und einer Landung am Tag direkt danach? Oder mit einer Nachtlandung und dann sogar zwei Taglandungen? Denn nach dem ersten Tag haben die Alliierten das Überraschungsmoment eingebüßt.

„Einen Penny für Ihre Gedanken, Herr Leutnant“, ertönt neben ihm Andrews fröhliche Stimme.

Mit einem erzwungenen Lächeln zuckt Tinus mit den Schultern. „Ach, nichts Besonderes.“

Andrew lacht. „Auch gut, behalten Sie Ihre Geheimnisse ruhig für sich.“ Und dann, unerwartet ernst: „Ist alles in Ordnung, Herr Leutnant?“

„Nun, ja, prima.“

„Denken Sie einfach an hübsche Mädchen oder an das Essen bei Muttern zu Hause“, rät Andrew ihm. „Das hilft immer.“

Tinus lacht ein bisschen. „Das werde ich tun, vielen Dank.“

Dennoch gärt es in ihm weiter. Was ist, wenn sich tatsächlich zwei deutsche Divisionen dort in der Gegend aufhalten sollten? Oder wenn die Deutschen einen Funkspruch abgefangen haben sollten und nun dort auf sie warten?

Stell dich nicht so an, ruft er sich selbst zur Ordnung. Du musst positiv denken. Vielleicht nicht an Mädchen oder Essen, aber an einen guten Verlauf der Operation *Market Garden*. Das muss einfach helfen.

Von zweiundzwanzig verschiedenen Flugplätzen in Südengland aus sind heute Morgen Hunderte von Dakotas aufgestiegen. Mittlerweile bilden all die Maschinen *eine* große Flotte von Transportflugzeugen, gedeckt durch Spitfires, Tempests und Mosquitos. Sie fliegen in Formation, zwei Kolonnen von jeweils fünf Kilometern Breite und nach Schätzungen hundertfünfzig Kilometern Länge. Vom Boden aus muss das ein unglaubliches Schauspiel sein.

Unter ihnen befindet sich nun nur noch das Meer, aber gleich werden sie über die niederländischen Deiche und Polder fliegen, direkt auf die deutsche Grenze zu. Sie fliegen tief, auf einer Höhe von ungefähr viertausendfünfhundert Metern. Um die Mittagszeit werden die Niederländer zum Himmel hinaufschauen und wissen, dass die Befreiung gekommen ist.

16. Kapitel

Hoch in den Kirchtürmen läuten die Glocken ihr kupfernes Lied: Kommt, ihr Sünder, kommt! Kommt, ihr Sünder, kommt! Und aus allen Straßen rund um die Kirche kommen Menschen, die dem Ruf der Glocken Gehör schenken.

In der massiven Eusebiuskirche aus dem fünfzehnten Jahrhundert dröhnt die Orgel, sodass die hölzernen Bänke zittern. Die Musik braust gegen die Bleiglasfenster und stirbt in dem hohen Kirchenschiff weg.

Mentje sitzt kerzengerade in der äußersten Ecke der Kirchenbank. Ihre Füße baumeln über dem Boden. So wie jeden Sonntag schaut sie sich aufs Neue in dieser enormen Kirche die Augen aus dem Kopf, weil sie so anders ist als die einfache, kleine Kirche in Vierhouten, in die sie immer mit ihrem Vater gegangen ist.

Heute Morgen sind nur Henk und sie in den Gottesdienst gegangen. Tante Maria hat eine unruhige Nacht hinter sich. Mehr als sonst hat es Fluglärm gegeben und in der Ferne waren sogar Explosionen zu hören gewesen. Deshalb ist sie mit den drei Kleinen zu Hause geblieben. Doch Mentje und Henk wollten raus, weg von der bedrückenden Atmosphäre im Haus.

„Unter der Kirche liegen tote Leute“, raunt Henk ihr zu.

Sie ignoriert ihn. Letzten Sonntag hat sie solch ein Genörgel abbekommen, und das, wo sie ihn eigentlich nur ruhig bekommen wollte. Jetzt tut sie so, als ob sie nichts gehört hätte.

Er beugt sich etwas näher zu ihr herüber. „Leichen.“

Sie schaut nicht auf, sondern ignoriert ihn einfach weiter.

Ein harter Ellenbogen stößt sie in die Rippen. „Skelette. Echte!“

Verärgert zieht Mentje sich von ihm zurück, während sie weiterhin stracks geradeaus schaut. Sie glaubt ihm übrigens kein Wort. Henk erzählt ständig wilde Geschichten und die sind selten oder nie wahr.

Skelette unter dieser schönen Kirche? Mit Sicherheit nicht!

Die Orgel schweigt. Jetzt ist es die Stimme des Pfarrers, die durch die Kirche dröhnt. Ganz anders als die Orgel – eintönig. Zum Einschlafen langweilig. Mentje fühlt sich ein bisschen schuldig, weil sie beinahe wegdämmert, während jemand von Gott erzählt.

Da dröhnt auf einmal noch etwas durch die Kirche und dieses Mal kommt das Geräusch von draußen.

„Bleibt vor allem ruhig", fordert der Pfarrer sie auf. „Im Haus Gottes sind wir sicher."

Den ganzen Vormittag über ist es am Himmel unruhig geblieben. Gelegentlich sind in der Ferne dumpfe Explosionen zu hören gewesen. Aber jetzt wird das Getöse draußen immer lauter. Es nähern sich bestimmt Flugzeuge, und so wie es sich anhört, fliegen sie wahnsinnig tief.

Mentje schaut sich um. Alle sitzen mit großen Augen da und schauen nervös nach oben, aber der Pfarrer predigt einfach weiter, als hätte er nichts gehört.

Dann wird es plötzlich dunkel in der Kirche, so als würden all die Flugzeuge das Sonnenlicht verdecken. Aber nein, es ist nur der Strom ausgefallen. Die Gemeinde fängt nun wirklich an, unruhig zu werden. Küster Mijnhart verlässt seine Bank und geht nach draußen. Mentje folgt ihm mit den Augen. Etwas später kommt er wieder herein. Er nickt dem Pfarrer zu und der verkündet: „Brüder und Schwestern, lasst uns um den Segen bitten und dann den Heimweg antreten. Heute Abend findet kein Gottesdienst statt."

Alle strömen aus der Kirche, die Jungen zuerst. Draußen scheint die Sonne so hell, dass Mentje die Augen zusammenkneifen muss, als sie hochschaut.

Flugzeuge. Große, plumpe Flugzeuge. Eine ganze Menge, ordentlich in Reih und Glied. So sind die deutschen Flugzeuge über sie hinweggeflogen auf dem Weg nach Rotterdam, um dort ihre Bomben abzuwerfen.

„Bomber!", schreit jemand plötzlich.

Wieder ertönt die Luftschutzsirene. „In Deckung!"

Die Menschenmenge spritzt auseinander. „Sind wir denn nirgendwo mehr sicher?", ruft ein Mann entsetzt. „Nicht einmal bei der Kirche?"

Mentje fängt an zu laufen, zum Haus. „Hey, du rennst für nichts, hörst du!", schreit Henk ihr hinterher. „Das sind englische Flugzeuge!"

Um Atem ringend bleibt Mentje stehen. Henk holt sie ein. „Englische Flugzeuge. Die bombardieren die deutschen Stellungen."

„Wer sagt das?"

„Ein Mann bei der Kirche. Schau doch selbst." Henk zeigt nach oben, aber Mentje schaut nicht. „Ich weiß nicht, wie englische Flugzeuge aussehen, und ich weiß auch nicht, wo die deutschen Stellungen sind."

„Englische Flugzeuge sehen so aus und ihr Ziel ist da, wo die Flugzeuge hinfliegen, du Dummkopf. Bei Deelen."

Dummkopf! Was du nicht sagst!

Aber sie beißt die Zähne zusammen. „Weißt du das sicher?"

„Natürlich. Du bist schon wie meine Mutter, die macht sich auch immer wegen nichts in die Hosen."

Mentje sieht tatsächlich niemanden mehr rennen. Alle stehen nur da und schauen nach oben. Es fliegen noch mehr Flugzeuge über sie hinweg. „Noch mehr Bomber", behauptet Henk.

Die Engländer sind wirklich da, überlegt Mentje verwundert. Oder die Amerikaner, aber das ist auch egal – auf jeden Fall die Alliierten. Und sogar eine ganze Menge, nicht nur fünf oder sechs, so wie sie manchmal über das Pass-Auf-Lager geflogen sind. „Jetzt hat die Befreiung tatsächlich begonnen", erklärt sie, während sie ruhig nach Hause laufen.

Tante Maria erwartet sie schon an der Vordertür. Sie ist wütend. „Wo bleibt ihr denn? Ich habe mir solche Sorgen gemacht! Los jetzt, sofort in den Keller!"

„Mama! Es sind die …", fängt Henk an.

Doch Tante Maria ist böse. „In den Keller!", schnauzt sie. „Und was dich angeht …" Sie zeigt mit einem zitternden Finger auf Mentje. „Meine Geduld mit dir ist am Ende. Verdammt noch mal, du bist die Älteste! Hast du denn keinen Deut Verantwortungsgefühl?"

Das wird ja immer schöner!

Ohne sich zu entschuldigen, geht Mentje zur Kellertreppe. Die beiden Mädchen sind bleich vor Schreck. Vermutlich haben sie ihre Mutter noch nie so aufgebracht erlebt. Sogar der kleine Willem ist ganz still geworden.

Nur Henk traut sich, etwas zu sagen. „Liebe Leute, Mama, jetzt hör doch einfach mal zu. Das sind die Engländer. Keiner geht in irgendeinen Schutzkeller."

„In den Keller“, wiederholt seine Mutter, aber es klingt so, als hätte sich ihre Wut etwas abgekühlt. Vielleicht hatte sie einfach nur Angst, denkt Mentje. Dennoch hallen ihr die Worte weiterhin durch den Kopf: „Meine Geduld mit dir ist am Ende.“ Wenn Tante Maria jetzt auf einmal doch beschließen sollte, sie in ein Waisenhaus zu geben? „Es tut mir leid, dass ich dir einen solchen Schrecken eingejagt habe“, sagt sie dann lieber doch, als sie alle schließlich im Keller sitzen.

Ihre Tante sieht auf einmal müde und grau aus wie ein ausgewaschenes Abtrockentuch. „In der Steenstraat und der Bloemstraat sind Bomben gefallen“, berichtet sie leise. „Und das Theater ist getroffen worden. Frau Bijl war sofort da und hat es mir erzählt.“

„Es tut mir wirklich ganz doll leid, Tante Maria“, erklärt Mentje noch einmal, doch ihre Tante reagiert nicht.

Nach einer Weile steht Henk auf. „Die Flugzeuge sind weg, Mama, hör doch nur.“

Es ist still geworden.

Henk steigt die Kellertreppe hinauf. Tante Maria sagt immer noch nichts, sondern sitzt nur da, den Kopf in die Hände gestützt. Ich habe keine Lust hierzubleiben, denkt Mentje und steht ebenfalls auf. Als Femke ihr jedoch folgen will, befiehlt Tante Maria: „Nein, du bleibst hier.“

„Aber Mama …“

Henk und Mentje treten auf die Straße hinaus. Es sind keine Flugzeuge mehr zu sehen. „Jetzt haben wir alles verpasst!“, schimpft Henk sauer und schießt mit seinen Sonntagsschuhen einen imaginären Stein weg.

Einen Augenblick später ruft Tante Maria sie zum Mittagessen hinein. Sie hat also ebenfalls den Keller wieder verlassen.

Sie sitzen noch am Tisch, als sie es erneut hören: das Gebrumm von Flugzeugen in der Ferne. Henk springt auf und rennt nach draußen, Mentje ihm nach. „Kommt zurück, ihr zwei!“, ruft Tante Maria, aber sie hören nicht hin. Sie wollen die Aufregung nicht noch einmal verpassen.

Von Süden her kommen die Flugzeuge angeflogen wie ein Schwarm ausgehungerter Bienen. Viel mehr, Hunderte mehr als heute Morgen. Eine breite Front von Flugzeugen – und endlos lang.

Am Horizont tauchen ständig mehr auf, sodass der blaue Himmel sich zuletzt beinahe verdunkelt.

Immer mehr Menschen verlassen ihre Häuser. Verdutzt starren sie alle nach oben, den Kopf im Nacken. Sprachlos.

„Das sind keine Bomber“, verkündet Henk. Mit Flugzeugen kennt er sich aus.

Der Schwarm kommt am Rhein entlang näher geflogen, in einer ordentlichen Formation, eine Reihe nach der anderen. So tief, dass man fast die Piloten in den Cockpits erkennen kann. So tief, dass die Schattenflugzeuge über den Boden streichen.

Viele Flugzeuge schleppen noch ein zweites hinter sich her. „Was ist das?“, will Mentje wissen.

„Lastensegler“, erklärt der Mann neben ihr. „Wahrhaftig, das sind Lastensegler. Schau doch nur, die haben keine Räder, sondern Kufen.“

Dann fangen die Leute an zu schreien. Nicht vor Entsetzen, sondern vor Freude. „Wir sind befreit! Wir sind befreit!“, jubelt einer und: „Da sind die Tommys!“, kreischt ein anderer.

Einige Frauen fangen laut an zu schluchzen, junge Frauen tanzen lachend auf der Straße. Die Menschen fallen sich vor Freude um den Hals und die Kinder toben jubelnd hin und her. Die vordersten Flugzeuge verschwinden hinter den Gebäuden, aber noch immer ist kein Ende des Stroms der Maschinen in Sicht. „Wo fliegen die hin?“, fragt Mentje.

„Nach Osterbeek“, erwidert Henk. Er fängt an zu rennen, nach Hause. „Komm, von unserem Dachboden aus kann man es besser sehen!“

Sie rennen ins Haus und die Treppe hinauf. Henk zerrt das Dachbodenfensterchen auf und zusammen schleppen sie eine Truhe darunter, um besser nach draußen schauen zu können. Nebeneinander hängen sie aus dem schmalen Fenster und betrachten die Szenerie.

Mentje blickt sich erstaunt um. Sie kann über eine ganze Menge Dächer schauen, fast über ganz Arnheim könnte man meinen.

Henk öffnet auch das kleine Fenster auf der anderen Seite. Von da aus haben sie eine gute Sicht auf den Fluss, auf den immer noch die Schatten von Flugzeugen fallen. „Wie viele werden das sein, was denkst du?“, will Mentje wissen.

„Millionen“, antwortet Henk. „Und es werden immer mehr.“

Millionen? Mentje entgegnet lieber nichts, denn eigentlich findet sie es gerade ganz nett. Nicht, dass Henk und sie auf einmal die besten Freunde geworden wären. Es ist immer noch schade, dass er ein Junge ist.

„Schau mal, sie fliegen niedriger!", ruft Henk und zeigt aufgeregt in die Richtung. „Sie fliegen immer tiefer, ich wette, sie landen irgendwo."

Im Laufe der Zeit wird es hier oben ein bisschen langweilig und es ist auch ziemlich warm, so direkt unter dem Dach. „Lass uns wieder nach unten gehen", schlägt Mentje vor. „Da ist es viel netter."

„Ich wollte, meine Mutter fände das auch nett", erwidert Henk. Es hört sich fast so an, als wäre das sein allergrößter Wunsch.

Auf der Straße stehen die Menschen in Grüppchen zusammen. Es sieht so aus, als würden sie auf irgendetwas warten, obwohl vermutlich niemand weiß, worauf eigentlich. Die jungen Frauen haben Lippenstift aufgetragen und Schleifchen im Haar. Einige Frauen haben kleine Päckchen in den Händen, in denen sich ihre letzten Plätzchen befinden. „Um die Jungs willkommen zu heißen", erklären sie.

Die Männer stehen zusammen und überlegen. „Ich glaube nicht, dass sie landen werden", verkündet einer skeptisch. „Hier in der Gegend gibt es doch nichts, wo so viele Flugzeuge landen könnten."

„Ob das vielleicht Fallschirmjäger sind?", fragt ein anderer zögernd.

Einige Männer nicken unschlüssig, andere schütteln jedoch den Kopf oder zucken mit den Schultern. „Das könnte schon sein, aber so viele? Ich weiß nicht."

„Wenn das tatsächlich Fallschirmjäger sind, landen sie wahrscheinlich auf der Heide hinter Wolfheze", spekuliert einer.

Mentje muss wieder an den Fallschirmspringer denken, den sie im Pass-Auf-Lager kennengelernt hat. Diesen Amerikaner oder *Yank*, wie Fred ihn genannt hat. Den ersten Piloten im Lager. So arrogant, wie er groß war, aber Han hat ihm schnell seine Grenzen aufgezeigt. Bart hat kleine Stücke Eisen aus seinem Bein holen müssen und sie, Mentje, hat ihm dabei geholfen. Ohne dich wäre mir das nicht gelungen, hat Bart später gesagt.

Plötzlich rast ein deutscher Kübelwagen vorbei. Die Soldaten sehen erschrocken und nervös aus. Sie sind noch so jung, sieht Mentje, kaum älter als Fred.

Im Lauf des Nachmittags treffen immer mehr Berichte aus Oosterbeek und Wolfheze ein. Familienmitglieder rufen an oder kommen mit dem Fahrrad in die Stadt, um zu erzählen, was sich rund um ihre Orte abspielt. Es sind tatsächlich Fallschirmjäger gelandet. In Wolfheze und Oosterbeek, in Kievitsdel und Renkum haben die Leute sie mit eigenen Augen aus den Flugzeugen springen sehen: Hunderte und Aberhunderte von Fallschirmjägern, so weit das Auge sehen konnte. Die Alliierten sind gekommen. Mit Tausenden von Soldaten gleichzeitig.

Augenzeugen berichten, wie die Lastensegler von ihrer Zugmaschine losgekoppelt wurden und danach langsam zur Erde geschwebt sind, um dort auf ihrem Rumpf über den Acker zu rutschen, bis sie zum Stillstand gekommen sind. Soldaten haben Geländewagenteile aus ihnen herausgeholt und rasend schnell zusammengebaut. Innerhalb von kürzester Zeit sind die Autos fertig gewesen und weggefahren. Danach sind Paletten zum Vorschein gekommen, Hunderte von Paletten, zweifellos mit Munitionsvorräten. Und es waren auch Motorräder dabei und kleinere Geschütze. Natürlich keine schweren Panzer. „Die werden sicher über Land kommen, aus Belgien“, vermutet ein Mann.

„Das hängt davon ab, wo die Tommys die Grenze überschreiten werden“, erwidert ein anderer. „Sie sind doch erst vor drei Tagen in Maastricht gewesen, oder? Nun, dann sind sie frühestens in einer Woche hier.“

Immer mehr Menschen machen sich in Richtung Oosterbeek auf den Weg. Sie haben Geschenke bei sich, schwenken Flaggen und singen patriotische Lieder. „Jetzt ist die Befreiung wirklich da“, sagen sie verwundert, so als könnten sie es nicht glauben.

Ihr wisst es vielleicht nicht, dort tief im Wald, sagt Mentje in Gedanken zu Han, aber morgen oder übermorgen kommt die Befreiung auch für euch. Und für ihren Vater im Lager.

Wirklich, Papa!

Sie hat Henk schon lange aus den Augen verloren. Auch Tante Maria sieht sie nirgendwo, auch keinen anderen, den sie kennt. Mit einem Mal bekommt sie großen Durst. Erst gehe ich etwas trinken, entscheidet sie. Eine ganze Menge Wasser. Danach schaue ich mal, ob ich Lust habe, mit all den Leuten mitzugehen.

Mentje schiebt die Eingangstür auf und bleibt dann stocksteif stehen. Auf dem großen Sofa im Wohnzimmer sitzt Tante Maria und schluchzt herzzerreißend.

Weinen? An so einem Tag wie heute?

Neben ihr sitzt Frau Bijl, die ihr einen Arm um die Schulter gelegt hat. Sie versucht sie zu trösten, aber Tante Maria hört nicht mehr auf.

Mentje würde sich am liebsten die Ohren zuhalten. So ein herzerweichendes Weinen hat sie noch nie gehört.

„Kannst du einen Kaffee aufsetzen?“, bittet Frau Bijl sie leise.

Mentje flüchtet in die Küche. Sie hofft, dass dem kleinen Willem nichts geschehen ist und auch keinem von den Mädchen. Denn Tante Maria jammert wie die Eselin auf dem Bauernhof von Bertien, nachdem ihr Fohlen gestorben war. Das konnte man die ganze Nacht über hören. Schrecklich!

Nicht daran denken!

Ihre Hände zittern so sehr, dass es ihr nur mit Mühe gelingt, den Gasofen anzustecken. Sie trinkt ein Glas Wasser, aber ihr Mund bleibt trocken.

Was wird geschehen sein?

Sogar als sie mit zwei Tassen Kaffee ins Wohnzimmer geht, zittern ihre Hände immer noch. „Stell den Kaffee hier auf den Tisch“, fordert Frau Bijl sie auf. „Vielen Dank, Mentje.“

„Ist … etwas passiert?“, wagt Mentje zu fragen.

„Nein, weißt du“, antwortet Frau Bijl. „Es wird ihr einfach alles zu viel. Der Krieg, der Tod von deinem Onkel Jak, die Kinder, Willems Krankheit. Für deine Tante ist das ein täglicher Kampf ums Überleben. Und jetzt auf einmal die Erleichterung über die Befreiung. Sie kann einfach nicht mehr.“

Jetzt wird Mentje etwas klar. Sie versteht auf einmal, dass nicht jeder so durchhält wie Han. Die ist ein erwachsener Mensch und eigentlich nur sehr klein, aber sie ist stark und lässt sich nicht unterkriegen und ist bereit zu kämpfen, wenn ihr jemand zu nahe tritt.

Tante Maria ist ganz anders. Sie ist nicht sanft und liebevoll, so wie Mentje sich immer eine Mutter vorgestellt hat. Sie hat einfach weiche Knie, so als könne sie nicht auf ihren eigenen Füßen stehen. Doch dafür kann sie nichts, so ist sie nun einmal geschaffen worden.

Mentje geht zu ihr und streicht ihr über das lockige Haar. „Ganz ruhig, Tante Maria, es ist alles vorbei. Du brauchst nicht mehr zu weinen."

Ihre Tante schaut nicht auf, aber sie ergreift Mentjes Hand und drückt sie sich fest an die nasse Wange. Dann klammert sie sich wieder an Frau Bijl fest.

„Kannst du den Kleinen etwas zu essen bringen?", fragt die. „Sie sind oben und spielen."

Langsam geht Mentje in die Küche. Was für ein seltsamer, seltsamer Tag das doch ist.

Bei Sonnenuntergang sind die ersten Schüsse zu hören. Der Lärm kommt aus Richtung Oosterbeek, wo die Fallschirmjäger gelandet sind. Eine Salve nach der anderen, manchmal sehr laut. Sind das Geschütze?

Mentje öffnet das Fenster in ihrem Zimmer und schaut nach draußen. Stromabwärts am Rhein entlang kann sie nichts erkennen. Vielleicht bei der Brücke?

Sie sieht gerade noch, wie eine lange Kolonne Fahrzeuge über die Brücke wegfährt. Deutsche Fahrzeuge: Motorräder und Kübelwagen, fahrende Geschütze und Armeelastwagen mit geschlossener Plane.

Aber die fahren nach Nimwegen! Die Schüsse kamen doch aus der Richtung von Oosterbeek, oder? Sollte sie das falsch gehört haben?

17. Kapitel

„Bereit machen zum Ausstieg!“, hallt der Befehl durch die Dakota.

Die Aufregung, die er immer vor einem Sprung verspürt, schwappt wieder durch Tinus hindurch. Kontrolle: Helm, Gurte und heute auch seine persönliche Ausrüstung: Schlafsack, Essen für eine Mahlzeit, Waffen, Munition. Dann das Zählen und Festmachen der *static lines* am Anzug des Mannes vor ihm.

„Möge Gott mit Ihnen sein“, sagt Andrew so wie immer.

Grünes Licht. Das Ausstiegssignal. „*Number one, go! Two! Three!*“

Er springt. Die plötzliche Weite, die Freiheit nach dem langen, beengten Flug. Ein kurzer Augenblick der Hingabe an die Ekstase des freien Falls, bevor sich der riesige Fallschirm über seinem Kopf entfaltet und er langsam hinunterzuschweben beginnt.

Er schaut sich um. Es ist ein unglaubliches Schauspiel, so wie er es noch nie gesehen hat und ohne jeden Zweifel auch nie mehr sehen wird. Am hellen Septemberhimmel hängen Hunderte und Aberhunderte von Fallschirmen, die sich entfalten wie Seerosen im Sonnenlicht. Heute werden mehr als fünftausend Männer abspringen.

Und dann die Stille. Nur von ferne das Dröhnen der Transportflugzeuge, die nach rechts abgedreht sind, um zur Basis in Hunderten von Kilometern Entfernung zurückzufliegen. Kein deutsches Flugabwehrgeschütz, das losdonnert, keine Scharfschützen, die die baumelnden Soldaten unter Feuer nehmen. Unter ihnen liegt die offene Heidelandschaft, eingesäumt durch grüne Laubwälder. Mit Lastenseglern kommt der Nachschub hinterher: medizinische Vorräte, Geländewagen, panzerbrechende Waffen, Extramunition.

Schnell eilt ihm der niederländische Boden entgegen und der Schock des harten Aufpralls fährt Tinus durch den Körper. Automatisch rollt er sich nach rechts ab, springt auf, faltet blitzschnell seinen abgeschnallten Fallschirm zusammen, klipst seinen Colt 45 fest. Dann trabt er zu dem grünen Rauchsignal, das den Sammelpunkt im dichten Wald markiert.

Erleichtert und unglaublich dankbar ist er, dass er und seine Männer sicher auf feindlichem Boden gelandet sind.

Jeder Mann weiß, was er zu tun hat. Jede Aufgabe haben sie monatelang geübt. Jeeps und leichte Geschütze werden aus den Lastenseglern ausgeladen, Kommandozentralen eingerichtet, Funkgeräte aufgestellt. Die Kriegsmaschine läuft wie geschmiert.

Oder doch nicht? „Herr Leutnant, wir haben Probleme mit dem Funk. Der Empfang ist sehr schlecht", verkündet der Fernmelder.

„Haben Sie durchgeben können, dass wir sicher gelandet sind?"

„Ich denke schon, aber ich kann das Signal von General Urquhart nicht klar empfangen."

„Vielleicht liegt das nur an der Bewaldung. Wenn wir gleich hier raus sind, geht es vermutlich besser."

Tinus schaut sich hastig um – die drei Einheiten sind vollzählig. „Kommt, wie müssen uns dem Rest des Bataillons anschließen."

Um Viertel vor drei ist das Bataillon von Oberstleutnant Frost bereit, nach Osten vorzurücken. „Wir nehmen die Löwenroute am Rhein entlang. Alles bereit?", will er wissen.

„Bereit, Herr Oberstleutnant", melden Tinus und die anderen Offiziere. Bereit zum Abmarsch nach Arnheim, bereit, die Brücke über den mächtigen Rhein zu erobern und zu halten.

Operation *Market* hat begonnen. Der Anfang hat gut geklappt. Bisher sind die dunklen Vorahnungen von Frost und ihm nicht wahr geworden. Gott sei Dank.

Die Bäume rund um das Landegebiet bilden eine gute Tarnung. Sie marschieren in östlicher Richtung quer durch den Wald, parallel zu einem Weg, der rund fünfzig Meter weiter rechts von ihnen verläuft.

„Haben Sie die vielen Windmühlen gesehen?", will Andrew wissen, der neben ihm marschiert.

„Welche Windmühlen?"

„Na, die Windmühlen und die Tulpen! Wir sind in den Niederlanden, Herr Leutnant. Wo sind denn nun all die Windmühlen und die Tulpen?"

Als ob man sich den Kopf nicht über wichtigere Dinge zerbrechen sollte. Kann Andrew denn niemals ernst sein?

„Halten Sie lieber die Augen nach verdächtigen Bewegungen

auf!“, blafft Tinus zurück. „Ich würde nicht gern in einen Hinterhalt marschieren.“

„Das tue ich, Herr Leutnant“, antwortet Andrew sofort.

Tinus tun seine barschen Worte schnell wieder leid. Unter all dem Stress kann man sich leicht vergessen, aber Tatsache bleibt, dass Andrew außerordentlich zuverlässig ist und über viel mehr Verantwortungsbewusstsein verfügt, als man ihm auf den ersten Blick ansieht. Darüber hinaus ist es schön, ihn in der Abteilung zu haben, das macht das Leben nicht allzu schwer.

Das Wetter ist gut an diesem Nachmittag und sie kommen ganz ordentlich voran. Sie bewegen sich geräuschlos, denn durch die Bäume hindurch sehen sie deutsche Truppen in Reih und Glied zum Absprunggebiet marschieren. Es sind auch ein paar Kübelwagen dabei, Motorräder mit Seitenwagen und zwei leichte Panzer. Ohne etwas zu ahnen, marschieren sie vorbei. Dass die alliierten Soldaten so dicht in der Nähe sind, fällt ihnen nicht auf.

Während des Marsches zieht Tinus seine Karte aus der Brusttasche. Sie müssten mittlerweile in der Nähe von Oosterbeek sein. Dort müssen sie den Wald verlassen, quer durch den Ort weitermarschieren, und dann sind es noch ungefähr acht Kilometer bis nach Arnheim und zur Brücke. Wahrscheinlich werden sie dort noch vor dem angepeilten Zeitrahmen ankommen. „Wie schnell kommen die Bataillone auf den beiden anderen Routen voran?“, will er vom Fernmelder wissen.

Der junge Soldat schüttelt den Kopf. „Es tut mir leid, Herr Leutnant, ich habe keine Ahnung. Das letzte Mal, als ich es probiert habe, hat das Funkgerät immer noch nicht gut funktioniert.“

Tinus runzelt die Augenbrauen. „Gibt es immer noch Probleme mit dem Empfang?“

„Ich weiß es nicht genau, Herr Leutnant. Soll ich einmal schauen, ob ich herausfinden kann, was das Problem ist?“

Das würde bedeuten, dass sie anhalten und warten müssen, bis der Fernmelder die Antenne aufgestellt hat. „Lassen Sie uns lieber weitermarschieren.“

Doch in Tinus wächst die Sorge. Ein schlecht funktionierendes Funkgerät kann ernste Folgen nach sich ziehen. Ohne die lebensnotwendige Kommunikation ist jede Operation zum Scheitern verurteilt.

Am Waldrand angekommen, nähern sie sich vorsichtig dem Weg. Nach der ersten Kurve taucht eine vollkommen unerwartete Sperre auf: Menschen. Für den Bruchteil einer Sekunde möchte Tinus schon seine Waffe hochreißen und Deckung suchen, aber dann wird ihm klar, dass das Zivilisten sind: Frauen, Kinder und alte Menschen aus dem Ort. Sie winken mit Taschentüchern und Fähnchen. Die ersten fangen an, den marschierenden Soldaten entgegenzurennen.

„Wow, schaut euch das an!“, ruft Andrew lachend. „Lauter hübsche Mädchen, die mich willkommen heißen!“

Was geht diesem Engländer denn jetzt wieder durch den Kopf? Man könnte meinen, der Krieg wäre schon vorbei!

Fürs Überlegen bleibt allerdings keine Zeit. Begeistert umringen die Dorfbewohner die Soldaten. Die Begrüßung ist herzlich und aufrichtig; sie äußern ihre Freude in einer Schwemme von Wertschätzungen, Geschenken und guten Wünschen. Doch ohne es zu merken, versperren sie in ihrer Freude den Weg und das führt zu Verzögerungen. Sie kommen nur noch im Schneckentempo voran. Für ein Foto drückt man den Soldaten Babys in den Arm, kleine Jungen klammern sich an ihren Hosenbeinen fest, große Jungen streichen ihnen bewundernd über die Waffen. Die Soldaten verteilen Zigaretten und schenken den jungen Frauen mit ihren roten Lippen und den älteren Frauen mit ihren Keksdosen Schokolade. Sie posieren für ein Foto nach dem anderen.

Der geordnete Aufmarsch ist völlig durcheinandergeraten. „Männer, bleibt zusammen! Wir müssen weiter!“, versucht Tinus einen Befehl in das Gewimmel zu schreien.

Aber seine Männer hören ihn gar nicht, die Fröhlichkeit übertönt alle anderen Stimmen. Vielleicht wollen sie es auch nicht hören, denn die niederländischen Mädchen sind doch allzu hübsch!

Tinus explodiert fast vor Ungeduld. Für die Freude der örtlichen Bevölkerung hat er jedes Verständnis, aber kapieren diese Leute denn nicht, dass das hier eine militärische Operation ist, die auch mit militärischer Präzision ausgeführt werden muss? Es kostet sie beinahe eine Stunde, sich einen Weg durch den Ort zu bahnen und die völlig zersplitterte Einheit wieder zusammenzuführen.

Wo der Rest der Kompanie und des Bataillons ist, weiß Tinus nicht. Seit der Landung haben sie immer noch keine Funkverbindung mit dem Hauptquartier aufbauen können, genauso wenig mit Frost.

Dann hört er plötzlich Schüsse. Hinter ihm, links von ihm, ein Stück weiter hinauf. Seine Männer hören es auch.

Noch mehr Lärm? Ja, in der Tat: Flugzeuge. Und sie stehen mitten auf der Straße, offen und angreifbar. „In Deckung!", brüllt Tinus und er springt schnell wie der Blitz zwischen die Bäume am Straßenrand. An einer leichten Anhöhe lässt er sich fallen und beobachtet dann die Umgebung. Hier außerhalb des Ortes stehen die Bäume dicht beieinander, also müssten sie von der Luft aus unsichtbar sein. Wieder zieht er seine Karte heraus. Sie haben Oosterbeek nun hinter sich gelassen, aber ob sie auf dem richtigen Weg sind, weiß er nicht. Seine Karte ist zu ungenau. Auf ihr stehen keine Straßennamen, nur die drei Routen sind verzeichnet. Sie müssen die unterste Route nehmen, am Rhein entlang.

„Probleme, Herr Leutnant?", will Andrew neben ihm wissen.

„Die Karte ist schlecht", erwidert Tinus. „Alles, was ich daraus entnehmen kann, ist, dass die Schießerei irgendwo bei Wolfheze sein muss, beim Landungsgebiet. Aber ob wir auf dem richtigen Weg sind, weiß ich nicht."

Plötzlich donnern Flugzeuge tief über sie hinweg. Tinus erstarrt. Es ist die deutsche Luftwaffe. „Wahrscheinlich vermuten sie, dass wir hier sind", bemerkt Andrew trocken, während er noch einen Blick auf die Karte wirft. „Dann sind wir mit Sicherheit auf dem richtigen Weg."

Erst das Funkgerät, jetzt die Karte … Tinus merkt, wie er wütend wird. Ist es denn zu viel verlangt, in einer Situation wie dieser ein paar brauchbare Sachen haben zu wollen?

„Ich habe Verbindung, Herr Leutnant!", ruft der Fernmelder hinter ihm.

Halb kriechend, halb rennend hastet Tinus zu ihm hinüber. „Ja?"

Der Fernmelder sitzt an einen Baum gelehnt und beugt sich über das grüne Gerät mit der langen Antenne. Zwischen seinen geschlossenen Augen hat sich eine tiefe Konzentrationsfalte gebildet. „Das ist die Aufklärungspatrouille. Wenn ich es richtig verstehe, sind sie in einen Hinterhalt geraten. Da ist …" Kopfschüttelnd dreht er an dem Knopf. „Nein, ich höre nichts mehr. Das Signal ist weg." Knackend und knisternd, ratternd und pfeifend sucht das Funkgerät den Äther ab. Endlich, ganz schwach, ist da wieder etwas. Das Gesicht des Fernmelders ist vor Konzentration verzerrt. „Jemand … auf der Tigerroute, ja … Sie sind auf heftigen Widerstand gestoßen. Es ist die …“ Er verstellt den Knopf für einen besseren Empfang und plötzlich kommt das Geräusch hell und klar. „Oh, das ist das Bataillon auf der Leopardenroute, sie kommen auch nicht mehr weiter. Ich glaube, sie wollen jetzt nach Süden abdrehen und … über Ooster … nein, das kann ich nicht verstehen.“

„Über Oosterbeek vermutlich“, ergänzt Tinus. „Können Sie mit Oberstleutnant Frost Kontakt aufnehmen?“

Die Falte in der Stirn des Fernmelders vertieft sich. Er dreht und dreht und schüttelt dann den Kopf. „Das Ding ist mausetot.“

Das kann doch nicht wahr sein! „Aber eben war der Empfang doch noch ausgezeichnet!“

„Tot, Herr Leutnant.“ Der Fernmelder beugt sich wieder über das Funkgerät und probiert etwas aus. „Nein, das gibt's doch nicht!“

„Was ist denn?“

„Es sieht so aus, als wäre die Batterie leer, Herr Leutnant. Ich habe keinen Strom mehr, gar nichts. Tut mir leid, Herr Leutnant.“

„Verdammt noch mal, wie kann das denn sein?“, ruft Tinus verärgert. „Wenn wir keine Kommunikationsmöglichkeiten haben …“ Er holt tief Luft, um seine Ruhe zurückzugewinnen. „Wer ist für die Kontrolle der Ausrüstung verantwortlich?“

„Das Operationsfunkmagazin, Herr Leutnant.“ Auch der Fernmelder klingt frustriert. „Die haben gestern Abend vor dem Flug das Material für heute Morgen herausgegeben. Es gibt auch mehr als genügend Reservebatterien, aber die sind im Kompaniehauptquartier. Über die Tigerroute weiß ich nichts Genaues, Herr Leutnant, aber die Leute auf der Leopardenroute werden mit Sicherheit durch den Feind aufgehalten.“

Tinus flucht leise in sich hinein. „Wenn ich diese …“ Mit Mühe bekommt er sich wieder unter Kontrolle.

„Das können Sie laut sagen, Herr Leutnant“, erwidert der Fernmelder, während er hastig seinen Apparat wieder zusammenpackt.

Die Flugzeuge sind verschwunden, der Weg ist frei. „Lasst uns zusehen, dass wir so schnell wie möglich zur Brücke kommen, Männer“, ruft Tinus in den Wald hinein. „Seid auf der Hut. Die Deutschen wissen, dass wir hier sind.“

„Ich hoffe nur, dass wir die Brücke ohne weitere Begrüßungszeremonien erreichen", brummt einer der Unteroffiziere.

„Das kann man wohl sagen, aber ich schätze, wir müssen sehen. Leider. Los jetzt, Männer, vorwärts!"

Kurz vor Arnheim treffen sie auf Oberstleutnant Frost und seinen Stab. „Ich bin froh, euch zu sehen", erklärt Frost aufrichtig. „Ich habe es ja gewusst: Wenn *eine* Einheit es schaffen kann, dann ist das Ihre."

„Trotz Hinfallen und Wiederaufstehen", erwidert Tinus. „Ich hoffe, dass es wenigstens euer Funkgerät tut."

Frost schüttelt den Kopf. „Das Signal ist unglaublich schwach. Wir haben schon beim Absprunggebiet den Kontakt zum Hauptquartier verloren. Ich weiß nur, dass die Tigerroute und die Leopardenroute nicht gangbar sind."

„Ja, wir haben auch so etwas empfangen, bevor die Batterie leer war. Vollkommen leer."

Frost benutzt einen Kraftausdruck. „Wegen dieser Sorte Dinge kann man aus der Haut fahren! Diese Kerle im Magazin ..." Er schließt die Augen und beißt hörbar die Zähne zusammen. Nur ganz kurz, dann erklärt er ruhig: „Die Brücke müsste direkt vor uns sein, ganz in der Nähe. Lassen Sie uns also weitergehen. Hattet ihr auch so eine Mühe, durch Oosterbeek zu kommen?"

Tinus nickt. „Hier in Arnheim erwartet uns sicher Ähnliches."

„Die Dankbarkeit der Einwohner ist rührend, das ist wahr. Vielleicht ist das ein Ausgleich für alle Schwierigkeiten."

Der Auflauf in Arnheim ist sogar noch schlimmer als in Oosterbeek. Massen über Massen feiernder Menschen, so als sei die Schlacht bereits gewonnen. Kein feindlicher Widerstand, nichts als pure Freude. Viel später, als es ihnen lieb ist, bekommen sie die lange Brücke zum ersten Mal in den Blick. Sie kommen gerade noch rechtzeitig, um eine lange deutsche Kolonne darüberfahren zu sehen. „Verstärkung auf dem Weg nach Nimwegen", erklärt Frost.

Offen, bloß und unbewacht liegt die Brücke vor ihnen.

Im Licht der untergehenden Sonne färbt sich das Wasser rot.

18. Kapitel

„Wenn du jetzt beim Abtrocknen hilfst, bin ich auch viel schneller fertig und wir können zusammen schauen gehen." So versucht Mentje ihren Cousin zu überzeugen.

„Ich bin doch nicht dein Dienstmädchen", schimpft Henk, aber trotz seines Unwillens nimmt er sich ein Küchenhandtuch. Es wird schnell klar, dass er noch nie in seinem Leben abgetrocknet hat.

Sobald das blitzsaubere Geschirr weggeräumt ist, rennen sie so schnell sie können die Treppe zum Dachboden hinauf. Von da aus haben sie mit Sicherheit die beste Aussicht auf die geschäftige Straße entlang des Flusses, die Rheinkade.

„Komm einmal schnell her und schau dir das an, Mentje!", ruft Henk, der schon seit einer ganzen Weile aus dem Fenster hängt. „Da sind Soldaten an der Brücke!"

Sie zwängt sich neben ihn. „Rück mal ein Stück, du nimmst ja die ganze Truhe in Beschlag!"

„Da, bei der Brücke, siehst du sie? Was machen die da?"

Jetzt lehnt sich auch Mentje, so weit sie kann, nach draußen. „Ich kann nichts sehen, es ist zu dunkel. Ich sehe nur eine Menge Menschen herumlaufen. Bist du dir sicher, dass das Soldaten sind?"

„Ganz sicher."

„Englische oder deutsche?"

„Beides."

„Woher willst du das wissen, wenn du es nicht sehen kannst?"

„Ich sehe es aber! Ich kann die Uniformen erkennen!"

Ja, ja, ganz bestimmt.

Sie schauen sich die Augen aus dem Kopf, klüger werden sie dadurch allerdings nicht. Irgendwo rattern Gewehrsalven und man kann Geschützdonner hören, aber das kommt eher aus Richtung Oosterbeck. Von etwas weiter oben in der Stadt sind mittlerweile auch Kampfgeräusche zu vernehmen. Sie sehen auch, wie die Gewehrläufe an der Brücke kurze Feuerblitze ausspucken. „Das klingt mehr nach Krieg als nach Befreiung", äußert Mentje skeptisch.

„Die Engländer machen Hackfleisch aus den Moffen!" Henk springt von der Kiste, um es zu demonstrieren: „Rattatatatatt! Peng, peng, peng! Pfiiuuuw!" Er lässt sich steil nach hinten fallen und bleibt auf dem Boden liegen, die Zunge hängt ihm aus dem Mundwinkel heraus.

Mentje ist völlig perplex. Sie versteht nicht, wie sich jemand so dumm aufführen kann. Gerade möchte sie etwas sagen, als er wieder hochspringt und vom Fenster her brüllt: „Wow! Du müsstest einmal sehen, was sie jetzt machen!"

Sie lehnen sich lebensgefährlich weit aus dem Fenster. Die ganze Brücke scheint in Brand zu stehen. Im Schein der Flammen können sie hier und dort auf beiden Seiten der Brücke Soldaten erkennen, die sich unter Feuer nehmen. „Ich schätze, die Engländer sitzen auf dieser Seite und die Deutschen auf der anderen", erklärt Mentje und zeigt mit dem Finger.

„Tod den Moffen!", ruft Henk, so laut er kann. „Schießt sie von der Brücke herunter!"

„Die Brücke ist doch aus Eisen. Wie kann denn so etwas in Flammen stehen?", fragt Mentje sich laut.

„Weil die Soldaten sie in Brand gesteckt haben."

Was du nicht sagst!

Als die Flammen nach und nach kleiner werden und die beiden Kinder nach einer Weile auch nichts mehr erkennen können, erklärt Henk: „Ich schätze, die Engländer haben gewonnen."

Mentje hofft, dass er damit recht hat, denn dann müssen die Moffen nach Deutschland zurück und sie kann mit ihrem Vater wieder auf ihren Bauernhof.

Sie gucken noch eine Weile weiter, doch dann wird es so still und dunkel, dass sie keine Bewegung mehr erkennen können. Auch von der anderen Seite des Hauses aus, der zur Stadt hin, ist nicht viel zu sehen. Weiter hinten steht etwas in Brand, aber das ist ein ganzes Stück weg.

„Sie schießen nur aufeinander, sonst passiert nichts", verkündet Henk enttäuscht. „Ich gehe ins Bett."

Auch Mentje geht in ihr Zimmer, wo sie sich aufs Bett legt und über die Befreiung nachdenkt. Die Leute im Pass-Auf-Lager haben fast täglich davon gesprochen. Manche haben gesagt, dass es nicht mehr lang dauern könne, andere haben behauptet, es würde nie geschehen. Doch alle wollten sie nur nach Hause, genau wie sie.

Vom Grund ihres Herzens wünscht sie sich, dass das nun tatsächlich die Befreiung wird. Aber ob das auch so ist, weiß sie nicht. Sie steht auf, zieht sich aus und kriecht wieder ins Bett.

Ein enormer Knall lässt sie fast aus dem Bett fallen. Sie schreckt hoch. Was war das?

Plötzlich hört sie ein Kind schreien. Ilonka. Andere Kinder weinen. Femke und der kleine Willem, Henk auch, vielleicht.

Mentje springt aus dem Bett und tastet sich durch den dunklen Oberlauf der Treppe.

„Kein Licht anmachen!“, ruft Tante Maria. Ihre Stimme klingt verkniffen.

Wie zu hören ist, sind die Kinder schon alle dort, wahrscheinlich bei ihr im Bett. Es ist zu dunkel, um es sehen zu können.

„Ist jemand verletzt?“, will Mentje wissen, aber niemand hört sie, weil Ilonka so laut weint. Vorsichtig geht sie zum Bett, bis sie das Nachtschränkchen spürt. „Ich gehe eine Kerze anzünden. Kerzenlicht scheint nicht durch die Verdunklung durch.“

Sie reißt ein Streichholz an. Als das fahle Kerzenflämmchen den Raum erhellt, hört Ilonka auf zu weinen, der kleine Willem auch.

Tante Maria hat ihre Arme um ihre vier Kinder geschlagen. Wie todängstliche Hühner sitzen sie eng beieinander mitten auf dem großen Bett. „Das sind einfach nur schießende Tommys“, erklärt Henk verschämt, während er den Arm seiner Mutter wegschiebt.

„Ist jemand verletzt?“, erkundigt sich Mentje noch einmal.

Ihre Tante sieht grau aus. „Sie haben sich nur erschrocken.“ Sie versucht tief Luft zu holen. „Ach Herr, wie soll ich je durch diesen Krieg durchkommen?“

Unten auf der Straße sind heftige Gefechte ausgebrochen. Aus den Häusern auf der gegenüberliegen Flussseite wird mit Maschinengewehren gefeuert und schwere Mörsergranaten plumpsen ins Wasser.

Einige erreichen jedoch das andere Ufer, reißen dort den Boden auf oder kommen an Hauswänden zur Explosion. Auch in der Oberstadt wüten schwere Gefechte.

Der Lärm ist ohrenbetäubend. Mit Sicherheit gibt es in Arnheim keinen Menschen, der noch schläft. Die Kerze hat den ersten Schreck über die Explosionen vertrieben, aber die Angst vor der Gewalt da draußen sitzt immer noch tief. „Sollten wir nicht lieber in den Keller gehen?“, schlägt Mentje zögernd vor.

Tante Maria presst sich die Hände an die Wangen. „Ach Herr, bewahre uns doch!“

Mentje beobachtet ihre Tante scharf. Auf einmal wird es ihr klar: Tante Maria hat solche Angst, dass sie nicht mehr denken kann. Nun ist sie, Mentje, mit ihrem wachen Verstand diejenige, die logisch nachdenken muss. Han kann das auch – manche Menschen haben diese Gabe. Und seine Gaben muss man gebrauchen, das steht in der Bibel, in der Geschichte über das geschüttelte und gerüttelte Maß. „Kommt, dann gehen wir nach unten. Da sind wir sicher“, erklärt sie resolut und nimmt Ilonka an der Hand. „Tante, könntest du Willem tragen?“

Ilonka reißt sich mit einem Ruck los und klammert sich an ihrer Mutter fest. „Mamaaaa!“, kreischt sie.

Scheinbar weckt das Kreischen Tante Maria auf, denn auf einmal kommt Leben in sie. „Ja, das ist gut“, und dann steht sie auf.

Henk läuft vorneweg mit der Kerze in der Hand und mit der Daunendecke seiner Eltern unter dem Arm. Das Ende schleift hinter ihm über den Boden. In der Küche öffnet Mentje die Kellertür.

Der Keller ist klein und beengt. Es riecht nach den Kartoffeln, die dort aufbewahrt werden, nach der Vergangenheit, die an den Wänden klebt, nach brackigem Wasser und Staub. Der einzige Lichtblick ist eine nackte Glühbirne an der Decke. Aber die dicken Mauern sind unterirdisch und die Decke ist aus solidem Beton. Sicher.

Hier ist es auch stiller als in den Schlafzimmern. Die Kriegsgewalt dort draußen hört sich weit weg und dumpf an.

Sie machen es sich so bequem wie möglich. „Wir hätten die Kissen mitnehmen sollen“, seufzt Tante Maria. Willem schläft auf dem Schoß seiner Mutter sofort ein und die Mädchen auch, die Köpfe an die Beine ihrer Mutter gelehnt. Nach einer Weile schläft auch Tante Maria, einfach im Sitzen, platt auf dem Boden, den Kopf seitlich gegen die Wand gelehnt.

Mentje kann keinen Schlaf finden – sie ist hellwach. Im Raum wird es immer stickiger. Kommt hier jemals frische Luft hinein? Wenn sie nun heute Nacht alle ersticken sollten?

„Ich kann nicht schlafen", flüstert Henk.

„Ich auch nicht", flüstert Mentje zurück. „Ich habe Angst, hier zu ersticken."

„Wenn das das Schlimmste wäre", brummt Henk. „Stell dir vor, das Haus hier steht durch eine Bombe in Flammen! Dann verbrennen wir hier bei lebendigem Leib!"

Das erschreckt Mentje. Eine Bombe, die das Haus in Flammen aufgehen lässt? Oder noch schlimmer: „Stell dir vor, unser Haus stürzt durch eine Explosion ein, dann werden wir alle lebendig begraben."

Henk wird kreidebleich. „Dann liegen wir hier genauso wie die Menschen unter der Kirche."

Die angeblichen Leichen unter der Kirche. Ja, sicher!

„Komm, wir gehen hinauf." Henk krabbelt hastig die Treppe hinauf und Mentje folgt sofort seinem Vorbild.

Alle Fenster sind zugeklebt, das ganze Haus liegt in Finsternis. Tastend erreichen sie die Dachbodentreppe. „Ich mache das Papier weg, hörst du", erklärt Henk, als sie oben sind. „Wir machen ja doch kein Licht an."

Stromauf- und stromabwärts sieht man heftige Brände wüten. Mentje schnappt nach Luft. „Sieh doch mal, wie die Häuser brennen! Schrecklich. Wie wird es wohl den Menschen dort gehen?"

Tastend geht sie zum anderen Fenster auf der anderen Seite des Dachbodens. Überall Brände. „Henk!", ruft sie über ihre Schulter. „Ich glaube, ganz Arnheim steht in Flammen."

Von allen Seiten ertönt Gewehrfeuer. „Das ist jetzt Krieg", erklärt Henk, allerdings hört es sich lange nicht mehr so vorlaut an wie sonst.

„Sieht denn so die Befreiung aus?", denkt Mentje verwundert. Genauso wie der Krieg?

19. Kapitel

Mühsam bricht der Montag an. Die Welt liegt unter einer dichten Nebeldecke verborgen. Tinus streicht sich müde über das Gesicht. Die Nacht ist eine fortwährende, brennende Hölle gewesen.

Von Süden her sind Mörsergranaten auf sie herabgeregnet und auf allen Seiten explodiert. Aus den Häusern auf der anderen Flussseite haben ihnen die gesamte Nacht über Maschinengewehre zugesetzt. Von Norden her ist ununterbrochen aus Panzerfahrzeugen und von Infanteristen gefeuert worden. Sie sitzen wie in einer Seifenblase eingeschlossen an der Nordseite der Brücke.

Angriff auf Angriff haben sie abzuwehren gewusst und selbst haben sie auch anzugreifen versucht. Jetzt ist es still geworden – nur ab und zu fällt noch ein Schuss. Aber immer noch sitzen sie wie die Ratten in der Falle.

„Herr Leutnant?"

Dankbar nimmt er den schwarzen Kaffee entgegen, den Andrew ihm bringt. Er legt seine Hände um den warmen Becher. Wie an einem Wintermorgen auf der Farm, damals, in einem anderen Leben. „Danke, Andrew."

Dann taucht Oberstleutnant Frost aus dem Nebel auf. Auch er hat einen Becher in der Hand. „Leutnant van Jaarsveld. Wie geht es Ihnen?"

„Herr Oberstleutnant." Tinus zögert einen Augenblick. „Wir haben zwei Mann verloren, Jenkins und Crafford. Groove ist schwer verwundet. Wie sieht es sonst mit den Verlusten aus?"

„Furchtbar, mit einem Wort, ein Gemetzel." Frosts Atem bildet kleine Wölkchen. „Wir haben die Hälfte unserer Mannschaften verloren."

Ist es wirklich so schlimm? Tinus schüttelt den Kopf. „Wenigstens ist der größte Angriff abgewehrt worden", erklärt er ernst. „Wir haben die Brücke besetzt."

Plötzlich ertönen von Westen her erneut heftige Salven. Beide

Männer schauen mit einem Ruck auf. „Urquhart, vermute ich“, erklärt Frost. „Ungefähr anderthalb Kilometer weiter hinauf, schätze ich, vielleicht etwas näher. Der dichte Nebel gibt ihnen jedenfalls gute Deckung. Innerhalb von einer Stunde könnten sie hier sein.“

Tinus nickt. „Wie man hört, folgen sie derselben Route wie wir gestern. Ich hoffe mal, dass er beide Divisionen bei sich hat, denn die deutsche Verstärkung dürfte mittlerweile gut angelaufen sein.“

„Sagen Sie, Herr Leutnant“, fragt Andrew, nachdem Frost weitergegangen ist, „denken Sie, dass wir heute etwas zu essen bekommen werden? Unsere persönlichen Vorräte waren doch nur für vierundzwanzig Stunden. Die Männer kriegen Hunger.“

Tinus zeigt in die Richtung, aus der die Schüsse zu hören waren. „General Urquhart ist mit seiner Verstärkung fast da. Die werden auch neue Vorräte bei sich haben.“

Andrew starrt in den dichten Nebel, aber der bleibt eine dicke grauweiße Wand. Instinktiv drückt er sich den Helm fester auf den Kopf.

Die Schüsse halten an, manchmal mit Pausen dazwischen; alles, was sich bewegt, wird unter Feuer genommen. Gelegentlich scheint das Gewehrfeuer heftiger zu werden. Es hört sich so an, als würden die Gefechte näher herankommen. Die Männer bei der Brücke bleiben in Alarmbereitschaft.

Aus südlicher Richtung dringt ein fremdes Geräusch durch die Nebelbänke: das schwere Gedröhn von Fahrzeugen, großen Fahrzeugen. „Sollten die amerikanischen Truppen aus Nimwegen gekommen sein?“, fragt Tinus sich kurz. Das kann nicht sein, so schnell sind sie nicht!

An der Südseite der Brücke erscheinen die ersten deutschen Fahrzeuge.

Englische Mörsergranaten pfeifen durch die Luft. Ein Transportfahrzeug explodiert und steht sofort lichterloh in Flammen.

Innerhalb von Sekundenbruchteilen ist die ganze Brücke ein brennendes Schlachtfeld. Salve auf Salve verschwindet im fahlen weißen Nebel. Zwei Stunden lang, ohne aufzuhören.

Dann wird es still. Noch immer hängt der Nebel über der ganzen Gegend.

Tinus lehnt sich zurück und schließt für einen Augenblick die Augen. Kann irgendjemand lebend aus dieser Hölle entfliehen?

„Alles klar, Herr Leutnant?“, ertönt neben ihm Andrews Stimme.

„Zum Glück, ja. Bleiben Sie hier, dann schaue ich, wie es dem Rest der Einheit geht.“

Gebückt trabt Tinus nach hinten. „Hier, Herr Leutnant! Eine Trage, schnell!“, ruft jemand. Hoch und schrill ertönt die Stimme durch den Nebel.

Jetzt hört Tinus überall Hilfeschreie. Angstschreie, Schreie von Sterbenden. Gestöhne und Geröchel, Rufe nach Gott und der Mutter.

Und das Sanitätskorps sitzt mit seinen Vorräten und allem fest, irgendwo zwischen der Ginkelser Heide und der Rheinbrücke.

Das Gewehrfeuer auf der Brücke ist verstummt. Doch im Norden und vor allem im Westen geht der Kampf in aller Heftigkeit weiter. „Folgt man den offiziellen Geheimdienstinformationen, befindet sich in der Region Arnheim im Moment nur eine deutsche Reservearmee und deshalb erwarten die Generäle wenig Widerstand ...“ Sind offizielle Informationen denn so wenig wert? Purer Unsinn?

Plötzlich besiegt die Sonne auf ihren letzten Metern zur Erde alle Hindernisse. In den warmen Strahlen lösen sich die Nebelbänke schnell auf.

Beinahe unmittelbar wird es in Richtung Westen still. Wahrscheinlich suchen sowohl die alliierten als auch die deutschen Soldaten eilig eine gute Deckung vor dem plötzlichen Licht. Tinus wirft einen Blick auf seine Armbanduhr: sechs Minuten nach zehn.

Rundherum ist es Tag geworden. Er wendet seinen Blick nach Süden. Die Brücke ist ein großes Durcheinander aus verbogenem Stahl, ausgebrannten Fahrzeugen, losgerissenen Betonstücken und Asphaltbrocken. Doch die Brücke selbst steht noch. Und sie ist immer noch in den Händen der kleinen Gideonsbande von Fallschirmjägern.

Wegen all der Brände in der Stadt ist der Himmel rauchgrau. „Arnheim steht in Flammen“, bemerkt Andrew leise.

Das Gewehrfeuer im Westen schweigt immer noch. Die Stille verheißt nichts Gutes. Sie dauert nun schon bedrohlich lange.

Wieder schaut Tinus auf seine Uhr: neunzehn Minuten nach zehn. „Urquhart ist vermutlich stecken geblieben.“

„Und wir sind umzingelt“, merkt einer aus seiner Mannschaft an. „Wir sitzen in der Falle.“

Andrew bleibt optimistisch, so wie immer. „Aber der Nebel hat sich verzogen, was bedeutet, dass heute noch mehr Fallschirmjägerbrigaden landen können. Und morgen oder übermorgen kommt das 30. Korps aus Nimwegen anmarschiert. Mit Lastwagenladungen voll Essen, hoffe ich."

Wenn wir uns wenigstens bis dahin halten können, denkt Tinus. Aber wie sieht es mit unseren Vorräten aus? Die Nahrungsmittel sind beinahe verbraucht und die Soldaten können nicht mit leerem Magen zwei Tage lang kämpfen. Der geringe medizinische Notvorrat, den sie bei sich hatten, ist schon lange aufgebraucht. Es gibt kein Desinfektionsmittel mehr, keine Verbände, nichts gegen die Schmerzen.

Und sie haben nur noch wenig Munition.

Darüber hinaus funktionieren die meisten Funkgeräte nicht und der eine Apparat, der es noch einigermaßen tut, sendet nur noch ein schwaches Signal. Alle Kommunikation mit den Gebieten jenseits der Seifenblase auf der Brücke ist gleichermaßen erbärmlich.

Verstärkung ist unsere einzige Hoffnung; das erkennt Tinus immer mehr. Doch wenn das Wetter über England heute Morgen genauso gewesen ist wie hier, dann haben die Flugzeuge erst sehr viel später als geplant aufsteigen können. Und auf dieser Seite warten die Nazis mittlerweile mit ihren Luftabwehrgeschützen und ihren Flugzeugen, suchen die Augen der Scharfschützen den Himmel nach den wehrlos baumelnden Fallschirmjägern ab.

Je länger der Tag währt, desto mehr Verstärkung werden die Nazis anrücken lassen. Arnheim liegt noch keine vierzig Kilometer hinter der deutschen Grenze. Wenn nicht schleunigst englische Verstärkung eintrifft, ist die letzte Rheinbrücke, die bei Arnheim, verloren und die Operation *Market Garden* zum Scheitern verurteilt.

Er ermahnt sich selbst – er *muss* weiterhin positiv denken. „Sorgt dafür, dass ihr etwas esst, jetzt wo wir ein bisschen Ruhe haben. Aber bleibt wachsam, das ist nur eine kurze Unterbrechung."

Kaum ist es ausgesprochen, da ist die kurze Stille auch schon wieder vorbei. Der nächste Ansturm ist noch erbarmungsloser und dauert noch länger. Die Handvoll Soldaten auf der Brücke leistet heftigen Widerstand und kämpft mit aller Macht.

Stunde um Stunde.

Dann erscheinen plötzlich Panzer vom Typ Tiger II, die Furcht einflößendste Waffe des Deutschen Reiches. Tinus spürt, wie ihm der Schreck in die Glieder fährt. Wo kommen denn die Tiger her? Was machen sie hier in der Gegend von Arnheim?

Brüllend spucken die feindlichen Panzer ihre Ladung über die Brücke. Betonbrocken fliegen durch die Luft. Die äußerst explosiven Panzergranaten zerplatzen an den Gebäuden am Ufer.

Häuser stehen in Brand, Menschen schreien. Handgranaten fliegen durch die Luft, lassen den Boden auseinanderspritzen. Maschinengewehre rattern unaufhörlich.

Tinus Augen kribbeln von dem Staub. Der Schweiß läuft ihm unter dem Helm heraus, steht ihm in den Achselhöhlen. Seine Schultern sind verkrampft und seine Arme tun ihm vor Müdigkeit weh.

Plötzlich steht Frost neben ihm. Sein Gesicht hat einen grauen Farbton. „Leutnant, ich brauche zehn Freiwillige", verkündet er kurz und sachlich.

Tinus springt sofort in Haltung. „Ich stehe zur Verfügung, Herr Oberstleutnant."

„Hier ist Nummer zwei, Herr Oberstleutnant", fügt Andrew sofort hinzu.

„Hört doch erst einmal, was von den Freiwilligen erwartet wird", erwidert Frost. „Ohne Hilfe und vor allem ohne Nachschub können wir die Brücke kaum halten. General Urquhart muss ganz in der Nähe sein, höchstens anderthalb Kilometer stromaufwärts. Ich brauche zehn Männer, die die Deutschen von dieser Seite unter Feuer nehmen. Gerade genug, um die Aufmerksamkeit abzulenken, sodass Urquhart vielleicht ein Durchbruch gelingt." Er schaut sie scharf an. „Ihr müsst euch darüber im Klaren sein, dass das eine äußerst gefährliche Mission ist. Unter diesen Umständen möchte ich niemandem befehlen zu gehen. Es müssen Freiwillige sein, die den Ernst der Lage vollkommen begreifen."

„Hier ist schon ein Freiwilliger", erklärt Tinus.

„Hier sind schon zwei", ergänzt Andrew fest entschlossen.

Schweigend schaut Frost sie kurz an, seine Stimme klingt allerdings noch genauso förmlich, als er sagt: „Danke Ihnen, Leutnant van Jaarsveld. Danke Ihnen, Obergefreiter McKenzie."

„Wir warten, bis es dunkel ist", hat Tinus schon am Nachmittag der kleinen Gruppe von Freiwilligen eingeschärft. „Die Wolkendecke ist dünn, aber zum Glück war gestern Neumond, und weil alle Häuser verdunkelt sind, müsste die Deckung ausreichen. Vor Sonnenaufgang sind wir wieder zurück."

Es war kein Problem, die Freiwilligen zu bekommen. Schwieriger war es, es bei zehn Mann zu belassen.

Zuerst hat Tinus seinen Männern die Situation glasklar erläutert. Als er damit fertig war, ist sofort eine große Anzahl Freiwilliger nach vorn getreten. Aus seiner eigenen Einheit waren es schon achtzehn Mann. „Wir müssen die Gruppe klein halten, um weniger aufzufallen", hat Tinus ihnen deutlich zu machen versucht. „Das ist kein Angriff; wir werden eher so etwas wie ein Schwarm lästiger Bienen sein, die zustechen und dann wieder verschwinden."

Die ganze Gruppe ist stehen geblieben. „Wir sind doch ein Team, Herr Leutnant", hat einer das Gefühl der Männer in Worte gefasst.

Tinus hat einen Kloß im Hals bekommen. Wie sollte er aus diesen Tapfersten der Tapferen noch welche auswählen? „Danke, Männer, aber wir sind immer noch zu viele. Alle verheirateten Männer wegtreten."

Vier junge Kerle haben die Reihe verlassen. Der Rest war immer noch zu viele.

„Diejenigen, deren Mutter Witwe ist, wegtreten."

„Aber Herr Leutnant …", hat einer angefangen.

„Ich muss auswählen. Tut mir leid."

Nur zwei sind weggegangen.

Sapperlot, was nun? „Ihr müsst gut verstehen, dass unsere Reihen hier an der Brücke schon ordentlich ausgedünnt worden sind. Oberstleutnant Frost braucht hier jeden Mann."

Alle sind in Haltung stehen geblieben.

„Alle Männer mit roten Haaren?", hat einer von denen vorgeschlagen, die eben wegtreten mussten.

„Bloß nicht!", hat Andrew sofort reagiert.

„Diejenigen, die in diesem Krieg schon einen Bruder verloren haben, wegtreten", befiehlt Tinus in einem allerletzten Versuch.

Ein Mann.

Schließlich sind noch elf Männer übrig geblieben, mit ihm selbst also zwölf. Er sieht keine Möglichkeit, noch zwei andere wegzuschicken, die nicht mitdürfen. „Wenn Sie noch weiter reduzieren wollen, dann müssen Sie es selbst tun, Herr Oberstleutnant."

„Rote Teufel", hat John Frost stolz erwidert. „Also gut, dann zwölf. Sie und ich werden jetzt die Strategie besprechen, danach möchte ich mit den Männern reden."

Jetzt ist die Sonne schon ganz untergegangen; es ist dunkel. Die dünne Mondsichel wird erst nach Mitternacht erscheinen, die Sterne sind verschleiert und schwach. Vom Fluss her weht eine kalte Brise über die qualmende Stadt.

Vorsichtig folgt die Gruppe der Straße Onderlangs am Fluss entlang. Langsam, halb versteckt, wie Löwen, die sich nachts an ihre Beute heranschleichen. Geräuschlos, konzentriert, schleichend, das Gewehr im Anschlag. So steigen sie beim Geräusch der Gewehrsalven hinab, die immer noch sporadisch zu hören sind.

Sie wissen jedoch nur allzu gut, dass aus diesen Häusern deutsche Scharfschützen auf jede verdächtige Bewegung achten.

Gelegentlich stoßen sie auf Trümmer oder Wrackteile; in der Finsternis sehen sie sie oft erst im allerletzten Augenblick. Oder es taucht unvermutet ein Bombenkrater vor ihnen auf, wo der Kampf ein klaffendes Loch in den Bürgersteig geschlagen hat.

Sie nähern sich der Frontlinie. Immer deutlicher sind die Schüsse zu hören. Es sind sogar Stimmen vernehmbar.

Tinus ist bis aufs Äußerste gespannt. Ein nächtliches Gefecht in bebauter Umgebung ist riskant; das hat er von Anfang an geahnt. In der Dunkelheit ist es schwierig, die eigenen Leute und den Feind auseinanderzuhalten, zu sehen, wo man hinläuft, und genug Licht zum Zielen zu bekommen. Tinus wäre ein Angriff beim ersten Tageslicht lieber gewesen, aber Frost hat befürchtet, dass der Feind genau dies in Bezug auf General Urquhart planen könnte. „Wenn wir ihnen also zuvorkommen könnten ..."

„Denkt daran, Männer", hat Tinus seiner Gruppe vorher ans Herz gelegt, „dass wir den Feind von unserer Hauptmacht weglocken müssen. Wir verteilen uns in zwei Gruppen und gehen dann als Scharfschützen zu Werke. Zwischen die Augen."

Vor Jahren in Südafrika, seine erste Impala. Großvaters tiefe Stimme dicht neben seinem Ohr: „Zwischen die Augen, Junge, zwischen die Augen. Ruhig anlegen, gut zielen, halte dein Gewehr still." Damals war er sechs. Die Impala war gefallen. Ein Volltreffer.

Wie zuvor besprochen, schickt Tinus den Obergefreiten Anderson mit vier Männern zur Bovenop, der Parallelstraße oberhalb der

Uferbefestigung. So wird der Angriff etwas ausgedehnt, was die Illusion einer größeren Einheit schaffen soll. Andrew bleibt zusammen mit zwei anderen bei ihm und die anderen drei rennen schnell über die Straße.

Jetzt kommen sie noch langsamer voran, gebückt, Schritt für Schritt. Wie Schakale schleichen sie sich auf beiden Seiten des Onderlangswegs heran. Sie hören Geräusche, aber sie sehen keine weiteren Bewegungen. Nicht einmal eine Straßenkatze, die vorsichtig den Weg überquert.

Die Gruppen behalten sich gegenseitig gut im Auge. Immer noch keine verdächtigen Bewegungen.

Plötzlich entdeckt Tinus mit seinem Jägerblick drei Deutsche. Direkt neben einem grauen dreistöckigen Gebäude. Handzeichen: Halt, Gewehr in Anschlag, ruhig. Ruhig vorwärts, Jungs, ruhig vorwärts.

Einer der Moffen hockt neben einem leichten Maschinengewehr, ein anderer lehnt nonchalant an einer kleinen Mauer, ein dritter steht gemütlich da und raucht eine Zigarette.

Ruhig jetzt, Jungs, ganz vorsichtig.

Feuer! Alle gleichzeitig.

Das Ziel neben dem Maschinengewehr kippt vornüber; der Raucher und sein Kamerad sacken ohne ein Zucken in sich zusammen.

Dieser kleine Blitzkrieg bringt die Truppen in Verwirrung, lässt ihnen das Blut stocken. Wie eine Hyäne aus ihrer Höhle kommt der Feind zum Vorschein, den Helm tief im Gesicht.

Tinus wird auf einmal sonnenklar: In diesem Jagdgebiet, das letzte Woche noch ein ruhiges Wohnviertel gewesen ist, haben sich die Nazis fest eingegraben. Aus zahllosen Fensterhöhlen werden plötzlich Gewehrläufe nach draußen gestoßen. Zwischen den Scherben der eingeschlagenen Scheiben suchen sie nach den Eindringlingen und feuern drauflos ins Blaue hinein, wenn keine Ziele zu sehen sind.

Verteidigen. Angreifen. Noch mehr Fenster müssen daran glauben. Ohrenbetäubendes Maschinengewehrfeuer aus Schlafzimmerfenstern, ratternde Gewehre. Wie Hagelkörner schlagen die Kugeln um sie herum ein.

Durcheinander, Staub, Rauch. Keine Hand vor den Augen zu sehen.

Die Erde dröhnt, der Donner grollt, jedes Grün wird zertrampelt.

Und über allem, wie ein Leichentuch, die Nacht.

Tinus hat jedes Gefühl für Zeit verloren. Seit achtundvierzig Stunden hat er nicht mehr geschlafen. Jetzt liegt er auf dem Bürgersteig neben dem Weg mit nur bitter wenig Deckung. Ständig der Rückstoß des Gewehres gegen seine Schulter. Sein Denken ist vernebelt, alles tut ihm weh. Er handelt mechanisch.

Neben ihm kämpft Andrew. Salve um Salve, Schuss um Schuss.

Diese Mission *muss* einfach gelingen, denkt Tinus die ganze Zeit. Die Männer an der Brücke haben nichts mehr zu essen, der Zustand der Verwundeten ist einfach erbärmlich, die Munitionsvorräte neigen sich dem Ende entgegen. Die Situation ist hoffnungslos.

„Und wenn die Deutschen Sie auffordern, sich zu ergeben?", hat er gestern Frost gefragt.

„Dann weigere ich mich", hat der Befehlshaber ohne zu zögern geantwortet. „Wir kämpfen bis zum bitteren Ende."

„Meine Munition ist fast zu Ende", stellt Andrew neben ihm fest.

Tinus merkt, wie sein Nacken sich noch mehr verspannt. „Wir müssen uns zurückziehen. Übrigens geht die Sonne schon beinahe ..."

Er beendet seinen Satz nicht. Aus dem Augenwinkel hat er eine verdächtige Bewegung wahrgenommen. Sein vernebelter Verstand tritt sofort in Aktion. „Zurückziehen! Sie versuchen uns den Rückweg abzuschneiden! Zurückziehen!"

Er springt auf und fängt an rückwärts loszurennen, das Gewehr schwenkt er als einzigen Schutz hin und her. In der Straße Bovenop, in der sich der Obergefreite Anderson mit seinen vier Männern befinden muss, bricht heftiges Gewehrfeuer los.

„Moffen!", schreit einer der Männer von Bovenop hinunter.

Dann sieht Tinus sie auch. Plötzlich wird der Weg zwischen ihnen und der Brücke durch fünf deutsche Soldaten versperrt. „Angriff!", schreit Tinus, während er sich flach auf den Bauch fallen lässt und zu feuern beginnt.

Neben ihm, schrägt hinter ihm und von der anderen Seite der Straße spucken die Maschinengewehre ihr Blei aus. Zwei Deutsche fallen, drei verschwinden aus dem Blickfeld.

Vorwärts, aber vorsichtig, bedeutet Tinus.

Das Schießen hinter ihnen kommt immer näher. Es wird jetzt schnell hell. Wenn sie nicht in kürzester Zeit die Brücke erreichen, sitzen sie in der Falle. Gebückt rennt Tinus von einem Baum zum nächsten.

Dann hört er hinter sich einen Schrei. Mit einem Ruck dreht er sich um, gerade noch rechtzeitig, um zu sehen, wie Andrew die Arme in die Luft wirft und nach hinten umfällt. Sein Helm rollt ihm vom Kopf und sein Kopf schlägt dumpf auf den Bürgersteig.

Mit einem großen Schritt steht Tinus neben seinem Freund. Er schiebt seinen Arm unter dessen Schulter und hebt ihn hoch. Andrews Mund steht weit offen und sein Gesicht ist schmerzverzerrt. Blut sickert durch seinen Kampfanzug – aber sein Gewehr klammert er immer noch fest an sich.

„Schulter", stöhnt er. „Sie haben mich erwischt."

„Komm!", spornt Tinus ihn an, aber er sieht sofort, dass dies nicht schnell genug sein wird. Er hebt seinen Kameraden hoch und wirft ihn sich über die Schulter wie die Maismehlsäcke, die er schon hat tragen müssen, seit er zwölf war. „Hinternbacken zusammenkneifen", hat sein Opa immer gesagt.

Vor ihnen tauchen jetzt auch ein paar deutsche Soldaten auf. Sitzen sie in der Falle?

Tinus rennt in einen Garten. Erst Deckung suchen, dann schießen.

Seine Beine geben nach, bevor er den Schmerz spürt. „Gott!", schießt es ihm durch den Kopf.

Dann wird alles schwarz.

20. Kapitel

Mentje streckt sich und reibt sich die Augen. Sie muss in dem Sessel eingeschlafen sein. Henk schläft auch, allerdings auf ihrem Bett. Mit schmutzigen Schuhen liegt er auf ihrer schönen weißen Decke.

„Hey, geh sofort mit deinen Schuhen von meinem Bett runter! Du machst es dreckig!"

Henk schreckt auf und schaut sich verdutzt um. Seine Augen sind ein bisschen rot. „Hey, was is?"

„Runter!", bedeutet ihm Mentje.

Die Gefechte müssen die ganze Nacht hindurch angehalten haben, denn sie sind noch genauso heftig wie gestern Abend. Mentje macht die Vorhänge auf und faltet das schwarze Verdunklungspapier zur Seite. Über dem Fluss, dem Haus und der Stadt hängt dichter Nebel, sodass sie nichts erkennen kann. „Alles ist zappenduster."

Henk liegt immer noch auf dem Bett, die Füße hängen aber heraus. „Werden wir sterben, Mentje, was denkst du?", fragt er ernst.

Mentje überlegt einen Augenblick. „Vielleicht", antwortet sie dann. „In einem Krieg sterben eine ganze Menge Menschen und das ist Krieg. Das habe ich heute Nacht schon gedacht."

„Ich will nicht sterben", verkündet Henk und fährt sich durch die Haare, die dadurch noch wuschliger werden.

„Nein, ich auch nicht. Aber Angst haben hilft jetzt auch nicht, denn …"

„Ich habe überhaupt keine Angst!", protestiert Henk sofort.

„Das habe ich auch gar nicht gesagt. Ich habe nur gesagt, dass Angst haben nicht hilft. Das habe ich schon oft gemerkt."

Zwischen ihnen herrscht lange Schweigen. Draußen knattert und donnert das Gewehrfeuer weiter, vor allem rund um die Brücke, aber auch weiter hinauf, Richtung Oosterbeek. Henk schwenkt nun seine Beine ganz vom Bett herunter und tritt neben Mentje ans Fenster. „Meine Mutter hat ganz schön Angst", erklärt er plötzlich kleinlaut.

Mentje sagt nichts dazu. Auf einmal kommt sie sich eine ganze Ecke älter vor als Henk und auch weiser. „Ja, aber daran kann sie nichts ändern."

Der Nebel ist so dick, dass sie weder den Fluss noch die Brücke erkennen können. „Die sind da ganz schön am Schießen", bemerkt Henk. „Glaubst du, dass die Tommys gewinnen werden?"

Mentje versteht es: Diese ganze sture Haltung Henks ist nichts anderes als ein Schutzschild, hinter dem er sich verkriecht. „Sie müssen einfach gewinnen, sonst ist das nicht die Befreiung."

„Lass uns was zu essen suchen", schlägt Henk vor. „Ich habe Kohldampf wie ein Pferd."

Sie gehen hinunter. Es ist still im Haus – Tante Maria sitzt mit den anderen Kindern immer noch im Keller. „Im Keller habe ich mehr Angst als im Haus", erzählt Mentje.

„Ich auch", erwidert Henk sofort. „Aber in echt habe ich keine Angst, kapiert?"

„Du darfst gerne ab und zu Angst haben."

„Aber ich weiß doch, dass das nicht hilft. Das hast du auch selbst gesagt."

„Das ist auch so. Aber trotzdem kannst du nichts dagegen tun, dass du Angst hast. Du musst nur dafür sorgen, dass sie dich nicht beherrscht."

Henk bleibt auf einmal stehen. „Denn das macht dich ganz schlapp, wenn du Angst hast, sodass du nichts mehr auf die Reihe bekommst."

Mentje lacht kurz auf. „Das stimmt."

In der Küche liegt das halbe Brot von gestern Abend noch auf dem Tisch, aber der Kühlschrank ist leer – keine Milch, keine Butter, kein Käse, nicht einmal ein Rest Marmelade. Im Vorratsschrank sind nur so Dinge wie Salz, Backpulver und Essig sowie ein verschrumpeltes Päckchen Mehl; auch nichts, was man essen könnte. „Maaamaaa!", schreit Henk so laut er kann. „Wir haben nichts zu essen!"

Da steht plötzlich Tante Maria in der Kellertür. Sie sieht furchtbar aus. Immer noch im Nachthemd ist ihr Gesicht bleich und ihr Haar ungekämmt. „Ich habe kein Auge zugemacht", erklärt sie, während sie sich die Haare aus dem Gesicht streicht. „Du musst im Keller bleiben, Henk, ich habe mir solche Sorgen gemacht."

„Im Keller ist es viel gefährlicher. Wenn nun …“

Mentje gibt ihm zu verstehen, dass er darüber besser nicht reden sollte. Wenn Tante Maria jetzt auch noch vor dem Keller Angst bekommt, weiß sie erst recht nicht mehr ein noch aus.

Zum Glück kapiert Henk, was sie meint, und wechselt hastig das Thema. „Das Brot ist fast alle und die eine Ecke ist auch schon ein bisschen grün. Gehst du bald neues kaufen?“

„Nein, nein!“, ruft Tante Maria. „Ich denke nicht daran und du gehst auch nicht. Du bleibst drinnen, verstanden? Draußen ist es viel zu gefährlich.“

„Aber was soll ich dann essen?“, erkundigt sich Henk wütend.

In diesem Moment betritt Femke die Küche. Sie setzt sich an den Tisch. „Mama, ich habe Hunger.“

Alle Kraft scheint aus Tante Marias Beinen zu weichen. Sie sackt in sich zusammen und fällt auf den Boden, den Kopf in den Händen. „Ich kann nicht mehr, ich kann nicht mehr!“, jammert sie.

Das sieht nicht gut aus. Was nun?

Mentje denkt fieberhaft nach. „Henk, da sind doch noch Kartoffeln im Keller. Hol doch einmal …“ Sie rechnet schnell. Nicht zu viele, gerade genug, um den schlimmsten Hunger zu stillen, sodass sie für morgen auch noch etwas haben. „Hol doch mal sieben Kartoffeln.“

„Wir können doch keine Kartoffeln zum Frühstück essen!“

„Dann musst du eben Hunger leiden“, erwidert Mentje flink.

„Und warum sieben? Wer bekommt dann zwei?“

„Deine Mutter. Beeile dich.“

Auf einmal hat sie das Gefühl, sie sei die älteste Tochter der Familie. Das ist ein gutes Gefühl. Letzten Endes sind es ja auch ihre Cousins und Cousinen – also ihre Familie.

Gegen zehn Uhr verzieht sich der Nebel. Mentje und Henk rennen zum Dachboden. „Es ist zu weit weg, man kann nichts sehen“, verkündet Henk enttäuscht. Sie können die weiter anhaltenden Gefechte nur hören.

Henk springt von der Truhe. „Ich wollte, sie würden hier kämpfen, in unserer Straße. Dann könnten wir genau sehen, was da passiert.“

Dieser Junge hat keine Ahnung, was er da sagt! „Mir wäre es lieber, wenn sie mit dem Kämpfen aufhören würden. Wie viele Menschen werden jetzt schon totgeschossen worden sein?"

„Millionen. Und wir können es nicht sehen."

Was du nicht sagst! Jungen!

Wenn sie nun wirklich hier in der Straße anfangen zu kämpfen? Und wenn sie jemanden erschießen, während Henk und sie zuschauen? Mentje läuft es kalt den Rücken hinunter und sie geht sofort vom Fenster weg.

Im nächsten Moment dröhnt das ganze Haus von einem enormen Schlag. Die beiden Kinder rennen in Windeseile die Treppe hinunter und in den Keller. Dort unten klammern sich die drei Kleinen weinend an ihrer zu Tode erschrockenen Mutter fest. „Sind wir ... Wurde das Haus getroffen?", stottert die.

Mentjes Verstand hat vor Schreck stillgestanden, aber nun scheint ihr Hirn wieder in Gang zu kommen. „Hey, ich habe mich furchtbar erschrocken." Sie lauscht aufmerksam. „Ich glaube, unser Haus nicht, aber ich schaue einmal kurz nach."

Henk folgt ihr nicht, er hat sich sicher zu sehr erschreckt. Sie geht in jedes Zimmer, aber alles scheint in Ordnung zu sein. Auch oben sieht es noch genauso aus wie zuvor.

Doch als sie aus dem Fenster schaut, keucht sie vor Schreck kurz auf. Das Haus der Nachbarn steht in Brand. Nicht das der Familie Bijl, sondern das von der alten Frau im Rollstuhl und ihrem Mann. Aus den Fenstern quellen Rauchwolken und Flammen schlagen aus dem Dachstuhl. Es erinnert sie an das eine Mal, als der Heuhaufen in Brand geraten war. Zum Glück hat das damals nicht aufs Haus übergegriffen, doch wenn ihr Vater das Feuer nicht schnell mit Eimern voller Wasser gelöscht hätte, hätte das jederzeit passieren können.

Sie rennt hinunter. Unten an der Treppe steht Henk, der sich von seinem Schock wieder erholt hat. „Das Haus der Rollstuhlfrau steht in Flammen!", ruft Mentje, während sie zur Eingangstür rennt. „Wir müssen löschen helfen."

„Aber es kommt doch kein Wasser mehr aus den Hähnen."

Mentje bleibt stehen. Daran hat sie gar nicht gedacht. Doch was geschieht dann mit der Frau im Rollstuhl?

„Wir können Wasser aus dem Fluss nehmen", schlägt Henk vor.

„Nein, das dauert viel zu lange. Brände verbreiten sich immer rasend schnell."

Mit zitternden Händen macht Mentje die Haustür auf. Von allen Seiten kommen Menschen auf die Straße gerannt. Sie rufen sich gegenseitig etwas zu, machen wilde Armbewegungen, schreien Befehle. Mütter versuchen ihre Kinder festzuhalten, alte Frauen haben die Hände vor den Mund geschlagen und schauen zu.

„Was macht ihr da?“, ruft Tante Maria aus der Küche. „Kommt sofort zurück in den Keller!“

„Das Haus von der Rollstuhlfrau brennt!“, schreit Henk zurück. „Sie schmeißen Stühle und anderes Zeug raus!“

„Rein mit euch!“, kreischt Tante Maria schrill. „Kommt rein und macht die Haustür zu!“

Henk erstarrt und seine Augen verengen sich.

„Lass uns lieber reingehen“, flüstert Mentje. „Deine Mutter ist ganz schön aus dem Häuschen.“

Sie drehen sich um und schließen die Haustür. „Das ist doch nicht in Ordnung“, stellt Henk aufmüpfig fest. „Wir müssen doch helfen.“

„Ja, das ist so, aber deine Mutter wird verrückt, wenn wir draußen bleiben.“

Er seufzt. „Ich wollte, sie wäre anders. Als mein Vater noch lebte …“ Er beendet seinen Satz nicht.

Dann wird an die Haustür getrommelt, so laut, dass Mentje vor Schreck kurz gellend aufschreit. „Ist bei euch alles in Ordnung?“, ertönt die Stimme von Herrn Bijl.

Mentje öffnet sofort. Es ist schön, so einen großen, starken Mann zu sehen. Ihr Nachbar hat dicke, dunkle Augenbrauen, wodurch er etwas streng aussieht, aber in Wirklichkeit ist er ein netter Mensch. „Uns geht es gut, danke.“

Henk schiebt sie zur Seite. „Meine Mutter hat große Angst. Sie sitzt die ganze Zeit im Keller.“

Herr Bijl schaut sich mit einem flüchtigen Blick um. „Hier ist alles gut, das kann ich sehen. Dann muss ich jetzt den Nachbarn helfen gehen.“

Bevor er sich allerdings umdrehen kann, stürmt Tante Maria in die Eingangshalle und ergreift ihn am Arm. „Nicht weggehen, Thijs! Wir sind in Lebensgefahr. Die Kinder …“, und dann bricht sie in einen heftigen Weinkrampf aus.

Herr Bijl nimmt sie fest am Ellenbogen und lotst sie in die Küche zurück. „Beruhige dich, Maria. Setz dich hier hin. Tinka kann jeden Augenblick kommen. Ich gehe jetzt beim Brand helfen."

Sie möchte ihn noch am Arm ergreifen, aber da ist er schon weg.

Kurze Zeit später kommt Frau Bijl herein. Sie setzt sich zu Tante Maria in die Küche und Mentje und Henk ergreifen die Gelegenheit, um schnell zwischen ihnen hindurch zu entwischen.

Das Feuer ist fast aus. Niemand versucht es noch zu löschen, denn dafür ist es nun zu spät. Keiner trägt noch Gegenstände hinaus, denn das Dach ist schon eingestürzt. Auf der Straße stehen in paar vereinzelte Möbelstücke, die gerettet werden konnten: zwei Stühle, ein kleiner Tisch, eine Fußmatte, eine Stehlampe. Alles stinkt nach Rauch.

Die Frau im Rollstuhl steht daneben, um sie herum drei Nachbarinnen. Eine der Frauen weint mit ihr, die anderen beiden versuchen sie zu trösten. Ihr Mann läuft verwirrt und händeringend herum. „Sie haben hier immer gewohnt", erklärt Henk und dann betrachtet er sich das Haus aus der Nähe.

Mentje bleibt stehen. Sie kennt die beiden eigentlich nicht, aber sie ist trotzdem sehr traurig. Als hätte sie selbst auch etwas verloren. Vielleicht kommt es durch die Frau. Oder durch die paar Möbelstücke auf der Straße. Oder durch das, was Henk gesagt hat.

Die Männer führen auf der Straße das Wort. „Das ist sicher eine Mörsergranate gewesen von der gegenüberliegenden Seite", behauptet einer.

„Dann muss sie etwas getroffen haben, wodurch sofort das ganze Haus in Flammen stand", meint ein anderer. „Eine Gasleitung oder so, vielleicht auch den Ofen. Ettie war es ständig zu kalt, die hat selbst im Sommer immer am Feuer gesessen."

„Ich denke, es war eine Phosphorbombe", erklärt Nummer drei. „Mit so einem Ding kriegt man alles in Brand."

Mentje geht zum Haus zurück und denkt dabei an den alten Herrn und seine Frau. Was soll nun aus ihnen werden? Nicht einmal ein Bett besitzen sie mehr. Sie würde ihnen am liebsten ihr eigenes, schönes Zimmer abtreten, aber das würde Tante Maria nicht gutheißen. Ganz abgesehen davon, wie sollen sie die dicke Frau in ihrem Rollstuhl die Treppe hinaufbekommen?

Frau Bijl ist immer noch da und Tante Maria scheint etwas ruhiger geworden zu sein. „Könntest du uns ein Tässchen Kaffee aufsetzen?", bittet sie Mentje freundlich.

Die zögert kurz. „Ja gern, aber wir haben weder Milch noch Zucker."

„Und auch kein Brot", ertönt Henks Stimme hinter ihr. „Nur noch Kartoffeln."

Frau Bijl runzelt die Stirn. „Ja, habt ihr denn keinen Notvorrat?"

Einen Notvorrat? So wie im Pass-Auf-Lager, falls einmal etwas passiert und sie keine Nahrungsmittel bekommen können? Mentje schüttelt den Kopf.

Tante Maria lässt den Kopf auf die Tischplatte sinken und fängt wieder an zu weinen. „Ich kann nicht mehr, Tinka, ich kann einfach nicht mehr."

Frau Bijl schaut Mentje an. Sie seufzt kurz und tief und offenbart dann: „Heute kann ich euch schon etwas zu essen bringen. Aber ihr müsst dafür sorgen, dass ihr einen Vorrat ins Haus bekommt. Die Zustände in Arnheim werden mit jedem Tag schlimmer."

„Ich kann einkaufen gehen", bietet Mentje zögernd an. Die Straße entlang, wenn rundherum der Krieg wütet?

„Es ist alles ausverkauft", erwidert Frau Bijl kopfschüttelnd. „Morgen früh vielleicht. Und selbst dann. Du bist nur ein Kind."

Ein Kind, ja. Aber eines, das das Gefühl hat, es müsse sich um alles kümmern.

„Ich gehe gern mit", erklärt Henk ritterlich.

Puh. Als ob sie davon etwas hätte! Trotzdem bekommt sie auf einmal ein bisschen Mitleid mit ihm – so als wäre er ihr kleiner Bruder.

„Da wird nichts draus", macht ihm seine Mutter kurz angebunden einen Strich durch die Rechnung. Ihre Stimme macht Mentjes Überlegungen zunichte.

„Gehst du stattdessen selbst?", fragt Henk herausfordernd.

Darauf bekommt er keine Antwort, nur einen mutlosen Blick.

Frau Bijl steht auf und zwickt ihre Nachbarin in die Schulter. „Ich gehe etwas zu essen holen. Du ziehst dich in der Zeit an, Maria, du wäschst dir das Gesicht und kämmst dir die Haare. Das wird dir ein bisschen auf die Beine helfen."

Als die Eingangstür hinter ihr ins Schloss gefallen ist, blickt Tante Maria auf. „Die hat gut reden; ihr Mann lebt schließlich noch.

Sie weiß nicht, wie es ist, eine Witwe zu sein." In ihrer Stimme schwingt Wut mit.

Aber Wut ist vielleicht um einiges besser als all die Angst. Oder die totale Hoffnungslosigkeit.

Am frühen Morgen wird Mentje wach. Sie spitzt die Ohren. Hat irgendetwas sie aufgeweckt? Nein, sicher nicht. Überall ist es still.

Soll sie schnell einen Blick nach draußen werfen? Ach, es ist noch zu dunkel, man sieht nichts, denkt sie, während sie sich tiefer in die weiche Bettdecke einhüllt.

Doch ihre Gedanken bleiben hellwach. In der Ferne hört sie gelegentlich Gewehrsalven, die bleiben allerdings weit weg, in der Nähe der Brücke oder weiter oben in der Stadt.

Morgen früh – nein, es ist jetzt schon fast Dienstag, also muss sie heute Morgen schnell Nahrungsmittel besorgen. Dass Frau Bijl auf einen Notvorrat zu sprechen kam, hat sie erschreckt. Im ganzen Haus gibt es nur noch Kartoffeln, die mit jedem Tag weicher werden und langsam verrotten. Im Keller kann sie sie schon riechen.

Kurz bevor sie ins Bett gegangen ist, hat Tante Maria ihr Lebensmittelmarken und Geld gegeben. „Bist du dir sicher, dass du gehen willst?", hat sie gefragt.

„Ich muss wohl, sonst haben wir nichts zu essen", hat Mentje geantwortet, während sie ihr Bestes gegeben hat, um zuversichtlich zu klingen.

„Du bist ein schlaues Mädchen. Dein Onkel war auch so eine starke Persönlichkeit – das gehört wohl zur Familie. Wenn es geht, könntest du dann auch noch die Medikamente für Willem holen? Das Kind hustet doch so furchtbar."

„Wo kann ich die bekommen?", hat Mentje stirnrunzelnd wissen wollen.

„Am Posten des Roten Kreuzes in der Boekhorstenstraat, einer Seitenstraße der Steenstraat."

Der Steenstraat? Das ist ganz in der Nähe des Theaters. Und bis zum Bäcker in der Parkstraat ist es sowieso schon ein ganzes Stück! Wenn sie Henk wäre, müsste sie da mit Sicherheit nicht hin!

Ich muss früh aufbrechen, hat sie gestern Abend schon gedacht, noch bevor es ganz hell wird. Man kann gar nicht früh genug beim

Bäcker und beim Gemischtwarenhändler sein, sonst bekommt man nichts, hat Frau Bijl gesagt.

Ansonsten denkt sie lieber nicht allzu viel an morgen, nein, an heute. Sie möchte sich nicht mit ihren eigenen Gedanken Angst machen.

Nicht allein das Essen geht aus, überlegt sie voller Sorgen. Das Wasser auch. Aus den Wasserhähnen kommt nur noch ein furchtbar träger Strahl, manchmal tropft es auch nur. Gestern Morgen ist überhaupt kein Wasser mehr herausgekommen. „Ich werde mal auf der Gemeinde anrufen, damit sie das in Ordnung bringen", hat Tante Maria verkündet. Aber am anderen Ende hat niemand abgenommen.

Zum Glück ist am frühen Nachmittag wieder Wasser gekommen. Tröpfchenweise zwar, aber das ist freilich besser als nichts. Mentje hat sofort alle Hähne weit aufgedreht und den Eimer, zwei große Töpfe und den Wasserkrug volllaufen lassen.

Sie seufzt tief. Wenn doch nur Han hier wäre!

Oder ihr Vater. Ihr Vater ist auch stark und er kann auch alles. Obwohl er nicht wirklich mit Onkel Jak verwandt ist.

Kurz vor Sonnenaufgang verlässt Mentje das Haus. Die Welt liegt erneut unter einer dicken Nebeldecke verborgen, aber zum Glück kennt sie sich mittlerweile in der Gegend hier gut aus. Sie hat einen Einkaufskorb mitgenommen. Die Lebensmittelkarten und das Geld sind sicher in der Tasche verstaut, die Tante Maria ihr gestern gegeben hat.

Als sie um die Ecke biegt, steht Henk dort. Mentje erschreckt sich furchtbar. „Was machst du denn hier?", blafft sie ihn an, um ihren Schreck zu überspielen. „Deine Mutter wird böse sein."

„Deshalb habe ich auch nichts gesagt", erwidert Henk aufmüpfig. „Ich bin schließlich kein kleines Kind mehr. Komm, lass uns gehen."

Eilig laufen sie durch den kühlen Morgennebel. Am Viadukt schauen sie instinktiv zur Brücke hinauf, aber der Nebel ist zu dicht. „Wenn wir gleich wieder zurückkommen, ist der Nebel vielleicht verschwunden", überlegt Henk. „Ich würde gern sehen, wie es dort aussieht."

Schweigend gehen sie unter dem Viadukt hindurch und biegen

dann nach links in die Eusebiusbuitensingel ab. Auf ihrer linken Seite befindet sich nun der hohe Nijmegseweg, der Damm, der auf die Brücke zuläuft. Nach einer Weile erklärt Mentje: „Das ist sehr tapfer von dir, dass du mit mir gegangen bist, Henk."

„Ach, das ist gar nichts. Es ist doch genau dasselbe, wie zusammen zur Schule zu gehen."

Sie wissen alle beide, dass das nicht wahr ist. „Ich glaube, du bist deinem Vater sehr ähnlich."

Henk schießt mit der Schuhspitze ein Steinchen weg. „Was weißt du schon von ihm? Du hast ihn doch nie kennengelernt."

„Deine Mutter sagt, dass er eine starke Persönlichkeit war; das bedeutet, dass er tapfer gewesen ist."

Darauf reagiert Henk nicht. Um sie herum sehen sie überall verwüstete Gebäude, abgeschossene Zweige, zertrampelte Blumenbeete. Die Zerstörung jagt ihnen Angst ein, aber das verschweigen sie voreinander. Alle beide wissen, dass sie zunächst etwas zu essen besorgen müssen und dann erst Angst bekommen dürfen.

„Deine Mutter sagt, dass es bei uns durch die Familie läuft."

„Was?"

„Dass wir tapfer sind. Starke Persönlichkeiten sind."

Als sie schon fast in der Parkstraat sind, äußert Henk: „Danke für das, was du vorhin gesagt hast."

„Was? Dass unsere Familie tapfer ist?"

Er schaut schnell in eine andere Richtung. „Dass ich meinem Vater ähnlich bin."

Links von ihnen befindet sich der Park. Letzte Woche ist da noch ein wunderschöner Park gewesen mit grünem Rasen, hohen Bäumen und blauen Teichen. Jetzt bemerkt Mentje im Morgennebel hässliche Schäden an den Baumstämmen, die wie offene Wunden aussehen. Sie sieht auch Soldaten, die in den Rasenflächen herumgraben. Sie heben lange Gräben aus, quer durch den Park. Sie wendet den Kopf ab.

„Was machen die da?", will Henk wissen, der angespannt in den Nebel starrt.

„Einen Schützengraben ausheben", antwortet Mentje kurz angebunden. „Komm, wir gehen weiter."

Schnell biegen sie rechts ab, in die Parkstraat. Trotz der frühen Morgenstunde stehen doch schon eine Menge Menschen vor der

Bäckerei. Beim Gemischtwarenhändler ist es bestimmt genauso, denkt Mentje. „Wenn du dich hier für Brot anstellst, gehe ich schon zum Gemischtwarenhändler. Dort ist mit Sicherheit auch eine Schlange."

„Ist gut", erwidert Henk und setzt sich auf die Bordsteinkante.

„Du darfst deinen Platz in der Reihe nicht verlassen, hörst du?"

„Ist gut."

„Und versuche, zwei Brote zu bekommen. Sag dem Bäcker einfach, dass wir gestern nicht kommen konnten, weil die Deutschen bei unserem Haus geschossen haben. Und dass wir zu sechst sind."

„Ist gut."

„Und dann musst du die Lebensmittelkarte von gestern auch abgeben."

„Ja, ist gut. Jetzt geh schon."

Mentje ist schon ein paar Schritte weit entfernt, als ihr plötzlich noch etwas einfällt. „Und lass die Finger von dem Brot, nichts essen, kapiert?"

„Aber ich habe so einen Hunger!", ruft Henk zurück.

„Das haben wir alle. Wenn du auch nur *einen* Bissen isst, rede ich kein Wort mehr mit dir, nie wieder."

Ich glaube nicht, dass ich das ernst gemeint habe, denkt sie, während sie hastig weitereilt. Vor einer Woche hätte sie das noch gekonnt, aber dass der Krieg nach Arnheim gekommen ist, hat doch einen Haufen Dinge verändert.

Mentje läuft zur Eusebiusbuitensingel zurück. Als sie die Parkstraat verlässt, sieht sie auf der gegenüberliegenden Seite große Flammen emporlodern. Eine Kirche steht in Brand, die Kirche direkt neben dem Theater. Sogar durch den Nebel sieht sie die orangefarbenen Flammen aus den Fenstern schießen und bis in den Himmel hochflackern. Rauchwolken stehen über dem Dach, sodass man den Unterschied zwischen Qualm und Nebel kaum noch ausmachen kann.

Obwohl sie sie noch nie betreten hat, kennt sie die Kirche gut. Es ist eine französische Kirche oder so. Im vergangenen Sommer ist sie regelmäßig im Park gewesen, wenn sie es bei Tante Maria im Haus nicht mehr ausgehalten hat, und dann hat sie gern das schöne Gebäude mit den hohen, spitzen Fenstern betrachtet.

Jetzt ist die Kirche durch eine Bombenexplosion in Brand geraten und hat sich in eine Hölle verwandelt.

Warum lässt der Herr, der doch alles kann, zu, dass die Moffen einfach sein Haus anzünden? Und wenn er nicht einmal sein eigenes Haus beschützt, warum sollte er dann ihren Vater beschützen und sicher nach Hause bringen?

Nein, das darf sie nicht denken! Irgendwann werden sie wieder auf ihrem Bauernhof wohnen, ihr Vater und sie. Dann wird er für sie ein eigenes Zimmer anbauen und das wird sie genauso schön machen wie das Zimmer, das sie jetzt bewohnt, mit einem großen Bett darin und einer weißen Decke. Und sicher auch einem hohen Spiegel.

Vielleicht kann Henk dann in den Ferien zu Besuch kommen. Ohne Tante Maria, denn die passt auf keinen Bauernhof.

Die Schlange vor dem Gemischtwarenladen ist viel länger als die vor dem Bäcker. Mentje stellt sich hinten an und schaut nicht mehr zur Kirche hinüber.

Sobald die Ladentür geöffnet wird, fangen die Menschen an zu schubsen und zu schieben, um als Erste hineinzukommen. Die erwachsene Tochter des Gemischtwarenhändlers hat schon ein paarmal mit Mentje geplaudert, wenn sie einkaufen war und nicht viele Kunden im Laden gestanden haben; sie kommen gut miteinander klar. Mentje überreicht ihr alle Nahrungsmittelkarten, die sie bei sich hat. „Ich würde gern alles haben, was wir kaufen dürfen. Unser Essen ist fast alle."

„Alle? Und was ist mit eurem Notvorrat?"

„Wir haben keinen", antwortet Mentje verschämt. Daran hätte sie doch denken müssen!

Die junge Frau schaut sie mit großen Augen an. „Das ist schon ziemlich dumm. Jeder hat gehamstert, schau dir doch mal unsere Auslage an. Wir haben fast nichts mehr."

„Ich habe nicht daran gedacht", erwidert Mentje.

„Und was ist mit deiner Tante?", erkundigt sich die junge Frau mit einem missbilligenden Zug um den Mund.

Mentje macht eine hilflose Handbewegung. Was soll sie auch sagen?

„Gut, lass dir dann eins von mir sagen: Deine Tante mag zwar reich und schön sein, aber schlau ist etwas anderes. Da kann man mal sehen, mit Geld kann man sich doch nicht alles kaufen, oder? Aber gut, das ist ja nicht deine Schuld. Gib mir deinen Korb, dann schaue ich mal, was ich machen kann."

Mentje wagt es nicht aufzublicken. Was sollen die anderen Kunden denn von ihr und ihrer Familie denken?

Als sie schließlich das Geschäft verlässt, kann sie ihren Korb fast nicht tragen, so schwer ist er. Zu dem Zeitpunkt, als sie vor der Rote-Kreuz-Station steht, hat sie das Gefühl, sich die Arme ausgekugelt zu haben.

Zum Glück ist die Krankenschwester noch da. „Ach, der kleine Willem. Seine armen, kleinen Lungen bereiten uns ganz schön Kopfzerbrechen. Du bist übrigens gerade noch rechtzeitig. Unsere Vorräte sind fast aufgebraucht und der Posten wird geschlossen. Sag deiner Tante, dass sie in Zukunft ins *Elisabeth Gasthuis* gehen muss, das ist die einzige Sanitätsstation, die noch geöffnet hat. Hier, ich gebe dir alle Hustensäfte mit, die wir noch haben, auch wenn es nicht viel ist. Und diesen leckeren Sirup gegen das Fieber. So ein süßes Kerlchen aber auch."

Säfte und Sirup, jaja. Und dann gibt sie ihr solche Riesenflaschen. Jetzt ist ihr Korb noch schwerer. Zum Glück hat sich der Nebel verzogen, das macht das Laufen etwas einfacher.

Vor der Bäckerei wartet Henk schon voller Ungeduld auf sie. „Wo bleibst du denn so lange? Ich wäre beinahe ohne dich nach Hause gegangen."

Stinksauer stellt Mentje den Korb nieder und lässt sich auf die Bordsteinkante fallen. „Heb doch mal, wie schwer der Korb ist. Und ich musste auch noch zur Rote-Kreuz-Station."

Henk hebt den Korb hoch und bekommt eine bedrohliche Falte auf der Stirn. „Du hast sie ja auch nicht mehr alle, so viel zu kaufen! Wie sollen wir das denn nach Hause bekommen?"

Jetzt wird Mentje erst richtig böse. „Ich habe das alles bis hierher geschleppt, ja? Und *du* bist derjenige, der ständig Hunger hat. Und *deine* Mutter hat keinen Notvorrat angelegt. Und ich musste auch noch in die Klinik, kapiert?"

„Gut, gut, jetzt rege dich mal nicht so auf."

Henk legt die beiden Brote oben auf die anderen Waren im Korb und greift die eine Seite des Henkels. Mentje nimmt die andere und sorgt dafür, dass ihre Hand die von Henk nicht berührt.

Rege dich mal nicht so auf! Blöder Junge! Sie ist froh, dass er nicht wirklich ihr Bruder ist.

Ohne ein Wort zu sagen, laufen sie durch die Straße. Sie versuchen alle beide, jeweils schneller zu laufen als der andere. Dann beginnt ein Stück weiter auf dem Nijmeegseweg plötzlich ein Geschütz loszudonnern.

„Rennen!“, schreit Henk. Er lässt den Korb los und die Brote rollen auf den Boden.

Ist er jetzt verrückt geworden? „Henk, stopp!“, kreischt Mentje hinter ihm her.

Er schaut sich um. Seine Augen sehen wild aus.

„Es ist zu weit nach Hause. Hier, unter die Hecke!“

Im selben Moment bricht Maschinengewehrgeratter los, noch näher als eben. Die Kinder springen gleichzeitig unter den Strauch und kriechen eng zusammen, klammern sich aneinander fest. Die spitzen Zweige hinterlassen Striemen auf ihren Händen und Gesichtern. Einer von Mentjes Holzschuhen ist auf dem Bürgersteig neben dem Korb zurückgeblieben.

Auf dem Nijmeegseweg herrscht Krieg. Menschen schreien, ein Geländewagen rast vorbei, danach zwei oder drei Motorräder, gefolgt von einem großen Lastwagen voller deutscher Soldaten. Die fahren so dicht an ihnen vorbei, dass Mentje die Gesichter der Männer sehen kann. Sie sehen aus wie Schüler aus der Mittelschule, so jung sind sie – ängstliche Jungen in zu großen Uniformen, mit Gewehren in den Händen.

An der Brücke donnern kleinere Geschütze und ein Regen von Mörsergranaten folgt. Henk macht sich noch kleiner. „Ich werde nie mehr sagen, dass sie bei uns in der Straße kämpfen sollen.“

Die dichte Hecke bietet keinen Schutz. „Wir müssen beten, Henk“, murmelt Mentje heiser.

„Unser Vater im …“ Weiter kommt er nicht.

„Nein, kein Vaterunser. Bete lieber, dass wir am Leben bleiben.“

Mentje hat sich auch so klein wie möglich gemacht und hält sich mit den Händen die Ohren zu. „Herr, hilf uns doch …“ ist alles, was sie denken kann. Aber ihr Mund ist zu verkrampft, um die Worte laut aussprechen zu können.

Es scheint Stunden zu dauern, aber nach einer Weile wird es doch stiller. Mentje starrt unter der Hecke hervor.

Das Gefecht ist mittlerweile woandershin gezogen, in Richtung Brücke. Aber genau dort müssen sie durch!

Sie starrt auf die Straße. Es ist still, nichts bewegt sich. Im Park auf der gegenüberliegenden Seite arbeiten die Soldaten weiter an ihrem Schützengraben. Der Korb steht immer noch einsam auf dem Bürgersteig.

Mentje kriecht unter der Hecke hervor und schlüpft wieder in ihren Holzschuh. „Komm, wir müssen irgendwie nach Hause kommen, solange sie da hinten am Kämpfen sind", verkündet sie gehetzt.

Henk traut sich nicht. „Wir müssen doch genau da lang."

Wenn Henk so ängstlich ist, muss sie umso tapferer sein. „Dann nehmen wir einen Umweg. Komm mit!", erwidert Mentje streng.

Henk kriecht heraus, wirft einen Blick nach links, wo das Gewehrfeuer plötzlich heftiger wird, und beginnt in Richtung Park zu rennen.

„Nein!", schreit Mentje. „Der Korb! Unser Essen!"

Mit einem Ruck dreht Henk sich um und ergreift die andere Seite des Henkels. Gemeinsam rennen sie los und biegen in die erste Seitenstraße ein, den Korb unbeholfen zwischen sich.

Nach ein paar Hundert Metern setzen sie ihn wieder ab, um kurz Atem zu holen. „Wir müssen weiter", keucht Mentje dann. „Lass uns kurz die Plätze tauschen. Meine linke Schulter ist schon ganz lahm."

Über eine Zickzackroute laufen sie nach Hause. In dieser Gegend ist auf der Straße alles ruhig. Nur an der Brücke und ein bisschen weiter in Richtung Oosterbeek hört man unaufhörlich Schüsse knallen.

„Hast du eben Angst gehabt?", will Henk nach einer Weile wissen.

Mentje begreift sehr wohl, was sich hinter den Worten verbirgt. „Ja, ziemlich doll und immer noch ein bisschen. Aber ich sehe zu, dass mich die Angst nicht beherrscht." Das hört sich viel einfacher an, als es ist, aber das behält sie lieber für sich.

Henk entgegnet nichts. Sie fragt ihn lieber gar nicht erst, ob er auch Angst gehabt hat.

In der Nähe des Flusses bleiben sie zögernd stehen. Vom Ufer des Niederrheins bis an die Straße hat sich eine Menschenkette gebildet. Sie geben einander Gegenstände weiter – Kisten, die sie aus einem Boot holen. „Das ist sicher Essen", flüstert Mentje. „Lass uns lieber nicht zu nahe herangehen, vielleicht ist es gefährlich."

Hastig laufen sie weiter, um so schnell wie möglich zu Hause zu sein. „Ich wollte, wir wären schon da", stöhnt Henk.

Ich auch, denkt Mentje, aber sie spricht es nicht laut aus.

Als sie zum letzten Mal stehen bleiben, um die Plätze zu wechseln, hört Mentje etwas im Garten direkt neben ihnen. Sie bleibt mucksmäuschenstill stehen, während sie Henk mit dem Kopf einen Wink gibt. Der steht ebenso regungslos da wie sie und seine blauen Augen sind weit geöffnet. Ja, nickt er, er hat es auch gehört.

Sie lauschen. Da ist es wieder. Da stöhnt jemand. Henk fängt an, heftig zu nicken. Offensichtlich ist das das Stöhnen von jemandem, der starke Schmerzen hat.

Sie schauen sich an. „Jemand, der verwundet ist", flüstert Mentje.

Henk nickt einfach nur weiter. Er sieht genauso aus wie eines der pickenden Vögelchen des Russen Kusma.

„Komm mit", sagt Mente und schiebt das Gartentürchen ganz auf.

21. Kapitel

Der Garten ist verwahrlost und die Fenster des angrenzenden Gebäudes sind zerschossen. Die Bewohner sind sicher geflohen oder haben sich im Keller verkrochen.

Wieder hören die Kinder etwas. Fast unhörbar. *Da*, zeigt Henk mit dem Kopf.

Hinter einem großen Strauch, nicht einmal besonders gut getarnt, sitzen zwei Soldaten. Der Kampfanzug des einen hat an der Schulter rote Flecken und bei dem anderen ist ein Hosenbein zerfetzt, sodass man eine große, offene Wunde erkennen kann. „Englische Uniformen", flüstert Henk.

Vorsichtig gehen sie zu ihnen. *„Can we help you?* (Können wir Ihnen helfen?)", erkundigt sich Mentje. Ihr Herz klopft ihr bis zum Hals. Tot können sie nicht sein, denn kurz zuvor hat noch einer von ihnen gestöhnt.

„Thank God (Gott sei Dank)", sagt der Rothaarige. *„Do you have water?* (Hast du Wasser?)"

„No, aber wir können welches besorgen." Der Rothaarige nickt, und der Soldat mit dem kaputten Hosenbein bekräftigt: *„Please* (bitte)."

„Ich glaube, die sterben", flüstert Henk kaum hörbar.

Wild schüttelt Mentje den Kopf. „Nein, wir werden ihnen helfen."

Was sollen sie jetzt machen? Was würde Bart tun? Klar überlegen und ruhig bleiben, hat er immer gesagt.

Leise und ruhig, so als wäre es nichts Besonderes, erklärt sie: „Wir können Wasser holen, aber wichtiger wäre es, Ihre Wunden sauber zu machen, sonst kommt Dreck hinein. Wie lange sitzen Sie hier schon?"

„Ein paar Stunden. Seit Tagesanbruch."

Das ist nicht gut. Bart hat immer gesagt, dass man eine Wunde so schnell wie möglich säubern und desinfizieren sollte. „Können Sie mit uns zu unserem Haus mitkommen? Das ist hier in der Nähe."

Der Soldat mit den roten Haaren schüttelt den Kopf. „Er hat einen Schuss ins Bein bekommen. Es sieht aus, als ob es gebrochen wäre."

Mentje schaut nachdenklich drein – das wird ein Problem werden. Sie beißt sich auf die Unterlippe. Jetzt ruhig bleiben, das ist das Wichtigste.

Ganz zu Anfang: Henk und sie werden es nicht alleine schaffen. „Henk, kannst du Herrn Bijl holen gehen?"

Henk nickt sprachlos. Seine Augen sind starr und so groß wie Untertassen.

„Bring auch Wasser mit und sei vorsichtig!", ruft sie ihm hinterher.

Als Henk verschwunden ist, sagt der zweite Soldat auch auf Englisch: „Geht ihr nur, ich schaffe das schon allein."

Mentje betrachtet sein Bein. Das scheint wirklich zerfetzt zu sein, es sieht viel schlimmer aus als seinerzeit bei dem Piloten.

„Wie wollen Sie es denn schaffen?", will Mentje wissen.

„Ich schaffe es schon", wiederholt er heiser. Seine Augen bleiben geschlossen.

Mentje vergisst, dass sie ruhig bleiben muss. „Sie schaffen es nicht und das wissen Sie auch ganz genau. Ich kann Sie hier doch nicht sterben lassen!", blafft sie ihn an. Was für ein Glück, dass Herr Spijer ihr so viel Englisch beigebracht hat!

Der Soldat schaut sie verdutzt an.

„Und liegen Sie still", fügt Mentje in einem etwas freundlicheren Ton an. „Sie dürfen Ihr gebrochenes Bein nicht bewegen."

Der Rothaarige grinst. „Ich habe nichts hinzuzufügen, Herr Leutnant."

Sehr schnell kommt Henk mit Herrn Bijl zurück. „Sollen wir sie wirklich zu euch nach Hause bringen?", will Herr Bijl völlig verdutzt wissen. „Das ist lebensgefährlich!"

Darüber hat Mentje noch gar nicht nachgedacht, aber gut, es gibt keine andere Möglichkeit. „Wenn wir sie hier liegen lassen, sterben sie."

Herr Bijl schaut sich zögernd um. „Das ist wahr, aber ich schaffe das nicht allein."

„Ich habe gerade Herrn Hillekamp von der *Burgerwacht*[5] vorbeilaufen sehen", erwidert Henk.

Herr Bijl kratzt sich am Kopf. „Gut, dann schau doch mal, ob er helfen kann."

Aus Richtung Oosterbeck ertönen erneut Schüsse. Weiter die Straße hinauf explodiert etwas, schwarzer Rauch qualmt in die Höhe. „Ihr bringt euch selbst in Gefahr", erklärt der Soldat mit dem verwundeten Bein. „Lasst uns doch liegen."

Herr Bijl entgegnet nichts; er schaut sich jedoch besorgt um.

Recht schnell ist Henk wieder da, mit Hillekamp im Kielwasser. Der pfeift kurz zwischen den Zähnen hindurch und will dann kopfschüttelnd wissen: „Wo sollen sie hin?"

„Zu uns nach Hause", antwortet Mentje, ohne zu zögern.

„Weiß deine Tante davon?"

„Nein, aber sie hat sicher nichts dagegen." Das ist nicht wahr, das weiß sie jetzt schon.

Die Schüsse kommen immer näher.

„Wir haben keine Zeit, eine improvisierte Trage zusammenzubasteln", erklärt Hillekamp dem Soldaten mit dem verwundeten Bein. „*Sorry*, Junge, aber wir müssen uns so schnell wie möglich vom Acker machen."

Herr Bijl und Hillekamp überkreuzen die Arme und greifen sich an den Händen, dann schieben sie sie unter den Hintern des Soldaten. Er schlägt seine Arme um ihren Hals. Als sie aufstehen, werden die Adern in ihren Nacken feuerrot. Das Gesicht des Soldaten verzieht sich vor Schmerzen, aber er zuckt kein bisschen.

Mentje und Henk stützen den anderen Soldaten jeweils an einer Seite. Er schleift sehr mit den Füßen und droht jeden Augenblick ohnmächtig zu werden.

Auch wenn sie nur noch eine Straße weitermüssen, dauert es

5 Anm. d. Übers.: Die *Burgerwacht* war eine 1918 im Gefolge der russischen Revolution eingesetzte paramilitärische Organisation, in der Zivilisten für die Aufrechterhaltung der öffentlichen Ordnung im Fall revolutionärer Umtriebe im Umgang mit Waffen trainiert wurden. Sie war damit eine Art Nachfolgeorganisation der 1907 aufgelösten *Schutterijen*, lokaler Milizien, die im Mittelalter zur Verteidigung der Städte gebildet worden waren. Nach der Besetzung der Niederlande wurden die *Burgerwachten* 1940 aufgelöst und verboten.

sehr lange, bis sie endlich zu Hause sind. Drinnen gehen sie sofort ins Wohnzimmer. Die beiden Männer setzen ihre Fracht auf einen Stuhl und der Rothaarige legt sich aufs Sofa. „So“, verkündet Jan Hillekamp. „Hier sind Sie sicher. Jetzt müssen wir nur …“

Plötzlich steht Tante Maria auf der Türschwelle. Sie hat ihre Haare immer noch nicht gekämmt, aber wenigstens schon ein sauberes Kleid angezogen. „Was hat das hier zu bedeuten?“, ruft sie furchtbar erschrocken.

„Zwei verwundete alliierte Soldaten“, antwortet Hillekamp. „Sie müssen behandelt werden.“

„In *meinem* Haus? Auf gar keinen Fall!“

Überrascht schaut Hillekamp sie an. „Aber Maria …“

Die hat die Hände vor den Mund geschlagen und ihre Augen sind fast genauso groß wie die von Henk. „Das ist viel zu gefährlich. Dann …“ Ihre Tränen fangen wieder an zu strömen.

„Was jetzt?“, denkt Mentje benommen. „Sie werden sie doch nicht …?“

Mutlos wirft Hillekamp Herrn Bijl einen Blick zu. „Warum bringen wir sie nicht zu euch?“

„Wir verlassen heute Nachmittag die Stadt“, antwortet der.

„Ihr verlasst die Stadt?“, fragt Tante Maria so entsetzt, dass ihre Stimme schrill klingt. „Aber Thijs, wie könnt ihr nur? Was wird denn dann aus eurem Haus? Und aus *uns*?“

„Meine erste Verantwortung gilt meinem Kind und meiner Frau“, erklärt der Nachbar heftig. „Nicht meinem Haus oder meinen Besitztümern, und schon gar nicht dem sogenannten Heil der Niederlande. Ich folge nur dem Vorbild unseres Königshauses und unserer ganzen Regierung: Wenn es dir zu heiß unter den Füßen wird, dann schmeiß alles hin und verschwinde. Das solltest du besser auch tun, Maria. Lass dein Haus zurück und denk an deine Kinder.“

„Ich denke doch gerade an meine Kinder!“ Es hört sich fast schon flehend an. „Schau dir doch nur Willem an. Der hustet schlimmer als jemals zuvor, ich bekomme nachts kein Auge zu. Und heute Morgen hatte er auch noch Fieber.“ Sie verliert immer mehr die Fassung. „Und wenn es jetzt wieder regnet? Wie soll ich denn mit so einem kranken Kind flüchten? Das überlebt er doch nicht!“ Die Tränen strömen ihr die Wangen hinunter und in den Ausschnitt hinein.

Sie hat recht, denkt Mentje. Sie werden laufen oder Fahrrad fahren müssen und das bei diesem Wetter! „Wir schaffen es schon, Herr Bijl. Henk und ich werden Tante Maria helfen."

„Ja, ganz bestimmt", nickt Henk sofort.

Herr Bijl reibt sich die Hände. „Ich muss los. Tinka kommt gleich noch einmal vorbei, um sich zu verabschieden." An der Tür dreht er sich noch einmal kurz um. „Überleg es dir gut, Maria. Willem ist nicht dein einziges Kind." Dann lässt er die Tür hinter sich ins Schloss fallen.

Mentje schaut sich um. Tante Maria hat die Hände vors Gesicht geschlagen, Henk hat eine Sorgenfalte auf der Stirn, Hillekamp steht da und schüttelt den Kopf. „Und die Verwundeten?", will er wissen.

„Für die sorge ich", verkündet Mentje. „Ich weiß, wie das geht, ich habe schon öfter einem Arzt geholfen." Nun ja, Bart ist nur fast Arzt gewesen. Aber er hat es genauso gut gemacht wie ein richtiger.

„Das wird nichts", behauptet Hillekamp immer noch kopfschüttelnd. „Aber ich wüsste auch keinen anderen Ort, es sei denn, wir bringen sie ins *Elisabeth Gasthuis.*"

Da fängt der Soldat mit dem kaputten Bein auf einmal an zu sprechen: *„Nie hospitaal toe nie. Dan word ons krygsgevangenes."* (Nicht ins Krankenhaus. Dann werden wir Kriegsgefangene.)

Alle starren ihn an. Hat er sie verstanden? Und was für ein seltsames Niederländisch spricht er da?

„Kommen Sie etwa aus …", beginnt Hillekamp.

„Südafrika", antwortet der Verwundete und streckt die Hand aus. „Tinus van Jaarsveld, freut mich, Sie kennenzulernen. Wenn ihr uns in ein Krankenhaus in den besetzten Gebieten bringt, enden wir in einem Nazilager."

„Vermutlich schon, ja", bekräftigt Hillekamp mit einem Seufzen.

„Wir können wirklich gut für sie sorgen", schlägt Mentje vor. „Henk wird mir dabei helfen."

Neben ihr steht Henk und fängt wieder an, wie ein Vögelchen zu nicken. Tante Maria hat immer noch den Kopf in den Händen vergraben. „Auch das noch! Ach, Herr, bewahre uns!"

Hillekamp kratzt sich am Kinn. „Wir haben keine andere Wahl. Aber in diesem Fall müssen wir sehen, dass wir einen Arzt finden, der hierherkommen kann. Das Bein muss fachmännisch behandelt werden."

„Aber wo sollen wir den finden?", will Mentje wissen. „Die Rote-Kreuz-Station ist geschlossen."

Hillekamp zuckt mit den Schultern. „Doktor Zwolle hätte sicher geholfen, aber ich habe gehört, dass er verhaftet worden ist. Das *Elisabeth Gasthuis* ist das Einzige, was mir einfällt. Ich werde mal schauen, ob ich da etwas regeln kann."

Mentje fasst schnell eine Entscheidung. „Ich sollte besser gehen."

Die Worte hängen im Raum. Jeder schaut sie an. Hillekamp ist der Erste, der reagiert. „Unmöglich! Du bist doch noch ein Kind."

Jetzt heißt es gut nachzudenken. „Gerade deswegen. Und ich bin älter als Sie denken. Ich sehe nur etwas jünger aus. Niemand wird meinen, dass so ein kleines Mädchen Hilfe für zwei verwundete Soldaten holen will. Aber wenn Sie gehen, ist das anders. Sie können viel einfacher verhaftet werden."

Schweigend betrachtet er sie. „Wie alt bist du denn, mein Kind?", will er dann wissen.

„Elf, aber ich werde bald zwölf." Es ist doch schon fast April – nur noch sieben Monate.

Hillekamp kratzt sich wieder am Kinn, genau wie ihr Vater es immer tut, wenn er intensiv nachdenkt. „Du verstehst schon, dass du da nicht einfach hingehen kannst und sagen, dass ein verwundeter Soldat Hilfe braucht?"

„Natürlich weiß ich das", schnaubt sie zurück. „Ich überlege mir etwas. Zum Beispiel ... dass meine Mutter ein Kind bekommt oder so."

Tante Maria schluchzt.

„Du darfst auf keinen Fall mit einem deutschen Arzt reden", erklärt Hillekamp, immer noch nicht überzeugt.

„Das weiß ich doch auch!" Dieser Mann glaubt wirklich, sie sei nicht ganz klar im Kopf. „Ich werde natürlich nach einem niederländischen Arzt fragen."

„Lieber nach einem englischen." Für einen Augenblick zögert er noch, dann scheint er eine Entscheidung zu treffen. „Du bist ein tapferes Mädchen. Wenn du tüchtig marschierst, dann kannst du es in ungefähr einer halben Stunde schaffen."

Mentje lächelt breit, viel aufgeweckter, als sie sich fühlt. „Ich bin schon viel weitere Strecken gelaufen."

„Aber nicht in einem Kriegsgebiet, kapiert?“

„Herr Hillekamp, ich weiß das alles ganz genau.“

Seine Augenbrauen schnellen in die Höhe und rund um seine Mundwinkel zuckt es. „Na, dann mal los. Ich werde die Wunden der beiden säubern und provisorisch verbinden. Und dann schaue ich mal, dass ich heute Abend noch einmal kurz vorbeikomme, um zu sehen, ob alles in Ordnung ist. Ich kann jetzt nicht länger bleiben, denn in der Nachbarschaft gibt es noch mehr Verletzte, die auf Hilfe warten.“

Mentje nickt. „Ich hole schnell Wasser.“

Er arbeitet zügig, desinfiziert und verbindet. „Das ist nur provisorisch. Bis heute Abend also.“

Sobald er weg ist, geht Tante Maria auf Mentje zu. Die Schultern hängen ihr herunter, die Haare kleben ihr im Gesicht und ihre Augen sind vom Weinen gerötet. „Du liebe Güte, Kind, was hast du uns denn da nun wieder eingebrockt? Musst du uns alle unnötig in Gefahr bringen? Und wie um alles in der Welt willst du den beiden zu essen geben?“

Mentje schlägt sich die Hand vor den Mund. „Henk! Der Korb!“

„Sapperlot, das stimmt.“ Henk springt auf und rennt zur Tür.

Da wird Tante Maria rasend. Aus ihren rot geweinten Augen schießt Feuer und ihre Stimme wird hoch und schrill. „Was hast du denn jetzt schon wieder angestellt? Wenn Henk nun etwas passiert … Das verzeihe ich dir nie. Und ich verwünsche den Tag, an dem du deinen Fuß über unsere Türschwelle gesetzt hast!“ Sie rennt aus dem Zimmer in die Küche. Mit einem Knall schlägt sie die Küchentür hinter sich zu.

Mentje bleibt regungslos stehen und kämpft gegen den Schrecken. Noch nie hat sie ihre Tante so wütend erlebt. Und was sie gesagt hat …

„Es tut mir leid“, erklärt Tinus aus Südafrika. „Wir suchen uns einen anderen Unterschlupf.“

Langsam dreht Mentje sich zu ihm um. Sie spricht auch langsam, so als ob ihre Worte Mühe hätten, den Weg nach draußen zu finden. „Es gibt keinen anderen Unterschlupf – Sie haben doch gehört, was Herr Hillekamp gesagt hat.“ Sie richtet ihre Schultern. „Ich kann für Sie sorgen. Haben Sie große Schmerzen?“

„Und was ist mit der Frau?“

„So ist sie nun einmal. Sie ist eine eher ängstliche Natur, daran kann sie nichts ändern. Sie haben große Schmerzen, nicht wahr?"

Er schließt die Augen. „Ich mache mir größere Sorgen um Andrew. Er hat zu viel Blut verloren."

„Das weiß ich. Ich gehe jetzt gleich los und suche einen Arzt."

„Ach Kind", beginnt der Soldat aus Südafrika.

„Ich gehe *jetzt*", verkündet Mentje resolut. „Und ich heiße nicht ‚Kind', ich heiße Mentje."

„May God be with you (Möge Gott mit dir sein)", murmelt Andrew vom Sofa her.

Mentje geht nach oben, um das Kleid anzuziehen, das sie getragen hat, als sie mit Opa Bakker nach Arnheim gekommen ist. Der andere junge Mann heißt also Andrew. Tinus und Andrew. Sie kämmt ihr Haar und flechtet sich zwei feste Zöpfe. Dann betrachtet sie sich kritisch im Spiegel. Nein, so sieht sie noch lange nicht nach elf Jahren aus.

Unten in der Küche packt Tante Maria den Korb aus. „Ich kann immer noch nicht glauben, dass du rausgerannt bist, ohne mich um Erlaubnis zu fragen", keift sie Henk an. „Kapierst du denn gar nicht, wie gefährlich das ist?"

„Ich dachte, du wärst froh über das Essen. Der Korb war entsetzlich schwer und …"

Hastig schlüpft Mentje durch die Eingangstür nach draußen.

Der schnellste Weg zum *Elisabeth Gasthuis* führt über die Straße Onderlangs, aber dort sind auch die meisten Soldaten. Deshalb entscheidet sie sich für einen Umweg und läuft in einem großen Bogen hinter dem Bahnhof vorbei und dann hinunter auf den Utrechtseweg. Das ist ein ganzes Stück, aber das ist alles besser, als zwischen die Fronten der kämpfenden Deutschen und Engländer zu geraten.

Unterwegs überlegt sie sich eine Geschichte. Sie wird so tun, als könne sie kein Deutsch verstehen, dann müssen sie sie wohl oder übel zu einem niederländischen oder englischen Arzt bringen. Und sie wird sagen, dass ihr kleiner Bruder so krank ist, dass ihre Mutter mit ihm nicht das Haus verlassen möchte. Das wäre auf jeden Fall näher an der Wahrheit als irgendeine Geschichte über ein Baby.

Vorsichtig und fortwährend auf der Hut sucht sie sich ihren Weg dicht an den Häusern entlang oder durch Hintergässchen, quer durch die Gärten und von einem Baum zum nächsten. Ununterbrochen rattern Maschinengewehre – manchmal in der Ferne, gelegentlich aber auch sehr nahe. Je weiter sie geht, desto schlimmer werden die Spuren der Gefechte der letzten Tage. Gebäude voller Einschusslöcher, zersplitterte Bäume, Laternenpfähle, die wie tote Blumen umgeknickt sind.

Der Marsch dauert endlos lange.

Vor dem *Elisabeth Gasthuis* steht das Standbild einer Frau. Darunter ist ein großes weißes Laken mit einem roten Kreuz darauf befestigt. Das Kreuz ist ordentlich gemalt, aber das Laken ist ziemlich schlampig aufgehängt. Das ist sicher von einem Jungen angebracht worden oder von einem Soldaten. Wo früher eine Rasenfläche gewesen ist, liegt nun ein zerschossener Lastwagen mit platten Reifen. Ein Stück weiter hinten ist das Wrack eines Geländewagens zu erkennen – oder von etwas Ähnlichem, und dann sind da noch mehr Trümmerteile von Dingen, die so in die Luft gejagt worden sind, dass man nicht mehr ausmachen kann, was sie einmal gewesen sind. Hinter den zerstörten Fensterscheiben flattern zerschlissene Vorhänge.

Letzte Woche ist das noch ein vornehmes Gebäude gewesen.

Mentje schließt die Augen, aber nur ganz kurz. Dann reißt sie sich zusammen, klettert über die Wrackteile, läuft die Treppe hinauf und schiebt die Eingangstür auf.

Am Empfang blickt ein junger deutscher Soldat verstört auf. „Ja?"

„Ich muss einen Arzt sprechen, weil mein kleiner Bruder krank ist", rattert Mentje, so schnell sie kann, herunter.

Der Soldat runzelt die Stirn. *„Auf Deutsch bitte."*

Sie schaut ihn verständnislos an und sagt dann erneut ihr Verslein auf, noch schneller als zuvor. Durch den Flur kommt ein großer Mann heranmarschiert, ebenfalls in Naziuniform. *„Stabsarzt von Stein, können Sie verstehen, was dieses Kind sagt?"*

„Ich kann es versuchen." Er schaut Mentje an und erkundigt sich: „Wie kann helfen ich?"

Sie wiederholt ihren einstudierten Satz, immer noch in Rekordtempo.

Kopfschüttelnd schaut er sie an. Er hat sanfte braune Augen – schöne Augen, obwohl er ein Deutscher ist. *„Do you speak Englisch?* (Sprichst du Englisch?)", will er wissen.

Jetzt muss sie es sich gut überlegen, denn eigentlich möchte sie kein Englisch sprechen. Aber sie braucht einen englischen Arzt, also antwortet sie mit einer wilden Handbewegung: *„Brodder, sick.*“

„Kann deine Mutter ihn nicht hierherbringen?“, fragt er ebenfalls mit Händen und Füßen.

Mentje runzelt die Stirn, so als würde sie ihn tatsächlich nicht verstehen, schüttelt dann allerdings heftig den Kopf. „Zu *sick.*“

Stabsarzt von Stein – sein Name steht über seiner Brusttasche – betrachtet sie forschend. Sollten seine freundlichen braunen Augen erkennen können, dass sie ihn anlügen will?

Schließlich hockt er sich neben sie auf den Boden und erkundigt sich ganz leise, sodass niemand es hören kann: „Alliierter Soldat?“

Mentje erschrickt. Woher kann er das wissen? Sie presst die Lippen zusammen und erwidert nichts. Wenn sie jetzt etwas sagt, fängt sie mit Sicherheit an zu stottern. Sie schüttelt nur den Kopf, so wild, dass ihre Zöpfe tanzen.

Er steht wieder auf. „Komm mal mit.“

Sie gehen den Gang entlang. Sie wagt es kaum zu atmen, so ängstlich ist sie. Wo bringt er sie hin? Wenn sie sie jetzt fesseln und in ein Lager schicken?

Er führt sie in ein kleines Zimmer, in dem ein paar Stühle stehen. „Nimm hier einen Augenblick Platz. Ich gehe einen Arzt suchen, der Niederländisch spricht. Das kann eine Weile dauern.“

Sie tut so, als würde sie höchstens die Hälfte verstehen, setzt sich aber trotzdem hin. Stabsarzt von Stein nickt ihr noch kurz beruhigend zu und lässt dann die Tür hinter sich ins Schloss fallen.

Das Zimmerchen hat nur ein kleines Fenster, direkt unter der Decke. Wie ein … Nein, das möchte sie nicht denken.

Sie sitzt eine ganze Weile da und wartet; die ganze Zeit über klopft ihr das Herz bis zum Hals.

Dann kommt ein junger Mann herein, ungefähr genauso alt wie Stabsarzt von Stein. Er schließt die Tür hinter sich und sagt: *„Goeiemiddag, hoe kann ek help?* (Guten Tag, wie kann ich helfen?)“

Sie erstarrt sofort. „Kommen Sie aus Südafrika?“

„Woher weißt du das?“, will er überrascht wissen.

„Stimmt es nicht?“

„Doch, in der Tat.“

In diesem Fall kann sie ihm wahrscheinlich schon vertrauen. Als sie dennoch weiterhin zögert, erklärt er: „Wir sind hier allein, du kannst offen reden."

„Der verwundete Soldat kommt aus Südafrika, Sie sprechen genauso wie er. Bitte, Sie müssen uns helfen. Sein Bein ist kaputt geschossen. Gebrochen. Und ich habe kein Prontocil, um die Wunde zu reinigen."

Langsam faltet der Mann die Hände – schöne Hände mit langen Fingern. Ganz anders als die kurzen, dicken Finger von Bart. „Wo ist der Patient jetzt?"

Sie schöpft wieder Hoffnung. Es sieht aus, als überlegte er es sich zu kommen. „Bei uns zu Hause. Und es sind zwei. Dem anderen ist in die Schulter geschossen worden. Er hat stark geblutet."

„Hm." Der junge südafrikanische Arzt überlegt eine Weile. „Wie weit ist es bis zu eurem Haus?"

„Ungefähr eine halbe Stunde zu Fuß, wenn man schnell läuft." Sie versucht, es so einfach wie möglich klingen zu lassen.

„Das ist ein ganzes Stück." Wieder überlegt er eine Weile. „Ich kann versuchen, heute am späten Abend zu kommen, gib mir doch mal die Adresse."

Ihr Herz jubelt. „Ich kann Ihnen auch den sichersten Weg erklären."

„Danke, aber ich kann nichts versprechen."

„Das weiß ich", entgegnet Mentje. „Könnten Sie mir nicht schnell ein bisschen Prontocil geben? Dann kann ich die Wunden gleich reinigen."

Der Weg nach Hause ist lang. Sehr lang. Und voller Schrecken. Schlimmer als ein Albtraum – die Hölle selbst.

Als Mentje endlich zu Hause ankommt, sitzt Frau Bijl bei Tante Maria am Küchentisch. „Du weißt genau, Maria, dass wir nach dem Bombardement von gestern und den Kämpfen von heute Morgen alle nur noch *eine* Wahl haben: *entweder* zu versuchen, zwischen den Kugeln zu entkommen, *oder* im Keller zu sitzen und da vielleicht bei lebendigem Leib zu verbrennen."

Mentje zapft ein Glas Wasser. Es dauert lange, denn es kommt nur noch ein tröpfelnder Strahl aus dem Hahn.

„Aber ihr lasst mich hier mutterseelenallein zurück!", jammert Tante Maria.

„Deswegen habe ich dir doch gesagt, dass du mitgehen sollst!", entgegnet Frau Bijl, während sie aufsteht. „Ich muss jetzt wirklich weg. Wir brechen morgen früh vor Sonnenaufgang auf. Wenn du vernünftig bist, dann machst du das auch."

„Ich kann es nicht, versteh das doch endlich!" Aber Frau Bijl hat schon die Küche verlassen.

Mentje trinkt ihr Glas aus und holt dann die Schachtel mit dem Verbandszeug aus dem Küchenschrank. „Ich möchte nicht, dass du für diese Leute unsere Sachen benutzt", schimpft Tante Maria. „Vielleicht brauchen wir sie selbst eines Tages."

„Ich brauche ja nur die Schere", beruhigt Mentje sie.

Im Wohnzimmer wartet Henk auf sie. Seine Augen sehen wieder normal aus. „Wie war es?"

Was soll sie ihm jetzt antworten? Je schneller sie alles vergessen kann, desto besser ist es. „Ich habe einen Arzt gefunden und der wird versuchen, heute Abend zu kommen."

„Oh, schön. Aber …"

Hastig fängt sie an, mit Tinus zu sprechen: „Der kommt auch aus Südafrika. Er spricht genauso wie Sie."

„Das muss Lipmann-Kessel sein", ertönt Andrews Stimme vom Sofa her. Er ist ganz bleich und seine Sommersprossen sind jetzt fast genauso rot wie seine Haare.

„Der Chirurg, der bei dieser Primosolebrücke nicht landen konnte?"

„Der, ja", antwortet Andrew mit einem bestätigenden Nicken. Seine Augen bleiben geschlossen.

„Ich wollte eigentlich wissen, wie es auf der Straße aussah", unterbricht Henk.

„Oh, da ist alles gut gelaufen."

Er betrachtet sie skeptisch. „Da draußen war ganz schön was los. Du bist so lange weg gewesen, dass ich schon gedacht habe, sie hätten dich auch über den Haufen geschossen."

Sie schweigt. Den besorgten Unterton in seiner Stimme hat sie sehr wohl vernommen. Soll sie ihm alles erzählen? Und wenn er dann noch ängstlicher wird, als er es jetzt schon ist? Aber vielleicht ist es ganz gut, wenn er weiß, dass sie genauso viel Angst hat. „Gut, das war gelogen. Der Hinweg ging so, aber auf dem Rückweg war es … schrecklich. Ich habe noch nie in meinem Leben solche Angst gehabt." Sie schaut ihn direkt an. „Ich habe auch gedacht, ich würde sterben."

Er lauscht mit angehaltenem Atem. „Und was hast du dann gemacht?"

„Ich habe mich versteckt", erwidert sie mit einem verlegenen Lachen. „Geweint. Mir die Finger in die Ohren gesteckt." Sie überlegt kurz. „Ich hatte noch mehr Angst als deine Mutter."

Es bleibt lange still.

„Geht es denn jetzt wieder ein bisschen?", will Henk dann wissen. Seine Stimme hört sich seltsam an.

„Ja, schon."

Doktor Lipmann-Kessel kommt erst lange nach Mitternacht.

Schon früh am Abend hat Mentje ihr Kissen und ihre Decke von oben geholt, um auf dem Teppich im Wohnzimmer zu schlafen. Zu wachen eigentlich, denn an Schlaf hat sie nicht denken können. Henk hat von seiner Mutter befohlen bekommen, im Keller zu übernachten. Dem gefährlichsten Ort im Haus. Der arme Henk.

„Zum Glück bin ich an der richtigen Adresse gelandet", freut sich der Arzt, als Mentje ihm die Tür öffnet. Er hat einen langen schwarzen Mantel an, unter dem er seinen Arztkoffer versteckt hält.

Im Wohnzimmer stellt er sich vor, wirft einen Blick auf Tinus' Bein und wendet sich dann Andrew zu.

„Schulter?", fragt er.

„*Yeah*, sie haben mich ganz schön erwischt. Aber nicht so schlimm wie Tinus."

Vorsichtig entfernt der Arzt den Verband, den Hillekamp angelegt hat. Die Wunde fängt gleich wieder an zu bluten. „Da sind sicher noch Splitter drin", erklärt Mentje. „Soll ich abgekochtes Wasser holen?"

Glücklicherweise hat sie schon früher am Abend die beiden Töpfe voll Wasser gezapft und zum Kochen gebracht, denn mittlerweile kommt wieder kein Tropfen aus dem Hahn. Sie gießt gerade genug Wasser in ein Schüsselchen, rührt die richtige Menge Salz hinein (sie wollen den Südafrikaner schließlich nicht einpökeln, denkt sie mit einem traurigen Erinnerungslächeln an Barts Scherz) und bringt dann die Töpfe ins Wohnzimmer. Aus dem Badezimmer holt sie eins der schönen, mit Spitzen verzierten Gästehandtücher. Es hat genau die richtige Größe.

„Das Salz ist schon drin“, verkündet sie, während sie das Handtuch zu einer langen weißen Wurst zusammenrollt, so wie Bart es ihr vorgemacht hat. Den mittleren Teil taucht sie ins Wasser, sodass er gut nass wird – danach wringt sie das überschüssige Wasser aus und legt den Tupfer zur Seite, damit er abkühlen kann.

Doktor Lipmann-Kessel arbeitet eine ganze Ecke schneller als Bart. Seine Hände wissen genau, was sie tun müssen. Es kommen eine Menge winzig kleine Eisensplitterchen aus der Wunde. Andrew wird immer bleicher, aber er zuckt nicht. Mentje tupft das Blut weg. „Woher weißt du so gut, was du tun musst?“, will der Arzt von ihr wissen.

„Ich habe so etwas schon einmal gemacht“, antwortet Mentje in dem ordentlichen Englisch, das sie von Herrn Sijer gelernt hat.

Er lacht. „Schlau, weißt du, für so ein kleines Mädchen. Ich habe gedacht, du sprichst nur Niederländisch.“

„Ich musste mir etwas ausdenken, um einen englischen Arzt zu bekommen. Und so klein bin ich nun auch wieder nicht, ich bin schon elf.“

„Großes Mädchen dann.“ Doch er hört sich immer noch so an, als würde er in sich hineinlachen.

Der Arzt näht Andrews Wunde nur an zwei Stellen. Er benutzt dazu eine komische, krumme Nadel und ein Stück dünne Angelschnur – so sieht sie für Mentje jedenfalls aus. Sobald er den ersten Stich macht, steht sie mit der Schere bereit. „Weißt du, wo du abschneiden musst?“ Sie zeigt darauf und er nickt. „Und weißt du auch, warum wir die Wunde nicht ganz zunähen?“

„Damit der Dreck herauskann, sonst verrottet der Mann.“

„So kann man es auch sagen, ja.“ Sie sieht genau, dass er versucht, sich das Lachen zu verkneifen, aber das ist ihr egal. Sie ist einfach nur stolz darauf, dass sie ihm helfen kann.

Nachdem Andrews Schulter erst einmal frisch verbunden ist, schläft er fast sofort ein. Jetzt ist Tinus an der Reihe. Der Arzt untersucht und betastet sein Bein gründlich. „Die Wunde ist nicht so schlimm, aber der Knochen ist mit Sicherheit gebrochen. Wir müssten ihn allerdings röntgen, um zu sehen, ob es ein glatter oder ein Splitterbruch ist.“

Tinus schüttelt den Kopf. „Ich kann nicht ins Krankenhaus, Herr Hauptmann, das wissen Sie am besten."

Der Arzt betastet das Bein erneut. „Wir können versuchen, es zu richten und dann zu schienen, aber dann wird der Knochen vermutlich schief zusammenwachsen."

„Es geht eben nicht anders", entgegnet Tinus fest entschlossen.

„Das wird eine unglaublich schmerzhafte Geschichte werden", warnt ihn der Arzt.

„Alles besser als Monate oder sogar Jahre in Kriegsgefangenschaft." Tinus' Stimme hört sich noch genauso kräftig an wie zuvor.

Mentje geht in die Küche ein Abtrockentuch holen und faltet es zu einem kleinen Rechteck zusammen. Als sie zurückkommt, liegt Tinus flach auf dem Boden. „Beißen Sie hier drauf", sagt Mentje.

Der Arzt blickt zur Seite; er scheint immer noch ziemlich überrascht zu sein. „Wo hast du das alles gelernt?", will er wissen.

Jetzt eine gut überlegte Antwort geben, ohne das Pass-Auf-Lager zu erwähnen. „Ich habe oft jemandem geholfen, der fast Arzt gewesen ist. Einmal mussten wir einem Piloten die Splitter aus dem Bein holen. Sein Flugzeug ist abgeschossen worden."

Der Arzt desinfiziert erneut das Bein von Tinus. Aus seiner Tasche holt er zwei mit Bettlakenstoff umwickelte kleine Latten und eine zusammengerollte Binde. Dann kniet er sich hin und beginnt vorsichtig, die beiden Knochenenden aufeinanderzuschieben. Mentje kann sie knacken hören. Tinus' Kopf neigt sich nach hinten und seine Kiefer verbeißen sich in das Abtrockentuch, bis sie weiß sind. Er stöhnt tief und lang.

„*Sorry*", sagt der Arzt.

Als er mit der Position der Knochen zufrieden ist, fordert er Mentje auf: „Die Schienen bitte."

Mentje reicht ihm die umwickelten Latten.

„Halte gut fest."

Sie faltet ihre Hände oben und unten fest um die beiden Latten. Dann verbindet der Arzt das Bein vorsichtig, zuerst von unten nach oben und dann von oben nach unten. Der Kopf des Patienten ist immer noch nach hinten geneigt und seine Zähne bohren sich tief in das zusammengerollte Geschirrtuch. Seiner Kehle entfahren kleine Geräusche.

Als der Arzt die Enden des Verbandes am Fuß zusammengeknotet hat, beugt sich Mentje über das Gesicht des Mannes aus Südafrika. Er sieht sehr bleich aus, sogar hinter dem sich bildenden Stoppelbart auf seinen Wangen und rund um sein Kinn. „Wir sind fertig, hören Sie“, verkündet sie, während sie ihm den Schweiß von der Stirn wischt. „Ich werde Ihnen jetzt ein Kissen unter den Kopf schieben.“

„Vielen Dank“, flüstert Tinus kaum vernehmbar.

Doktor Lipmann-Kessel packt seine Sachen wieder zusammen. „Sie dürfen das Bein mindestens drei Tage lang absolut nicht bewegen“, erklärt er Tinus währenddessen. „Wenn es irgend geht, noch länger. Vergessen Sie nicht, dass Sie keinen Gips haben. Danach dürfen Sie es vier Wochen nicht belasten. Eigentlich müssten Sie Krücken bekommen, aber die haben wir auch nicht.“

„Vielen Dank“, entgegnet Tinus heiser. Seine Lippen bewegen sich kaum und sein Atem geht oberflächlich.

„Und ich hoffe, Ihnen ist klar, dass dieses Mädchen hier eigentlich ein rettender Engel ist. Wenn sie nicht gewesen wäre, hätten Sie Ihr Bein vermutlich nie mehr gebrauchen können.“

„Das ist mir klar.“

An der Eingangstür schaut der Arzt noch einmal ernst zu Mentje hinunter. „Andrew braucht dringend Blut, aber das können wir nirgendwo auftreiben.“

„Ich kümmere mich darum, dass er ganz still liegen bleibt.“

Der Arzt schaut immer noch besorgt aus. „Zum Glück ist er noch jung und in guter Verfassung – das ist zu seinem Vorteil.“ Er seufzt. „Hör mal, ich weiß nicht, ob ich noch einmal kommen kann.“

„Das macht nichts. Ich werde ihnen die Pülverchen gegen die Schmerzen geben und Andrews Wunde regelmäßig desinfizieren. Jeden Tag. Und ich sorge dafür, dass sie sich ausruhen.“

„In einem oder zwei Tagen müsste die Schwellung in Tinus’ Bein zurückgehen und dann wird sich der Verband lockern. Seine Verwundung muss auch wieder desinfiziert werden, aber erst in drei Tagen.“ Er zögert einen Augenblick. „Unsere Mullbinden sind aufgebraucht, ich lasse dir ein paar Papierverbände da. Die müssen sofort nach Gebrauch verbrannt werden. Hier sind auch noch zwei Stoffbinden. Die eine kannst du übermorgen benutzen, um das Bein wieder etwas fester zu verbinden, und die andere bewahrst du für den Notfall auf.“

„Gut, Herr Doktor. Herr Hillekamp wird mir sicher helfen."

„Ja, prima. Ich habe den beiden jeweils eine Dosis Morphin gegen die Schmerzen gespritzt. Wenn es gut läuft, brauchst du dich vorläufig um nichts zu kümmern."

„Gehen Sie denn jetzt auch ein bisschen schlafen?", erkundigt sie sich besorgt.

Er lächelt müde. „Vielleicht. Das hängt davon ab, wie viele Patienten sie heute Nacht hereinbringen."

Die Sonne ist noch nicht aufgegangen, aber es wird schon hell. Arnheim steht in Flammen. Der Himmel über der Stadt färbt sich blutrot.

22. Kapitel

Mentje wird von einer schrillenden Sirene mit einem Schlag wach. Sie schießt in die Höhe. Es ist helllichter Tag – sogar durch die Klappläden des Wohnzimmerfensters kann sie erkennen, dass die Sonne hoch am Himmel steht. Draußen geht der Krieg immer noch unvermindert und ohrenbetäubend weiter. Sie kann sich kaum vorstellen, dass sie trotz allem durchgeschlafen hat.

Tinus und Andrew schlafen noch tief.

Etwas weiter weg ist auch Henk aufgewacht. Er wirft die Decke von sich. „Ich dachte, du sitzt im Keller", entfährt es Mentje überrascht.

„Ich habe gesagt, dass ich aufs Klo muss, und dann bin ich abgehauen", erwidert ihr Cousin, während er sich den Schlaf aus den Augen reibt. „Da unten ist es wirklich furchtbar. Willem hustet die ganze Zeit, Femke heult wegen jedem bisschen und Ilonka schnarcht so komisch – wie ein Schwein. Und sie ist ziemlich ungezogen."

Wieder fährt ein Krankenwagen mit heulendem Martinshorn vorbei. Henk öffnet einen der Klappläden einen Spalt. „Sie kämpfen direkt gegenüber", stellt er erschrocken fest.

Das bedeutet, dass das Wohnzimmer mit seinen großen Fenstern zur Straßenseite hin ein lebensgefährlicher Ort geworden ist. „Sollen wir nicht doch lieber in den Keller gehen?"

Henk bekommt keine Gelegenheit zu antworten. Eine Explosion in der unmittelbaren Nachbarschaft lässt das Haus in seinen Grundfesten erzittern und die Kinder sehen zu, dass sie so schnell wie möglich in den Keller kommen. Dort lässt Mentje sich auf den Boden sinken. Ihr Herzschlag rast, ihr Atem fliegt, ihre Hände zittern. Von der Decke rieseln Kalkbröckchen herunter. Der ganze Keller ist in eine Staubwolke gefüllt. „Junge, das war ganz schön nah!"

„Bleibt doch bitte hier!", fleht Tante Maria.

Draußen ertönt ein zweiter Schlag und es knallt etwas gegen die Haustür, so als würde jemand mit einem Hammer dagegendonnern. „Ach, Herr, hilf uns doch!“, jammert Tante Maria. „Sie wollen unser Haus aufbrechen. Schließt bloß die Kellertür ab!“

„Tinus und Andrew!“, schießt es Mentje durch den Kopf. „Wenn das die Moffen sind, die da gegen die Tür rammen …“

Im nächsten Augenblick ist ein schrilles Pfeifen zu hören, gefolgt von einer heftigen Explosion. Das Haus erzittert wieder bis in die Grundmauern. Mentje steckt den Kopf zwischen ihre Knie und stopft sich die Finger in die Ohren.

Alles bebt und wankt. Fensterscheiben zerbersten und die Glasscherben fallen wie Hagelkörner auf den Boden.

Noch mehr Kalk regnet von der Decke auf sie nieder. Mittlerweile ist die Staubwolke im Keller so dick, dass man kaum die Hand vor Augen erkennen kann.

Ilonka kreischt, dass einem Hören und Sehen vergeht, und Willem ist vom Husten ganz blau angelaufen. „Mama, Mama“, weint Femke, während sie sich an ihrer Mutter festklammert.

Henk springt auf und rennt die Kellertreppe hinauf. „Wir sind getroffen worden, das Haus stürzt ein!“

„Henk!“, schreit Tante Maria. Sie versucht aufzustehen, aber die Kleinen klammern sich wie Äffchen an ihr fest.

Dann wird es still. Langsam sinkt der Staub auf den Fußboden.

Mentje holt tief Luft. Sie versucht das wüste Klopfen ihres Herzens zu ignorieren. „Das Haus steht noch.“

Ilonka hört mit dem Kreischen auf, aber Willem hustet weiter.

„Ich gehe mal schauen, wo Henk hin ist“, verkündet Mentje, während sie aufsteht. Ihre Beine sind kraftlos.

Auf der Schwelle zur Küchentür bleibt sie stocksteif stehen. Sie traut ihren Augen nicht. Die Schränke sind kaputt, die Fensterrahmen hängen schief, und wo vor ein paar Minuten noch der Tisch gestanden hat, klafft jetzt nur noch ein großes Loch in der Mauer.

Mitten in der Küche steht Henk, bleich und mit Augen, die vor Entsetzen geweitet sind.

Hinter ihm taucht Andrew auf. Seine Augen sind rot, seine Haare stehen in alle Richtungen ab. „Eine Mörsergranate“, erläutert er. „Vielleicht auch Handgranaten. Ist bei euch alles in Ordnung?“

„Das sollte ich wohl eher *euch* fragen“, entgegnet Mentje. „Wir haben alle im Keller gesessen.“

„Mit uns ist alles gut, aber ihr müsst im Keller bleiben.“

„Sag diesem Engländer mal, dass ich nicht in den Keller möchte", erwidert Henk resolut, als Mentje es ihm übersetzt. „Da werden wir doch lebendig begraben."

„Henk …"

„Ich hasse es! Niemand kann mich dazu zwingen!"

Andrew schaut Mentje fragend an. Ja, wie sagt man das jetzt auf Englisch? *„He scared … to be buried …"* Hey, was heißt „lebendig" nun schon wieder? *„… alive. And you must …"* Sie hat vor lauter Schreck all ihr Englisch vergessen. *„You must …* liegen … *lie down."*

„Oh, okay." Andrew stolpert ins Wohnzimmer zurück.

„Der bewegt sich wie ein Schlafwandler", stellt Henk fest.

Den ganzen Tag über toben im Zentrum von Arnheim heftige Gefechte. Gärten werden platt getrampelt, Bürgersteige verwandeln sich in Schlachtfelder. Die zu Tode erschrockenen Einwohner verkriechen sich wie Maulwürfe in ihren Kellern. Überall wüten stürmische Brände, schwarze Qualmwolken hängen über der Stadt.

Tante Maria bleibt mit den drei Kleinen im Keller – das ist der einzige Ort, an dem sie sich sicher fühlt. Im Lauf des Vormittags bringt Mentje ihnen vier Butterbrote und eine Dose Bohnen. Dann holt sie noch zwei Dosen Bohnen, streicht für Henk und sich jeweils ein Butterbrot und für die Soldaten jeweils zwei und geht damit ins Wohnzimmer.

Tinus setzt sich mit Mühe auf, mit einer Hand stützt er sich auf den Boden. „Danke."

„Wie geht es Ihrem Bein?"

Er zuckt mit den Schultern. „So wie man es von einem Bein in diesem Zustand erwarten kann. Danke für die Brote, aber ihr solltet uns nichts von eurem eigenen Essen geben, ja?"

„Was nützt Ihnen denn ein gesundes Bein, wenn Sie verhungern?", entgegnet Mentje schnippisch.

Wieder schaut er sie ein bisschen verdutzt an, doch sie hat sich schon umgedreht und bemerkt zu Henk: „Eines unserer Brote ist jetzt alle."

„Aber wir haben doch noch eins, oder?", will Henk zur Sicherheit wissen.

Jungen denken auch nicht weiter als ihre Nase lang ist und sehr weit ist das nicht.

„Noch eins, ja. Vielleicht können wir gleich noch etwas einkaufen."

Die Straßenkämpfe in der Nachbarschaft hören jedoch nicht auf. Auch etwas weiter in der Stadt, an der Brücke und noch weiter im Osten, wird unaufhörlich geschossen. Andrew ist wieder eingenickt und verschläft alles. „Ich glaube, er ist ziemlich krank", verkündet Mentje besorgt.

„Das ist er sicher, aber die Medizin wird bald anfangen zu wirken", erwidert Tinus. „Sagt mal, seid ihr Geschwister?"

„Cousin und Cousine. Henk wohnt hier, seine Mutter ist meine Tante."

„Und du?" Er hat eine tiefe Stimme, ein bisschen so wie die von Bart.

„Ich wohne hier nur für eine Übergangszeit. Die Deutschen haben meinen Vater verhaftet. Der sitzt jetzt in einem Lager, aber nach dem Krieg ziehen wir wieder zusammen auf unseren Bauernhof."

„Ist dein Vater Bauer? So ein Glückspilz!" Er schließt wieder die Augen und sein Gesicht verkrampft sich.

„Soll ich Ihnen noch etwas gegen die Schmerzen geben?"

„Danke, aber noch geht es. Hebe es lieber für später auf, wenn es wirklich nötig wird."

Als direkt vor dem Haus erneut eine Mörsergranate explodiert, werfen sich Henk und Mentje instinktiv flach auf den Boden. Tinus schaut besorgt zum Fenster. „Puh, ihr solltet vielleicht doch lieber in den Keller gehen."

Mentje beißt sich auf die Unterlippe. „Vielleicht sollten wir ins Arbeitszimmer umziehen", überlegt sie auf einmal laut. „Das geht nicht zur Straße hinaus."

Henk schüttelt den Kopf. „Meine Mutter zieht uns das Fell über die Ohren. Das ist das Zimmer von meinem Vater, das dürfen wir noch nicht einmal betreten."

„Das ist ein Notfall", erklärt Mentje, die sich entschieden hat. „Das Arbeitszimmer geht nach hinten raus, das ist viel sicherer. Ich habe nur keine Ahnung, wie wir Tinus dorthin bekommen können."

Tinus schaut sich um. „Ihr könntet mich dorthin schleifen. Legt den Teppich da drüben mal neben mich."

Sie schleppt ihn zu ihm herüber. „Vergessen Sie nicht, Ihr Bein stillzuhalten, ja?"

„Das tue ich. Äh … Sorry, ich bin noch etwas benommen. Wie heißt du noch mal?"

„Mentje. Und das ist Henk."

„Gut, Mentje, ich werde jetzt meinen Hintern hochdrücken und auf den Teppich schieben. Du schiebst mein Bein mit. Und nicht hochheben, höchstens einen Zentimeter, damit es auf den Teppich kommt."

Er drückt sich mit seinen Armen hoch, spannt sein gesundes Bein an und manövriert sich auf den Teppich. Mentje hebt sein Bein ein kleines bisschen an und schiebt es nach links. Tinus stöhnt leise.

„Sorry."

„Macht nichts, du hast es prima gemacht."

„Meine Mutter zieht uns das Fell über die Ohren", wiederholt Henk, aber er hilft ihnen trotzdem. Zusammen schaffen sie Tinus mit viel Schieben und Ziehen ins Arbeitszimmer. Mit seinen Armen unterstützt dieser sie tatkräftig. „Ja, hier ist es tatsächlich sicherer. Vielen Dank", verkündet Tinus, als sie angekommen sind. Sein Gesicht ist vom Schweiß klatschnass.

„Tut das Bein jetzt mehr weh?"

Er schüttelt nur den Kopf.

In der Nähe explodiert wieder eine Mörsergranate. Das Haus dröhnt davon, die übrig gebliebenen Fensterscheiben zittern in ihren Rahmen, bleiben zum Glück aber ganz. „Junge, jetzt geht es wieder los", stöhnt Mentje, die sich erneut auf den Boden geworfen hat. Henk liegt fast auf ihr drauf. „Ich schaue mal, wo Andrew …" Doch bevor sie den Satz beenden kann, kommt der ins Arbeitszimmer gestolpert. Er lässt sich auf den einzigen Lehnstuhl fallen. „Meinst du, wir könnten das Sofa holen, damit er sich hinlegen kann?", will Mentje von Henk wissen.

„Meine Mutter bringt uns sowieso um", erwidert er, und obwohl er immer noch etwas unwillig mit anpackt, hilft er ihr, das Sofa ins Arbeitszimmer zu schleppen.

Mentje ist auf den Geschmack gekommen. Aus ihrem Zimmer holt sie die Daunendecke und aus dem Wohnzimmer ihre Decke und ihr Kissen. Hinter dem großen Schreibtisch, neben dem Bücherregal, breitet sie das Bettzeug aus. „So, jetzt habe ich wenigstens ein gemütliches Bett."

Als sie erneut das Zimmer verlassen möchte, erkundigt sich Henk: „Hast du denn vor gar nichts Angst?“

Sie bleibt stehen und schaut sich um. Henks Augen sind groß und er sieht ganz in sich verkrümmt aus. Er hat wirklich Angst, das wird ihr klar. Ratlos setzt sie sich neben ihn auf den dicken Teppichboden und überlegt gut, bevor sie etwas sagt.

„Als ich gestern vom Krankenhaus zurückgekommen bin und sie überall um mich herum zu schießen angefangen haben, da habe ich so eine Angst gehabt, dass ich nicht mehr klar denken konnte. Ich bin einfach nur unter ein Gebüsch gekrochen. Und dann habe ich gemerkt, dass einem die Angst im Körper sitzt und auch im Kopf, aber dass die beiden unabhängig voneinander funktionieren. Manchmal erschreckt dein Körper zuerst. Dann fängt dein Herz an zu schlagen und du bekommst einen Kloß im Hals und schlägst dir die Arme vor den Bauch. Und deine Beine werden schlaff oder fangen einfach an zu rennen, auch wenn du nicht weißt, wohin. Denn mit deinem Körper kannst du nicht denken, das kannst du nur mit deinem Kopf.“

„Oh“, macht Henk.

„Und dann habe ich nachgedacht: Dein Kopf bleibt immer der Chef. Wenn du also gut überlegst, kannst du deinem Körper sagen, was er tun soll. Zum Beispiel: ‚So schlimm ist es nicht, bleib ruhig‘, oder: ‚Es ist wirklich schlimm, wir müssen fliehen.‘ Oder: ‚Wenn du da und da hinrennst, ist das sicherer.‘ Verstehst du?“

„Ich glaube schon“, antwortet Henk mit einer Falte über der Nase.

„Das Wichtigste ist, dass dein Kopf der Chef bleibt – das glaube ich jedenfalls. Dann sitzt dir zwar die Angst im Körper, daran kannst du auch erst einmal nichts ändern, aber wenn sie dir auch im Kopf sitzt, dann geht gar nichts mehr, denn dann hast du überall Angst.“

„Oh ja.“ Es hört sich nicht so an, als hätte er es wirklich begriffen, Mentje weiß allerdings nicht, wie sie es ihm noch anders erklären könnte. Sie steht auf.

Tinus hat die ganze Zeit über still dagelegen und zugehört. „Haben Sie keine Angst, wenn die anderen so schießen und um Sie herum Menschen sterben?“, fragt Henk ihn.

„Angst?“ Er überlegt lange, bevor er eine Antwort gibt. „Manchmal habe ich vorher Angst, in der Nacht, bevor ich abspringen muss. Obwohl … Angst kann man das nicht wirklich nennen. Es ist eher eine Besorgtheit, weil ich weiß, was alles passieren und was alles schiefgehen *könnte*. Dann denke ich an meine Familie zu Hause, an die Menschen, die von mir abhängig sind. An eine ganze Menge Dinge eigentlich, aber ob das nun Angst ist …? Kurz bevor du springen musst, spürst du eine Anspannung, das ist sicher wahr. Aber das ist eher eine Ungewissheit darüber, was da in der Luft oder am Boden auf dich wartet. Ich habe manchmal erst *hinterher* Angst, wenn ich darüber nachdenke, was alles hätte passieren können."

„Haben Sie jetzt Angst?"

„Nicht um mich, aber ich habe schon Angst, dass euch beiden etwas zustoßen könnte – oder Hillekamp, weil ihr euer Leben riskiert, um uns zu retten. Und auch Angst um deine Mutter und die anderen Kinder, die mit alledem gar nichts zu tun haben."

Henk ist immer noch nicht zufrieden. „Aber haben Sie denn gar keine Angst, wenn Sie da auf der Brücke liegen und um Sie herum die Bomben explodieren?"

Tinus schüttelt langsam den Kopf. „Dafür hast du keine Zeit. Der Lärm ist ohrenbetäubend, das Licht manchmal blendend. Da wird man zu einer Maschine und denkt gar nichts mehr. Nicht einmal, wenn einer deiner Kameraden neben dir in Fetzen gerissen wird oder erwachsene Männer vor Schmerzen wie Schakale heulen. Man sieht und hört nichts."

Im Arbeitszimmer breitet sich eine tödliche Stille aus.

Schließlich sagt Tinus: „Man versucht einfach nur zu überleben."

Die Gewehrsalven und Explosionen nehmen kein Ende. Wenn sie zu nahe herankommen, schlagen sie sich schützend die Arme um den Kopf, aber danach sitzen sie einfach nur wieder da und warten. Auf nichts.

Mentje betrachtet die Bücher von Onkel Jak. Es sind eine ganze Menge. Einige haben einen schönen Ledereinband, aber fast alle sind langweilige Erwachsenenbücher oder Bücher mit Rechnungen und Zahlen. Das hat sicher etwas mit der Arbeit von Onkel Jak zu tun. Kinderbücher gibt es hier nicht.

Endlich findet sie doch etwas, das in diese Richtung klingt: „Der kleine Johannes“ von Frederik van Eeden. Der Umschlag sieht zwar ziemlich langweilig aus, aber der Titel gefällt ihr gut.

Sie kuschelt sich mit ihrer Decke an das Bücherregal, das Kissen im Rücken und die Beine lang ausgestreckt. Tinus und Andrew sind wieder eingeschlafen und Henk ist verschwunden.

Als sie das Buch aufblättert, schlägt ihr ein muffiger Geruch entgegen, so als sei es schon sehr alt. Was für ein seltsames Buch, denkt sie nach ein paar Seiten. Zuerst schien es ein Kinderbuch zu sein, aber jetzt beginnt sie zu vermuten, dass es eigentlich für Erwachsene geschrieben worden ist. Trotzdem versteht sie es gut, denn der kleine Johannes lebt ein sorgenfreies Leben mit seinem Vater, seinem Hund und seiner Katze. Genauso ein Leben wie es ihr Vater und sie auf dem Bauernhof gehabt haben, obwohl sie weder einen Hund noch eine Katze besessen haben.

Eines Abends findet Johannes an einem See ein Boot. Er steigt hinein und schläft ein. Als er wieder wach wird, trifft er einen Elf: Windekind. Windekind macht ihn so klein, wie er selbst ist, und entführt ihn in eine wunderliche Fantasiewelt.

Mentje schmiegt sich behaglich in ihr Kissen, so sehr genießt sie die Geschichte. Es ist vielleicht die schönste, die sie je gelesen hat. Sie selbst ist der kleine Johannes, weiß sie, obwohl sie ein Mädchen ist. Sie hat zwar noch nie ein Boot gefunden und ist auch noch nie winzig klein gewesen, aber als kleines Mädchen hat sie auch ein Windekind gekannt. Das ist allerdings kein Elf gewesen, sondern eine Fee, die ihre beste Freundin geworden ist.

„Was machst du da?“, ertönt plötzlich Henks Stimme direkt neben ihr.

Sie zuckt vor Schreck zusammen. „Ich lese, das siehst du doch!“

„Warum?“

Was ist denn das schon wieder für eine Frage? „Weil es mir Spaß macht. Und jetzt sei still, dann kann ich weiterlesen.“

Draußen gehen die Gefechte weiter. Die beiden Patienten verschlafen sie, obwohl es sich gelegentlich so anhört, als würde das Haus abgerissen.

„Ich habe Hunger“, stellt Henk fest.

„Hast du wirklich Hunger oder ist dir einfach nur langweilig? Such dir bitte eine Beschäftigung oder lies doch einfach auch ein Buch.“

Verdutzt schaut er sie an. „Hast du sie noch alle?"

„Nun, dann bleib eben einfach da sitzen, hör schön dem Krieg zu und habe Angst. Vor der Essenszeit gibt es nichts." Sie wirft ihm einen drohenden Blick zu. „Wenn du dir schon vorher etwas zu essen holst, kannst du was erleben. Und geh von meiner Decke runter!"

Sie schaut noch schnell hinter den Schreibtisch, aber obwohl es sich so anhört, als würde das Haus abgerissen, schlafen die beiden Patienten tief und fest.

Die Geschichte vom kleinen Johannes zieht sie ganz in ihren Bann. Sie flüchtet sich in das Buch, verbirgt sich vor dem Krieg in der Fantasiewelt von Johannes. Sie hat gerade gelesen, dass er die Grillenschule besucht, in der Höhle eines Kaninchens an einem Fest teilnimmt und die Friedensameisen kennenlernt, als Henk ihr ins Ohr spricht: „Es ist ein Uhr. Essenszeit."

„Jetzt hast du mich schon wieder erschreckt!"

Er lacht sie aus. „Warum erschreckst du dich denn? Ist das Buch so gruselig oder was?"

Sie würdigt ihn keiner Antwort. Er würde es ja doch nicht verstehen, schließlich ist er ein Junge. Dieser Banause.

Tinus ist aufgewacht. „Essen?", fragt Mentje ihn.

„Ihr habt nicht genug für alle, Mentje", erwidert er mit einem tiefen Seufzen.

Puh! Jetzt ist sie hier die älteste Tochter im Haus und die entscheidet, was passiert. Er soll bloß nicht meinen, dass er sich hier zum Chef aufspielen kann. „Das haben wir schon. Für uns und für euch. Möchten Sie nun etwas essen oder nicht?"

Er lächelt ein bisschen. „Gern, danke. Aber zuerst etwas gegen die Schmerzen, bitte."

Sofort nach dem Essen liest sie weiter. Johannes hat gerade die Friedensameisen kennengelernt, das weiß sie noch. Eines Nachts trifft er den Kobold Wistik, der auf der Suche nach dem wahren Buch ist, in dem alle Antworten stehen.

An so etwas glaubt sie nicht. Im Pass-Auf-Lager ist sie auch so ein Wistik gewesen. Auf der Suche nach Antworten. Und da gab es keinen, der sie ihr hätte geben können.

„Du bist wirklich das langweiligste Mädchen der Welt", behauptet Henk. „Ich gehe raus, okay?"

„In Ordnung. Aber nicht auf die Straße, denk dran."

„Du hörst dich an wie meine Mutter."

Was du nicht sagst!

Windekind möchte nicht, dass sich Johannes mit Wistik anfreundet, und zur Strafe zaubert er ihn wieder so groß, wie er am Anfang gewesen ist. Johannes zieht daraufhin zum Gärtner und lernt Robinetta kennen, in die er sich verliebt. Als er sie fragt, was ihrer Meinung nach das wahre Buch ist, bringt sie ihm eine Bibel.

Eine Bibel. Die hat sie auch. Jetzt ist es auf einmal keine Fantasiegeschichte mehr, sondern wieder ihre eigene Geschichte geworden.

Am späten Nachmittag wird es plötzlich still. Totenstill. Es fällt kein einziger Schuss mehr. Mentje blickt von ihrem Buch auf. „Hörst du das?"

„Vielleicht haben die Engländer ja gewonnen", vermutet Henk. „Komm, wir gehen nach oben und schauen nach."

Hastig eilen sie auf den Dachboden. Rund um die Brücke sind Bewegungen zu erkennen, aber gekämpft wird nicht mehr. Mentje geht zum Fenster auf der anderen Seite. Auch in der Stadt scheint es ruhig zu sein – hier und da steigt noch etwas Rauch auf. „Nirgendwo wird mehr geschossen!", ruft sie Henk zu. „Ich gehe wieder hinunter."

„Und ich sterbe vor Hunger", erklärt Henk.

„Du stirbst ständig vor Hunger."

„Daran kann ich auch nichts ändern."

Die Kinder gehen in die Küche, wo Mentje ein paar Kartoffeln und die letzten Karotten aufsetzt, um Eintopf zu machen. Sie rührt etwas Fleisch aus einer Dose hinein und verteilt alles sorgfältig auf die Teller. „Ist das wirklich alles?", will Henk wissen, der dabei zuschaut.

„Schau doch selbst, was im Haus ist, und schau mal aus dem Fenster und dann denk doch zur Abwechslung einmal selbst nach. Und bring das hier deiner Mutter und den Kleinen in den Keller."

„Ich möchte nicht in den Keller. Dann sagt meine Mutter …"

Mentje kümmert sich nicht um sein Gemaule und geht mit den drei übrigen Tellern ins Arbeitszimmer.

Andrew sitzt aufrecht. Er sieht etwas besser aus, macht aber eine abwehrende Handbewegung, als er das Essen sieht. „Gib das lieber den anderen, ich habe keinen Appetit."

„Keinen Appetit, du?", fragt Tinus. „Danke, Mentje, das sieht wunderbar aus. Aber wie viele Nahrungsmittel habt ihr denn überhaupt noch im Haus? Sei ehrlich, ja?“

„Wenn wir sparsam sind, haben wir noch genug für ein paar Tage. Morgen kaufen wir wieder Brot.“

„Unter diesen Umständen könnt ihr euch doch nicht auf die Straße wagen“, erwidert Tinus kopfschüttelnd.

Sie ignoriert es. „Wie geht es Ihrem Bein?“

„Hast du gehört, was ich gesagt habe?“

„Ja, habe ich. Wie ist es nun mit dem Bein?“

„Es tut weh. Bleibst du jetzt drinnen, morgen meine ich?“

„Nein, ich muss Essen einkaufen.“

„Gibt es auch Menschen, auf die du hörst?“

Sie überlegt kurz. „Auf meinen Vater höre ich immer und auf den Lehrer in der Schule ebenfalls. Aber ich habe auch gelernt, nur meinem eigenen Verstand zu folgen. Und mein Verstand sagt jetzt, dass wir Essen brauchen, wenn wir nicht sterben wollen.“

In diesem Moment wird so laut an die Eingangstür geklopft, dass alle drei mit einem Ruck aufschauen. „Hillekamp hier!“, ruft eine Stimme. „Kann ich reinkommen?“

Mentje geht und öffnet die Tür. Draußen ist es immer noch ruhig – kein Gewehrfeuer, keine Explosionen. Nur Brände in der Ferne und in der Nähe.

„Ja, der Arzt ist da gewesen“, beantwortet Mentje seine Frage, während sie ins Arbeitszimmer gehen. „Wir müssen Andrews Schulterwunde reinigen. Ich habe das Desinfektionszeug und einen Verband und auch Puder, den wir auf die Wunde streuen sollen.“

„Und Tinus?“

„Der ist erst morgen oder übermorgen an der Reihe. Er darf nur sein Bein nicht bewegen.“

Sie führt Hillekamp ins Arbeitszimmer, wo er mit den beiden Soldaten ein wenig plaudert, während sie warmes Wasser, Seife und ein Handtuch holen geht. „Wer ist da?“, will Henk wissen, der oben auf der Kellertreppe sitzt.

„Hillekamp.“

„Dann gehe ich mit“, verkündet Henk.

Wieder im Arbeitszimmer fordert Mentje von Hillekamp: „Jetzt erst die Hände waschen.“

„Zu Befehl, Herr General!“, entgegnet der amüsiert.

„Ja, hier im Haus führt sie das Kommando", bestätigt Tinus.

Mentje ist verunsichert. Was meinen sie? Hat sie etwas Falsches gesagt? Oder lachen sie sie aus?

Vorsichtig wickelt Hillekamp den Verband von Andrews Schulter. Zwischendurch fragt er: „Habt ihr noch genügend Nahrungsmittel im Haus?"

„Ja."

„Ihr müsst sehr sparsam damit umgehen, hörst du?"

Was Sie nicht sagen! „Das weiß ich."

„In ganz Arnheim ist praktisch kein Essen mehr zu bekommen. Die Leute tauschen ihre Schmuckstücke gegen vier Eier und eine Handvoll Kartoffeln."

„*Das* ist schlimm!", bemerkt Henk feurig.

Die Wunde fängt wieder an zu bluten. Henk wird ein bisschen bleich, als er es sieht, und taumelt einen Schritt zurück.

Hillekamp arbeitet schnell. Er desinfiziert die Wunde und streut Puder darauf. Ist er etwa eine Krankenschwester oder so etwas? Aber ein Mann kann doch nicht Krankenschwester werden!

„Am letzten Wochenende ist ein Schiff voller Nahrungsmittel gekommen", berichtet Hillekamp, während er arbeitet. „Butter, Zwieback, Konserven und wer weiß was nicht alles. Sie haben versucht, die Kisten so schnell wie möglich ins Lagerhaus zu bekommen. Wenn sie da mal am Samstagabend dran gedacht hätten, aber gut, wer hat da schon wissen können, was uns bevorstand? Geht es noch, Andrew?"

„Ja, alles gut." Er schaut nicht auf. Er ist so weiß wie ein Leichentuch, der Schweiß steht ihm auf der Stirn.

„Wie dem auch sei, als sie mit dem Löschen begonnen haben, ist es eigentlich schon zu spät gewesen. Ich habe gehört, dass sie eine Menschenkette gebildet haben, um so schnell wie möglich voranzukommen, aber sie sind noch nicht einmal halb fertig gewesen, da sind ihnen an der Rheinkade schon die Kugeln um die Ohren geflogen."

Das haben Henk und ich gesehen, schießt es Mentje durch den Kopf. „Und dann?"

Hillekamp betrachtet stirnrunzelnd den Verband, den sie ihm reicht. „Ein Papierverband? Hast du nichts anderes?"

„Nein. Ich werde den anderen gleich waschen, dann können wir ihn morgen wieder nehmen."

„Hast du kein bisschen Gaze oder etwas in der Art?“

„Ich glaube, da ist noch etwas in dem Verbandspäckchen von Tante Maria.“

Sie geht es holen, und während Hillekamp die Gaze auf die Wunde legt und dann den Papierverband so fest wie möglich darumwickelt, will sie wissen: „Und wie ist es denn dann weitergegangen?“

„Die ganze Gruppe ist verhaftet worden.“

„Verhaftet?“, fragt Mentje entsetzt. „Was haben sie mit den Leuten gemacht?“

„Und wo ist das Essen jetzt?“, fügt Henk hinzu.

Hillekamp zögert einen Augenblick. Dann berichtet er: „Die Nahrungsmittel sind beschlagnahmt worden. Die Leute ... ja, das weiß ich nicht. So, fix und fertig. Die Wunde sieht gut aus und ist wieder gut eingepackt. Entspannen Sie sich jetzt, Andrew.“

Sollte Hillekamp tatsächlich nicht wissen, was mit den Leuten geschehen ist? Mentje glaubt ihm kein Wort. Er möchte es einfach nicht erzählen. Er denkt sicher, dass sie noch zu klein dafür ist.

„Wie sieht es im Augenblick an der Brücke aus?“, erkundigt sich Tinus.

„Den Gerüchten nach zu urteilen, nicht allzu gut“, erwidert Hillekamp kopfschüttelnd.

„Und warum ist es so ruhig?“

„Das fragen wir uns alle. Wie geht es Ihrem Bein?“

„Die Schmerzen sind zum Aushalten.“

„Wenn die Schwellung verschwunden ist, muss der Verband runter“, erklärt Mentje bedeutsam. „Dann müssen wir die Wunde desinfizieren und einen neuen Stoffverband anlegen.“

Das scheint Hillekamp wiederum Sorgen zu bereiten. „Dafür bräuchten wir eigentlich einen Arzt.“

„Der Arzt aus dem Krankenhaus hat gesagt, dass er nicht noch einmal kommen kann.“

Mentje und Henk gehen mit Hillekamp zur Eingangstür. Dort schaut er sie noch einmal sehr ernst an. „Kinder, ihr solltet besser wissen, dass Doktor Zwolle verhaftet worden ist, weil er einen britischen Patienten im Haus hatte und in seinem Garten einen britischen Soldaten begraben hat. Begreift ihr denn, was mit euch passieren kann?“

Als ob alle Kinder Idioten wären! „Nur weil wir Kinder sind, sind wir doch nicht dumm."

Hillekamp reckt sofort die Hände in die Luft. „Entschuldigung, so habe ich es nicht gemeint. Ihr macht eine fantastische Arbeit. Die Niederlande können stolz auf junge Leute wie euch sein."

Das hört sich schon besser an. „Ja. Wir wissen, was wir tun."

Als Mentje aus einem Albtraum aufschreckt, ist die Sonne schon aufgegangen. Wir müssen Brot besorgen, fällt es ihr sofort wieder ein, und ich hätte mich früh auf den Weg machen wollen. Die Sonne steht nun schon wer weiß wie hoch. Leise steht sie auf, kämmt sich die Haare und zieht Socken und Holzschuhe an. Sie hat einfach mit Kleidung und allem geschlafen, sodass sie heute Morgen niemanden stören muss.

Als sie gerade das Zimmer verlassen will, fordert Henk sie auf: „Warte, ich ziehe noch schnell meine Schuhe an."

„Schschscht, leise", bedeutet Mentje ihm – trotzdem ist sie froh, dass er wach ist.

Nebeneinander marschieren sie kurze Zeit später hastig durch die frische Morgenluft. „Es wird schon kälter."

„Ja, der Winter kommt", bestätigt Henk. „Ich frage mich, wo die Deutschen jetzt herumhängen. Das Schießen ist ziemlich weit weg. Vielleicht sind sie aus Arnheim verschwunden und auf dem Heimweg nach Deutschland."

Dann sehen sie zwei Soldaten herankommen und mit einem Mal wissen sie auch, dass die Deutschen die Fäden immer noch fest in der Hand haben. „Nicht hinschauen", flüstert Mentje leise. „Neige den Kopf und geh schnell weiter."

„Den Kopf vor einem Deutschen verneigen?", schimpft Henk aufmüpfig. „Mein Vater hat immer gesagt, dass er seine Knie niemals vor den Feinden der Niederlande beugen wird."

„Den Kopf neigen ist etwas anderes als die Knie beugen", erwidert Mentje selbstsicher. „Wenn wir unsere Augen niederschlagen, bedeutet das, dass wir sie nicht herausfordern – wir machen uns ein bisschen unsichtbar. Wenn du deine Knie beugst, bedeutet das, dass du dich ergibst, und das werden wir nie tun."

„Du weißt auch immer alles besser", entgegnet Henk launisch, wendet jedoch trotzdem den Blick ab.

Auf dem Nijmeegseweg schauen beide gleichzeitig in Richtung der Brücke – und alle beide bleiben sie gleichzeitig stocksteif stehen. „Das sieht wirklich ganz schön schlimm aus“, staunt Henk. Seine Stimme hört sich seltsam an.

Mentje hat sich die Hand vor den Mund geschlagen – sie kann ihren Augen nicht glauben. Die schöne, nagelneue Brücke! „Die ganze Brücke ist kaputt! In Trümmern!“

„Schau dir doch mal die Armeelastwagen an“, fordert Henk sie mit Staunen in den Augen auf. „Und die Geschütze. Alles in seine Einzelteile zerlegt oder verbrannt. Und überall lose Brocken Asphalt. Und Teile des Geländers.“

Schnell wendet Mentje sich ab. „Lass uns lieber weitergehen.“

Sogar um diese Zeit am Morgen ist auf dem Nijmeegseweg schon einiges los, obwohl nur wenige Zivilisten auf der Straße sind. Die Leute, die sich nach draußen gewagt haben, laufen schnell mit gesenktem Kopf.

Über den Deich kommt eine Gruppe deutscher Soldaten anmarschiert. Sie stören sich nicht an den Zivilisten, die hastig und auf der Hut vorbeieilen. Die beiden Kinder scheinen sie nicht einmal zu bemerken. Vielleicht ist es manchmal auch ganz gut, wenn man nur ein Kind ist.

Von der anderen Seite her nähert sich ein deutscher Panzer. „Diese Drecksdinger machen unsere Straßen kaputt“, brummt Henk.

Der Marktplatz ist ein großes Flammenmeer. Das Herz von Arnheim ist total verwüstet. Was noch nicht in Trümmern liegt, steht in Brand. „Ich kann das Brot schon riechen“, behauptet Mentje, um ihre Aufmerksamkeit von der Verwüstung abzulenken.

In der Bäckerei ist nur *ein* anderer Kunde, ein Herr. „Das ist unser letztes Brot“, verkündet der Bäcker. „Ich schließe gleich das Geschäft, wir gehen heute noch weg.“

„Wenn das der Fall ist, dann geben Sie mir doch bitte vier Brote“, erklärt der Herr, während er sein Portemonnaie hervorholt. „Ich habe übrigens gehört, dass Doktor Zwolle erschossen worden ist, zusammen mit rund einem Dutzend anderer Männer.“

Mentjes Herz bleibt beinahe stehen. Eigentlich ist sie auf Hillekamp wütend gewesen, weil er einfach nicht die Wahrheit gesagt hat, aber jetzt wäre es ihr lieber, sie hätte sie nicht gehört.

Auch der Bäcker zuckt fürchterlich zusammen. „Wo denn?“

„Irgendwo in der Nähe der Bakkerstraat, glaube ich, durch einen ganzen Trupp Moffen. Sie haben sie einfach mit Maschinenpistolen niedergemäht."

Für eine Weile herrscht Schweigen in der Bäckerei. Dann verkündet der Bäcker: „Wir müssen so schnell wie möglich hier weg."

„Wo gehen Sie denn hin?"

„Nach Deventer. Meine Frau hat da einen Neffen."

Der Herr packt seine Brote ein und bezahlt. „Wir gehen auch weg, nach Apeldoorn. Vielleicht auch nach Epe oder Zwolle, ich weiß es noch nicht. Wir haben überall Familie. Aber Sie haben recht, hier müssen wir weg. Je schneller, desto besser."

Epe, denkt Mentje. Das ist nicht so weit von Vierhouten entfernt. Aber daran sollte sie besser nicht denken, sonst wird sie viel zu traurig. Nach dem Herrn sind Henk und sie an der Reihe und so äußert sie hastig: „Zehn Brote bitte."

„Zehn?"

Gut, das ist vielleicht etwas zu viel verlangt. „So viele, wie wir haben dürfen, bitte."

Und als der Bäcker weiterhin verdutzt dreinschaut, fügt sie hinzu: „Es gibt doch keine anderen Kunden mehr, und je eher Sie all Ihr Brot verkauft haben, desto eher können Sie packen gehen."

Der Bäcker lacht kurz auf. „Da hast du vollkommen recht", stimmt er ihr zu und fängt an, die Brote in Mentjes Korb zu stapeln.

„Wow, was für ein Haufen Essen haben wir jetzt!", jubelt Henk zufrieden, als die Kinder über einen Umweg nach Hause zurücklaufen.

„Du solltest allerdings bedenken, dass wir ab jetzt nichts mehr kaufen können", erwidert Mentje ernst. „Der Bäcker hat noch gesagt, dass auch der Gemischtwarenhändler schon geschlossen hat und dass es sowieso nichts mehr zu kaufen gibt. Ganz abgesehen davon sind unsere Lebensmittelmarken alle und wir können sicher auch keine neuen mehr bekommen."

Schweigend gehen sie weiter. Henk schießt ein Steinchen nach dem anderen weg. Darin ist er ziemlich gut, bestimmt weil er so oft übt. „Und was machen wir, wenn das Essen demnächst ganz alle ist?"

Mentje nickt. „Darüber mache ich mir Sorgen. Alle gehen aus Arnheim weg. Wir können im Augenblick nirgendwo mehr etwas zu essen bekommen."

Stille. Nur die fortwährenden Kriegsgeräusche. So fortwährend, dass man sie fast nicht mehr wahrnimmt.

„Was sollen wir machen?", will Henk niedergeschlagen wissen.

„Hat deine Mutter nicht irgendwo anders Verwandte wohnen?" Mentje weiß, dass Onkel Jak außer ihr und ihrer Mutter keine anderen Verwandten hatte.

Henk schüttelt den Kopf. „Ich weiß es nicht. Jedenfalls niemanden, den ich kenne. Vielleicht ist da noch jemand in Nimwegen, aber gut, das ist auf der falschen Seite." Es klingt sehr niedergeschlagen.

Sie lässt den Mut sinken. Aber den Mut verlieren heißt alles verlieren, hat Bart immer gesagt. „Ist auch egal, wir fragen sie einfach. *Irgendwohin* können wir sicher."

Tante Maria verbringt nun mehr oder weniger ihre ganze Zeit im Keller. Nur für das Allernötigste kommt sie noch nach oben.

Willem hat Fieber und ist anhänglich. Frische Luft würde ihm guttun, überlegt Mentje, sie äußert es allerdings nicht.

Mit Ilonka und Femke ist kein Land zu gewinnen. „Ich will hier raus!", schreit Femke auf einmal. Sie rennt die Kellertreppe hinauf, durch die Küche und nach oben in ihr Zimmer.

„Femke! Komm sofort zurück!", kreischt Tante Maria, während sie Ilonka an einem Arm zurückzieht und ihr die Kellertür vor der Nase zuschlägt. Ilonka brüllt schlimmer als eine Sirene, denn sie kommt noch nicht allein an die Türklinke.

„Ach, Mama, lass sie doch einfach raus", versucht Henk sie vorsichtig umzustimmen. „Es ist doch jetzt alles still."

Tante Maria hält sich am Treppengeländer fest. Ihre Augen sehen leer aus. „Und wer sagt, dass das so bleibt? Du müsstest mal die Küche sehen!"

In diesem Moment wird energisch an die Eingangstür geklopft. „Hillekamp hier! Macht schnell auf!"

„Mach nicht auf, hörst du …", beginnt Tante Maria, die schon wieder kreidebleich vor Entsetzen ist, doch Mentje ist schon weg.

Hillekamp sieht sehr gehetzt aus. „Wir müssen die Verwundeten wegschaffen. Die Moffen gehen von Haus zu Haus und suchen versteckte Engländer. Ich habe an den Keller von Familie Bijl gedacht. Maria, hast du einen Schlüssel von deren Haus?"

Tante Marias Stimme ist so tonlos wie ihre Augen ausdruckslos sind. „Im Küchenbüfett, in der obersten Schublade."

„Geh ihn holen", fordert Hillekamp Mentje auf, während er selbst ins Arbeitszimmer rennt. Mentje findet den Schlüssel genau am angegebenen Platz. Mit zittrigen Fingern holt sie ihn aus der Schublade. Ruhig bleiben, ruhig bleiben, sagt ihr Verstand.

Als sie das Arbeitszimmer betritt, kommandiert Hillekamp: „Henk und du, ihr geht mit Andrew, dann könnt ihr ihn zusammen stützen und auch die Türen aufmachen. Geht das, Henk?"

Henk nickt heftig. „Bestimmt."

„Und wie wollen Sie Tinus allein dorthin bringen?", will Mentje wissen.

„Auf meinem Rücken."

Mentje betrachtet ihn skeptisch. Tinus ist groß und kräftig und hat breite Schultern. Hillekamp ist dünn und seine Beine sehen aus wie Streichhölzer. „Und wenn es mit seinem Bein schlimmer wird?"

„Wir haben keine andere Wahl, Mentje", antwortet Tinus selbst. Er klingt ruhig und gefasst. „Hier können wir nicht länger bleiben. Hier laufen wir nicht nur Gefahr, in Kriegsgefangenschaft zu geraten, wir sind auch ein Risiko für deine ganze Familie."

„Aber Ihr Bein! Der Arzt hat gesagt ..."

„Selbst wenn ich dadurch das ganze Bein verlieren sollte, ist das immer noch besser als die Alternative. Begreifst du das?"

Schweigend nickt sie.

Hillekamp wickelt hastig einen Extrapapierverband fest um Tinus' Bein. Andrew sitzt zuerst eine Weile aufrecht da, die Augen geschlossen. Als Hillekamp ihm aufstehen hilft, wird er bleich und verliert kurz das Bewusstsein.

„Mentje, du gehst auf seine andere Seite und hältst ihn an der Hüfte fest", befiehlt Hillekamp. „Denk daran, dass das die Seite mit der verletzten Schulter ist. Henk, du nimmst ihn auf dieser Seite. Und dann gut festhalten, okay?"

„Zwischen den beiden Gärten gibt es ein Gartentürchen", überlegt Mentje. „Das führt zur Hintertür. Ich gehe es erst schnell aufmachen."

Bis zum Gartentürchen kann Andrew noch laufen, aber schon bevor sie die Hintertür der Familie Bijl erreicht haben, hängt er schlaff zwischen ihnen. Sie lassen ihn auf der Treppe sitzen, während Mentje ums Haus herumrennt und durch die Haustür hineingeht. Als sie die Hintertür von innen öffnet, flüstert Andrew: „Ich kann keinen Schritt mehr tun."

„Doch, das können Sie", entgegnet Mentje streng. „Wir helfen Ihnen dabei."

Sie schleppen ihn durch die Küche. Sein Kopf hängt zur Seite. „Setz ihn auf den Stuhl und halte ihn so lange aufrecht", fordert Mentje hastig Henk auf. „Dann suche ich eine Decke."

Das Haus sieht aus, als wäre ein Orkan hindurchgefahren. Es ist offensichtlich, dass Herr und Frau Bijl überstürzt geflohen sind.

Im Schrank findet Mentje eine Decke und eine Daunenbettdecke. Sie stopft sich beides unter den Arm und rennt in die Küche zurück. „Weißt du, wo die Kellertür ist?"

„Am Ende des Flurs. Mentje, ich glaube, Andrew ist tot."

Mentje zuckt zusammen, bemerkt jedoch sofort, dass er noch atmet. „Ach Quatsch, der ist nur bewusstlos. Halte ihn noch kurz aufrecht, ich komme gleich. Wir schleppen ihn auf dieser Decke in den Keller."

Sie rennt den Flur entlang bis zum Ende und zieht dann die Kellertür auf. Der Lichtschalter sitzt rechts an der Wand. Obwohl das Haus etwas kleiner ist als das von Tante Maria, ist der Keller etwas größer. Ein schöner Keller, denkt Mentje, während sie die Daunendecke ausbreitet. Lange nicht so muffig.

Oben in der Küche steht Henk mit angstgeweiteten Augen und wartet. „Ich glaube, ich höre die Moffen kommen."

„Mach deinen Ohren klar, dass sie sich täuschen. Das ist nur Hillekamp. Komm, lass uns Andrew nach unten schaffen, dann können wir danach Hillekamp helfen."

Sie schleppen Andrew durch den Gang. Es ist eine ziemliche Schinderei, ihn die Treppe hinunterzubekommen. Zuerst zerren sie ihn bis zur obersten Treppenstufe, dann schieben sie ihre Hände unter seine Schultern und heben seinen Kopf mit den Schultern vorsichtig hoch, sodass er nicht auf die Treppenstufen aufschlagen kann. „Vorsichtig mit der Schulter", sagt Mentje. Sie zieht ihre Holzschuhe aus – die sind nicht dafür geschaffen, rückwärts eine Treppe hinunterzugehen.

Langsam rutscht Andrew nach unten, von einer Stufe zur nächsten. Seine Füße rumpeln kraftlos hinter ihm her. „Der arme Kerl ist gleich grün und blau", stellt Henk ernst fest.

Als sie ihn vorsichtig auf die Bettdecke schieben, bemerkt Mentje, dass seine Schulterwunde wieder zu bluten angefangen hat. Sie schließt für einen Moment die Augen. Bitte Herr, lass ihn nicht noch mehr Blut verlieren.

„Hillekamp ist oben", verkündet Henk. „Wenigstens hoffe ich, dass er es ist."

In der Küche liegt Tinus halb auf dem Tisch, das Gesicht schmerzverzerrt. Hillekamp zapft zwei Gläser voll Wasser. Es ist nur ein armseliger Strahl, was da aus dem Hahn kommt. „Dieser Junge ist schwer wie Blei", stöhnt Hillekamp ein bisschen verlegen.

Tinus öffnet die Augen. Sein Gesicht sieht auf einmal etwas sanfter aus. Wenn er nicht so viele Schmerzen hätte, würde er lachen, denkt Mentje. „*Sorry.*"

Hillekamp lächelt. „Kein Problem. Trinken Sie erst ein bisschen Wasser, um Mut zu schöpfen für die letzte Etappe."

Tinus schüttelt den Kopf. „Vielleicht sollte ich besser hierbleiben."

„Wie kommen Sie denn darauf? Los jetzt, wir haben keine Zeit zu verlieren. Auf meinen Rücken. Mentje, du gehst vor mir die Treppe hinunter, sodass ich das Gleichgewicht halten kann."

Hillekamp bricht unter der schweren Last beinahe zusammen. „Henk, mach die Gläser wieder voll und nimm sie mit", befiehlt er über die Schulter.

Die Kellertreppe ist steil. Sie müssen sie Stufe für Stufe hinunter. Mentje läuft rückwärts, beide Hände fest gegen die Brust von Hillekamp gedrückt.

Als Tinus endlich auf der Decke liegt, sind alle drei klatschnass geschwitzt, und das nicht nur wegen der Anstrengung. Tinus schaut zu ihnen hinauf. „Wie können wir uns bei Menschen wie euch nur je genug bedanken?"

„Sie sind den ganzen Weg von Südafrika hierhergekommen und riskieren Ihr Leben, um uns zu befreien", antwortet Hillekamp ebenso ernst. „Das ist ja wohl das Mindeste, was wir tun können, um Ihnen etwas zurückzugeben."

Dann hat er es auf einmal sehr eilig. „Wir machen jetzt das Licht aus und stellen einen Schrank vor die Kellertür. Ihr habt Wasser.

Es geht leider nicht anders, aber sobald es sicher ist, kommen wir wieder zurück."

„Danke. Und Andrew würde sagen: ‚*May God be with you.*' Möge Gott mit euch sein."

Es ist ein ziemliches Geschiebe, bis der große Küchenschrank vor der Kellertür steht. Danach versuchen sie mit aller Macht die Spuren auf dem Boden zu verwischen. „Schließ die Tür nicht ab, sonst brechen sie sie doch auf", erklärt Hillekamp, während sie wieder nach draußen rennen. „So sieht es aus, als wären die Bewohner in aller Hast geflohen und als sei sonst niemand mehr im Haus."

Das ist schlau ausgedacht, überlegt Mentje, während sie durch den Garten wieder zu ihrem Haus eilen.

Als schließlich tatsächlich mit Gewehrkolben gegen die Haustür getrommelt wird, sitzen sie alle gerade noch rechtzeitig wieder im Keller und warten. Mentje öffnet die Tür. Sie hat die Rolle des ängstlichen Mädchens, das nichts versteht, mittlerweile oft genug geübt. Doch als die vier Deutschen tatsächlich hereinkommen, sich im Haus verteilen und alles durchwühlen, bekommt sie es wirklich mit der Angst zu tun. Überstürzt begibt sie sich wieder zu den anderen in den Keller. Im Vorübergehen sieht sie an der Hintertür einen Soldaten Wache stehen, während ein anderer den Garten durchsucht.

Niemand im Keller muss sich verstellen. Henks Augen sind starr und die beiden Mädchen sind bei ihrer Mutter auf den Schoß gekrochen. Nur der kleine Willem schläft ruhig.

Im Wohnzimmer und im Arbeitszimmer sind alle Spuren der Verwundeten verschwunden. Die Medikamente liegen wieder wie üblich im Arzneimittelschränkchen oben. Alle Papierverbände sind verbrannt. Der einzige Stoffverband, der von Andrew, ist gestern Abend schon von Mentje gewaschen und sicher hinten in der Verbandskiste verstaut worden. Zu ihrer Erleichterung hat sie dabei zwei bisher übersehene Mullbinden entdeckt. Die Decke haben sie auf Mentjes Bett gelegt – jetzt sieht es so aus, als würde da einfach nur jemand schlafen, dem schnell kalt ist.

Sie hören die Soldaten herumlaufen, Schränke öffnen, Gegenstände herauswerfen. Dann erscheinen auf einmal zwei von ihnen oben an der Kellertreppe. „Raus mit euch!", brüllen sie hinunter. „Alle!"

Hastig rennen sie nach oben. Willem wacht auf, wurstelt sich aus Tante Marias Armen heraus und flitzt in die Küche, glücklich über die gewonnene Freiheit. Henk bekommt ihn gerade noch zu fassen.

Genauso schnell wie die Soldaten mit der Durchsuchung angefangen haben, hören sie auch schon wieder auf, doch das Brot, das noch auf dem Tisch liegt, stecken sie ein. Einer der vier stellt sich direkt vor Tante Maria und erklärt drohend: „Alle Alliierten sind Feinde des Deutschen Reiches. Wer einen alliierten Soldaten sieht, sei es lebend oder tot, und das nicht meldet, wird vernichtet. Und das gilt für alle, Junge wie Alte. Kapiert?“

„Kapiert“, antwortet Tante Maria.

Der Soldat schaut Henk und Mentje an: „Ihr auch?“

Die beiden rühren sich nicht und zeigen keinerlei Reaktion. „Sie verstehen kein Deutsch“, erklärt Tante Maria leise. Der Soldat dreht sich rechtsum und marschiert hinter seinen Kameraden her. Mentje hört das vertraute Quietschen des Hoftörchens vor dem Haus von Familie Bijl. So sehr sie sich danach sehnt, einen Blick aus dem Fenster zu werfen, geht sie lieber gemeinsam mit den anderen in den Keller zurück.

Den Rest des Vormittags bleiben sie dort. Der Krieg ist wieder in voller Heftigkeit losgebrochen. Das Haus bebt unter den schweren Einschlägen, zwei davon ganz in der Nähe, der andere etwas weiter weg. Glücklicherweise wird das Haus selbst nicht getroffen.

Jedenfalls noch nicht.

„Armer Tinus und armer Andrew“, sagt Mentje zu Henk. „Die liegen da im Stockdunklen, während um sie herum das Haus durchgeschüttelt wird.“

„Wenn das Haus einstürzt, bekommen wir sie da nie wieder heraus.“

„Hey, du rechnest auch immer mit dem Schlimmsten!“, blafft Mentje ihn an.

„Nun, so etwas könnte doch passieren, oder?“

Wieder fährt eine Schockwelle durch das Haus. Sofort ist es stockfinster. Femke schreit auf und Ilonka fängt an zu weinen. „Ich muss hier raus“, verkündet Henk.

„Der Strom ist ausgefallen, das ist alles“, beruhigt ihn Mentje, aber das hilft nicht.

Tante Maria sitzt einfach nur da. Sie versucht nicht einmal mehr, Henk aufzuhalten, und sie betet auch nicht mehr laut. Sie sitzt nur noch da, die Arme um ihre drei jüngsten Kinder geschlungen.

Was wäre schlimmer: in diesem dunklen, beengten Keller zu sitzen oder im Haus selbst, wo es hell ist, aber man dauernd Gegenstände fallen und zerbrechen hört? Wenn das Haus einen Treffer bekommt, kann man dort eine Wand oder das Dach auf den Kopf bekommen, aber hier unten kann man ganz und gar begraben werden.

Hey, dieser Henk mit seinen Geschichten. Jetzt hat sie auch schon Angst vor dem Keller.

Dieses Mal gewinnt ihr Körper. Raus. Tastend die Treppe hinauf. „Ich bringe euch eine Kerze“, verkündet sie, während sie die Kellertür öffnet.

Sie blinzelt mit den Augen in das helle Licht, das sie beinahe blendet.

Das Haus mag zwar nicht direkt getroffen worden sein, aber das Durcheinander ist entsetzlich. Die meisten Fensterflügel baumeln nur noch lose in den Rahmen, alle Bilder hängen schief, die Zierteller sind von der Wand gefallen und liegen in Scherben auf dem Boden. In der Küche sieht es am schlimmsten aus.

Sie findet Henk im Arbeitszimmer unter dem Schreibtisch. „Das ist mein Dach“, behauptet dieser, während er ein bisschen verlegen nach oben zeigt.

„Schlaue Idee“, erwidert Mentje. „Das ist ein stabiler Schreibtisch.“

Nach dem letzten Schlag ist es still geworden. „Ich bringe deiner Mutter schnell eine Kerze hinunter“, verkündet Mentje.

„Mach dann auch etwas zu essen. Mir knurrt der Magen.“

„Du mal wieder.“

Aus dem Küchenschrank holt Mentje zwei Kerzen. „Warum dürfen Henk und Mentje raus und ich nicht?“, nörgelt Femke, als Mentje wieder hinunterkommt.

„Wie sieht es oben aus?“, erkundigt sich Tante Maria.

Tja, wie sieht es aus? Überall Staub, Glasscherben, Kalkbrocken, Risse in den Wänden. Der Boden des Esszimmers ist mit Tante Marias schönstem Porzellan und dem venezianischen Glasgeschirr übersät, das aus dem Büfettschrank gefallen ist, und die große Lampe liegt zertrümmert auf dem Esstisch.

„Hier sind eine Menge Fenster kaputt", antwortet Mentje erschüttert.

Am späten Nachmittag kommt Hillekamp wieder vorbei. „Schnapp dir das Verbandszeug und ein paar Kerzen, wir gehen gleich drüben mal nach dem Rechten schauen."

„Vergesst nicht, etwas zu essen mitzunehmen", ergänzt Henk. „Ich hoffe nur, dass sie noch leben."

Der schwere Schrank steht immer noch vor der Tür. Mit großer Anspannung schieben sie ihn zur Seite. Hillekamp zündet eine Kerze an und geht hinunter. „Wie sieht es hier aus?"

„Gut. Ist bei euch auch alles gut gegangen?", will Tinus wissen, während er sich leicht erhebt und auf seinen Ellenbogen aufstützt. „Schön, wieder etwas Licht zu haben. Danke."

„Und hier ist auch etwas zu essen", erklärt Henk stolz. „Brot und eine Dose Fisch. Daran habe ich gedacht."

Tinus unterdrückt ein Lachen. „Vielen Dank, Henk."

„Wir haben im Keller gesessen", berichtet Mentje. „Im Haus ist allerdings viel zu Bruch gegangen. Wie geht es Andrew?"

„Besser", antwortet Andrew mit einem Lächeln von seiner Decke aus. „Ich habe gut geschlafen. Hallo zusammen."

Hillekamp desinfiziert Andrews Schulter, streut das Puder, das Doktor Lipmann-Kessel ihnen dagelassen hat, auf die Wunde und verbindet sie erneut. „Das sieht gut aus – die Blutung ist sehr viel weniger geworden. Ich denke, dass wir langsam die Oberhand gewinnen. Und jetzt zum Bein."

Zunächst untersucht er es sorgfältig. Der Verband sitzt mittlerweile ein wenig lockerer, das kann Mentje erkennen. „Ich mache den Knoten nicht auf", entscheidet Hillekamp. „Ist in der Verbandskiste eine Schere?"

„Wir müssen mit dem Verbandsmaterial sparsam umgehen!"

„Ja, das weiß ich. Aber ich sehe keine Möglichkeit ihn aufzumachen, ohne dass die Schienen verrutschen. Wenn wir den Verband teilweise aufschneiden, können wir sie besser dort festhalten, wo sie sind."

Bei näherem Hinsehen muss Mentje ihm recht geben.

Hillekamp schneidet den Verband über der Wunde auf. Das Stück rund um den Fuß und direkt unter dem Knie lässt er so, wie es ist. Mentje faltet den aufgeschnittenen Stoff auseinander, Hillekamp desinfiziert die Wunde mit Prontocil und streut Puder darauf. „Das ist Penicillin, das neueste Wundermittel“, verkündet er. „Das ist noch nicht auf dem Markt, aber die englische Armee hat einen großen Vorrat davon, wie ich gehört habe.“

„Sind Sie auch Arzt?“, erkundigt sich Tinus.

„Aber nein, einfach nur ein Mitglied der Arnheimer *Burgerwacht*, das seinen Teil beitragen möchte. Ich wollte immer Arzt werden, aber gut, nicht alle Träume werden wahr.“

„Man darf das Träumen niemals aufgeben“, erklärt Mentje nachdenklich.

Hillekamp lächelt ein bisschen. Er wickelt einen neuen Verband um das verletzte Bein, einfach über den alten. „Und wie sieht dann dein Traum aus?“

„So schnell wie möglich wieder zurück auf unseren Bauernhof, zusammen mit meinem Vater. Ich vermisse ihn jeden Tag und ich weiß, dass dieser Traum bald in Erfüllung gehen wird. Und wenn ich groß bin, möchte ich Ärztin werden, aber ob das klappt, weiß ich nicht.“

„Sitzt der Verband auch nicht zu fest?“, will Hillekamp von Tinus wissen.

„Nein, der sitzt prima, danke. Wovon träumen Sie, Andrew?“

„Vom Weihnachtsessen meiner Mutter.“

„Ich habe hier Brot und eine Dose Fisch für euch“, verkündet Henk in schlechtem Englisch und alle fangen an zu lachen. „Nun, das ist mein anderes Lieblingsessen“, lacht Andrew mit. Dem geht es auch langsam besser, denkt Mentje erleichtert.

Als es wieder ruhig ist, offenbart Tinus: „Ich träume auch von einem Bauernhof, genau wie Mentje. Und genau wie sie weiß ich auch, dass dieser Traum wahr werden wird.“

„Wie sieht er denn genau aus?“

„Ich will unseren Familienbetrieb zurückkaufen. Buffelspoort soll wieder in die Hände eines van Jaarsveld kommen.“

23. Kapitel

Mentje weiß nicht mehr, welcher Tag es ist. Das Datum spielt auch keine Rolle mehr, ebensowenig die Frage, ob es nun Dienstagmorgen, Freitagnacht oder Sonntag ist, denn draußen gehen die Kämpfe Tag und Nacht unvermindert weiter. Schusswechsel, dröhnende Panzer, Explosionen. Manchmal regnet es Scherben auf das Dach oder fliegen Granatsplitter durch ein Fenster. Ab und zu wird Mentje alles zu viel: das Pfeifen und Heulen und die darauffolgenden Explosionen. Dann rollt sie sich zusammen und versteckt sich in einer Ecke. Die Klappläden bleiben den ganzen Tag geschlossen. Strom haben sie keinen mehr und Wasser läuft auch nur noch gelegentlich aus dem Hahn. Ihre Nahrungsmittelvorräte sind beinahe aufgebraucht.

Es gibt Augenblicke, in denen Mentje gar nichts mehr denkt, sondern nur noch zu überleben versucht. In solchen Momenten sucht sie ihre Zuflucht bei Tinus und Andrew im Keller der Familie Bijl. Das ist besser als bei Tante Maria und den Kleinen. Sie versucht, sich das Entsetzen und die Angst wegzudenken, trotzdem werden in diesen Tagen ihre Gedanken noch stärker durch die Angst beherrscht als ihr Körper. Vielleicht liegt das daran, dass sie im Kopf so entsetzlich müde ist.

Lesen hilft. Im Licht einer Kerze kann sie für eine Weile ganz in der Fantasiewelt des kleinen Johannes und seiner Freunde verschwinden.

Der kleine Johannes möchte nichts von der Bibel wissen, erfährt sie heute. Als der Vater das von Robinetta hört, jagt er ihn weg.

Das hat er auch verdient, denkt Mentje. Weil er seine Antworten irgendwo anders finden will als im Wort Gottes. Obwohl – auch sie hat ihre Bibel eine Zeit lang in ihrem Kissenbezug liegen gelassen, bevor sie in die AM-Hütte umgezogen ist. Eigentlich ist sie jetzt auch wieder böse auf Gott, aber dabei möchte sie nun nicht stehen bleiben.

Zu seinem großen Kummer muss Johannes seine geliebte Robinetta zurücklassen.

Bei diesem Abschnitt füllen sich Mentjes Augen mit Tränen. Han und Bart. Opa Bakker. Die AM-Hütte …

„Was liest du da eigentlich, das dich so traurig macht?", erkundigt sich Tinus leise.

Mentje schaut nicht auf. „Ich erzähle es Ihnen gleich."

Johannes lernt Klauber kennen, der ihn in die Stadt mitnimmt. Dort trifft er Doktor Ziffer und auch den Tod. Zusammen mit Johannes wird Mentje Zeuge des Elends in der Stadt: Sie sieht die Toten, den Friedhof. Arnheim.

Das bringt sie aus der Fassung. Es geht ihr zu nahe, weil es zu wirklich ist. Sie legt das Buch zur Seite. „Ich lese ‚Der kleine Johannes', aber jetzt höre ich erst einmal für eine Weile damit auf."

„Ist das Buch nicht zu schwierig für dich?", will Tinus etwas überrascht wissen.

Mentje schüttelt ernst den Kopf. „Im Augenblick nicht, obwohl ich schon denke, dass das ein Erwachsenenbuch ist. Soll ich euch Wasser bringen oder irgendetwas anderes?"

Es ist schade, dass Henk nicht gerne liest. Er gleicht immer mehr einem gehetzten Kaninchen mit großen, verschreckten Augen, so als würde er die ganze Zeit über von jemandem verfolgt werden. Manchmal weiß niemand, wo er sich gerade aufhält. Nur wenn Hillekamp da ist, scheint er etwas ruhiger zu werden.

Andrew macht Fortschritte. Er kann schon aufrecht sitzen und macht ab und zu einen Scherz. „Die Wunde sieht gut aus", stellt Hillekamp zufrieden fest. Mit äußerster Sorgfalt streut er den letzten Rest Penicillinpuder in die Wunde, legt die gewachste Gaze darauf und wickelt den Papierverband wieder fest darum.

„Ob die polnische Luftlandebrigade wohl jemals gelandet ist?", fragt Tinus sich währenddessen laut.

„Welchen Tag haben wir heute?", will Andrew wissen.

„Freitag, den zweiundzwanzigsten", antwortet Hillekamp.

„Hätten sie nicht schon am neunzehnten landen sollen?"

„Auf dem Papier, ja." Tinus liegt mit geschlossenen Augen da. „Aber ich bezweifle, dass es so gelaufen ist. Genauso wenig wie Urquhart von Oosterbeek aus durchgebrochen ist. Wenn die Polen weder heute noch morgen kommen, gibt es keine Hoffnung für Frost."

Andrew nickt. „Als wir am Montag aufgebrochen sind, war das Essen beinahe alle."

„Und die Munition auch."

Hillekamp erwidert kein Wort.

„Wissen Sie etwas darüber, Jan?"

Er antwortet nicht sofort. Dann erklärt er: „Ich möchte euch nicht entmutigen, aber die Nachrichten sind nicht gut. Die Alliierten fangen anscheinend an, sich zurückzuziehen. Ich muss allerdings dazu sagen, dass die BBC zugibt, dass sie selbst auch nur über wenige Informationen verfügt."

„Haben Sie denn ein Radio?", erkundigt sich Henk überrascht.

Hillekamp schüttelt hastig den Kopf. „Lass uns lieber sagen, dass ich weiß, wo eins versteckt ist."

„Beim Gemischtwarenhändler!", ruft Henk geistesgegenwärtig. „Darf ich auch einmal mit?"

„Nein. Es tut mir leid, Henk, aber je weniger Leute davon wissen, desto besser ist es." Und Tinus und Andrew gegenüber behauptet er: „Die Engländer können keinen Schritt tun, ohne dass es die Deutschen nicht vorher mitbekommen. Das Deutsche Reich führt ständig neue Kräfte heran. In diesem Augenblick fahren sie völlig unbehelligt über die Brücke nach Nimwegen und zurück."

„Wer hat Nimwegen in den Händen?", will Tinus wissen.

„*Radio Oranje* behauptet, die Alliierten, aber man weiß nicht mehr, was man glauben kann und was nicht."

„Vielleicht haben die Moffen bei einem gefallenen Soldaten einen Operationsplan oder eine Karte gefunden", überlegt Andrew laut.

„Oder sie hören unseren Funkverkehr ab. Aber dazu müssten unsere Funkgeräte überhaupt erst einmal funktionieren." Tinus streckt Hillekamp seine Hand entgegen. „Vielen Dank für all Ihre Hilfe. Hoffentlich bis morgen."

„Bestimmt. Ich bin hier noch eine Weile. Mentje, kommst du kurz mit?"

In ihrem Haus führt Hillekamp mit Mentje und Henk ein ernstes Gespräch. „Arnheim wird immer entvölkerter. Mehr als die Hälfte der Einwohner ist schon geflohen. Es gibt keine Nahrungsmittel und kein Wasser mehr. Auch keinen Strom. Ihr könnt hier wirklich nicht länger bleiben."

„Wo sollen wir denn hin?", will Mentje mit einer mutlosen

Handbewegung wissen. „Und wer kümmert sich dann um Tinus und Andrew?“

„Das sind zwei erwachsene Männer, die im Moment immer mehr zu Kräften kommen. Ab morgen können sie sich im Notfall selbst helfen. Ich bleibe noch eine Weile hier und kann versuchen, irgendwo ein paar Krücken aufzutreiben. Aber ihr müsst begreifen, dass ihr keine Überlebenschance habt, wenn ihr hierbleibt.“

Der Schreck greift nach Mentjes Herz. Was sollen sie denn stattdessen tun?

„Meine Mutter geht sicher nicht weg“, verkündet Henk im Brustton der Überzeugung. „Sie kommt ja noch nicht einmal aus dem Keller heraus.“

„Nie?“, erkundigt sich Hillekamp überrascht, vielleicht sogar entsetzt.

„Nie.“

Er kratzt sich am Kinn. Bloß nicht, denkt Mentje. Das erinnert mich so an meinen Vater.

„Wer kümmert sich denn dann darum, dass Essen ins Haus kommt?“, will Hillekamp unterdessen wissen. „Und wer hat dafür gesorgt, dass die Eimer und Töpfe voll Wasser waren?“

„Mentje“, antwortet Henk sofort. „Und ich helfe ihr immer.“

So ein Lügner!

„Wie alt bist du eigentlich, Mentje?“, erkundigt sich Hillekamp bei ihr.

Mentje wird noch wütender. Warum wollen alle das andauernd wissen? Ist das jetzt auf einmal wichtig, oder was? „Elf.“

Dann verlässt sie zornig die Küche, die Nase in die Luft gereckt.

Männer! Wie alt bist du eigentlich, jaja! Als ob sie ein Kind wäre, das nichts kann.

Aber eigentlich läuft sie weg, weil ihr die Tränen in den Augen und in ihrer Kehle brennen. Was soll sie denn um Himmels willen anfangen?

Im Wohnzimmer öffnet Mentje einen der Klappläden einen Spalt und wirft einen Blick nach draußen. Es ist ein herrlicher, sonniger Spätsommertag, nicht zu warm und nicht zu kalt. Auf dem Bauernhof ist das Gras jetzt saftig und grün, gerade richtig für die Kühe, damit sie lecker schmausen und friedlich wiederkäuen können, sodass sie für ihren Vater und sie herrlich volle Milch geben können.

Die unschuldige Geste von Hillekamp hat die Wunde wieder völlig aufgerissen. Und da helfen auch alle seine Salben und Püderchen nicht. Nur bei ihrem Vater wird sie diesen Kummer wieder loswerden.

Aus dem Keller dringt die Stimme Hillekamps an ihr Ohr. Er klingt sehr böse und ist sogar hier im Wohnzimmer zu verstehen.

„Eure Konserven sind praktisch alle, Maria, kapierst du das denn nicht? Brot kann man nirgendwo mehr bekommen, auch keine Eier, kein Mehl und kein Obst. Nichts. Hier im Keller liegen die Kartoffeln und verrotten und du sitzt einfach nur herum!"

Tante Maria fängt laut an zu schluchzen.

„Hör auf mit dem Gejammer, das bringt überhaupt nichts. Stell dich nicht so an! Du hast keine Dienstmädchen mehr hier herumschwirren, gewöhn dich daran."

Mentje hätte nie gedacht, dass der ruhige Hillekamp *so* wütend werden kann. Und er ist noch nicht fertig.

„Jak ist tot, aber schon seit mehr als zwei Jahren. Du lebst allerdings noch und deine vier Kinder auch. Du bist jetzt für sie verantwortlich, und zwar du allein. Also komm auf die Beine, geh die Treppe hinauf in die Küche und dann mach ihnen etwas zu essen."

Mentje stellt sich vor, wie er auf die Kellertreppe zeigt.

„Und schieb die Verantwortung nicht länger auf so ein kleines Mädchen wie Mentje. Du bist die Erwachsene hier, Maria. Mentje ist nur ein Kind."

Ach ja, was du nicht sagst! Mentje wird so böse, dass sie ihren Kummer nicht mehr spürt. Und das ist eigentlich ziemlich angenehm.

Als Hillekamp aus dem Keller kommt, ist sein Gesicht immer noch wutverzerrt. Mentje wartet auf ihn. „Ich bin kein kleines Kind mehr, ja?"

„Nein, nein, natürlich nicht", entgegnet er beschwichtigend, so als hätte er es mit einem nervigen Kind zu tun. Was für ein übler Kerl! „Du leistest eine fantastische Arbeit, Mentje, und Henk auch. Aber Tatsache bleibt, dass deine Tante nicht länger ihren Kopf in den Sand stecken darf. Sie muss der Realität ins Auge sehen."

Er geht hinaus und zieht die Vordertür hinter sich zu. Dabei vergisst er ganz, sich zu verabschieden.

„Warum sind alle heute so wütend?“, will Henk wissen, der ihm mit großen Augen hinterherschaut.

„Weil du ständig lügst!“, blafft Mentje zurück.

Seine Kinnlade fällt herunter. „Lügen? Ich?“

„Du mit deinem ‚Ich helfe ihr immer‘! Wer hat denn all die Eimer voll Wasser gezapft? Wer muss denn ständig überlegen, was wir essen sollen? Wo wir Kerzen herbekommen können? Ich muss dich immer zehnmal um etwas bitten, sonst machst du gar nichts. Und selbst nachdenken kannst auch noch nicht!“

Sie fliegt nach oben und schlägt die Tür zu ihrem Zimmer hinter sich zu. In ihrem Zimmer herrscht ein großes Durcheinander und alles ist voller Staub und Kalk. Die Fensterflügel hängen lose herunter. Aber hier bleibt sie sitzen, bis sie selbst und alle anderen im Haus an Hunger gestorben sind.

Sie schluchzt alles heraus, so wütend ist sie.

Vielleicht geht sie doch noch *einmal* hinaus, um Tinus und Andrew zu helfen. Ganz vielleicht.

Gegen Abend schleicht sich Mentje doch nach unten. Neben dem Primuskocher steht ein Topf mit gekochten Kartoffeln, das Wasser ist noch drin. Unnötig viel Wasser und dazu noch nicht einmal aus dem Hahn, sondern aus der Flasche. Tante Maria mag zwar aus dem Keller gekommen sein und Essen gekocht haben, aber sie hat wirklich keine Ahnung, wie sparsam man mit Wasser umgehen muss. Wenn Frau Bartfeld hier wäre! Die würde es ihr einschärfen.

Neben dem Topf stehen zwei geöffnete Dosen, leer gekratzt. Das schmutzige Geschirr liegt im Spülbecken. Hier springen keine Dienstmädchen mehr herum, denkt Mentje aufmüpfig. Sie nimmt noch zwei Dosen, den Rest der gekochten Kartoffeln und ein halbes Brot und kehrt der unaufgeräumten Küche den Rücken zu.

Henk sitzt wieder bei den beiden Soldaten im Keller. „Essen!“, ruft er entzückt. „Vielen Dank, Mentje!“

„Ah, beautiful Mentje, schöne Mentje“, begrüßt Andrew sie lachend. „Und dann auch noch mit Essen. Du bist ein Engel.“

Sie spürt, wie ihr Gesicht glüht. Diesem seltsamen Kerl geht es wirklich besser. „Ich dachte, ihr hättet vielleicht Hunger", sagt sie zu niemand im Speziellen.

„Warte kurz!", ruft Henk, der aufgesprungen ist. „Ich habe erst noch eine Überraschung." Er rennt nach oben und ist innerhalb von ein paar Sekunden wieder mit zwei Krücken zurück. „Schaut doch mal, was ich gefunden habe!"

„Aber Henk!", ruft Tinus überrascht, während Mentje gleichzeitig „Wo kommen die denn her?" fragt.

„Genau was wir brauchen!", jubelt Andrew und klatscht in die Hände.

„Aus dem Haus von Herrn van Dijk etwas weiter oben in der Straße." Henk ist ganz aus dem Häuschen. „Mir ist eingefallen, dass er sich vor langer Zeit mal das Bein gebrochen hat. Da habe ich kurz überlegt …" Er legt den Nachdruck auf „überlegt" und schaut dabei Mentje direkt an. „Und dann habe ich da mal auf dem Speicher nachgeschaut. Da lagen sie! Aber das ist noch nicht alles, okay? In dem Haus daneben habe ich auch noch was zu essen gefunden. Kartoffeln, Karotten und Zwiebeln. Die Kartoffeln und die Zwiebeln sind schon ziemlich hinüber und die Karotten sind ordentlich weich, aber Mentje kann da sicher *Hutspot*[6] daraus machen, oder, Mentje?"

Schau mal einer an.

„Gut gemacht", lobt Tinus ihn. „Gib mir mal die Dinger, dann schauen wir, ob ich damit klarkomme. Wir sind schließlich schon vier Tage weiter."

„Was ist das, ein *Hutspot*?" Andrew spricht das sehr komisch aus und Mentje muss deshalb lachen.

„Einfach nur gekochte Kartoffeln und Karotten und Zwiebeln durcheinander. Nichts Besonderes."

„Das hört sich entzückend an", erwidert Andrew.

„Besser als der *Puhding* deiner Mutter", behauptet Henk aus dem Grund seines Herzens.

In dieser Nacht schlafen Mentje und Henk bei Tinus und Andrew. Tinus' Stöhnen weckt Mentje zweimal auf. „Möchten Sie ein Schmerzmittel?", erkundigt sie sich.

6 Anm. d. Übers.: Das ist ein traditionelles niederländisches Eintopfgericht aus Kartoffeln, Karotten und Zwiebeln.

„Gern. Ich weiß nicht, was jetzt schon wieder mit meinem Bein los ist“, flüstert Tinus zurück.

Auch Andrew wälzt sich die ganze Nacht über ruhelos hin und her. Am nächsten Morgen ist er fiebrig und schlapp. Von dem Eintopf, den Mentje mittags vorbeibringt, isst er nur wenig. Als Hillekamp am späten Nachmittag wieder nach ihm schaut, schüttelt er besorgt den Kopf. „Die Wunde sieht gut aus. Ich habe keine Ahnung, wo das Fieber herkommt.“

„Vielleicht Grippe“, bemerkt Andrew. „So fühlt es sich jedenfalls an.“

Ein Gefühl der Mutlosigkeit nimmt Mentje in Beschlag. „Was sollen wir jetzt machen?“, will sie wissen, während sie mit Hillekamp durch den hinteren Garten zu ihrem eigenen Haus zurückläuft.

„Ich weiß es wirklich nicht“, antwortet der müde. „Wir tun eigentlich schon mehr, als wir können.“

Als Mentje die Hintertür öffnet, steht Tante Maria mitten in der Küche. „Schau dir das doch mal an, alle meine Sachen sind zertrümmert.“ Ihr stehen wieder die Tränen in den Augen.

„Lass die Sachen liegen und lies dir das hier durch.“ Hillekamp hört sich außergewöhnlich ernst an, während er ihr ein Blatt Papier reicht. „Das ist ein Evakuierungsbefehl. Der ist überall in der Stadt angeschlagen worden. Ihr habt keine Wahl mehr.“

„Ich gehe nicht!“, verkündet Tante Maria und reicht ihm das Blatt ungelesen zurück.

„Gut, dann werde ich es dir eben vorlesen“, erwidert Hillekamp resolut. Ohne Probleme übersetzt er beim Lesen den deutschen Text: „Auf Befehl der Deutschen Wehrmacht muss die gesamte Bevölkerung Arnheims evakuiert werden: die Menschen südlich der Bahnlinie am Sonntag, dem 24., die Menschen im Norden der Bahnlinie am Montag, dem 25. September.“

Totenstille.

„Evakuiert?“, denkt Mentje mit wachsendem Entsetzen. „Morgen schon? Aber wohin denn?“

Doch Tante Maria will nichts davon wissen. „Jetzt schreib dir das mal gut hinter die Ohren, Jan: Ich bleibe hier. Morgen oder übermorgen ist die Befreiung da und dann kommen alle mit hängenden Köpfen wieder zurück.“

Hillekamp scheint immer wütender zu werden. „Maria, hör doch mit diesem Geschwätz auf! Bis zur Befreiung kann es noch Monate dauern. Die Alliierten ziehen sich zurück, jetzt, in diesem Augenblick. Die Moffen haben die Schlacht gewonnen und sind hier immer noch die Herren im Ring."

Rund um Tante Marias Mund erscheint ein starrköpfiger Zug. „Hör doch selbst auf mit deinem Geschwätz, Jan Hillekamp! Ich bleibe hier. 1914, als ich noch klein war, da sind wir auch vor dem Krieg geflüchtet. Mein Vater meinte, Nimwegen sei zu dicht an der deutschen Grenze. Das war alles ganz umsonst, die Niederlande sind nie von diesem Krieg betroffen gewesen. Und als 1939 alle Männer einberufen worden sind, hat es wieder geheißen: fliehen, fliehen! Und neun Monate lang ist gar nichts passiert."

„Aber Maria …"

„Ich bin noch nicht fertig. Im Mai 1940, als Deutschland unser Land überfallen hat, haben wieder alle geschrien: evakuieren, evakuieren! Wir sind hier nicht sicher, das ist zu dicht an Deutschland! Da habe ich beschlossen: Ich bleibe hier. Und was ist dann passiert? Der Krieg war in fünf Tagen vorbei und wir waren sowieso in deutscher Hand. All die Tausenden von Evakuierten waren in ein paar Tagen wieder zu Hause. Und jetzt erwartet so eine Rotznase wie du von mir, dass ich mein Haus und meine Sachen einfach stehen und liegen lasse und abhaue? Mit vier Kindern?"

„Fünf. Mentje ist auch noch da."

„Vier oder fünf, was spielt das für eine Rolle? Ich bleibe hier." Mit einem Ruck dreht sie sich um und marschiert stolz und kerzengerade die Kellertreppe hinunter.

Hillekamp schüttelt den Kopf. „Ich wusste gar nicht, dass sie so böse werden kann."

Henk schaut seiner Mutter niedergeschlagen hinterher. „Vielleicht war es doch besser, als sie einfach nur herumgesessen hat. Da hätten wir sie einfach in einen Fahrradkorb laden können. Aber jetzt?"

„Ich weiß nicht, wie ihr das lösen könnt, Henk", erklärt Hillekamp. Er kratzt sich am Kinn. „Ich weiß nur, dass ihr wirklich wegmüsst. Vielleicht könnt ihr beiden zusammen ja die nötigen Vorbereitungen treffen. Ob jemand sie schließlich doch noch überzeugen kann oder ob ihr durch die Umstände gezwungen werdet – auf diese Weise seid ihr jedenfalls zum Abmarsch bereit."

„Welche Vorbereitungen?“, will Mentje unsicher wissen.

„Kleidung. Warme Kleidung, denn der Winter steht vor der Tür. Essen für unterwegs. Warmes Bettzeug. Den Verbandskasten. Denkt auch an ein Transportmittel. Ihr könnt nicht alles tragen, wie sollt ihr also all die Dinge wegbekommen? Und von dem kleinen Kerlchen ganz zu schweigen!“ Hillekamp macht eine hilflose Handbewegung. „Alles.“

„Was werden Sie tun?“, erkundigt sich Mentje.

Er schaut sie an. „Ich gehe morgen Nachmittag. Meine Familie … Ich kann nicht anders.“

Mentje begleitet ihn zur Eingangstür. Draußen dreht er sich noch einmal um. „Ich komme morgen noch einmal zum Abschiednehmen vorbei. Es tut mir leid, Kind.“

In dieser Nacht träumt Mentje wieder, zum ersten Mal seit langer Zeit. Das ganze Haus ist eingestürzt. Arnheim ist verlassen, kein Mensch ist mehr zu sehen. Nur noch ein paar Hunde, die auf der Suche nach etwas Essbarem in den Schutthaufen herumwühlen. Sie ist zwischen den Hunden und gräbt mit den Händen, aber nirgendwo ist noch Essen zu finden. „Du musst etwas finden, sonst stirbt Willem noch vor Hunger“, ertönt die Stimme von Tante Maria.

Klatschnass geschwitzt schreckt Mentje auf. Mit wild klopfendem Herzen liegt sie ruhelos da und lauscht. Sie hört die Atemzüge von Tinus und Andrew. Neben sich spürt sie, wie Henk sich bewegt. Das war nur ein Traum, wiederholt sie sich immer wieder. Versuche an etwas Schönes zu denken.

Den Bauernhof.

Es ist, als würde plötzlich die Sonne aufgehen. Natürlich! Warum hat sie nicht früher daran gedacht? „Bist du wach, Henk?“, flüstert sie.

„Ja. Ich kann vor Hunger nicht schlafen.“

Als ob das je anders wäre! „Ich habe mir einen Plan ausgedacht.“

„Wir sind alle wach, Mentje“, ertönt Tinus’ Stimme aus dem Dunkeln. „Zünde die Kerze an und erzähle ihn uns.“

Ihre Hände zittern vor Aufregung. „Wir könnten auf unseren Bauernhof gehen und in unserem Haus wohnen.“

Es bleibt kurz still. „Euren Bauernhof?“, fragt Henk dann.

Tinus richtet sich ein bisschen auf. „Hm, ja, das wäre eine Möglichkeit. Wo ist denn euer Bauernhof? Ist das auf dieser oder auf der anderen Seite des Rheins?“

„Auf dieser Seite. Es ist nur sehr weit von hier“, antwortet Mentje mit einem spürbar beginnenden Zweifel in der Stimme.

„Wie weit?“

Das weiß sie nicht. Es ist einfach weit. „Weiter noch als Epe. Bei Vierhouten.“

„Das sagt mir nichts.“ Tinus schüttelt den Kopf. „Wie viele Tage läuft man bis dorthin?“

Mentje überlegt. Jeder wartet auf ihre Antwort – sogar Andrew hat sich auf seinem gesunden Ellenbogen ein bisschen aufgerichtet. „Opa Bakker hat mich mit dem Fahrrad hierhergebracht und dafür haben wir zwei Tage gebraucht. Aber das war über Apeldoorn und das ist ein Umweg. Der kürzeste Weg führt quer durch die Hohe Veluwe.“

„Warum seid ihr denn nicht dort lang gefahren?“

„Das war militärisches Sperrgebiet.“

„Dann geht das jetzt auch noch nicht“, bemerkt Tinus.

Sie denkt wieder nach. „Das war kein gutes Fahrrad und Opa Bakker war auch schon alt. Aber immer noch ziemlich stark.“

„Hm.“ Tinus klingt skeptisch. „Für eine Frau mit fünf Kindern ist das mindestens eine Woche laufen.“

Es wird still im Keller, bis Henk auf einmal verkündet: „Ich habe auch einen Plan.“

„Und der wäre?“

„Ich weiß, dass in einem der hinteren Gärten ein Handkarren steht. Ich kenne die Leute, die da gewohnt haben, nicht, aber jetzt sind sie weg. In diesen Handkarren bekommt man eine Menge hinein.“

„Gut überlegt.“

Mentje möchte nicht zurückstehen. „Und ich habe überlegt, dass wir auch noch Sachen in den alten Kinderwagen laden können. Manche Leute sind so geflüchtet, das habe ich gesehen.“

„Auch gut überlegt. Habt ihr Fahrräder, Henk?“

„Natürlich. Eins für meinen Vater, eins für meine Mutter und meins. Mein Vater hat sie auf dem Dachboden versteckt.“

„Und einen Fahrradanhänger?“, erkundigt sich Mentje aufgeregt. „Ich sehe alle ...“

„Beschlagnahmt worden, bevor mein Vater ihn verstecken konnte“, fällt Henk ihr unhöflich ins Wort.

Tinus überlegt eine Weile. „Wenn du morgen den Handkarren und den Kinderwagen hierherbringst, Henk, dann überlegen wir uns etwas, womit wir sie an das Fahrrad hängen können. Dann kommt ihr ein ganzes Stück schneller voran.“

„Ich helfe auch“, verkündet Andrew. Er legt sich wieder hin und schließt die Augen.

„Morgen sehen wir weiter. Jetzt gehen wir schlafen“, bestimmt Tinus resolut.

Mentje bläst die Kerze aus. Der Geruch bleibt noch eine Weile in der Luft hängen, genau wie früher in ihrem Schlafzimmer, wenn ihr Vater die Kerze ausgeblasen hat. Sie schläft nicht gleich ein. Noch ein paar Tage, dann gehe ich zurück auf den Bauernhof, jubelt ihr Herz. Ich werde wieder in meinem eigenen Bett schlafen. Tante Maria kann mit den beiden Jüngsten in das große Bett ihres Vaters. Für Henk und Femke überlege ich mir etwas.

Die Kühe, denkt sie. Ihre sanften Augen. Das grüne Gras und die Obstbäume: Äpfel, Kirschen, Pflaumen und Birnen. Genug Milch und Eier und frisches Gemüse aus dem eigenen Garten.

Mit einem Lächeln auf den Lippen schläft sie ein.

Früh am Morgen holt Henk den Handkarren. „Sei ja vorsichtig“, warnt Tinus ihn.

„Wir sind deutsche Untertanen, Tinus, wir dürfen unbehelligt über die Straße gehen“, erklärt Mentje. „Abgesehen davon müssen alle hier weg, deshalb sind viele Leute auf der Straße. Nur zwischen Sonnenuntergang und Sonnenaufgang müssen wir drinnen bleiben. Da herrscht Ausgangssperre.“

„Das ist wahr, daran hatte ich nicht gedacht. Pass trotzdem gut auf Scharfschützen auf.“

Nachdem Henk wieder zurück ist, betrachten sich Tinus und Andrew den erbeuteten Handkarren von allen Seiten. „Wir können es versuchen … Ich weiß nicht genau“, beginnt Andrew. Er fühlt sich heute Morgen etwas besser, ist aber immer noch kreidebleich.

„Das Ding ist stabil genug“, schätzt Tinus, während er das Gefährt mit einer Hand hochhebt. „Aber das Ding ist auch ganz schön schwer.“

„Hat aber auch eine ordentliche Zuladung“, denkt Henk mit.

Zu dritt beugen sie sich über den Handkarren mit viel Hin und Her. Mentje lässt sie im Keller zurück und geht durch den hinteren Garten zum Haus von Tante Maria. Sie versucht ihre Gedanken zu ordnen. Wo soll ich anfangen? Bettzeug. Es wird Winter, deshalb werden sie warme Decken brauchen. Auf dem Bauernhof ist zwar Bettzeug vorhanden, allerdings gerade genug für ihren Vater und für sie. Sie holt alles aus dem Schrank und wirft es im Flur auf einen Haufen. Das bekommen wir nie in den Handkarren, wird ihr klar, also räumt sie die Kissen wieder weg.

Danach die Kleidung. Warme Kleidung. Was ihre eigenen Sachen angeht, hat sie alles – sie hat schnell gelernt, sich mit wenigem zu behelfen. Die Kleider, die sie noch zu Hause hat, sind sicher zu klein geworden. Die kann Femke dann gut tragen. Sie stopft alles in einen Kissenbezug und in zwei andere Bezüge steckt sie die Kleidung von Willem und den beiden Mädchen. Bis jetzt müsste alles in den Kinderwagen passen, überschlägt sie.

Regenjacken, denn es regnet die ganze Zeit. Sie legt sie beiseite, damit sie sie bei der Abreise anziehen können.

Vor dem Schlafzimmer von Tante Maria bleibt sie stehen. Ihre Tante sollte ihre Sachen lieber selbst packen. Und Henk auch. Sie hat keine Ahnung, was die beiden mitnehmen wollen.

Als sie wieder nach unten kommt, findet sie Tante Maria in der Küche. „Das Brot ist alle.“

„Ja, das weiß ich.“

„Wenn die beiden Soldaten nicht gewesen wären …“

Mentje dreht sich um und verlässt die Küche wieder. Sie geht lieber noch einmal nachschauen, wie weit die Männer im Keller gekommen sind.

Manchmal sind Männer eine größere Hilfe als Frauen. Ganz manchmal.

Am späten Nachmittag kommt Hillekamp vorbei, um Abschied zu nehmen. Er wirkt gehetzt, denn sie wollen abreisen. „Soll ich noch einmal mit deiner Tante reden?“, will er wissen.

„Das kostet doch nur Zeit“, wehrt Mentje ab. „Wenn ich mich nicht länger darum kümmere, wo wir etwas zu essen herbekommen, wird sie schnell verstehen, dass wir wegmüssen.“

„Du bist nicht auf den Kopf gefallen, du.“ Er nickt in Richtung der beiden Soldaten. „Und Sie? Wie ich mitbekommen habe, stehen die Alliierten kurz davor, sich überall zurückzuziehen.“

„Wir müssen hier raus. Morgen, wenn es geht. Ich übe schon mit den Krücken.“

„Wir müssen schnell sein“, ergänzt Andrew.

Hillekamp schaut sie besorgt an. Andrew liegt wieder mit geschlossenen Augen da und redet, als sei er eigentlich zu müde, auch nur ein Wort herauszubekommen. „Wie fühlen Sie sich, Andrew?“

„Prima.“

Hillekamp steht seufzend auf. „Es fällt mir nicht leicht, euch hier zurückzulassen.“

„Wir sehen uns morgen doch wieder.“

Mentje runzelt die Augenbrauen. Was ist denn jetzt mit Andrew los? Er war gestern doch dabei, als Hillekamp gesagt hat, dass er heute weggehen wird. Er hat sich ja sogar am Gespräch beteiligt.

Auch Tinus scheint sich zum ersten Mal Sorgen zu machen. „Jan geht aus Arnheim weg, das wissen Sie doch? Wir haben gestern Nachmittag darüber gesprochen.“

Doch Andrew schläft wieder.

Tinus schaut fragend auf.

„Er hat zu viel Blut verloren“, erklärt Hillekamp. „Gönnen Sie sich noch einen Extratag, damit er etwas ausgeruhter ist. Nun, Kamerad, ich muss weiter. Viel Kraft für alles. Ich hoffe …“ Er schweigt schüchtern.

„Wir schaffen das schon“, verkündet Tinus. Er streckt die Hand aus. „Alles Gute für unterwegs, Jan, und vielen Dank für alles.“

An der Hintertür will Mentje wissen: „Herr Hillekamp, was passiert eigentlich mit uns, wenn wir morgen nicht weggehen?“

„Die Evakuierung ist ein offizieller Beschluss des deutschen Oberbefehlshabers. Wer sich dagegen widersetzt, wird verhaftet und in ein Lager gebracht.“

Henk bekommt vor Schreck große Augen.

„Tut mir leid, Kinder, ich muss jetzt weg. Ich …“

„Das ist schon in Ordnung“, erwidert Mentje schnell. „Wir schaffen das schon, das verspreche ich.“

„Ihr seid zwei besondere Kinder. Ich wünsche euch viel Kraft.“ Hillekamp geht nach draußen und schließt die Hintertür hinter sich.

Henk steht immer noch reglos mitten in der Küche. „Das ist schlimm, Mann."

Mentje nickt schweigend, denn Henk hat es schon verstanden. So soll es also passieren.

Wieder im Keller zurück, sehen sie, dass Tinus sehr bestürzt ist. „Wir sind nun schon seit sechs Tagen hier, und wenn ihr mich fragt, geht es ihm seitdem kein bisschen besser."

„Er sieht aus, als würde er sterben", bemerkt Henk nüchtern.

Mentje schüttelt heftig den Kopf. „Hey, Henk! So etwas sagt man doch nicht!"

Henk schaut herausfordernd zurück. „Entschuldige, Fräulein Allwissend, aber es ist doch so. Oder würdest du das anders sehen?"

Mentje hat ihre Strategie mit Henk besprochen. Der war nicht gleich davon überzeugt, hat dann schließlich aber doch zugestimmt. „Ich sterbe sowieso vor Hunger und dann lieber so als in einem Lager. Oder erschossen zu werden."

Er versteht wenigstens, warum es nötig ist, und hat das bisschen Essen, das noch übrig war, in den Keller von Familie Bijl gebracht. Nur eine Dose Erbsen haben sie stehen gelassen. In ihrem eigenen Keller liegen nur noch ein paar Kartoffeln, Tante Maria wird also spätestens morgen eine Entscheidung treffen müssen.

Henk hat erzählt, Tinus habe den Kopf geschüttelt, als er das Essen gesehen habe. Dein Bruder und deine Schwestern werden vor Hunger weinen, hat er gesagt.

„Und was hast du darauf geantwortet?", hat Mentje wissen wollen.

„Ich habe gesagt, dass sie meine Mutter mit ihrem Geschrei aus dem Keller vertreiben werden."

Mentje hat kichern müssen. „Und was hat Tinus gesagt?"

„Er hat gelacht und Andrew auch."

„Wie geht es Andrew jetzt?"

„Gut. Er fühlt sich prima, hat er gesagt, und er sieht auch nicht mehr so aus, als würde er gleich sterben."

Mentje hat die letzten Kartoffeln aus dem Keller geholt. „Jetzt sind sie wirklich alle", hat sie diese Aktion laut und vernehmlich kommentiert.

„Koch sie einfach alle“, hat sie Tante Maria ohne jede Regung aufgefordert. „Morgen kümmere ich mich um neue.“

Tante Maria hat keine Ahnung, was sich außerhalb des Kellers abspielt, ist Mentje klar geworden. Mit gemischten Gefühlen ist sie ins Bett gegangen. Über Andrew war sie etwas beruhigter. Er hat gut gegessen und sogar wieder einen Scherz gemacht. Vermutlich hatte er einfach die Grippe, so wie er es gesagt hat.

Und wenn ihr Plan funktioniert, sind sie morgen Nachmittag oder übermorgen schon auf dem Weg zum Bauernhof.

Zum Bauernhof. Zu ihrem eigenen Haus, dem von ihrem Vater und ihr.

Es fängt an zu schütten. Selbst hier im Keller kann man den Regen noch auf das Dach plätschern hören.

Wenn es nun bald auch so stark regnet und sie sich nirgendwo unterstellen können? Wie wird es ihnen unterwegs ergehen? Wo sollen sie all die Nächte schlafen? Wie sollen sie an etwas zu essen herankommen?

Und was ist, wenn Tante Maria sich weiterhin weigert, auch nur einen Fuß vor die Tür zu setzen?

Bei Tagesanbruch hört der Regen auf, aber es ist dichter Nebel.

Tante Maria steht in der Eingangshalle. Sie ist wirklich böse. „Das Telefon funktioniert nicht.“

„Das Licht auch nicht“, ergänzt Henk genauso wütend. „Und es kommt auch kein Wasser mehr aus dem Hahn. Merkst du das erst jetzt?“

„Sei nicht so gemein“, schimpft seine Mutter. „Die Gemeinde muss sich darum kümmern. So kann ein Mensch nicht leben.“

„Die Leute von der Gemeindeverwaltung sind längst weg, Tante Maria.“ Mentje versucht, ihre Stimme ruhig klingen zu lassen, so wie es Bart immer getan hat, wenn die anderen die Fassung verloren haben. „Das Gebäude ist nur noch ein Trümmerhaufen.“

„Was meinst du mit ‚weg‘?“, fragt Tante Maria mit einer Falte auf der Stirn. „Die Leute können doch nicht einfach so weggehen.“

„Alle sind weg, Mama.“

Langsam wendet sie ihren Kopf Henk zu. „Wie meinst du das?“

Mentje gibt Henk ein Zeichen. Sage lieber nichts, ich rede stattdessen. Dieses Mal hört er glücklicherweise auf sie.

„Tante Maria, in Arnheim sind nur noch deutsche Soldaten, ansonsten sind alle verschwunden. Die letzten Bewohner sind gestern weggegangen, zu Tausenden gleichzeitig. Wer dem Befehl der Deutschen nicht gehorcht, wird in ein Lager gebracht. Auch kleine Kinder wie Willem und Ilonka."

„Aber ... Ich kann ...", beginnt Tante Maria niedergeschlagen. Ihre Stimme versagt.

„Du kannst gar nichts", entgegnet Henk. „Alle, die du kennst, sind weg. Es gibt nichts mehr zu essen. Wir müssen gehen."

Tante Maria sieht vollkommen entgeistert aus, so wie ein Kind, das nicht weiß, wo seine Eltern geblieben sind. „Aber wohin denn?"

„Auf unseren Bauernhof."

Ihre Augen werden starr vor Schreck. „Auf euren Bauernhof? Das ist doch viel zu weit!"

„Wir müssen ein paar Tage laufen, das stimmt. Hast du eine bessere Idee?"

Tante Maria schüttelt verstört den Kopf. „Nach Nimwegen, ja. Oder ... Grave vielleicht?"

„Das ist auf der anderen Seite des Rheins, Tante Maria. Auf der anderen Seite der Front. Da können wir nicht hin."

Tante Maria wird immer verwirrter. „Aber so weit können wir doch niemals laufen! Vor allem der kleine Willem und Ilonka nicht!"

„Wir nehmen eure Fahrräder", erklärt Mentje. „Komm, schau sie dir mal an."

Im Wohnzimmer stehen die Fahrräder von Onkel Jak und Tante Maria startklar. An dem von Tante Maria ist der umgebaute Handkarren schon befestigt, darin das ordentlich festgezurrte Bettzeug.

„Ich nehme das Fahrrad mit dem Handkarren dran", erläutert Henk. „Für mein Fahrrad bin ich schon zu groß, das kann Femke gerne nehmen. Ich habe Tinus geholfen, den Handkarren so umzubauen, toll, was?"

Tante Maria antwortet nichts darauf. Armer Henk.

An der Wand steht der rappelvoll geladene Kinderwagen. „Tinus hat versucht, den Kinderwagen auch anzuhängen, aber das hat nicht geklappt. Ich werde ihn schieben", verkündet Mentje. „Du kannst das Fahrrad von Onkel Jak nehmen mit Willem vorn im Korb und Ilonka hinten auf dem Gepäckträger."

Tante Maria entgegnet nichts.

„Die Kleidung ist auch eingepackt. Du musst nur noch …"

Doch Tante Maria hört nicht zu. Mit den Händen auf den Ohren starrt sie die beiden Karren an. „Das schaffen wir doch nie."

„Na klar, das schaffen wir gut." Mentje nimmt sie fest an einem Arm und lotst sie zur Treppe. „Es ist alles fertig, du musst nur noch deine Sachen packen."

„Aber mein Porzellan. Und mein Silber. Die Teppiche …"

Begreift sie es denn immer noch nicht? „Dein Porzellan ist längst kaputt und wir können auch sonst nichts mitnehmen", hält ihr Mentje resolut entgegen.

„Ich habe gesehen, dass Herr Bijl ein paar Sachen im Garten vergraben hat. Der Boden ist weich, da kann ich leicht eben ein Loch ausheben."

Ach nein. War das wirklich Henk, der das gesagt hat?

Tante Maria sieht ihn ebenfalls verwundert an, so als hätte sie plötzlich etwas entdeckt. „Du wirst groß, mein Junge."

„Ja, Mama. Ich bin jetzt der Mann im Haus, sagt Tinus."

Mentje dreht sich um und verlässt schnell das Zimmer. Auf einmal hat sie einen Kloß im Hals.

Es wird ein arbeitsreicher, chaotischer Tag. Tante Maria weiß nicht, was sie zuerst und was sie zuletzt greifen soll, sie sitzt mehr mit den Händen in den Haaren herum, als dass sie etwas in die Finger bekommt. Die drei Kleinen rennen wie losgelassene Hunde durch das ganze Haus, bis Willem beinahe an einem Hustenanfall erstickt. „Und jetzt hört ihr auf zu toben", bestimmt Mentje streng.

Henk gräbt ein tiefes Loch in die feuchte Erde. Tante Maria kommt helfen: Alles, was von ihrem schönsten Porzellan noch ganz ist, kommt unten hinein, darauf kommen die Reste des venezianischen Glasgeschirrs, in Handtücher gewickelt, ein paar große Vasen in Decken, das Tafelsilber, ein persischer Teppich, zu einem kleinen Block zusammengefaltet. „Mehr geht da nicht hinein, Mama", stellt Henk abwehrend fest.

Er hat Mentje erklärt, wo er gestern noch ein paar angegammelte Zwiebeln und Kartoffeln entdeckt hat. „Darf ich mit?", bettelt Femke.

„Nur, wenn du die ganze Zeit mithilfst", antwortet Mentje.

Sie finden zwei Portionen Kartoffeln und ein paar Zwiebeln, drei

Häuser weiter auch noch vier kleine Karotten und einen Kohlrabi. Auf dem Rückweg sieht Femke noch ein paar verschrumpelte grüne Bohnen an einer Bohnenranke hängen.

Zu Hause schneidet Mentje alles klein und kocht es zusammen im großen Topf. Sie behält ein paar gekochte Kartoffeln als Proviant für unterwegs zurück. Den Rest stampft sie klein. Sie weiß nicht, ob man in einen Eintopf auch Kohlrabi machen darf, aber man kann es essen. Sie löffelt für Tante Maria und die drei Kleinen jeweils einen Teller voll und bringt den Rest ins Nachbarhaus. „Kommst du essen?", erkundigt sie sich bei Henk.

„Na und ob. Ich verrecke fast vor Hunger."

Über dem Rhein geht langsam die Sonne unter. Der Regen von heute Morgen ballt sich in der Ferne über dem Südufer zu dicken Wolken zusammen.

Und trotz allem strömt das Wasser wie in den vergangenen Jahrhunderten auch ungestört weiter auf seiner letzten Etappe zum Meer.

Im Keller der Familie Bijl sitzen sie auf dem Boden und essen Eintopf. Währenddessen berichten Mentje und Henk, wie gut ihr Plan mit dem Aushungern funktioniert hat, wo Henk ihre Kostbarkeiten vergraben hat und wie praktisch der Handkarren hinter dem Fahrrad ist. „Bist du denn schon eine Runde damit gefahren?", will Tinus skeptisch wissen.

„Nein, aber das geht bestimmt gut."

Mentje erläutert, welchen Weg sie nehmen wollen. „Ich habe ihn im Atlas von Onkel Jak herausgesucht."

Sie plaudern noch lange, denn heute Abend müssen sie Abschied nehmen. Mentje und Henk werden zu Hause schlafen, um morgen so früh wie möglich aufzubrechen. Gleich nach Sonnenaufgang, sobald die Ausgangssperre vorbei ist. „Wo schlaft ihr morgen Nacht?", will Tinus wissen.

„Das hängt davon ab, wie weit wir kommen."

„Ihr müsst zusehen, dass ihr so weit wie möglich von Arnheim wegkommt."

Mentje nickt. „Das werden wir."

Als sich der Augenblick das Abschieds nähert, gerät das Gespräch ins Stocken.

„Wann brecht ihr auf?"

„Wahrscheinlich morgen Nacht", erwidert Tinus. Er zwingt sich zu einem Lächeln. „Im Gegensatz zu euch dürfen wir ja nur nachts unterwegs sein."

Schweigen.

„Schafft ihr das auch?", erkundigt sich Mentje besorgt.

„Ich komme mit den Krücken ganz gut klar."

„Und ich fühle mich mit jedem Tag besser." Auch Andrew lacht, aber seine Augen sehen müde aus.

Mentje schiebt ihnen die letzten Reste ihres Eintopfs zu. „Ihr müsst das aufessen, bevor ihr morgen weggeht."

„Nein, nehmt ihr das doch mit!", protestiert Tinus sofort. „Wir schaffen das schon."

Sie schüttelt den Kopf. „Ich habe für uns schon Kartoffeln gekocht. Den großen Topf können wir doch nicht mitschleppen."

„Du bist ein Engel."

Hey, da fängt ihr Gesicht schon wieder an zu glühen. „Ach, das ist doch gar nichts", plaudert sie schnell über ihre Verlegenheit hinweg. „Wir gehen einfach nur zu unserem Bauernhof. Tausende von Menschen fliehen in den Norden."

„Und dann?", will Andrew wissen. Er sieht besorgt aus.

„Dann bleiben wir dort bis zur Befreiung. Und ich auch noch nach der Befreiung, denn dann kommt mein Vater aus dem Durchgangslager Amersfoort nach Hause und wir können wieder in unserem eigenen Haus wohnen."

Andrew betrachtet sie eine ganze Weile. „Kannst du mir nach der Befreiung schreiben und mir erzählen, wie es dir geht?"

Jetzt fängt ihr Gesicht noch schlimmer an zu glühen. Dieser komische Kauz, was will er denn jetzt schon wieder?

„Ich habe doch gar nicht Ihre Adresse."

„Dann hol schnell Papier und Bleistift."

Am späten Abend schläft sie mit Andrews Adresse unter ihrem Kopfkissen ein. *„May God be with you"*, hat Andrew gesagt, als sie und Henk nach Hause gegangen sind.

Früh am Morgen, während Tante Maria den kleinen Willem mit einigen Mühen in seine Klamotten bekommt und Femke ihre Puppe sucht, die auf den letzten Drücker doch noch mit soll, schleicht sich Mentje durch das Gartentürchen in das Haus der Nachbarn, um sich zum allerletzten Mal zu verabschieden. Doch Tinus und Andrew schlafen beide tief und fest.

Sie nimmt den „Kleinen Johannes" und stopft das Buch in ihr Kleid. Dann geht sie langsam zu Tante Marias Haus zurück.

24. Kapitel

Endlich wagen sie sich auf die Straße. Tante Maria fährt ein wenig wackelig – es ist schon eine ganze Weile her, seit sie das letzte Mal auf einem Fahrrad gesessen hat. Darüber hinaus ist es ein Herrenrad, was das Auf- und Absteigen schwieriger macht. Wenn sie eine Anhöhe hinaufmüssen, steigt sie ab und schiebt.

Der kleine Willem sitzt vorn im Korb. Darin kann er sogar liegen, so groß ist er. Aber gut, Willem ist auch ein bisschen kleiner und magerer als die meisten Zweijährigen. Wenn es regnet, kann Tante Maria ihn mit der Regenjacke von Onkel Jak zudecken.

Auf dem Gepäckträger hat Henk eine Kissenhülle voller Kleidungsstücke festgebunden und darauf sitzt Ilonka. Wenn es bergauf geht, muss sie laufen.

Femke sitzt kerzengerade auf Henks Fahrrad. An ihrem Gepäckträger hat Henk einen Besenstil mit einem weißen Kopfkissenbezug daran befestigt. Das ist ihre weiße Fahne, an der man erkennen kann, dass sie Flüchtlinge sind.

Unter den Fahrradfahrern schlägt sich Henk am tapfersten, der umgebaute und vollgeladene Handkarren ist allerdings schwer. Auch er muss bei Steigungen absteigen und schieben.

Alles in allem kommen sie so langsam voran, dass Mentje gut mithalten kann. Sie hat es mit dem überladenen Kinderwagen noch am einfachsten. Ihre größte Angst ist, dass ihre Holzschuhe es nicht durchhalten könnten. Sie hat heute Morgen dicke Socken angezogen, um ihre Zehen zu schützen, aber es bleiben alte Holzschuhe und sie drücken auch.

Bei ihrer Abreise hat Tante Maria sorgfältig Vorder- und Hintertür abgeschlossen und die Schlüssel zu ihren Papieren gesteckt. Aber ach, alle Fensterscheiben sind nur noch Scherben.

Zunächst wählen sie Seitengassen, um dem immer noch andauernden Schießen rund um die Brücke und dem Rheinufer zu entgehen. Gelegentlich sieht man auf der Ringstraße in der Ferne einen deutschen Kübelwagen vorbeifahren oder ein Motorrad mit

Seitenwagen. Auf das kleine Grüppchen, das sich voranschleppt, achtet keiner. Mittlerweile ist das ein alltägliches Schauspiel geworden.

Tante Maria ist entsetzt über den Anblick von Arnheim, das ist ihr deutlich anzumerken. Die verlassenen Häuserruinen, die ausgebrannte Kirche und das zerstörte Theater, die umgeknickten Bäume und Laternenpfähle, die aufgerissene Straßendecke. Überall Ladentüren, die sperrangelweit aufstehen und hinter denen sich nur leere Verkaufsregale befinden. Der Marktplatz schwelt vor sich hin; hier und da lodern noch Flammen auf.

Arnheim stinkt nach Rauch und riecht wie eine brennende Mülldeponie.

Die Hunde, die man die ganze Nacht über jaulen gehört hat, scharren eifrig zwischen den Trümmerhaufen und schnüffeln in dem Abfallberg neben der Bäckerei herum.

Zu Anfang waren die Kleinen – und Henk übrigens auch – noch ganz aufgeregt wegen des bevorstehenden Abenteuers, aber im Laufe der Zeit sind sie immer stiller geworden.

„Ich hätte nie gedacht, dass es hier so aussehen würde“, bemerkt Tante Maria kleinlaut.

„Mir macht das Angst“, flüstert Femke.

„Wenn wir gleich die Stadt hinter uns gelassen haben, wird es bestimmt besser“, versucht Mentje sie zu ermutigen. Aber da sieht sie auf einmal, dass auf der anderen Straßenseite jemand liegt. Sie schaut sofort in die andere Richtung.

„Was ist das?“, will Femke wissen.

„Nicht hinschauen.“

„Ist der Mann tot?“

„Ja.“

„Vielleicht schläft er aber auch nur.“

In dieser Stellung? Seinen Kopf neben der Bordsteinkante, den einen Arm unter dem Körper, die Beine völlig verdreht? „Vielleicht hast du recht, Femke. Er schläft sicher nur.“

„Ja, das denke ich auch“, beruhigt diese sich und geht weiter.

Sie lassen die Parkstraat und die Spijkerstraat hinter sich. Tante Maria schaut sich nicht mehr um, sondern starrt nur noch vor sich auf die Straße. Die Tränen laufen ihr über die Wangen, sie wischt sie jedoch nicht weg.

„Geht bloß nicht in Richtung Oosterbeek“, hat Tinus sie gestern Abend gewarnt.

„Nein, natürlich nicht. Wir hören doch, dass da noch geschossen wird. Wir gehen auf direktem Weg nach Apeldoorn. Ich habe die Route auf der Karte eingezeichnet, die ich aus dem Atlas herausgerissen habe, und die habe ich in meinen Kissenbezug gestopft.“

Jedes der Kleinen durfte nur *ein* Spielzeug mitnehmen. Willem drückt seinen Teddybären fest an sich. Bei ihm im Korb befinden sich Tante Marias wertvollster Schmuck und all ihre Papiere, außer denen von Mentje, denn die hat ja keine mehr.

Kurz vor dem Velperplatz macht Mentje plötzlich unvermittelt halt. In einer Seitenstraße um die Ecke steht ein Panzer mit einer ganzen Menge Soldaten darum herum. Sie sehen wild entschlossen und gefährlich aus.

„Wir tun nichts Verkehrtes. Wir haben eine Erlaubnis zu fliehen“, verkündet Tante Maria, es klingt jedoch kleinlaut.

„Wir *müssen* sogar fliehen, das haben sie selbst befohlen“, korrigiert Mentje sie. Es kommt sehr selbstbewusst heraus, obwohl sie innerlich Todesängste leidet. Wenn nun die Soldaten ihre Papiere sehen wollen?

In diesem Augenblick beginnt Willem laut zu husten. Einer der Soldaten schaut sich um. Vorwärts, vorwärts, bedeutet er ihnen ungeduldig. „Warum seid ihr noch nicht aus der Stadt verschwunden?“, brüllt er über die Straße. „Los jetzt, macht, dass ihr wegkommt!“

Sie machen sich so klein wie möglich und passieren die Soldaten so schnell es geht. Es ist eine Straßensperre, das sieht Mentje, die die Bewohner von Arnheim an der Rückkehr hindern soll. Ihr Herz klopft immer noch heftig.

Endlich erreichen sie den Weg nach Apeldoorn in einem der Außenbezirke der Stadt. „Meine Beine tun weh“, jammert Femke.

„Ja, wir müssen Rast machen“, keucht Tante Maria. Der Schweiß rinnt ihr an den Schläfen herunter.

„Unter dem Baum da“, zeigt Henk.

Mentje legt sich rücklings aufs Gras. Die Zweige über ihrem Kopf bilden vor der dicken Wolkendecke ein Spitzenmuster. Fast so wie im Pass-Auf-Lager. Wie wird es Han und Bart und den anderen wohl gehen? Wenn sie demnächst wieder auf ihrem Bauernhof ist, kann sie sich vielleicht über Herrn von Baumhauer nach ihnen erkundigen. Und wenn er nicht da ist, über Herrn de Vos oder Herrn Karstens.

Tante Maria hebt Willem aus dem Korb. „Das schaffen wir nie", seufzt sie.

„Wir schaffen das ganz bestimmt", erwidert Mentje. „Das Schlimmste haben wir hinter uns, wir sind sicher aus der Stadt herausgekommen. Heute kommen wir sicher noch bis Terlet."

„Terlet? Aber das ist nicht weit."

„Es ist ein Anfang."

Sie kommen nur langsam voran. Flugzeuge dröhnen im Tiefflug über ihre Köpfe hinweg, schwer beladene Armeefahrzeuge fahren ihnen entgegen, eine Abteilung deutscher Soldaten marschiert vorbei. Regelmäßig müssen sie auf den schlammigen Straßenrand ausweichen.

Auch der Weg selbst ist in einem erbärmlichen Zustand. Kaputt gefahren und in Stücke geschossen.

Gegen Mittag sind sie todmüde und hungrig. Der fehlende Schlaf der vergangenen Nacht und die ungewohnte Bewegung mit nur ein paar Kartoffeln als Nahrung fordern ihren Tribut. „Vielleicht kommen wir gleich an einem Bauernhof vorbei. Da kann uns der Bauer etwas zu essen geben", überlegt Mentje hoffnungsvoll.

Tante Maria schüttelt den Kopf. „Alles ist verlassen. Hier ist kein Mensch mehr zu finden."

„Wenn wir ein Haus sehen, gehe ich Kartoffeln suchen", redet Henk über seinen Hunger hinweg. „Und Karotten und Zwiebeln, und vielleicht finden wir auch Eier oder ein Huhn, das wir schlachten können."

Nun ja! Als ob das so einfach wäre!

„Wie weit ist es noch bis Terlet?", will Henk wissen.

„Keine Ahnung."

„Dann schau doch auf die Karte, du Depp."

„Was soll das denn bringen, wenn ich nicht weiß, wo wir jetzt sind?"

„Hey, Mentje, das war doch wirklich nicht nötig", tadelt Tante Maria sie.

Da wird Mentje richtig giftig. Jetzt hat sie es satt! „Dann finde doch selbst heraus, wo wir sind!", schimpft sie, während sie ihrer Tante die Karte in die Hand drückt.

„Mentje! Schäm dich!"

Mit einem Ruck dreht Mentje sich um und rennt blindlings weg. Ihre Hände zittern. Vergib mir, Herr, ich weiß, dass ich meine Tante mit Respekt behandeln sollte, aber du hättest es selbst auch nicht leicht gefunden, mit ihr zusammen auf der Flucht zu sein.

Dieser verwöhnte Stadtbengel und seine nichtsnutzige Mutter aber auch!

Am späten Nachmittag entdeckt Mentje einen Stall, der ein Stück vom Weg entfernt steht. „Vielleicht können wir dort übernachten."

„In einem Stall?" Tante Maria verzieht missbilligend das Gesicht.

Mentje bleibt ruhig. „Maria und Josef haben auch in einem Stall geschlafen. Jesus ist in einem geboren worden."

Doch Henk lässt sich gar nicht erst auf die biblischen Bezüge ein, sondern blafft seine Mutter an: „Und wo möchtest du stattdessen übernachten? Unter einem Baum?"

„Du bekommst eine große Klappe, mein lieber Freund. Wenn dein Vater hier wäre …"

„Vater ist tot und ich wollte, du würdest mit dem ewigen Gejammer aufhören. Überleg lieber, was du tun kannst, und dann tu es auch!"

Junge, Junge! Ganz offensichtlich liegen bei allen heute die Nerven blank.

Im Stall sind schon mehrere Flüchtlinge: eine Frau mittleren Alters mit ihrer betagten Mutter und ihrem Sohn. Van Leeuwen heißen sie. Sie haben Arnheim schon vorgestern verlassen, kommen allerdings nur langsam voran.

Komisch eigentlich, denkt Mentje. Die alte Frau hat große Schwierigkeiten mit dem Laufen, aber der Sohn ist noch ein junger Mann und sieht stark und gesund aus, genau wie seine Mutter.

„Mir knurrt der Magen, ich gehe etwas zu essen suchen." Henk ist aus dem Stall verschwunden, bevor ihm jemand Widerrede geben kann. Femke trabt ihm eilig hinterher.

„Sie werden nichts finden", erklärt Frau van Leeuwen. „Wir sind schon ganz früh hier gewesen und haben überall gesucht."

Gemeinsam mit Tante Maria versucht Mentje in einer Ecke des

Stalls mit den Händen ein bisschen Stroh zusammenzukratzen, über das man die Decken ausbreiten kann. Tante Maria läuft auf ihren Zehenspitzen und krabbelt vorsichtig ins Stroh. Eigentlich bringt sie nur wenig zustande. Henk hat einmal erzählt, dass sie in Nimwegen aufgewachsen und ihr Vater dort Arzt gewesen ist. Nun, das merkt man ihr an!

Mentje packt den kleinen Topf, das Messer, den Teelöffel und ein paar Teller und Tassen aus. „Du hast auch an alles gedacht, sag mal", ruft Tante Maria verwundert aus.

Der junge Mann benimmt sich ein bisschen komisch. Vielleicht ist er krank, denkt Mentje nach einer Weile. Seine Augen haben einen wilden Ausdruck. Ab und an krümmt er sich total zusammen und wiegt sich dann hin und her. „Klaas ist so, seit mein Mann gestorben ist", erläutert seine Mutter im Flüsterton. „Der ist durch eine Bombe in Stücke gerissen worden, die direkt neben ihm explodiert ist. Seitdem ist er ein einziges Nervenwrack."

„Ich habe mich schon gefragt, ob er krank ist", erwidert Mentje entschuldigend. Sie kommt sich schlecht vor, weil sie ihn so angestarrt hat.

„Nein, krank ist er nicht, er hat es nur mit den Nerven. Aber es wird langsam besser."

Es ist sicher nicht einfach, ständig solche Angst zu haben. „Wann ist das gewesen?"

„1940, als Rotterdam bombardiert worden ist, da haben wir seinerzeit gewohnt. Er war damals vierzehn."

Das ist mehr als vier Jahre her und er ist immer noch in diesem Zustand? Wenn sich das so langsam verbessert, wird er dann überhaupt lange genug leben, um wieder gesund zu werden?

Der arme Junge!

Kurz vor Einbruch der Dunkelheit sind Henk und Femke wieder da. „Wir haben Eier gefunden!", jubelt das Mädchen.

„Eier! Das ja wunderbar, wirklich!", entgegnet ihre Mutter lobend. „Ich bin stolz auf euch."

Mentje ist die Sache allerdings suspekt. Sie hat nirgendwo Hühner gehört. „Wo genau habt ihr die gefunden?"

„Im Hühnerstall direkt hier hinter dem Stall."

„Sind da auch noch Hühner drin?"

Femke schüttelt den Kopf.

„Dann sind die Eier vielleicht schon alt. Wir sollten sie lieber erst testen."

„Wie denn?", erkundigt sich Tante Maria mit einer Falte über der Nase.

„Macht oben mit der Tasse ein kleines Loch hinein", erklärt Mentje. „Nein! Nicht hier drinnen! Dann stinkt es hier gleich zehn Meter gegen den Wind!"

Tante Maria geht mit der Tasse und den Eiern nach draußen. Im nächsten Augenblick raubt der Gestank ihnen allen den Atem. „Ist die denn verrückt geworden, dass sie direkt vor der Tür stehen bleibt?", ruft Henk entrüstet. „Jetzt stinkt der ganze Stall."

„Schnell, schmeißt etwas Sand darauf!", schreit Frau van Leeuwen.

Mentje und Henk kratzen ein paar Hände voll Sand zusammen. Auch Femke kommt zu Hilfe. „Ich muss kotzen!"

„Nicht hier! Nicht auf mich!" Mit einem Sprung bringt Henk sich in Sicherheit.

Tante Maria steht am Rand und schaut niedergeschlagen zu, völlig übermannt von Entsetzen. „Es tut mir so leid!", schluchzt sie. „Es tut mir wirklich leid!"

Der junge Klaas hat sich in seine Ecke verkrochen und weint dort leise vor sich hin. Seine Mutter umarmt ihn und streichelt ihm besänftigend übers Haar. „Ganz ruhig, mein Junge, ganz ruhig. Ich weiß, dass dich der Lärm erschreckt hat. Aber es ist nichts Schlimmes, hörst du? Das war nur ein vergammeltes Ei."

Henk hat auch vier große Steckrüben gefunden. Mit Stöcken entfacht er ein armseliges Feuerchen. Alle helfen, noch mehr Zweige zu finden, sogar Willem, aber der muss von dem Rauch husten und dann ruft ihn Tante Maria hinein. Mentje macht die Steckrüben an der Pumpe sauber, schneidet sie so klein sie nur kann und wirft dann die Stückchen zu so wenig Wasser wie möglich in den Topf. „So kocht das Wasser schneller", bringt sie Femke bei. „Und dann ist das Essen schneller gar."

„Aber Steckrüben sind doch eigentlich Viehfutter."

„Menschen können sie auch essen."

Sie hat völlig vergessen, Salz mitzunehmen. Die Steckrüben sind fast ungenießbar, aber sie stillen wenigstens den ärgsten Hunger.

Morgen müssen wir etwas Ordentliches zu essen finden, denkt Mentje, aber sie ist zu müde, um weiter darüber nachzugrübeln. Sie schläft beinahe sofort ein.

Tief in der Nacht bricht das Gewitter los. Als der erste Blitz durch den Himmel schießt, bricht Klaas in ein fast schon tierisches Gebrüll aus. „Helft mir bitte, ihn festzuhalten, sonst rennt er weg!", fleht seine Mutter sie an.

Henk und Mentje springen auf, um ihr zu helfen. Frau van Leeuwen presst ihren Sohn, so fest sie kann, an sich und versucht ihn zu beruhigen. Der Junge zittert unkontrollierbar und weint wie ein Kind.

Die arme Frau!

Wir werden es heute nicht bis Beekbergen schaffen, wird Mentje klar, als der feine Nieselregen an Stärke zunimmt und sie zum x-ten Mal vom Weg herunter in den Schlamm gedrückt werden. Alle sind müde und hungrig, die Reifen verlieren Luft und der Enthusiasmus des ersten Tages ist schon lange verschwunden. Mentjes Holzschuhe drücken furchtbar. Sobald sie auf dem Bauernhof angekommen sind, muss sie Nachbar Bram bitten, ihr ein Paar neue Holzschuhe anzufertigen.

Heute Morgen sind sie ziemlich vergnügt aufgestanden, denn Tante Maria hat sich an einen Klienten von Onkel Jak erinnert, bei dem sie ein- oder zweimal übernachtet hatten. „Die wohnen in der Dorpstraat. Die Hausnummer weiß ich nicht mehr, aber das Haus erkenne ich bestimmt. Das sind nette Menschen, die werden uns sicher helfen."

Wenn sie noch dort wohnen, hat Mentje bei sich selbst gedacht.

Doch dann hat die Schinderei begonnen, die alte Dame in die Wanne des Lastenfahrrads von Frau van Leeuwen zu bekommen. Während seine Mutter und Tante Maria gemeinsam versucht haben, sie hineinzuheben, hat Klaas das Fahrrad festgehalten. Zum Glück sind Henk und Maria in der Nähe gewesen, denn als ein Flugzeug im Tiefflug über sie hinweggebrummt ist, hat Klaas alles stehen und liegen gelassen und ist in den Stall gerannt. Henk ist als Erster zu Hilfe gekommen und hat sich das Fahrrad geschnappt, gefolgt von Mentje eine halbe Sekunde später. Tante Maria und Frau van Leeuwen konnten dadurch zwar das Gleichgewicht halten, aber die alte Frau hat hinterher quer in dem Kasten gelegen. Ihre dünnen Beine mit den schwarzen Strümpfen und den Schnürstiefeln hingen über den Rand, der lange rote Rock war bis über die Knie nach oben geschoben. Die arme Frau hatte vor Schreck vollkommen die Fassung verloren. „Ich will hierbleiben!“, hat sie geweint. „Das ist ein schönes Haus!“ Und dann hat sie versucht, wieder aus der Ladekiste hinauszuklettern. Henk und Mentje hatten große Mühe, es zu verhindern.

„In den letzten Jahren ist sie immer verwirrter geworden“, hat Frau van Leeuwen geseufzt. „Maria, könnten Sie nicht schauen, ob Sie sie zur Vernunft bringen können? Dann versuche ich in der Zeit, Klaas aus dem Stall und aufs Fahrrad zu bekommen.“

Endlich waren sie verschwunden. Frau van Leeuwen hat mit ihren starken, jungen Beinen ordentlich getreten und Klaas war ihr auf den Fersen mit dem vollgepackten Fahrradanhänger. Trotz der schlammigen Karrenspur sind sie ganz anständig vorangekommen und nach einer Weile in Richtung Beekbergen rechts abgebogen.

Mentje hat ihnen nachgeschaut, bis sie um die Kurve verschwunden waren. Sie würden dieses Tempo halten können, bis die ersten Flugzeuge oder gepanzerten Fahrzeuge erschienen. Und wie sollte es dann weitergehen, wenn niemand da war, der ihnen helfen konnte?

Die arme, arme Frau van Leeuwen.

Den ganzen Vormittag über gab es gelegentlich einen Regenschauer. Es hat nie wirklich viel geregnet, aber trotzdem ist alles durchnässt worden. Gegen Nachmittag wird es trocken, es ist allerdings immer noch bewölkt. „Ich habe so einen Hunger!“, mault Ilonka.

Beim erstbesten Bauernhof machen sie halt. Es ist noch lange vor Sonnenuntergang, aber sie können nicht mehr. Sogar Henk ist ganz bleich um die Nase.

Ein grobschlächtiger Mann und seine genauso unfreundliche Frau öffnen die Tür. Abschätzig werfen sie einen Blick auf die Kinderschar. „Ihr wollt sicher um einen Schlafplatz betteln“, knurrt der Mann. „Es ist immer dieselbe alte Leier. Ihr könnt in die Scheune, aber nur für *eine* Nacht.“ Er zeigt auf ein morsches Gebäude neben dem Haus.

„Vielen Dank, Herr“, erwidert Mentje mit dem lieblichsten Lächeln, aber die beiden lassen sich dadurch nicht beeindrucken. In ihren Gesichtern steht überdeutlich geschrieben: Unseretwegen sollte dieser Flüchtlingsstrom am besten heute noch aufhören, dann sind wir dieses Gesocks los.

„Haben Sie vielleicht auch etwas zu essen?“, wagt Henk zu fragen. „Unsere Vorräte sind seit gestern aufgebraucht.“

Das Gesicht des Mannes bleibt genauso ungehobelt und die Augen der Frau ebenso kalt und unerbittlich. „Wir haben selbst nicht viel. Nicht genug, um es an Hinz und Kunz zu verteilen, nur weil die an unserer Tür betteln. Und wenn ich dich in meinem Gemüsegarten oder dem Hühnerstall erwische, dann kannst du was erleben!“ Damit schlägt er ihnen die Tür vor der Nase zu.

Verdattert bleiben sie stehen. Femke fängt leise an zu weinen. „Ich habe so einen Hunger.“

Tante Maria schlägt sich die Hände vors Gesicht. „Was sollen wir denn jetzt machen?“

Es fängt wieder an zu regnen. Henk schiebt das Fahrrad und den Wagen zur Scheune und öffnet die Tür.

„Wenigstens haben wir ein Dach über dem Kopf“, stellt Mentje unnötig laut fest.

Die Scheune sieht aus wie eine Rumpelkammer – und das ist auch gut so, denn darin finden sich ein paar verschlissene Pferdedecken und sogar eine alte Matratze für zwei Personen.

Henk holt das Bettzeug vom Fahrrad. „Das ist nass“, meldet er. Als ob sie das nicht wüssten.

„Was für ein Glück, dass hier trockene Decken liegen“, entgegnet Mentje. „Komm, dann breiten wir erst die nassen Sachen aus.“

Alles ist durchnässt. Die Sachen, die unten gelegen haben, sind es zwar etwas weniger als die, die obenauf gewesen sind, doch Mentjes Kleidersack hat oben auf dem Kinderwagen gelegen und darin ist alles völlig durchweicht. Die Kleider der anderen Kinder fühlen sich klamm an, außer die von Willem. Glücklicherweise sind dank der Regenjacke auch die Papiere in Willems Korb trocken geblieben, genauso wie seine kleine Decke.

Tante Maria hilft beim Auspacken und Ausbreiten, spricht jedoch kein Wort. Die Stille ist bedrückend; niemand sagt etwas zum Essen. „Denkt Tante Maria etwa, dass all dieses Elend meine Schuld ist?“, fragt Mentje sich. „Auf den Bauernhof zu gehen, ist mein Vorschlag gewesen. Tante Maria hat damals schon gesagt, dass es zu weit sei, aber ich habe dorthin gewollt, koste es, was es wolle.“

Werden sie es jemals schaffen? In diesen ersten beiden Tagen sind sie sehr viel langsamer vorangekommen, als Mentje es sich vorher ausgerechnet hatte. Und wie sollen sie an Nahrungsmittel kommen? Sie hatte wirklich damit gerechnet, dass sie unterwegs Bauern treffen, die ihnen helfen würden. Aber im Augenblick sieht es so aus, als sei mehr oder weniger die ganze Welt auf der Flucht.

Als sie die wichtigsten Dinge über den Handkarren und den Kinderwagen gehängt und den Rest auf dem Boden ausgebreitet haben, geht Tante Maria wieder nach draußen. Henk und Mentje schauen sich fragend an. Was ist jetzt schon wieder?

„Wo geht Mama hin?“, will Willem wissen.

„Sie kommt gleich wieder zurück“, antwortet Henk in einem überzeugenden Tonfall.

„Ich glaube, sie besorgt etwas zu essen“, teilt Ilonka mit. Sie hat ihre nassen Kleider ausgezogen und sitzt auf der Matratze, in eine Pferdedecke gehüllt. Der Regen ist ihr sicher in den Kragen ihrer Regenjacke gelaufen, denn ansonsten sind sie alle einigermaßen trocken geblieben.

Wieder schauen Henk und Mentje sich an. Bei diesem unfreundlichen Kerl, der ihnen deutlich gesagt hat, dass er nicht jeden Bettler durchfüttern kann?

Es dauert lange, aber schließlich wird die Stalltür wieder geöffnet. Tante Maria kommt mit einem Korb in der Hand herein. Auf der Matratze dreht sie ihn vorsichtig um und dann läuft sie damit hastig wieder nach draußen. „Ich soll ihn sofort zurückbringen.“

Auf der Matratze liegen zehn riesige Kartoffeln, sechs Eier und ein paar Tomaten. Alle starren sie mit großen Augen an. „Wie hat sie das in Gottes Namen zusammenbekommen?“ Henk ist vollkommen verdattert.

Nach kurzer Zeit ist Tante Maria wieder da, dieses Mal mit einem emaillierten Eimerchen.

„Buttermilch. Den Eimer können wir morgen, bevor wir weggehen, sauber wieder zurückbringen.“

„Wie hast du das denn zusammenbekommen?", fragt Henk wie vor den Kopf gestoßen.

Tante Maria antwortet nicht sofort. Sie nimmt eine Tomate und streichelt sanft darüber. Schließlich offenbart sie: „Sie haben meine Perlen akzeptiert."

„Deine Perlenkette?"

Sie schaut in eine andere Richtung. „Geld wollten sie keins."

„Wie sollen wir das Zeug denn jetzt kochen?", will Henk wissen. „Ich kann kein Feuer machen, es ist viel zu nass."

„Wir fragen einfach die Bauersfrau, ob wir unseren Topf bei ihr auf den Herdrand stellen dürfen", schlägt Mentje vor.

„Diesen ekelhaften Menschen? Die hat meiner Mutter die Perlen abgeluchst!"

„Hast du eine bessere Idee? Ich gehe einfach mal fragen. Mehr als Nein sagen kann sie nicht, wir haben also nichts zu verlieren." Sie versucht tapfer zu klingen, fühlt sich jedoch ganz und gar nicht so. Andererseits, was kann die Frau schon machen? Höchstens sich weigern und dann hat sie es aber wenigstens versucht.

Die Bäuerin ist immer noch genauso wenig umgänglich wie zuvor, sie erlaubt es jedoch. „Dann aber los und fass bloß nichts an."

Mentje kocht die Kartoffeln und die Eier. Sie bleibt dicht neben dem Herd stehen, damit die Hitze ihr in die kalten, schmerzenden Gliedmaßen zieht und ihre Kleidung trocknet. Wieder in der Scheune, haben sie genug Essen für den nächsten Tag. Den Rest essen sie einfach mit den Händen direkt aus dem Topf. Nur Tante Maria benutzt einen Teller; sie isst mit dem Messer und dem Teelöffel.

In dieser Nacht schlafen alle wunderbar. Tante Maria liegt mit Willem und Ilonka nebeneinander auf der großen Matratze, Mentje und Femke liegen quer auf dem Kopfende und Henk schläft am Fußende. Sie müssen still liegen, um sich nicht gegenseitig zu schubsen oder zu ziehen, aber unter den groben Decken haben sie es die ganze Nacht über kuschelig warm.

Kurz nachdem sie ihre einzige Kerze ausgeblasen haben, den vertrauten Bauerngeruch eines rauchenden Dochtes noch in der Nase, hat Mentje gesagt: „Das war sehr mutig von dir, was du da getan hast, Tante. Vielen Dank."

Es bleibt lange still. Dann erwidert Tante Maria leise im Dunkeln: „Man kann Kindern keine Perlen zu essen geben. Jak hätte das sicher auch so gesehen."

Am nächsten Tag ist es bis Beekbergen gar nicht so weit, wie sie gedacht hatten. Zum Glück hat der Regen aufgehört, obwohl die Wolken noch bedrohlich tief hängen. Gegen Mittag haben sie die Dorpstraat gefunden. Tante Maria erkennt das Haus und klopft an.

Nichts.

Sie klopft noch einmal.

„Da ist keiner", stellt Henk fest, nachdem sie eine Weile gewartet haben. „Ich laufe mal ums Haus herum."

Es gelingt ihm, durch ein zerbrochenes Fenster auf der Rückseite einzusteigen und es ganz zu öffnen. Nur sein Hemd bekommt einen Riss und sein Rücken einen Kratzer.

Das Haus scheint vor rund drei Tagen verlassen worden zu sein, aber es gibt genügend Betten und in einem Schrank finden sie Laken und Decken. „Heute Nacht schlafen wir gut", verkündet Henk zufrieden. Als sie die Kartoffeln, die drei Eier und den Rest der Tomaten gegessen haben, macht sich Henk im Gemüsegarten auf die Suche nach etwas Essbarem. „Lass dich nicht erwischen", warnt ihn seine Mutter. „Wir sind illegal hier."

„Sollen wir beide uns den Keller vornehmen?", schlägt Mentje Femke vor. „Vielleicht finden wir da noch etwas."

Es sind nur fünf Stufen nach unten. Der Keller hat eine niedrige Decke und keinerlei Beleuchtung. Trotzdem ist er durch ein Belüftungsgitter auf Straßenniveau einigermaßen hell. „Wir müssen still sein", flüstert Mentje. „Wenn Leute vorbeilaufen, können sie uns sonst hören."

„Hier gibt es nichts zu essen", verkündet Femke nach einer Weile. Der Keller wird offensichtlich vor allem als Abstellkammer gebraucht. Kurz bevor sie wieder hinaufgehen, findet Mentje dennoch drei Konservendosen und eine Packung Butterkekse in einer Kiste. In diesem Augenblick sehen sie fünf Paar Militärstiefel am Belüftungsgitter vorbeimarschieren. Totenstill bleiben sie stehen, bis die Soldaten weitergegangen sind.

Henks Suchexpedition hat keine Ergebnisse gebracht. „Sie haben nur Blumen im Garten, komisch, oder?

„Wir haben doch auch nur Blumen", entgegnet Femke.

„Ist auch egal", versucht Mentje ihren Cousin zu trösten. „Wir haben hier drei Dosen ohne Etikett. Vielleicht sind da Bohnen drin oder so etwas, das wäre mal etwas anderes. Und das sind Butterkekse, die können wir für morgen aufheben."

„Morgen sind wir in Apeldoorn", erwidert Tante Maria. „Das ist eine Stadt, da werden Flüchtlinge sicher irgendwo untergebracht werden."

Tante Maria hat recht: Apeldoorn ist eine Stadt. Schon nach zweimal fragen haben sie die Flüchtlingsunterkunft gefunden. „Tatsächlich, wir können euch ein Dach über dem Kopf anbieten", verkündet der Mann bei der Kirche. „Wohin seid ihr unterwegs?"

„Nach Vierhouten", antwortet Mentje sofort.

Der Mann kratzt sich am Kopf. „Da habt ihr einen schweren Weg vor euch mit all dem Gepäck. Die Waldwege sind eine einzige, große Schlammgrube."

„Ich kenne den Weg", beruhigt Mentje ihn, obwohl sie ihn nur auf dem Papier kennt.

„Wie lange wollt ihr denn hierbleiben?"

„Nur *eine* Nacht."

Doch da schüttelt Tante Maria den Kopf. „Willem hat heute wieder ein bisschen Fieber. Wir sind alle müde und haben eine schwere Reise vor uns. Zwei Nächte bitte."

Der Mann bringt sie zu einem kleinen Bauernhof vor der Stadt. Die Bauersfrau zeigt ihnen ein Zimmer mit drei Betten. „Das ist wunderbar, vielen Dank", sagt Mentje eilig.

„Möchtet ihr etwas essen?", fragt die Frau sie freundlich.

„Bitte!", antworten sie im Chor, wobei Henks Stimme alle anderen übertönt. Die Bäuerin schöpft jedem von ihnen einen Löffel Suppe ein. Die Suppe ist ziemlich dick und fettig, aber sie schmausen fabelhaft. Nur Ilonka und Willem wollen keine zweite Portion.

Am nächsten Tag hilft der Bauer Henk dabei, die Reifen seines Fahrrades zu flicken und pumpt sie wieder fest auf. „Ihr habt wirklich Glück, dass ihr noch richtige Reifen auf euren Rädern habt", bemerkt der Bauer.

„Mein Vater hat unsere Fahrräder gut versteckt", erwidert Henk mit einem stolzen Lachen. „Das von mir ist sogar nagelneu."

Am frühen Nachmittag setzt Mentje sich unter einen Baum und holt den „Kleinen Johannes" zum Vorschein. Sie weiß noch, dass sie das letzte Mal nicht über die Stadt, die Toten und den Friedhof weiterlesen wollte, aber sie würde trotzdem gern erfahren, wie es dem kleinen Johannes nun ergangen ist. Ich bin der Stadt entkommen, bin weg von all den sterbenden Menschen, würde sie ihm gern sagen. Ich gehe nach Hause zurück, um auf meinen Vater zu warten. Sie würde gern erleben, dass Johannes auch zu seinem Vater zurückgeht, genauso wie der verlorene Sohn aus der Bibel.

Aber bei dem Abschnitt, wo Johannes seinen eigenen toten Körper im Grab liegen sieht, gruselt es ihr doch in den Knochen. Bah, nein, das wird ihr zu schrecklich. Kein Wunder, dass Johannes in Ohnmacht fällt! Sie schlägt das Buch sofort zu.

Am Abend betritt die Bäuerin mit einer Papiertüte in der Hand ihr Zimmer. „Ihr wollt doch morgen früh aufbrechen, wie ich gehört habe. Hier sind ein paar Brote für unterwegs, dazu gekochte Eier und Käse. Und eine Flasche Milch."

Tante Maria ist völlig überrumpelt. „Sie sind sehr gut zu uns."

Aus ihrer Tasche mit Dokumenten holt sie ein paar Banknoten. „Ich würde gern für das Essen und die Unterkunft bezahlen."

Die Bauersfrau lacht jedoch nur und nimmt die schlanken Finger von Tante Maria in ihre rauen Hände. „Liebe Frau, lassen Sie nur. Die Bibel lehrt uns schließlich zu tun, was Jesus getan hätte. Versprechen Sie mir nur, dass Sie nach der Befreiung wieder hier übernachten, wenn Sie nach Arnheim zurückgehen."

So sehr sie es sich auch wünschen, am frühen Nachmittag des sechsten Tages sind sie noch nicht einmal in der Nähe des Bauernhofes. Sie folgen einem Feldweg durch ein dicht bewaldetes Gebiet, arbeiten sich durch dicken, glibberigen Schlamm, der durch andere Flüchtlinge und die Bauern in der Umgegend durchgepflügt worden ist. Gelegentlich treten sie in den Mist, den die vielen Pferdefuhrwerke hinterlassen haben, die gegenwärtig in Gebrauch sind. Ihre Schuhe werden durch den klebrigen Boden immer schwerer. Es hilft auch nichts, ihn immer wieder wegzukratzen, denn nur ein paar Meter weiter klebt er ihnen wieder an den Sohlen.

Der Kinderwagen ist kaum mehr vorwärtszubewegen. Schließlich dreht Mentje ihn um und zieht ihn hinter sich her. Jetzt stoßen ihr allerdings die Räder dauernd gegen die Hacken.

Alle kommen nur mühsam voran. Femke ist regelmäßig den Tränen nahe und Ilonka ist entsetzlich böse, weil sie laufen muss. Ab und zu wirft sie sich in den Schlamm und weigert sich, auch nur einen Schritt weiterzugehen. Henk hat so sehr mit seinem Fahrrad und dem schweren Fahrradanhänger zu kämpfen, dass er ganz missmutig geworden ist. Willem kann in seinem Korb nicht mehr still sitzen und Tante Maria bekommt regelmäßig Anfälle. Dann weint sie und sagt „Ich kann nicht mehr" oder „Wir schaffen das nie".

Nur Mentje fühlt sich innerlich leichter als je zuvor. Zum ersten Mal ist sie froh über ihre Holzschuhe. Praktischere Schuhe kann man sich in diesen klatschnassen, schlammigen Niederlanden gar nicht denken. Und in diesem grünen Wald fühlt sie sich zu Hause im Gegensatz zur Stadt mit ihren beengten Gebäuden und den großen Menschenmengen.

Wo der befestigte Weg geendet hat, hat ihre Welt begonnen.

Kurz vor Gortel finden sie bei einer schweigsamen Frau mit sechs neugierigen Kindern Unterschlupf. Sie bekommen das Zimmer der drei Jungen, in dem drei schmale Einzelbetten stehen. „Ganz vielen Dank", sagt Tante Maria ein bisschen spröde. Vielleicht ist sie auch einfach nur todmüde.

Für Femke und Ilonka sind die unerwarteten neuen Freunde, mit denen sie spielen können, eine große Erleichterung. Henk kratzt mit Mühe den fest gebackenen Schlamm von den Rädern und Mentje hilft in der Küche beim Kartoffelschälen. Tante Maria hat sich hingelegt.

Als der Bauer vom Melken nach Hause kommt, ist er nicht gerade froh über die sechs weiteren Esser am Tisch. Zum Abendessen gibt es dicke Kartoffelsuppe. „Ich kann kein Brot mehr backen", entschuldigt sich die Bauersfrau. „Mehl ist kaum noch zu bekommen." Dennoch hat Mentje einen fast vollen Sack Mehl in der Vorratskammer neben der Küche stehen sehen.

Am nächsten Morgen brechen sie wieder früh auf. Der Bauer ist schon melken gegangen. Mit einem schüchternen Blick in Richtung Stall drückt ihnen die Bäuerin ein Säckchen mit Kartoffeln und sechs Eiern in die Hand. „Es tut mir leid, aber mehr kann ich nicht abgeben."

Tante Maria klaubt ein paar Münzen aus ihrer Tasche. „Vielen Dank für Ihre Gastfreundschaft“, erwidert sie steif.

Die Bauersfrau nimmt das Geld und stopft es hastig unter ihre Schürze. „Danke.“ Dann geht sie eilig ins Haus.

Entlang des Wegs stehen die Bäume dichter zusammen, der Feldweg ist noch nasser und schlammiger als gestern und das Essen, das sie mitbekommen haben, ist roh. Das Grüppchen Flüchtlinge ist schweigsam von all der Quälerei, zu müde, um zu jammern oder zu sprechen.

Am späten Nachmittag des siebten Tages ziehen sie durch Vierhouten und dann, endlich, erreichen sie den Bauernhof, todmüde und schlapp vor Hunger.

Mentje läuft vorneweg. Als sie den Bauernhof sieht, lässt sie den Kinderwagen stehen und fängt an zu rennen. An der Stalltür bleibt sie stehen. Voller Liebe streicht sie über das raue Holz, während ihr die Tränen über die Wangen laufen. Dann sackt sie auf die Knie. „Herr im Himmel, danke, dass du mich wieder nach Hause gebracht hast.“

25. Kapitel

Im Stall stehen keine Kühe mehr. Auch der Hühnerstall ist leer. Im Haus herrscht ein riesiges Durcheinander – alles ist durchwühlt und ausgeräumt.

Nichts ist mehr so, wie es einmal gewesen ist, stellt Mentje mit großem Entsetzen fest.

Tante Maria steht mitten im Wohnzimmer. Sie schaut sich um und beurteilt alles, was sie sieht: die Schiefertafel mit dem Griffel an dem langen Nagel neben dem Vorratsschrank, den runden Tisch, die blau-weißen Kacheln hinter dem Ofen. Sie betrachtet sich das große Bild vom breiten und dem schmalen Weg, die stehen gebliebene Kuckucksuhr und Mutters Probestickerei. „Hier haben also deine Eltern gewohnt?"

Mentje antwortet nichts. Sie öffnet die Ofentür. Im Holzkorb liegt immer noch das Holz, das ihr Vater gehackt hat. Als sie sich bückt, um eine Handvoll Anzündhölzchen zu greifen, muss sie mit den Tränen kämpfen.

„Wo ist denn das Badezimmer?"

Wenn ich jetzt etwas sage, muss ich weinen, weiß Mentje, während sie mit den ordentlich auf Maß gesägten Holzstücken das Feuer weiter aufschichtet. Vater …

Denk an etwas anderes. Dein Vater kommt ja bald wieder zurück.

Wird Henk es jemals lernen, genauso gut Holz zu hacken?

Das Radio ist verschwunden, das hat sie sofort bemerkt. Das Tischtuch liegt zusammengeknüllt in der Ecke.

„Ich habe dich etwas gefragt, Kind."

Mentje erhebt sich und schaut ihrer Tante direkt in die Augen. „Ja, das ist das Haus, in dem mein Vater und ich wohnen. Meine Mutter ist schon vor elf Jahren gestorben. Und ein Badezimmer haben wir nicht."

So, das ist raus. Zum Glück.

Die Streichhölzer findet sie an der Stelle, wo sie ihr Vater immer aufbewahrt hat. Als sie das Feuer angezündet hat und die Holzstücke anständig brennen, geht sie den Kessel suchen. Der ist nirgendwo zu finden – sicher beschlagnahmt worden.

Tante Maria kommt aus dem Schlafzimmer. „Gibt es hier nur *ein* Schlafzimmer?"

„Ja." Wenigstens findet Mentje noch die beiden Töpfe. Wir müssen erst an der Pumpe Wasser holen, fällt ihr ein.

„Was ist denn nun mit dem Badezimmer? Bitte, ich muss ..."

„Wir waschen uns mit einer Waschschüssel. Das Klohäuschen ist draußen hinter dem Hühnerstall."

Kurz angebunden. So ein undankbarer Mensch!

Tante Maria sieht ganz bestürzt aus. „Aber ... wie geht das denn nachts?"

„Unter den Betten steht ein Nachttopf."

Entsetzt schlägt Tante Maria die Hände vor den Mund. „Und wo sollen wir alle schlafen? Wir müssen schließlich eine Weile hier wohnen, nicht nur für eine Nacht."

Mentje seufzt. Das ist sicher wahr.

Jetzt bloß einen kühlen Kopf bewahren, befiehlt sie sich selbst. Sie können nicht jede Nacht alle zusammen im großen Bett ihres Vaters und in ihrem eigenen schmalen Bett schlafen, da hat Tante Maria recht. „Auf dem Dachboden", erwidert sie also, ohne zu wissen, ob das wirklich eine gute Idee ist. „Komm, dann zeige ich dir zuerst, wo das Klohäuschen ist."

Auf halbem Weg zum Stall wundert sich ihre Tante: „Nur eine einzige Tür zwischen dem Haus und dem Kuhstall? Und alles unter einem Dach?"

„Der Ofen steht an der Zwischenwand. So bleibt es im Winter sowohl im Stall wie auch im Haus schön warm."

„Da sind keine Tiere drin." Die Stimme von Tante Maria hört sich müde und alt an. Was sie sagt, ist auch Mentjes großer Kummer. Wo sind die Kühe ihres Vaters? Er war so stolz auf sein hübsches, kleines Gespann. „Nein. Die Moffen haben sie bestimmt mitgenommen." Sie öffnet die Stalltür und zeigt: „Guck, da ist das Klohäuschen."

Sie selbst geht in den Stall zurück. Hastig klettert sie die Leiter hinauf und schiebt den schweren Strohballen etwas zur Seite. Obwohl es schon ziemlich dunkel ist, kann sie sehen, dass alles unangetastet geblieben ist. „Henk! Femke! Kommt mal helfen!"

Ihr Cousin und ihre Cousine kommen aus dem Gemüsegarten angerannt mit Ilonka im Schlepptau. Man merkt ihnen nicht an, dass sie bis eben noch furchtbar müde gewesen sind. Mentje nimmt den Eimer und macht Femke vor, wie man Wasser pumpt. „Den Eimer musst du erst gut ausspülen, hörst du, der ist die ganze Zeit über nicht benutzt worden. Komm, Henk, dann räumen wir zusammen die Schlafplätze auf."

Gemeinsam entscheiden sie, dass Mentje, Henk und Femke auf dem Dachboden schlafen sollen und Tante Maria mit den Kleinen im Schlafzimmer. Die Matratze des jüdischen Jungen schleppen sie zu Mentjes Bett. Sie ist für Ilonka. Und Mentjes eigene Matratze hiefen sie auf den Heuboden. Sie ist für Henk. Mentje und Femke schlafen zusammen auf der großen Matratze des jüdischen Ehepaares. Ihr eigenes Bettzeug legen sie einfach auf die Decken der Familie Friedman.

Henk schleppt den schweren Wassereimer in die Küche. „Ich finde es klasse hier", strahlt Femke.

Mentje hat den Kessel der Familie Friedman vom Dachboden geholt und darin setzt sie nun Wasser auf. Auch die beiden Töpfe voller Wasser stehen auf dem Ofen zum Putzen und damit sie sich selbst hinterher waschen können. „Wir müssen uns beeilen, bald ist es stockfinster", erklärt sie, während sie hastig eine Kerze ansteckt.

Trotz der vertrauten Handgriffe blutet ihr das Herz. Das Haus fühlt sich nicht mehr so an wie zu Hause. Ganz anders, als sie es erwartet hatte.

Ilonka nörgelt wieder so herum wie immer. „Warum muss ich dauernd bei Mama bleiben? Warum darf Femke alles und ich nichts?"

Auch Tante Maria ist nicht gerade aufgemuntert. „Ihr könnt doch nicht auf dem Dachboden über dem Stall schlafen!"

Ruhig bleiben, sagt Mentje sich. „Da haben schon mehr Leute geschlafen, sogar gewohnt, und das monatelang. Ein Vater, eine Mutter und zwei Kinder."

Henk bekommt große Augen. „Sind das die Juden gewesen, denen dein Vater geholfen hat?"

Mentje antwortet nicht.

„Wenn es morgen wieder hell ist, musst du dir unser Häuschen anschauen, Mama", lädt Femke sie ein. Sie strahlt immer noch, Ilonka fängt jedoch erneut an zu quengeln und zu meckern.

Die acht Kartoffeln und die sechs Eier landen alle im Topf. „Morgen finden wir sicher wieder etwas", verspricht Mentje. „Auf einem Bauernhof gibt es immer etwas zu essen."

Nach dem Essen waschen sie sich und dann gehen sie alle ins Bett. „Nein, wir können die Kerze nicht mit hinaufnehmen", warnt Mentje, als Henk eine anzünden möchte. „Dann brennt uns, ehe du dich versiehst, das ganze Haus ab."

Tastend finden sie die Leiter, klettern hinauf und kriechen auf ihre Matratzen. „Wie haben denn die Juden abends noch etwas sehen können?", will Henk wissen.

„Du darfst sie nicht ‚Juden' nennen, das ist gefährlich. Sag einfach ‚Leute'."

„Ja, aber …"

„Die hatten eine Öllampe. Ich schaue morgen mal nach, ob noch irgendwo Lampenöl ist."

„Ich gehe morgen unser Haus putzen", beschließt Femke. „Ich finde es hier wirklich richtig klasse, Mentje."

„Ich habe morgen auch schon eine Menge vor", erwidert Henk.

Aber sie sind zu müde, um noch länger zu reden.

Am nächsten Morgen sind die Kinder schon früh im Gemüsegarten. Seit über einem Jahr ist nichts mehr in die Beete gesät worden. Was von selbst gewachsen ist, ist längst weggeholt worden. Henk kann ein paar schwielige Kartoffeln ausgraben und Mentje findet noch ein paar Zwiebeln. „Schaut doch mal, hier liegt ein Kürbis!", ruft Femke aufgeregt.

Die Obstbäume sind bis auf Armhöhe leer gepflückt. Henk löst mit einiger Mühe seine Schnürsenkel. „Blöde Schuhe!", murrt er, während er sie auszieht und zu klettern beginnt. Hoch oben findet er noch ein paar Äpfel, die er einen nach dem anderen hinunterwirft. „Heute Abend gibt es Himmel und Erde!", ruft Mentje enthusiastisch, während sie einen Apfel nach dem anderen fängt. „Das ist mal etwas anderes als der ewige Eintopf!" Femke rennt ins Haus, um einen Korb zu holen. Als sie wieder herauskommt, rennen Ilonka und Willem hinter ihr her.

Sie pflücken einen Korb, halb voll, und stellen ihn beiseite. „Für die Nachbarn“, erklärt Mentje. „Ich will ihnen morgen kurz Guten Tag sagen. Das sind furchtbar liebe Leute. Nachbarin Lenie strickt mir jeden Winter einen Pullover und auch einen Schal und eine Mütze. Sogar Strümpfe.“

Sie erwähnt nicht, dass sie sich auch erkundigen möchte, wie sie an etwas zu essen kommen können. Von Äpfeln und Birnen können sie nicht leben, dann verderben sie sich alle nur den Magen. Der Gemüsegarten ist innerhalb kürzester Zeit leer geräumt, das hat sie schon bald erkannt. Sie müssen etwas säen und pflanzen, aber woher sollen sie Saatgut und Pflänzchen bekommen?

Der Winter ist im Anmarsch, dann wird es früh dunkel und der Ofen muss wegen der Kälte Tag und Nacht brennen. Holz können sie im Wald holen, aber es gibt kein Lampenöl mehr und die Kerzen sind auch fast alle.

„Lass uns reingehen und essen, ich habe Hunger“, sagt Henk, während er sich an all dem Obst gütlich tut.

Tante Maria ist im Wohnzimmer. Selbst sie scheint über das Obst froh zu sein. Darüber hinaus bleibt sie jedoch ein Stadtmensch, der nicht an das Bauernleben gewöhnt ist – mit Wasser aus der Pumpe und ohne Strom. Die Weite der Äcker macht sie nervös und die Stille tagsüber und nachts bereiten ihr ein unbehagliches Gefühl. Sie macht sich Sorgen, wenn die Kleinen wie losgelassene Hunde durch die Wiesen toben. Am schlimmsten von allem, das fällt Mentje im Laufe des Tages immer mehr auf, findet sie das Klohäuschen. Henk muss all seine Überzeugungskraft aufbieten, damit sie nicht mit ihm mitgeht, aus Angst, er könnte hineinfallen.

„Was habt ihr hier viel Wasser“, stellt Femke während des Abendessens fest.

„Und Essen. Das ist eine leckere, dicke Suppe“, fügt Henk hinzu.

„Ich finde es toll, durch das Gras zu rennen“, verkündet Ilonka.

„G'as 'enne!“, wiederholt Willem.

Nur Mentje und Tante Maria sagen nichts.

Nachts können sie Willems Husten sogar vom Heuboden aus hören.

Die Nachbarn Lenie und Bram trauen ihren Augen nicht. „Ach du liebe Güte, Kind, wo kommst du denn auf einmal her?“

„Aus Arnheim. Da hat meine Tante doch gewohnt, wisst ihr noch? Das sind mein Cousin Henk und meine Cousinen Femke und Ilonka." Sie spricht hastig weiter, überbrückt die dazwischenliegenden Jahre. „Arnheim musste ganz plötzlich evakuiert werden und da habe ich vorgeschlagen, dass wir hierhin gehen. Und jetzt sind wir hier."

Mit einem breiten Lächeln.

„Arnheim?" Lenie führt wie immer bei den Nachbarn das Wort, während ihr Mann Bram danebensteht und zustimmend nickt. „Die Zustände dort sind furchtbar, haben wir gehört."

„Sehr schlimm." Mehr braucht Mentje nicht zu sagen. Henk und Femke schildern den Rest der Geschichte in den leuchtendsten Farben, vor allem Henk. „Ganz am Anfang unserer Flucht haben wir einen toten Mann gesehen", berichtet Femke zum Schluss. „Mentje hat gesagt, dass er nur schläft, aber später habe ich dann doch gedacht, dass er tot gewesen ist."

Sie sprechen noch eine Weile über andere Dinge: die Nachbarn, wie viele Menschen aus der Gegend mittlerweile in einem Lager sitzen, die Moffen. Dem Nachbarn fällt das Gehen schwerer als im letzten Jahr, bemerkt Mentje. Er presst sich die ganze Zeit eine Hand in den Beckenbereich. Wer wird für die beiden sorgen, wenn sie es nicht mehr können? Sie haben weder Kind noch Kegel.

Sie muss um etwas zu essen bitten; vielleicht können sie auch für ihre Nachbarn einkaufen gehen. Denn wenn Tante Maria eines hat, dann ist es Geld. „Frau Nachbarin, können wir irgendwo etwas zu essen kaufen?"

„Tja, das bleibt ein Problem. Wenn die Moffen erst einmal ihren Teil gefordert haben, bleibt für die Bauern nicht mehr viel übrig. In den Geschäften scheint es auch nicht mehr viel zu geben. Bram und ich gehen da nicht mehr oft hin. Unser Wagen ist beschlagnahmt worden, mit Pferd und allem. Poon, du kennst es ja."

„Das ist schlimm."

„Ihr müsst zuerst nach Vierhouten und Lebensmittelmarken holen. Jeder hat wenigstens noch das Recht auf Brot, Haferflocken und Salz und so etwas. Zucker und Kaffee gibt es fast nicht mehr, Kind. Und das armselige bisschen Mehl? Das lohnt sich nicht. Und du kennst meinen Mann Bram: Der hasst es, Brot aus dem Geschäft zu essen. Ab und zu ein Klacks Margarine. Es ist ein Elend, Kind, ein Elend." Sie gibt ihnen noch einen guten Rat: Geht vor allem früh. Nunspeet ist besser als Vierhouten. Und der Vater von Bertien liefert noch Milch.

Dann kratzt Mentje all ihren Mut zusammen: „Frau Nachbarin, jemand muss meinen Vater verraten haben. Woher sollten die Moffen sonst von der Familie Friedman erfahren haben?"

„Ja, darüber haben Bram und ich uns auch schon oft Gedanken gemacht", erwidert die Nachbarin kopfschüttelnd. „Wir wohnen direkt neben euch und selbst wir haben nichts davon mitbekommen. Es ist eine furchtbare Geschichte, Kind."

„Kann das jemand bei Bertien gewesen sein?"

„Nein, auf gar keinen Fall", antwortet Nachbarin Lenie, ohne zu zögern. „Schau, das sind keine einfachen Leute, vor allem nicht als Nachbarn. In die Kirche gehen sie zwar nicht. Aber Verräter? Nein, sicher nicht. Wir bekommen einmal pro Woche Milch von ihnen im Austausch gegen selbst gebackenes Brot. Wenn ich Mehl und so weiter bekommen kann, backe ich für euch auch welches. Ansonsten fehlt es uns eigentlich an nichts. Aber wenn ihr die Walnüsse aus dem Baum bekommen könnt, dürft ihr euch gern so viele davon mitnehmen, wie ihr wollt."

„Vielen Dank, Frau Nachbarin."

Auf dem Hof stehen zwei große Nussbäume. Die untersten Zweige sind schon leer gepflückt, weiter oben hängt jedoch noch eine ganze Menge. Wie ein Affe klettert Henk durch die Zweige und wirft eine Handvoll Nüsse nach der anderen hinunter. Ilonka sammelt sie ein und legt sie in den Korb.

Das Haus könnte gut eine echte Grundreinigung vertragen, stellt Mentje fest. Sie schickt Femke zur Pumpe und schleppt selbst den Teppich aus dem schönen Zimmer. Mit größter Mühe wirft sie ihn über die Wäscheleine und schlägt dann mit einem Teppichklopfer darauf herum. Große Staubwolken fliegen heraus. Gemeinsam mit Femke schrubbt sie den Boden und schleppt den Teppich wieder zurück. „Wir arbeiten ganz schön hart, stimmt's?", behauptet Femke fröhlich.

Am späten Nachmittag kehren sie mit einem Korb voller Nahrungsmittel nach Hause zurück: Nüsse, selbst ausgegrabene Kartoffeln und drei Viertel eines Brotes mit vier vorsichtig daraufgelegten Eiern. „Die Gartenarbeit ist für Nachbar Bram viel zu schwer", plaudert Henk enthusiastisch. „Wenn ich ihm helfe, gibt er uns etwas vom Ertrag ab. Noch sind nicht alle seine grünen Bohnen gepflückt und ich darf auch beim Pflanzen helfen. Und er hat auch noch mehr Saatgut. Nur noch ein Weilchen und dann haben wir wieder eine Menge zu essen."

„Ich werde auch mithelfen", verkündet Femke.

Nur noch ein Weilchen, dann ist es Winter, denkt Mentje. Saat geht nicht von einem Tag auf den anderen auf, schon gar nicht, wenn es eisig kalt ist. Aber sie schweigt lieber.

Femke zwitschert wie ein Vogel. „Wir können der Frau bestimmt noch mal helfen, vielleicht gibt sie uns dann wieder Brot."

„Warte auf mich", quengelt Ilonka. „Ich bin müde."

An diesem Abend haben sie so viel zu essen, dass sie sich mit vollem Bauch ins Bett legen. Das Allerleckerste war das selbst gebackene Brot, obwohl sie nichts hatten, was sie draufstreichen konnten. Müde von dem vollen Tag schlafen sie sofort ein.

Nur Willem bleibt wach, hustet und ringt nach Luft. Das ganze Haus riecht nach dem Zeugs, mit dem ihm Tante Maria zu helfen versucht.

Früh am Morgen rennt Mentje leichtfüßig durch die Wiesen zum Bauernhof von Bertiens Familie, in der Hand die kleinste Milchkanne ihres Vaters. Die Sonne ist noch nicht aufgegangen und zu Hause schlafen alle noch. Sie weiß jedoch, wie früh ein Bauer zum Melken aufstehen muss und wie zeitig er danach mit dem Pferdefuhrwerk nach Nunspeet aufbricht.

Im Stall sitzen Bertien und ihre Eltern auf kleinen Melkstühlchen und melken. Alle drei haben einen Eimer zwischen die Knie geklemmt und eine Laterne neben sich zu stehen. Die weißen Milchstrahlen spritzen gegen die Seiten der Eimer.

Das vertraute Bild versetzt Mentje einen Stich ins Herz. Reglos bleibt sie auf der Schwelle stehen, bis sie bemerkt wird. Sie sind völlig erstaunt und froh. Aufrichtig froh. Sogar der mürrische Nachbar Geurt.

Dann die Frage, die sie mit Sicherheit noch sehr oft zu hören bekommen wird: Wo kommst du denn her? Wir haben gedacht …

Und dieselbe Antwort: aus Arnheim. Wir mussten die Stadt verlassen.

Endlich bekommt Mentje die Möglichkeit, ihre eigene Frage loszuwerden: „Die Nachbarin Lenie hat gesagt, dass wir bei euch vielleicht ein bisschen Milch kaufen könnten."

Bertiens Vater gibt die Antwort: „Als ich gehört habe, was bei euch passiert ist, habe ich vier von euren Kühen und ein paar Hühner geholt, bevor die Deutschen sie mitnehmen konnten. Später sind dann noch zwei Kühe ausgebrochen und hierhergelaufen. Die sind immer noch hier, eine von ihnen hat sogar gekalbt. Leider war es ein Stierkalb, aber das können wir im Winter schön schlachten. Wenn die Moffen vorbeischauen, verstecke ich sie im Wald hinter dem Haus."

Mentje fällt die Kinnlade herunter. „Ist das wirklich wahr?"

„Du kannst sie gern wieder mitnehmen, aber du kannst sie auch bei mir auf der Weide lassen und ich gebe dir einen Teil der Milch."

Darüber braucht Mentje nicht lange nachzudenken. „Wenn sie hierbleiben können, sehr gern. Und was ist mit den Hühnern?"

„Die legen im Moment nicht so gut, aber ich könnte dir ungefähr einmal pro Woche Eier mitgeben", erwidert Bertiens Mutter.

„Ich breche schon früh nach Nunspeet auf. Du kannst die Milch vorher gern abholen kommen", organisiert Nachbar Geurt.

„Entweder wird mein Cousin kommen oder ich selbst, vielen Dank."

Mit vier Eiern in einer Tasche und einer halb vollen Milchkanne trabt sie wieder nach Hause. Die Milch ist frisch und sahnig.

Ihr Herz hüpft genauso wie ihre Füße. Milch von unseren Kühen! Nun ja, zumindest teilweise.

Bevor die anderen wach werden, verteilt sie die Milch in zwei Kannen. In der einen ist die Milch für heute und der Rest muss bis zum Abend stehen bleiben, damit man den Rahm abschöpfen kann. Den Rahm wird sie dann in den Keller bringen. In einer Woche macht sie schließlich Butter.

Manche Dinge bleiben doch immer gleich. Das erfüllt sie mit einer traurigen Art von Glück.

Als die Sonne am nächsten Morgen ihre Nase über die Bäume erhebt, sind die Kinder schon auf dem Weg nach Vierhouten: Mentje, noch etwas wackelig auf dem Fahrrad von Tante Maria, Henk auf dem seines Vaters und Femke auf dem alten Fahrrad ihres Bruders – mit einem strahlenden Gesicht. Henk zieht den umgebauten Handkarren. Sie alle haben als Frühstück jeweils einen Apfel eingesteckt.

Ilonka hat wieder ein enormes Geschrei angefangen, als sie gemerkt hat, dass sie nicht mitdarf. „Schau doch mal, was du jetzt wieder angerichtet hast", hat Tante Maria Mentje getadelt. „Warum kann sie denn nicht mit?" Da hat Mentje all ihre guten Manieren vergessen. Was denkt sich ihre Tante eigentlich? „Wir fahren nicht zum Spaß dahin!", hat sie zurückgeblafft. Wenn sie mit der Tür hätte schlagen können, hätte sie das sicher getan, aber die Stalltür knallt nicht besonders gut.

Jetzt schämt sie sich ein wenig für ihren Wutausbruch. Vielleicht sollte sie nachher um Entschuldigung bitten.

Vielleicht. Vielleicht auch nicht.

Als sie vor drei Tagen durch Vierhouten gezogen sind, ist sie so müde gewesen, dass sie nur an das letzte Stück Weg bis nach Hause hat denken können. Jetzt nimmt sie ihr Dorf zum ersten Mal seit ihrer Rückkehr wirklich wahr. Alles sieht noch ganz genauso aus – hier ist nichts zerschossen, nichts abgebrannt, nichts bombardiert worden. Nur die Schule hat sich verändert: Dort sind keine Kinder mehr, sondern SS-Leute. Sie fahren so schnell wie möglich daran vorbei.

Im Geschäft erklärt ihnen ein junger Mann, wo sie die Nahrungsmittelkarten bekommen können. „Habt ihr Papiere?" Mentje zeigt ihm das Dokument, mit dem Tante Maria die offizielle Erlaubnis bekommt, Arnheim mit ihren vier Kindern zu verlassen. Gestempelt und datiert. „Ja, das reicht sicher."

Der Mann betrachtet sich die Einkaufsliste der Nachbarin Lenie und das Schreiben, auf dem sie bestätigt, dass Mentje die Einkäufe mitnehmen darf. „Der Brief ist super, hört ihr, ich kenne die alten Leute gut. Ich werde die Einkäufe gleich zusammenstellen, aber ich habe nicht viel von dem, was auf der Liste steht. Kommt zurück, wenn ihr eure Lebensmittelkarten habt."

Die Lebensmittelkarten sind kein Problem; auf der Verteilstelle wird ihre Erlaubnis sofort akzeptiert. Sie bekommen Lebensmittelkarten für eine Erwachsene und vier Kinder von neun, sechs, vier und zwei Jahren. Für Willem kriegen sie noch Karten für Milchpulver.

„Milch haben wir auf unserem Bauernhof genug“, traut Mentje sich zu sagen. Vielleicht kann sie die entsprechenden Gutscheine ja gegen etwas anderes eintauschen. Der Mann schaut allerdings noch nicht einmal auf. Er zeigt befehlend auf die Tür: Und jetzt verschwindet. Hastig verlassen sie das Büro.

„Hu, was für ein blöder Kerl“, brummt Femke.

„Das soll der sich noch mal erlauben“, erklärt Henk stur. Aber er äußert es leise, sodass der Mann es nicht hört.

Im Geschäft scheint man nur noch wenig bekommen zu können. Schließlich haben sie aber doch ein paar Dinge in ihrem Fahrradanhänger. Ein bisschen Milchpulver, ein paar Dosen ohne Etikett, ein Päckchen getrocknete Bohnen, Haferflocken und einen Block Fett. Darüber hinaus ein Stückchen Seife, vier Kerzen und eine Tube Zahnpasta. Nachbarin Lenie bekommt Putzmittel, Fett, Reis und ein paar Dosen. Ihre Bitte um Mehl, Hefe, Zucker, Kaffee und anderen Bedarf hat nichts gebracht.

Zu Hause angekommen, packt Henk den Handkarren aus. Die Einkäufe für die Nachbarin Lenie passen in den Fahrradkorb. „Ich bringe die Sachen schnell noch weg und dann bleibe ich noch ein bisschen bei ihnen und helfe Nachbar Bram im Garten“, ruft er über die Schulter.

„Frag die Nachbarin Lenie, was wir mit dem Fett machen sollen“, schreit Mentje ihm hinterher. „Und wie man Bohnensuppe macht.“

Als Henk bei Sonnenuntergang wieder zu Hause ist, ist er von Kopf bis Fuß mit Schlamm bedeckt. Tante Maria ist böse, denn wer soll all seine Kleidung waschen?

Henks Gesicht wird rot vor Wut. „Ich habe mich den ganzen Tag über kaputt geschunden! Kartoffeln und Bohnen gepflanzt und Eimer voll Wasser gepumpt! Alles nur, damit wir in ein paar Monaten etwas zu essen haben. Und was machst du? Jammern und schimpfen und nörgeln!“ Er rennt nach draußen und knallt die Tür hinter sich zu.

Seine Mutter sackt auf einen Küchenstuhl und legt den Kopf auf die Arme. Tränen laufen ihr übers Gesicht. Willem steht schockiert daneben, seinen Teddybären fest an sich gepresst.

„Tante Maria“, sagt Mentje leise. Die schaut langsam auf, einen toten Ausdruck in den braunen Augen. „Ich kann nicht mehr, Kind.

Ich bin so entsetzlich müde. Alles hier ist mir fremd, das Haus ist so winzig klein und das Klohäuschen so ekelhaft. Und dann die Sorgen um alles."

Sie seufzt von ganz tief unten. „Nachts bekomme ich kein Auge zu. Willem hustet die ganze Zeit, und wenn es ihm so dreckig geht, will er nur bei mir sein. Und egal, was ich versuche, ich kann ihm nicht helfen."

Die Tage bekommen ihren eigenen Rhythmus. Wenn am Sonntag die Glocken läuten, gehen sie in die Kirche. Tante Maria geht mit, wenn es das Wetter nur irgend zulässt. Dann wickelt sie Willem in eine Decke und trägt ihn den ganzen Weg liebevoll an ihre Brust gedrückt, die eine Hand hinter seinem Köpfchen.

Das sind die einzigen Male, in denen sie das Haus verlässt.

Der Sonntag ist auch der einzige Tag, an dem Mentje Zeit zum Lesen hat. Sie hat sich doch wieder dem „Kleinen Johannes" zugewandt, obwohl sie eine Abscheu vor dem Buch entwickelt hatte. Trotzdem muss sie einfach wissen, ob der kleine Johannes wieder zu seinem Vater zurückfindet. So klein ist er übrigens nicht mehr. Johannes bleibt eine Weile bei Klauber und Doktor Ziffer wohnen, um zu studieren. Aber die ganze Zeit über sehnt er sich vor allem nach seiner Jugend und seinem Vater zurück. Nach einer ganzen Weile bringen die beiden Ärzte ihn nach Hause zurück. Mit klopfendem Herzen liest Mentje weiter. Bis in die tiefsten Fasern ihrer Seele lebt sie mit Johannes mit.

Doch sein Vater scheint im Sterben zu liegen.

Und stirbt.

Da schlägt Mentje das Buch zu und rennt auf die Wiese, vor Entsetzen zittert sie am ganzen Körper. Nie, nie mehr will sie auch nur noch einen Buchstaben in diesem Buch lesen! Es ist ihr völlig egal, wie die Geschichte ausgeht. Das ist das widerlichste Buch, das sie je gelesen hat, das widerlichste Buch der ganzen Welt.

Das Milchholen wird Henks Aufgabe. Nachbar Geurt und er können gut miteinander – nun ja, so gut, wie man es bei einem sturen Kerl erwarten kann.

Wenn der Nachbar etwas Besonderes erledigt haben möchte, muss Henk helfen kommen. Er schaufelt und gräbt, schrubbt den Milchstall, hilft beim Reparieren der Zäune. An solchen Tagen bekommt er immer eine Kanne Abendmilch mit nach Hause, dazu noch ein kleines Extra zum Essen.

Das ist sein Lohn.

An anderen Tagen hilft er bei den Nachbarn Bram und Lenie: Er hackt Holz, klettert die Leiter hinauf, um den Schornstein zu fegen, und heizt das Backhaus an, wenn sie Mehl bekommen haben.

Dann kommt er abends mit einem frischen Brot unter dem Arm nach Hause. „Heute habe ich beim Kneten geholfen. Das ist eine ganz schön schwere Arbeit! Nachbar Bram kann nicht mehr, es bricht ihm den Rücken, sagt er. Und für Nachbarin Lenie ist es auch schwierig, sie hat nur noch wenig Kraft in den Händen."

Das Fahrrad seines Vaters ist wieder auf dem Dachboden versteckt. „Die Fahrräder werden beschlagnahmt, hört ihr", haben beide Nachbarn sie gewarnt.

Mentje übernimmt den Haushalt und kocht. Tante Maria fängt an, so gut sie es vermag, hier und da ein bisschen zu helfen, vor allem bei der Wäsche.

Femke hilft mit beim Buttermachen („Ruhig, ruhig, gleichmäßig drehen", belehrt sie Mentje) und beim Zubereiten von *Hangop*[7].

„Schade, dass wir für den *Hangop* keinen Honig haben", stellt Mentje sehnsüchtig fest, wenn sie an die Zeit zurückdenkt, als sie so alt war wie Femke jetzt. Damals war noch alles anders.

Mindestens einmal pro Woche gehen sie gemeinsam zur Nachbarin Lenie und helfen ihr, meistens beim Putzen. Es wird Mentjes und Femkes Aufgabe, in Nunspeet Einkäufe zu erledigen. Die Liste von Nachbarin Lenie haben sie immer dabei, in der Regel stehen die unmöglichsten Dinge darauf. „Man kann ja nie wissen", sagt diese dann zu ihrer Verteidigung.

Und immer kommen sie mit Lebensmitteln zurück: Brot, Haferflocken, ein Säckchen sorgfältig abgewogenes Mehl, ihre Ration Margarine. Einmal pro Woche ein Stückchen harten Käse und ein Gläschen Sirup oder Marmelade. Ganz gelegentlich ein Hauch Fleisch, das Mentje in den Eintopf rührt. Schweinefleisch oder ein Stück geräucherte Wurst, ein Döschen Pökelfleisch, manchmal ein bisschen Gehacktes. Selten Kaffee oder Zucker.

7 Anm. d. Übers.: Das ist ein niederländischer Nachtisch, der aus Buttermilch oder Joghurt hergestellt wird.

Henk stürzt sich mit Hingabe ins Bauernleben. Wenn er Nachbar Geurt auf dem Land hilft, kommt er völlig verdreckt nach Hause. Dann schwingt Femke den Pumpenschwengel für ihn und er wäscht sich einfach draußen. Genau wie das Mentjes Vater im Sommer immer gemacht hat und genau wie die Männer im Pass-Auf-Lager.

„Habt ihr gewusst, dass man Kartoffeln und Zwiebeln nicht nebeneinander anbauen kann?“, plaudert er dabei. „Man muss etwas anderes dazwischensetzen, Stangenbohnen zum Beispiel.“

Er besteht nur noch aus Haut und Knochen, aber seine Schultern sind breiter geworden. „Ich weiß jetzt ganz sicher, dass ich Bauer werden will, wenn ich groß bin“, verkündet er eines Tages, während er seine Haare trocken reibt.

Gelegentlich müssen sie in den Wald, um Holz zu sammeln. Je kälter es wird, desto öfter. Wenn das Wetter mitspielt, darf Ilonka mit. Aus Angst, dass sie sonst beim nächsten Mal zu Hause bleiben muss, benimmt sie sich ziemlich nett.

Der Wald liegt hinter den Wiesen, auf denen früher immer Kühe gestanden haben. Ein Teil davon befindet sich auf ihrem eigenen Grund und Boden. Es ist ein dichter Wald, allerdings nicht so dicht wie die Wälder rund um das Pass-Auf-Lager.

Femke und Ilonka sammeln dünne Zweige ein und stapeln sie auf dem Handkarren und Mentje hilft Henk mit der Trummsäge. Mit großer Mühe gelingt es ihnen, ein dickes Stück Baumstamm auf zwei Baumstümpfe zu heben. Dann setzt sich jeder von ihnen auf eine Seite, wobei sie den Stamm zwischen ihren ausgestreckten Beinen einklemmen, und schließlich fangen sie an, die Säge zwischen sich hin- und herzuziehen. Das hört sich sehr viel leichter an, als es ist. Am Anfang ist es eine elende Schinderei gewesen, aber inzwischen sind sie darin ziemlich geschickt geworden. Nur ihr Rücken und ihre Schultern tun ihnen weh.

„Ilonka und ich denken, dass es in dem Wald Feen gibt“, erklärt Femke eines Tages auf dem Heimweg. „Ich habe sogar eine gesehen!“, ergänzt Ilonka sofort.

Henk hört nicht einmal zu. „Nachbar Bram ist jedes Mal so froh, wenn ich Holz bringe, Mentje. Ich weiß nicht, was sie ohne mich anfangen würden.“

An einem regenreichen Tag fährt Mentje allein mit dem Fahrrad nach Nunspeet, um Nahrungsmittel zu kaufen und beim Arzt Medikamente für Willem zu holen. Sie nutzt die Gelegenheit, um in der Albertlaan kurz bei Opa Bakker und Tante Cor vorbeizuschauen, doch zu ihrer großen Enttäuschung sind sie nicht zu Hause. Sie fischt einen Bleistift aus der Tasche und schreibt einfach auf die Rückseite des Einkaufszettels von Nachbarin Lenie: „Lieber Opa Bakker und liebe Tante Cor, wir haben aus Arnheim fliehen müssen. Jetzt wohnen wir wieder bei uns zu Hause. Ich hätte euch gern Guten Tag gesagt und mich nach eurem Befinden erkundigt. Mentje."

Sie hat die Worte mit Bedacht gewählt, weil man nie wissen kann, wer diese Mitteilung findet. Sie schiebt sie unter der Eingangstür durch und fährt frohen Herzens wieder nach Hause. Es ist natürlich furchtbar schade, dass sie nicht da gewesen sind, aber jetzt wissen sie wenigstens, dass sie wieder sicher zu Hause ist.

Zu Hause stellt sie sich sofort an den warmen Ofen. Sie ist völlig durchnässt bis auf die Knochen und kalt ist ihr auch. Auf dem Ofen brodelt ein Topf Suppe fröhlich vor sich hin. „Das riecht ja lecker, Tante Maria", sagt sie freudestrahlend.

„Tja, das war auch eine ganz schöne Plackerei", erwidert die, während sie sich die Haare aus den Augen streicht. „Geh dir jetzt schnell etwas Trockenes anziehen, sonst erkältest du dich noch."

Alles ist hier besser als in Arnheim. Es laufen zwar Soldaten durch die Straßen, auch hier gibt es eine Ausgangssperre und für die Lebensmittelmarken bekommt man nicht einfach das, was man haben möchte. Aber es gibt keine Flugzeuge und keine Phosphorbomben, keine kaputten Fenster, hinter denen zerrissene Vorhänge flattern, und keine Tigerpanzer, die Häuser in Brand schießen.

Und es liegen nirgendwo tote Menschen auf der Straße.

Hier gibt es auf jeden Fall so viel zu essen, dass sie nie hungrig ins Bett gehen müssen. Es mag etwas eintönig sein, manchmal nicht mehr als zu Brei gekochte Kartoffeln, aus denen Tante Maria eine Art Suppe zusammengebraut hat, und klebriges Kriegsbrot, aber es macht wenigstens satt. Wenn sie abends auf ihren Matratzen liegen und den Geruch des Reetdaches direkt über ihren Köpfen riechen, sagt Henk zwar gelegentlich, dass er ohne Probleme ein Pferd verschlingen könnte. Aber Jungs essen nun einmal unglaublich viel

– sie sind wie Raupen, die einfach so lange weiterfressen, bis sie alle Blätter vom Baum gefressen haben.

Henk ist hier ein anderer Mensch geworden. Er arbeitet hart, überlegt sich die ganze Zeit Verbesserungsvorschläge und hängt seinen eigenen Zukunftsträumen nach. „Das musst du hören, Mentje …“, beginnt er dann. Manchmal ist sie völlig verblüfft, was er sich alles ausdenkt. Selbst wenn es etwas ist, was eigentlich nicht geht, äußert sie das lieber nicht.

Femke hat sich als das allerliebste Kind entpuppt. Sie hilft tatkräftig mit und vernachlässigt nur selten ihre Pflichten. Während des Holzsammelns fantasiert sie über Feen, die hoch in den Bäumen zwischen den Blättern leben. Auf dem Weg nach Nunspeet träumt sie von den schönsten Kleidern und Schuhen – und von Kobolden, die sich zwischen den Kürbisranken verstecken. Bleib du nur so klein und süß, denkt Mentje manchmal. Denn irgendwann einmal wirst du Wistik treffen und Klauber und Doktor Ziffer … Aber dann stocken ihre Gedanken.

Willem scheint es etwas besser zu gehen, obwohl er immer noch mager und bleich ist. Er weint viel weniger als in Arnheim. Manchmal rennt er ausgelassen durch das Haus, bis Tante Maria ihn zurechtweist. „Nicht so rennen, dann musst du wieder husten.“

Nur Ilonka verändert sich nicht. Mentje fängt an, es gut zu verstehen. Das Kind ist erst vier, aber es wird nie in den Arm genommen und geknuddelt wie ihr kleiner Bruder. Niemand hört ihm wirklich zu. Es muss die ganze Zeit zu Hause bleiben, weil es dauernd ungezogen ist. Und weil es sich abgewiesen fühlt, wird es nur noch schwieriger.

Als Mentje so klein war und auch noch in den Jahren danach, hat sie jeden Abend bei ihrem Vater auf dem Schoß gesessen, während der aus der Bibel vorgelesen hat. Nach dem Lesen hat er das Buch auf den Tisch neben seinem Stuhl gelegt und ihr noch mehr vom Herrn erzählt, denn er kannte ihn sehr gut. So hat sie ihn auch kennengelernt: eng an ihren Vater gelehnt, den groben Stoff seiner Jacke an ihrer Wange, das Klopfen seines Herzens unter ihrem Ohr, seine große Hand um ihren Kopf, seine schwieligen Bauernfinger, die ihre Wange gestreichelt haben.

Das ist eines der Dinge aus ihrer Kindheit, an die sie sich am besten erinnert. Was werden später Ilonkas Erinnerungen sein?

Mit jedem Tag wird es kühler. Bald werden die Bäume ihre wunderschönen gelben, roten und goldenen Blätter verlieren und nur noch ihre kahlen Zweige in den Himmel strecken.

Die Regale in den Geschäften werden leerer und leerer. Im November wird die Anzahl der Lebensmittelmarken verringert – das bedeutet weniger Brot, weniger Margarine, Mehl und Graupen, alles weniger. Kaffeemarken gibt es überhaupt nicht mehr. Die Marken für Fleisch können sie von nun an im Ofen verheizen.

Wenn Henk einen Tag beim Nachbarn gearbeitet hat, kommt er regelmäßig mit Geschichten nach Hause. „Er hat im Schweinestall ein Radio versteckt", berichtet er zum Beispiel im Vertrauen. Nachbar Geurt hat ein Radio? Mentje weiß, dass diese Familie nie ein Radio besessen hat – das war eins von den Dingen, über die sich Bertien oft aufgeregt hat.

Meistens berichtet Henk über den alliierten Vormarsch, aber gelegentlich geht es auch um die Niederlande selbst. „Nachbar Geurt sagt, dass das gesamte Gebiet südlich der Grebbelinie[8] geräumt worden ist. Das ist jetzt alles militärisches Sperrgebiet."

In Vierhouten machen noch andere Gerüchte die Runde, geflüsterte Geschichten, die man sich nur hinter vorgehaltener Hand erzählt. „Im Wald hier direkt hinter dem Dorf hat ein Haufen Juden biwakiert, davon haben wir nie etwas mitbekommen."

Was?

„Da waren Hunderte von Juden. In Höhlen unter der Erde, wie die Kaninchen."

Waren?

Die sind da immer noch, will Mentje dazwischenrufen. Und *nicht* wie Kaninchen in Höhlen unter der Erde! In Häusern mit Tischdecken und Bildern an den Wänden und Betten mit Matrat-

---

8 Anm. d. Übers.: Die Grebbelinie ist ein Teil der *„Hollandse Waterlinie"*, einem Verteidigungssystem aus dem 18. Jahrhundert, das seitdem immer wieder modernisiert worden ist. Mit ihm konnten weite Teile der Niederlande durch Öffnen der Schleusen und das Durchbrechen von Deichen und Dämmen unter Wasser gesetzt werden, um die niederländischen Kerngebiete (vor allem das später *„Randstad"* genannte Gebiet rund um Rotterdam, Den Haag, Amsterdam und Utrecht) zu sichern. Die Grebbelinie verlief 1940 von Rhenen am Niederrhein über Amersfoort und Soest zum Ijsselmeer.

zen. Menschen, die Freud und Leid miteinander teilen, während sie ängstlich auf die Befreiung warten.

Als die Geschichten drei Tage später noch ein bisschen schlimmer werden und sie in der Nacht vor Unruhe nicht schlafen kann, beschließt Mentje, bei Opa Bakker und Tante Cor Erkundigungen einzuziehen.

„Ich gehe ein bisschen spazieren", teilt sie den anderen am nächsten Morgen mit, fügt dann aber hinzu: „Nein, es darf keiner mitkommen. Ich wäre gern ein bisschen allein."

Am Anfang marschiert sie zügig los, um den verdutzten Augen der beiden Mädchen zu entfliehen. Sobald Vierhouten hinter ihr liegt, geht sie es ruhiger an. Die frische Luft weht ihren Kopf wunderbar klar.

Tante Cor und Opa Bakker sind vor Freude ganz aus dem Häuschen, als sie Mentje sehen. „Kind, wie geht es dir?" Tante Cor umarmt Mentje und drückt sie fest an sich.

Mentje schließt für einen Augenblick die Augen, genießt die Liebe und bedingungslose Annahme, die sie herzlich einhüllen. Wie lange ist es her, dass sie so von jemandem umarmt worden ist?

Opa Bakker streichelt ihr über den Kopf. „Unser tapferes Mädel."

Tante Cor tritt einen Schritt zurück. Die Umarmung ist vorbei. „Du siehst gut aus, du bist nur viel zu dünn. Habt ihr denn nicht genug zu essen?"

Mentje nickt. „Doch, haben wir."

„Setz dich doch", lädt Opa Bakker sie ein. „Du kannst auch gern etwas trinken, und wer weiß, vielleicht haben wir auch noch ein paar Plätzchen."

Lächelnd verteilt Tante Cor den Kaffee aus der Kanne vom Ofenrand. Sie legt Mentje ein Plätzchen hin. Mentje fragt nichts. Sie weiß, dass das Trostplätzchen sind, die für diejenigen aufbewahrt worden sind, die sie nötig haben. Opa Bakker und Tante Cor trinken nur Kaffee.

Mentje erzählt, wie es auf dem Bauernhof läuft – nicht alles, das geht nicht. Dann allerdings kann sie sich nicht mehr länger zurückhalten. „Opa Bakker, ich habe gehört, dass das Pass-Auf-Lager entdeckt worden ist, aber ich weiß nicht genau, wie das passiert ist und wie es nun aussieht. Kannst du mir das bitte erzählen?"

„Es ist tatsächlich entdeckt worden", bestätigt Opa Bakker mit einem ernsten Gesicht. „Am Sonntag, dem 29. Oktober."

„Aber das ist der Geburtstag von Bart und Tante Cor!", ruft Mentje entsetzt. „Ich habe an dem Tag noch an euch gedacht, Tante Cor!"

„Das ist lieb von dir."

„An ihrem Geburtstag, das stimmt", fährt Opa Bakker mit seinem Bericht fort. „Wir haben morgens noch selbst gebackene Plätzchen vorbeigebracht. Am selben Abend ist das Lager durch zwei SS-Leute entdeckt worden. Die hatten wahrscheinlich beschlossen, an ihrem freien Tag jagen zu gehen. Der eine war ein Landwächter[9], dessen Vater Forstarbeiter gewesen war, deswegen kannte er den Wald seit seinen Kindertagen ziemlich gut. Der andere ist ein Deutscher gewesen. Wie dem auch sei, sie sind zufällig in der Brandschneise zwischen Waldstück 1 und 2 gelandet …"

„Das ist doch die Schneise, die ich jeden Tag auf dem Weg zur Schule überqueren musste", erwidert Mentje entsetzt.

„Die SS-Leute haben gehört, dass da jemand Holz sägt, und da haben sie Verdacht geschöpft", macht Opa Bakker weiter. „Am Sonntag wird doch eigentlich nicht im Wald gearbeitet. Und das auch noch in der Dämmerung? Sie sind also nachschauen gegangen und genau in diesem Augenblick hat Eddie Bloemgarten, ohne sich umzusehen, die Schneise überquert. Er hat Wasser holen wollen."

„Eddie? Aber der ist doch immer so vorsichtig gewesen!", entgegnet Mentje verblüfft. „Der hat sich doch nie getraut, so eine Brandschneise zu überqueren."

Opa Bakker zuckt mit den Schultern. „Nun, dieses eine Mal ist er mit Sicherheit nicht besonders vorsichtig gewesen, denn die Moffen müssen ziemlich gut zu sehen gewesen sein, während er in aller Seelenruhe auf die andere Seite gelaufen ist."

„Er war manchmal ganz schön in Gedanken versunken." Dass es ausgerechnet Eddie gewesen ist, der den Fehler gemacht hat, macht sie sehr traurig. „Und dann?"

„Anscheinend haben sie Eddie gepackt und verhört, aber weil er

9 Anm. d. Übers.: Die *Nederlandse Landwacht* war eine durch die Deutschen 1943 eingerichtete paramilitärische Freiwilligeneinheit, die Polizeiaufgaben übernahm.

viel jünger aussieht als sechzehn, haben sie wohl gedacht, dass er noch ein Kind ist, und haben ihn laufen lassen."

Mentje bekommt einen Kloß im Hals. „Der arme Eddie. Der war sicher zu geschockt, um antworten zu können."

„Was genau passiert ist, werden wir wohl nie erfahren. Auf jeden Fall haben sie ein paarmal in die Luft geschossen und irgendwas geschrien. Walter sagt, es sei *„Raus, du Jude, raus, raus!"* gewesen, aber Salvador sagt, dass sie *„Raus mit euch!"* gerufen haben. Sie hätten vielleicht gedacht, dass sich Leute vom Widerstand oder alliierte Piloten im Wald versteckt haben. Und in diesem Fall wäre es für sie natürlich gefährlich gewesen, weiter in den Wald hineinzugehen."

„Also haben sie gar nicht gewusst, dass es Juden gewesen sind?"

„Das wissen wir nicht genau. Was Salvador sagt, scheint plausibel zu sein, denn sie haben nicht selbst nachgeschaut, obwohl sie bewaffnet gewesen sind. Sie sind nach De Paasheuvel zurückgegangen – da ist eine große deutsche Garnison –, um Verstärkung zu holen. Das hat die Untergetauchten gerettet, denn so konnten sie tatsächlich flüchten."

„Aber es heißt, dass … einige … erschossen worden sind." Eigentlich möchte Mentje nicht danach fragen, aber sie muss es wissen, sonst kann sie heute Nacht wieder nicht schlafen.

„Das stimmt." Opa Bakker starrt durchs Fenster. „Ein paar konnten nicht entkommen."

Jetzt geht es nicht anders. „Was ist mit Bart und Han?"

„Die schon. Die ganze AM-Hütte hat sich retten können: Bart und Han, Wim und Flora, Salvador, alle. Sie sind wieder untergetaucht. Wir wissen nicht genau, wo, aber alle sind sicher. So wie immer hat der Baum für die meisten eine neue, sichere Unterkunft zu finden gewusst."

Eine Welle der Erleichterung überflutet Mentje. Han und Bart leben noch, bis heute. „Und Eddie? Und Walter?"

„Die Familie Bartfeld ist ebenfalls entkommen. Sie sind bei einem Bauern irgendwo in der Gegend von Ermelo, der denkt, dass sie Flüchtlinge aus Arnheim sind. Eddie und Salvador haben sich auch dafür ausgegeben und so für eine Zeit lang eine Unterkunft bei einem Bauern bekommen. Mittlerweile sind sie in Sicherheit gebracht worden."

„Herr und Frau de Vos haben noch beim Ausräumen geholfen. Das ist eine furchtbare Nacht für sie gewesen“, ergänzt Tante Cor.

„Sagen wir lieber, eine ängstliche Woche“, erklärt Opa Bakker.

Opa weicht der Frage aus, wer getötet worden ist, erkennt Mentje. Er redet drum herum. Sie lässt ihn jedoch reden – auch für sich selbst zögert sie den Augenblick heraus, an dem sie hören muss, was sie nicht hören will.

„Am Montagmorgen haben die Moffen alle Bauern, die noch Pferd und Wagen hatten, zusammengetrommelt, um das Lager leer zu räumen. Peter Doppenberg musste auch kommen und der kannte den Weg außergewöhnlich gut, weil er ja so oft Sachen dorthin gebracht hat. Der hat später erzählt, dass er Todesängste ausgestanden hat, denn sein Pferd ist ein schlaues Tier gewesen, das ganz von allein den bekannten Weg eingeschlagen hat. Doppenberg hat die Zügel ganz schön anziehen müssen, um keinen Verdacht zu erregen. Alles zusammen haben sie vierundzwanzig Fuhrwerke voll nach De Paasheuvel gefahren. Danach haben die Moffen Handgranaten in die Hütten geworfen und so das ganze Lager verwüstet.“

Er schweigt. Mentje sieht wohl, dass der Bericht dem alten Mann schwerfällt, aber sie muss es wissen.

„Wer ist alles umgekommen, Opa?“

Er betrachtet sie lange und ernst. „Willst du es wirklich wissen, Mentje? Es ist … sehr schlimm.“

„Ich muss es wissen, Opa. Sonst frage ich mich das den Rest meines Lebens und dann tut es auch die ganze Zeit weh.“

Opa Bakker holt tief Luft und nimmt noch einen Schluck von seinem kalt gewordenen Kaffee. „Zu der Zeit haben sechsundachtzig Leute da gewohnt. Frag mal Tante Cor, denn die hat immer das Essen verteilt. Davon haben achtundsiebzig überlebt.“

Dann sind acht Menschen gestorben, rechnet Mentje schnell aus. Sie wartet.

Der alte Mann seufzt. „Das Ehepaar de Leeuw und ihr Sohn Johan.“

An diese Menschen erinnert sie sich nicht einmal. Möglicherweise sind sie erst ins Lager gekommen, als sie schon weg gewesen war. Gut, das sind schon einmal drei. Sie sagt nichts, damit Opa Bakker von allein weitermacht.

„Kannst du dich noch an Onkel Max und Kaatje Gompes erinnern?"

Natürlich! Die alten Leute, die früher in Arnheim gewohnt hatten und die die ganze Zeit so furchtbar getratscht haben. Onkel Max, der so stolz gewesen war auf seine Orden, und Kaatje, die Diabetes gehabt hat. „Sind sie tot?"

„Ja. Herr de Vos hat erzählt, dass sie zwei Tage und zwei Nächte durch die Gegend geirrt sind, ohne etwas zu essen oder zu trinken und ohne Medikamente für Tante Kaatje. Dann haben sie sich auf einen Hügel gesetzt und gehofft, dass sie jemand findet. Das ist dann auch geschehen, aber leider waren es ein paar Landwächter. Auf dem Weg nach De Paasheuvel durfte Max beim *Huize Pas-Op* ein bisschen Wasser trinken und Tante Kaatje bekam einen Apfel. Sie ist danach im Keller von De Paasheuvel gestorben und Onkel Max haben sie vor dem Gebäude erschossen."

Für einen Augenblick schließt Mentje die Augen. Diese armen Leute. So möchte doch niemand sterben, und wenn er auch noch so alt sein sollte. Man will in seinem eigenen Bett liegen, mit einem Kissen unter dem Kopf. Aber in einem kühlen Keller? Oder draußen erschossen werden?

Mentje schüttelt den Kopf, um die Bilder aus ihren Gedanken zu verbannen. „Das sind bisher insgesamt fünf Menschen. Wer sind die anderen drei?"

Erst wieder ein Schlückchen Kaffee. „Der kleine Johnny Meijers."

Mentje wird bleich. „Das ist doch das kleine Kerlchen, das sich einmal so gut versteckt hat, dass ihn niemand hat finden können! Aber der ist doch erst sechs gewesen! Haben sie ihn erschossen? Das kann doch nicht sein!"

„Doch, es ist so." Je weiter Opa berichtet, desto dunkler wird seine Stimme. „Anscheinend ist sein Vater mit ihm zurückgegangen, um noch ein paar Wertgegenstände zu holen, und dann sind sie beim Lager durch die Landwächter gepackt und neben dem Tongerenseweg erschossen worden. Auch der kleine Johnny."

Er erzählt lange nicht alles, das hat Mentje schon vor einer Weile gemerkt. Sie braucht auch nicht alles zu hören. „Und der achte, Opa?"

Opa Bakker wirft seiner Frau einen Blick zu. Die legt ihre Hand auf die seine und antwortet an seiner Stelle: „Das war Herr Spijer, Mentje.“

Nein! Nicht der liebe Herr Spijer, von dem sie so viel gelernt haben. Bitte nicht!

„Herr Spijer, ja“, erklärt Opa Bakker. „Ich finde das so schlimm für dich, Mentje.“ Es klingt niedergeschlagen und er kann nicht weiter. „Sein Magengeschwür hat wieder zu bluten angefangen. Wir wollten ihn am nächsten Tag ins Krankenhaus nach Ermelo bringen, aber als einer von den Jungen ihm nach der Entdeckung aus dem Lager helfen wollte, hat er wohl gesagt: ‚Die Moffen sind schon unterwegs. Du hast keine Zeit mehr, lass dich bei deiner Flucht nicht aufhalten. Du hast noch dein ganzes Leben vor dir. Ich bin ein alter Mann, für mich gibt es doch keine Zukunft mehr.‘“ Opa holt sein verschlissenes Taschentuch aus seiner Tasche und schnäuzt sich die Nase. „Auch er ist erschossen worden.“

Der Weg nach Hause ist lang, denn Mentje geht nur sehr langsam. Sie ist dankbar, dass Han und Bart und die anderen in Sicherheit sind. Wegen Onkel Max und Tante Kaatje ist sie traurig und ganz furchtbar traurig wegen dem kleinen Johnny, der nur sechs Jahre alt geworden ist und nie in seinem Leben frei herumrennen konnte.

Aber Herr Spijer?

Auch wegen ihm weint ihr Herz. Bei ihm erinnert sie sich noch an die kleinen Besonderheiten: die kurzen, dicken Finger, mit denen er ihnen Dinge im Atlas gezeigt hat, die kleinen Handbewegungen, die er gemacht hat, wenn er etwas erklärt hat. Sie erinnert sich an die kleine runde Brille, die dünnen Härchen, die er sich quer über den Schädel gekämmt hatte, seine gebrochene Stimme, die weisen Dinge, die er gesagt hat. Seine Worte: „Wir Älteren vertrauen auf eure Jugend und manchmal klammern wir uns an eurem Optimismus fest.“ Und die wunderschönen Gedichte, die er vorgelesen hat.

Der Weg nach Hause ist nicht lang genug. Als sie die Stalltür öffnet, sind ihre Tränen immer noch nicht versiegt.

26. Kapitel

In den Wochen vor dem Weihnachtsfest wird alles noch knapper, als es bisher schon gewesen ist. Die Schlangen vor den Geschäften in Nunspeet werden länger und in den Auslagen liegt immer weniger. Auch die Milch, die Henk vom Nachbarn Geurt mitbekommt, wird jede Woche weniger. „Was das Problem ist, weiß ich nicht, aber die Kühe geben ständig weniger“, erzählt er mit einer Sorgenfalte auf der Stirn. „Eier gibt es auch keine mehr, ich habe es mit meinen eigenen Augen gesehen.“

Mentje nimmt die Kanne von ihm entgegen und schöpft vorsichtig den Rahm ab. Auch die Rahmschicht wird immer dünner – am kommenden Freitag werden sie wohl keine Butter machen können. „Im Winter ist das immer so“, beruhigt sie ihren Cousin.

Ab Mitte Dezember bekommen sie für Zucker, Haferflocken, Margarine, Marmelade und Käse keine Lebensmittelmarken mehr. Die Brotration wird erneut verkleinert, genauso wie die Zuteilung für Mehl. Nachbarin Lenie kann höchstens alle vierzehn Tage ein Brot für sie backen.

Zum ersten Mal macht Mentje von den Kartoffelmarken Gebrauch: einen großen Sack für sie selbst und einen kleinen für die Nachbarn. Alles wird aufs Gramm genau abgewogen. Die Kunden beobachten die Waagschale mit Argusaugen, denn es wäre dem Rest gegenüber nicht ehrlich, wenn einer von den geringen Vorräten zu viel bekäme.

Die Kartoffeln haben keine gute Qualität, bemerkt Mentje. Ihr Vater hätte diese schwammartigen Dinger an die Kühe verfüttert.

„In den Städten ist es noch viel schlimmer“, weiß Henk zu berichten. „Im Radio reden sie von einem Hungerwinter im Westen, sagt Nachbar Geurt. Die Leute da essen alles, was sie kriegen können. Was genau, haben sie nicht gesagt, aber ich glaube, dass sie sogar Ratten essen.“

„Bah! Igitt, Henk!“ Mentje läuft ein Schauer über den ganzen Körper. „Du vermutest auch immer gleich das Schlimmste.“

„Und wenn du nun nicht verhungern willst?“, trumpft er auf. „Glaub mir, dann isst du eine Ratte, als wäre es gebratenes Hühnchen.“

„Hör auf!“, ruft Mentje zitternd und Femke kreischt vor Abscheu.

„Mädchen kreischen auch wegen nichts“, erwidert Henk stur.

„Aber es ist doch furchtbar!“, entgegnet Mentje. „Die armen Leute!“

„Sie haben auch kein Holz für den Ofen mehr und dann sterben sie vor Kälte, sagt Nachbar Geurt“, berichtet Henk begierig weiter. „Sie hacken sogar ihre vornehmsten Möbel klein, um sie zu verbrennen.“

„Was bin ich froh, dass wir jetzt hier wohnen“, erklärt Femke vom Grund ihres Herzens.

Henk hat sich schon umgedreht, als ihm auf einmal durch den Kopf schießt: „Ehe ich's vergesse: Nachbar Geurt will mit dir reden.“

„Mit mir? Warum denn?“

„Woher soll ich das wissen? Du sollst morgen hingehen.“

Mitten in der Nacht hört Mentje, wie Femke leise vor sich hin weint. „Was ist los?“

„Ich habe so schlecht geträumt“, flüstert das Mädchen.

Mentje zieht es zu sich heran. „Möchtest du es mir erzählen?“

Sie spürt, wie ihre Cousine nickt. „Ich habe geträumt, dass wir in Arnheim sind, und dann ...“

Mentje streichelt ihr die Wange. „Ganz ruhig, das ist nur ein Traum gewesen. Wenn du einfach erzählst, was passiert ist, dann bist du es los und dann geht die Angst auch weg.“

Es bleibt für einen Augenblick still. „Und dann ... bist du verhungert.“

Mentje spürt, wie ihr das durch den Körper fährt. Und Femke ist noch so klein! „Ich bin noch da, Femke. Ich bin ganz doll lebendig, wirklich wahr.“

Da entspannt sich das Kind ein bisschen.

„Ich sterbe erst, wenn ich steinalt geworden bin“, verspricht Mentje.

Ihre Cousine denkt darüber nach. „Aber wenn du vorher nichts mehr zu essen hast?“

„Dann … koche ich eine Ratte."

Femke fängt an zu kichern. „Das machst du bestimmt nicht!"

„Und du auch nicht", lacht Mentje mit ihr mit. Sie sind und bleiben Cousinen.

„Wir müssen das Stierkalb schlachten." Nachbar Geurt grüßt nicht und schaut auch nicht auf. Rhythmisch spritzen die Milchstrahlen in den Eimer. „Ich muss es im Stall halten, draußen wird es zu kalt. Und das wird gefährlich. Die Soldaten kommen jeden Tag zum Milchholen hier vorbei."

„Gut, dann tun wir das. Wann?" Auch Mentje bleibt sachlich.

„Heute Abend." Tagsüber können sie das Risiko nicht eingehen, begreift sie, weil die Soldaten jeden Augenblick vor der Tür stehen könnten.

„Ihr könnt hier schlafen und morgen früh wieder nach Hause gehen", erklärt Bertiens Mutter, während sie einfach weitermelkt.

Mentje überlegt kurz. „Vielen Dank. Sollen wir unsere Decken mitbringen?"

„Die braucht ihr nicht. Nur Fleischsäcke und Messer."

Auf dem Heimweg eröffnet Henk ihr: „Ich habe keine Ahnung vom Schlachten."

„Du musst einfach nur tun, was Nachbar Geurt dir sagt."

„Ja, aber …" Er schweigt verlegen.

„Kannst du kein Blut sehen? Oder gruselt es dich davor?" Mentje legt besonderen Nachdruck auf das Wort „gruselt".

„Natürlich nicht!" Er tritt gegen ein Grasbüschel auf der Wiese. „Ich kann doch nicht allein einen Handkarren voller Fleisch nach Hause bringen", bemerkt Mentje schließlich mit Verweis auf seine Männlichkeit. „Also gut."

Zu Hause angekommen, versucht sie sich daran zu erinnern, was ihr Vater früher alles getan hat, wenn sie selbst geschlachtet haben. Eine Grube im Gemüsegarten zwischen den Beeten, schießt es ihr durch den Kopf. „Eine Grube?" Verdutzt schaut Henk sie an. „Warum? Der Boden ist gefroren!"

„Gerade deswegen. Dann bleibt das Fleisch kalt und verdirbt nicht."

„Aber dann wird doch alles voller Erde!"

Sie bleibt geduldig. Woher soll er es denn auch wissen? „Wir verpacken das Fleisch portionsweise in Fleischsäcke und wickeln alles zusammen in Segeltuch. Genauso wie man es mit Butterbroten in Papier macht."

„Und das funktioniert?" Er kann es immer noch nicht glauben.

„Ausgezeichnet, schon seit Jahrhunderten. Wenn wir es richtig anstellen, haben wir bis lange nach Weihnachten jede Woche eine Portion Fleisch. Und sogar leckeres Fleisch!"

Er hackt mit der Ferse seines Schuhs auf den Boden. Der ist so hart wie Eis. „Können wir es nicht einfach draußen aufbewahren? Es friert doch."

„Und wenn dann die Sonne daraufscheint? Dann verdirbt alles, bevor wir es essen können. Oder die Moffen finden es und nehmen es mit."

Henk wägt die verschiedenen Möglichkeiten ab. „Also gut. Aber ich breche mir den Rücken bei diesem harten Boden."

„Das weiß ich. Trotzdem vielen Dank."

Den ganzen Tag über ist er am Graben. Er hackt auf den gefrorenen Boden ein und kann mit der Schaufel ein kleines bisschen losbekommen. Ab und zu kommt er herein und wärmt sich die Hände am Ofen. „Du Armer", sagt Femke dann geschwisterlich.

Mentje spült die Fleischsäcke blitzsauber und hängt sie an die Wäscheleine über dem Ofen, damit sie trocken werden. „Ihr habt also euer Fleisch immer so aufgehoben?", will Tante Maria skeptisch wissen.

„Im Winter schon. Im Sommer funktioniert das natürlich nicht."

Es ist kurz still. Dann offenbart ihre Tante: „Ich verstehe immer noch nicht, wie sich deine Mutter an dieses Leben hier gewöhnen konnte. Sie ist in einer außergewöhnlich gebildeten Familie bei uns in der Nachbarschaft aufgewachsen. Sie war nur das Beste gewöhnt. Aber nachdem sie deinen Vater getroffen hatte, schien sie den Verstand verloren zu haben. Und dabei war er sogar noch eine ganze Ecke älter als sie."

Zum Glück hat Mentje ihrer Tante den Rücken zugewandt, denn vor Wut vergisst sie all ihren Respekt vor älteren Leuten. Sie ballt die Fäuste, beißt die Zähne aufeinander, bis sie knirschen, und presst ihren Mund zu einem verbitterten Strich zusammen. Ohne ihre Tante eines Blicks zu würdigen, verlässt sie mit kerzengeradem Rücken die Küche. Sie muss all ihre Fassung bewahren, denn wenn sie Henk gewesen wäre, hätte sie diesem Weib eine blutige Nase besorgt und ihr alle Zähne aus dem Gesicht geschlagen.

Der Kummer kommt erst später. Ihr Vater. Der jeden Tag so hart gearbeitet hat, von morgens früh bis abends spät. Der sie mit unendlicher Liebe großgezogen hat, der ihr erzählt hat, wie schön ihre Mutter gewesen ist und wie sehr sie sich geliebt hatten. Und auch, wie sehr ihre Mutter sie geliebt hatte, noch bevor sie geboren worden war.

Für sie war er Vater und Mutter gewesen, sodass sie ihre Mutter nie wirklich vermisst hat.

Und jetzt kommt dieses Weib mit seinen Dreckfüßen und trampelt auf ihren schönen Erinnerungen herum!

Erst als es Zeit wird, die Fleischtücher zu holen, geht sie wieder nach drinnen. „Welche Laus ist dir denn heute über die Leber gelaufen?“, will Tante Maria wissen.

Mentje antwortet bewusst nichts. Sie falten schnell die sauberen Säcke aus Nesseltuch zusammen und greift eine der unmarkierten Dosen aus dem Regal.

„Ich rede mit dir, Kind.“

Ohne zu antworten, geht Mentje wieder nach draußen. „Du sollst nicht so unverschämt sein!“, hört sie ihre Tante noch rufen. Es ist schwierig, nicht zurückzuschnauben, aber es gelingt ihr. Sie ist fast schon ein bisschen stolz auf sich.

Ihre Jacke, ihre Mütze und ihren Schal hat sie schon über die Leiter bereitgelegt. Sie findet die beiden Schlachtermesser an der Stelle, an der sie ihr Vater noch versteckt hat. Als sie die Stalltür hinter sich zuschiebt, steht Henk schon neben dem Handkarren und wartet.

Das Schlachten geht sehr viel schneller, als Mentje erwartet hatte. Nachbar Geurt, seine Frau und seine Tochter wissen ganz genau, was sie tun müssen. Dazu kommt, dass das Kalb kleiner ist als erwartet. „Ja“, bedauert Bertiens Mutter, als könne sie Gedanken lesen, „es ist jammerschade, dass wir es nicht etwas länger mästen konnten.“

Nachbar Geurt schneidet einen ordentlichen Haufen Fleisch für die Nachbarn Lenie und Bram ab und sägt dann das übrig gebliebene Gerippe in zwei große Stücke. „Das ist euer Teil. Bertien, hilf den Kindern beim Ausbeinen. Und das hier trage hinein, das müssen wir sauber machen."

Bertien geht mit einem starren Gesicht in die Küche, schmeißt das halbe Gerippe auf den Tisch und fragt Mentje: „Wie groß?" Sie hat die Störrigkeit ihres Vaters geerbt, was man vor allem dann sieht, wenn sie widerwillig beim Schlachten helfen muss.

Mentje wirft einen flüchtigen Blick auf Bertiens Mutter, die auf der anderen Seite des Tisches zugange ist. „Etwas kleiner als die Stücke von euch."

Bertien deutet es mit dem Messer an.

„Ja, so", nickt Mentje.

„Das ist aber ganz schön klein", erklärt Bertiens Mutter. „Denk daran, dass das Fleisch noch zusammenschrumpelt, wenn du es kochst."

„Oh, ja." Mentje wird unsicher. „Wie groß müssten sie denn sein?"

Die Bauersfrau kommt um den Tisch herum und schneidet mit ihrem Messer eine Kerbe ins Fleisch. „So groß, würde ich sagen."

„Oh. Gut, danke."

Henk hat an der Pumpe Wasser geholt und schrubbt nun mit Nachbar Geurt gründlich den Stallboden. Die festen Besen reiben über den rauen Boden.

Bertien geht geschickt mit dem Messer um. Mentje kommt mit der Handsäge nicht so gut klar, aber dank Bertiens Anweisungen gelingt es ihr schließlich doch. Sie verpacken die Fleischbrocken jeweils für sich und gehen dann zur Pumpe, um die Messer und die Säge zu säubern. „Wie war es denn in Arnheim?", erkundigt sich Bertien etwas zugänglicher.

„Erst ganz gut, aber dann nicht mehr."

„Wir hatten schon gedacht, die Moffen hätten dich auch mitgenommen."

Sie muss das Thema wechseln. Sonst findet Bertien unter Umständen noch heraus, dass sie ein Jahr woanders verbracht hat. „Ich habe gewusst, dass meine Tante in Arnheim lebt." Sie schaut sich schnell nach links und rechts um und flüstert leise: „Hast du noch deinen Freund?"

Sie sind nur zu zweit an der Pumpe, die Luft ist also rein. „Schon eine ganze Weile nicht mehr. Er war … Ich möchte nicht mehr über ihn sprechen. Du solltest mal den Freund sehen, den ich jetzt habe!" Bertien spricht noch etwas leiser. „Das ist schon ein richtiger Mann."

In dieser Nacht schlafen Henk und Mentje unter der Daunendecke auf einer Matte neben dem Kamin. Noch vor Tag und Tau schieben sie den Handkarren voll abgepacktem Fleisch, alles in Segeltuch gehüllt, durch einen leichten Schneeschauer nach Hause. Sie gehen zügig, denn es ist elend kalt. Ihre Fußspuren bleiben hinter ihnen im Schnee zurück.

Am ersten Weihnachtsfeiertag gehen sie morgens in den Gottesdienst. In der Kirche ist es eiskalt. Die Menschen sitzen in ihre Mäntel gehüllt da, die Mützen über die Ohren und die Schals bis über die Nasen gezogen. Zum Glück ist Willem in ihrem warmen Haus geblieben, wo Femke auf ihn aufpasst.

Tante Maria weint den ganzen Gottesdienst hindurch. Henk ärgert sich sehr darüber, aber Mentje kann es verstehen. An Tagen wie diesen kann einem die Sehnsucht zu viel werden. Tante Maria vermisst Onkel Jak, genauso wie sie ihren Vater vermisst. Es ist ein schmerzhafter Verlust, für den es weder Worte noch Tränen gibt, wie ein großer, leerer Platz tief im Inneren der Seele. Ihr leerer Platz wird eines Tages wieder gefüllt werden. Deswegen weint Mentje nicht, sondern empfindet nur eine große Sehnsucht. Doch der von Tante Maria wird für den Rest ihres Lebens leer bleiben.

Zu Hause kochen sie das größte Stück Kalbfleisch. Henk hat es gestern Abend ausgegraben. „Vergiss nicht, das Segeltuch wieder richtig gut zusammenzufalten", hat Mentje ihn ermahnt. „Es darf keine Erde hineinkommen."

„Das weiß ich, Frau Lehrerin. Und dann muss ich das Loch wieder mit Erde zuschaufeln und die gut festtrampeln. Ich bin ja nicht so blöd, wie du vielleicht denkst."

Sie sitzen alle zusammen in der Küche. Henk und Tante Maria schälen am Tisch Kartoffeln, alle beide ein wenig unbeholfen. Die drei Kleinen spielen mit ihrem mitgebrachten Spielzeug auf dem Fußboden. Mentje legt das Fleisch in den größten Topf mit einem kleinen bisschen Wasser, genauso wie Nachbarin Lenie es ihr erklärt hat. „Wenig Wasser, Kind, vor allem wenig Wasser. Ab und zu einen Schuss hinzugeben."

Die Nachbarin hat ihr auch Kräuter mitgegeben. „Und vergiss das Salz nicht“, hat sie warnend hinzugefügt. Als ob Mentje so etwas tun würde! Allerdings hat sie bei ihrer Flucht aus Arnheim das Salz trotzdem vergessen. Im richtigen Augenblick fügt sie die in Stücke geschnittenen Kartoffeln und Karotten hinzu und legt den schweren Deckel auf den Topf. In den anderen Topf gibt sie die getrockneten Apfelscheiben.

„Was riecht das herrlich!“, seufzt Henk voller Wohlbehagen. „Wann können wir essen?“

Vor dem Essen liest Mentje zuerst aus der großen, schweren Bibel die Weihnachtsgeschichte vor. Sie liest, so schön sie kann, genau so, wie es ihr Vater immer getan hat. Alle hören gebannt zu, sogar Willem.

Als Tante Maria schweigend nickt, stimmt sie an:

Stille Nacht, heilige Nacht,
alles schläft, einsam wacht …

Sogar Henk singt mit.

Das Essen schmeckt noch leckerer, als es gerochen hat.

Nachmittags besuchen sie die Nachbarn Lenie und Bram. Nur Tante Maria und Willem bleiben zu Hause. Sie nehmen ein kleines Schälchen Butter mit, die Femke gemacht hat, und eines ihrer kostbaren Kalbfleischstücke. Am ersten Weihnachtstag kann man doch nicht mit leeren Händen erscheinen!

Die Nachbarn sind sehr froh über die Geschenke. „Ihr wisst nicht, was das für uns bedeutet“, verkündet Nachbarin Lenie gerührt. „Nicht nur das Essen, sondern vor allem die Liebe, die daraus spricht.“

Nachbar Bram geht in die Scheune und kommt mit vier Paar Holzschuhen zurück. Er sagt nichts, sondern verteilt sie einfach nur.

Henk schwebt vor Freude im siebten Himmel. „Das ist das allerschönste Geschenk, das ich jemals bekommen habe! Die blöden Schuhe hier schmeiße ich sofort in den Abfalleimer.“

Auch Mentje ist aufrichtig dankbar. „Meine Zehen sind jeden Abend feuerrot, so haben meine alten Holzschuhe gedrückt.“

„Das sind richtige Koboldschuhe!“, jubelt Femke.

Und Ilonka stellt zufrieden fest: „Jetzt habe ich genau die gleichen Schuhe wie die großen Kinder."

Auf dem Heimweg sagt Henk: „Warum kann denn nicht jeden Tag Weihnachten sein!"

„Das finde ich auch", pflichtet Femke ihm sofort bei. „Und nicht nur wegen der Geschenke, sondern weil alle sich so lieb haben."

Kurz nach Weihnachten eröffnet der Nachbar Geurt Henk gegenüber: „Komm lieber nur alle drei Tage, dann kann ich dir jedes Mal eine volle Flasche Milch mitgeben." Die Kanne nimmt Henk schon lange nicht mehr mit.

Ende Januar bekommen sie nur noch ein Tässchen Milch für Willem – und das auch nur noch zweimal in der Woche.

Über dem neuen Jahr 1945 hängt ein kalter schwarzer Schatten. Man kann nichts mehr kaufen und das, obwohl der Winter außergewöhnlich kalt ist, wie *Radio Oranje* nüchtern feststellt. In den Städten ist die Situation gelinde gesagt kritisch.

Nur die Hoffnung auf ein baldiges Ende hält die Menschen auf den Beinen. Wenn doch die Befreiung nun endlich käme! Und wenn die sich immer noch nicht einstellt, dann soll es doch wenigstens Sommer werden.

Auf den Straßen sind nun weniger Deutsche zu sehen und die Panzer sind von den Kreuzungen verschwunden. Vielleicht sind sie schon auf dem Rückzug, spekulieren die Leute. Oder auf dem Weg zur Front als Verstärkung, so wie es auch in Arnheim geschehen ist. Wohin auch immer sie verlegt worden sind, sie haben alle Pferde und alle Fuhrwerke mitgenommen, denn Treibstoff für ihre Lastwagen haben sie auch schon lange keinen mehr.

Einmal in der Woche geht Nachbar Geurt mit dem Handkarren nach Nunspeet. Schon vor dem ersten Hahnenschrei macht er sich auf den Weg, denn vor dem Geschäft stehen die Leute im eisigen Wind und warten. Jede Familie bekommt eine Tasse Milch, genau abgemessen. Der Nachbar kehrt dann mit einer Wochenration für drei Erwachsene nach Hause zurück – er kann sie mit *einer* Hand tragen.

Und die Befreiung lässt auf sich warten. Die Hoffnung schwindet jede Woche etwas mehr. Sie sitzen hinter der Front fest, zusammen mit den paar Deutschen. Es sind höchstens noch eine

Handvoll, aber niemand hat noch genug Kraft, einen Aufstand zu wagen.

„Wie wird es jetzt wohl in Arnheim sein?“, seufzt Tante Maria beinahe jeden Abend.

„Wofür betest du eigentlich?“, will Henk eines Abends von Mentje wissen, während sie im Dunkeln auf ihrer Matratze liegen. Draußen heult ein eisiger Wind.

„Dafür, dass der Krieg aufhört.“ Sie überlegt eine Weile. „Und dass wir morgen genug zu essen haben und dass Willem nicht mehr so husten muss.“

Schweigen.

„Und ich danke dafür, dass wir noch zu essen haben. Und dafür, dass sie hier nicht auf uns schießen so wie in Arnheim.“

Schweigen. Dicht an sie gekuschelt, liegt Femke schon in tiefem Schlaf.

„Und … ich bete jeden Tag, dass mein Vater noch lebt. Ich habe solche Angst, dass ihm etwas Schlimmes zugestoßen sein könnte.“

„Ich bin mir ganz sicher, dass er bald wieder zu Hause ist“, ertönt Henks Stimme in der Dunkelheit.

Wenn sie sich doch nur selbst so sicher sein könnte! „Und wofür betest du?“

Es ist lange still, bevor er eine Antwort gibt. „Dafür, dass meine Mutter wieder so wird wie früher, als mein Vater noch gelebt hat. Und wenn es auch nur für einen Tag wäre. Dafür bete ich jeden Abend.“

Der Wind wird stärker. Man kann ihn ums Haus heulen hören.

„Aber das passiert nie.“

Es ist ein windstiller, sonniger Tag Mitte Februar. Es ist immer noch so kalt, dass man zittern muss, vor allem auf dem Fahrrad, aber es ist auf jeden Fall besser als an den grauen tristen Wintertagen.

Femke fährt vorweg. Mit ihren kurzen Beinchen tritt sie in die Pedale, dass es eine Lust ist. Für das alte Fahrrad von Henk ist sie fast schon zu groß, sitzt aber immer noch bequem.

Heute sitzt Ilonka bei Mentje auf dem Gepäckträger. An so einem schönen Tag kann man so ein Kind doch nicht zu Hause herumsitzen lassen! Darüber hinaus wird sie langsam etwas umgänglicher. Jedenfalls manchmal. In diesem Augenblick ist sie noch mucksmäuschenstill, so wie sie es versprochen hat.

Vor den Geschäften in Nunspeet stehen mehrere Schlangen. Es sind nicht weniger Menschen, aber sehr viel weniger Vorräte, sodass alles in Windeseile gekauft und bezahlt ist. Man macht keine Einkaufslisten mehr und in den Geschäften hält sich auch keiner mehr damit auf zu sagen, was er will. Man nimmt einfach alles, was da ist. Jedes kleine bisschen ist überlebensnotwendig.

Mentje hat schon bezahlt und schaut sich um auf der Suche nach Ilonka, als sie zwei Kunden miteinander sprechen hört: „Hast du schon mitbekommen, dass der alte Bakker aus der Albertlaan verhaftet worden ist?"

„Dionisius Bakker?"

Mentje spürt einen kalten Schauer über ihren Rücken gleiten.

„Opa Bakker, ja. Er scheint beim Widerstand gewesen zu sein."

„Das habe ich gewusst. Ich dachte …"

Mentje flüchtet sich nach draußen. Dort holt sie tief Luft. Der Schreck ist ihr in die Glieder gefahren. Opa? Verhaftet worden?

Nein, bloß nicht. Nicht Opa Bakker.

„Mentje, sollen wir …"

„Komm mit", entgegnet sie kurz angebunden.

Ihr erster Impuls besteht darin, sofort in die Albertlaan zu fahren und dort zu fragen, was geschehen ist.

„Bist du böse auf uns?", hört sie Femke fragen. Unsicher und ein bisschen ängstlich.

Mentje schüttelt den Kopf. „Nein, ihr seid wirklich gerade sehr lieb. Ich … Ich fühle mich nicht so gut."

„Bist du krank?", will Femke erschrocken wissen.

„Nein, auch nicht, gar nicht. Jetzt sei ruhig, es ist nichts."

Ilonka starrt sie mit ihren großen Augen an. „Ich dachte, ich hätte wieder etwas falsch gemacht."

Mentje hockt sich neben das Kind und nimmt es in den Arm. „Du hast gar nichts falsch gemacht. Wenn du immer so lieb bist wie heute, darfst du das nächste Mal wieder mit."

Es ist unmöglich, heute noch Erkundigungen einzuholen, wird ihr klar. Tante Cor ist mit Sicherheit völlig durcheinander. Unter diesen Umständen mit den beiden Mädchen dort aufzutauchen, wäre eine echte Zumutung. Dazu kommt, dass es die beiden Kleinen beunruhigen wird. „Kommt, wir gehen jetzt. Was scheint heute doch die Sonne so schön, findet ihr nicht auch?“ So versucht sie ihr eigenes Entsetzen wegzureden.

Morgen wird sie hingehen. Morgen früh so zeitig wie möglich.

„Mentje, haben wir etwas Leckeres eingekauft?“, will Femke unterwegs wissen.

„Nun, keine wirklich leckeren Sachen, aber auf jeden Fall etwas.“

„Dann müssen wir also keine Ratten essen!“, lacht Ilonka auf dem Gepäckträger.

Das Kind macht sich viel mehr Gedanken, als man meint, wird Mentje klar. Es fängt an, groß zu werden.

Erst zwei Tage später kann Mentje zwischendurch verschwinden, um nach Nunspeet zu gehen. Mit ihrem Fahrrad fährt sie direkt in die Albertlaan.

Tante Cor ist allein zu Hause. Sie kommt Mentje mit offenen Armen entgegen. „Kind, hast du es schon gehört?“

„Ja, Tante Cor.“

Der Ofen ist aus. „Jemand hat ihn mir gestern Abend angezündet, aber ich habe heute Morgen vergessen, Holz nachzulegen“, erklärt Tante Cor zur Entschuldigung.

Das hat sicher immer Opa gemacht, denkt Mentje. Sie öffnet die Ofenklappe und nimmt ein paar Anzündhölzchen aus dem Korb. Sie muss eine ganze Weile blasen, bevor ein einzelnes Flämmchen aufflackert. Als das Anzündholz gut brennt, legt sie etwas dickere Holzscheite nach und schließt die Ofentür wieder.

Tante Cor sitzt am Tisch und hat ihre gefalteten Hände auf die Tischdecke gelegt. „Vielen Dank, mein Kind.“

„Hast du noch Kaffee?“

„Im obersten Regal.“

Mentje setzt einen Kessel Wasser auf und holt in der Zwischenzeit eine Tasse aus dem Schrank. „Mach dir selber auch einen“, fordert Tante Cor sie auf.

Mit den beiden Tassen bitterem schwarzem Kaffee zwischen ihnen fängt Tante Cor an, ihr Herz auszuschütten. Sie muss ihre Geschichte loswerden, denkt Mentje. Wenn man etwas in Worte fassen kann, verbietet man der Angst ein bisschen den Mund.

„Opa ist vor vier Tagen festgenommen worden. Am Dienstag, dem dreizehnten, einfach hier zu Hause. Ich war gerade im Dorf, und als ich um die Ecke gekommen bin, habe ich den Gefängniswagen vor der Tür stehen sehen." Sie legt ihre kalten Hände um die warme Tasse und nimmt ein Schlückchen.

Sie hatte das Gefühl, ihre Welt würde einstürzen, erzählt sie weiter. „‚Wird mein Mann nun noch verhaftet, jetzt, wo die Befreiung vor der Tür steht?', habe ich gedacht. Ich habe mich umgedreht und bin weggeradelt."

„Du bist weggeradelt?", fragt Mentje verdutzt.

„Denk doch mal daran, was passiert wäre, wenn sie mich auch zum Verhör mitgenommen hätten und meine Aussage nicht mit der von Opa übereingestimmt hätte!"

„Das stimmt."

Sie sei nur ein kleines Stück zurückgefahren, erklärt Tante Cor, sodass sie das Haus immer noch habe beobachten können. Nach einer Weile hat sie ein paar Leute vom SD[10] nach draußen kommen sehen, Opa zwischen ihnen. Sie hätten ihn in den Wagen gestoßen und seien weggefahren.

Mentje sieht das Bild vor Augen und ein schmerzhafter Stich geht ihr durchs Herz. Der liebe Opa Bakker mit seinen tadellosen Manieren. „Wo sind sie denn hingefahren?"

Tante Cor seufzt. „Ich wollte, ich wüsste es. Dahin, wo sie alle Verhafteten hinbringen, vermute ich."

„Bestimmt ins Durchgangslager Amersfoort. Da ist mein Vater auch. Herr von Baumhauer hat auch im Gefängnis gesessen oder irgendwo anders, aber er ist trotzdem freigelassen worden."

„Tja, wir wissen es nicht. Ein paar Leute versuchen es für mich herauszufinden, dabei ist allerdings noch nichts herausgekommen. Es ist alles nicht so leicht."

„Das weiß ich", erwidert Mentje aus vollstem Herzen.

Schweigend trinken sie ihren schwarzen Kaffee.

„Tante Cor, hat das mit dem Pass-Auf-Lager zu tun?"

---

10 Anm. d. Übers.: Der „Sicherheitsdienst" (SD) war vor 1933 ein parteieigener Nachrichtendienst der Nationalsozialisten. Während des Zweiten Weltkriegs war er dem „Reichssicherheitshauptamt" unter Heinrich Himmler zugeordnet und fungierte in den besetzten Gebieten als Geheimdienst, der jeglichen Widerstand im Terror ersticken sollte.

Tante Cor schüttelt langsam den Kopf. „Nicht speziell mit dem Lager, nein. Mehr mit seinem allgemeinen Engagement im Widerstand.“ Sie nimmt ihre Brille ab und reibt sich die Augen. Sie sieht furchtbar müde aus.

„Weißt du, der Widerstand übermittelt seine Nachrichten durch Kuriere. Unser Haus war einer der Knotenpunkte in diesem Kuriernetzwerk. Eines unserer Mädchen hat hier vergangenen Samstag ein paar Briefe und mündliche Mitteilungen abgeholt, die nach Elburg mussten. Unterwegs ist sie an der Villa Olde Putten vorbeigegangen. Dort hat der SD auf sie gewartet.“ Tante Cor wischt sich eine Träne von der Wange. „Die Meldung, dass Olde Putten nicht mehr sicher ist, hat das arme Kind nie erreicht. Und …“ Das Sprechen fällt ihr immer schwerer. „Diese Kerle haben ihre Methoden, um Menschen zum Reden zu bringen.“

Mentje würde sie gern trösten, sie merken lassen, dass sie mit ihr mitleidet, aber sie weiß nicht, was sie sagen soll. „Ich finde es so schlimm, Tante Cor.“

Die alte Frau scheint es nicht zu hören, so sehr geht sie in ihrem Kummer unter. „Hier im Haus finde ich überall Spuren, dass sie … dass sie meinen Mann … bestialisch behandelt haben.“ Ihre Stimme bricht und ihr Kopf fällt auf ihre Arme.

Mentje geht zu ihr und nimmt sie in die Arme. Wenn sie nur wüsste, was sie sagen könnte. Wenn sie nur etwas tun könnte.

Nach einer Weile hebt Tante Cor ihren Kopf wieder und ergreift Mentjes Hand. „Es ist so schön, dass du gekommen bist, mein Kind.“

„Es wird sicher alles gut werden, Tante Cor. Das glaube ich ganz bestimmt.“

Tante Cor begleitet sie zur Haustür. „Das glaube ich auch, mein Kind. Gott weiß auch, dass er ein guter Mensch ist.“

Dionisius Dirk Bakker wird am 2. März 1945 in Varsseveld erschossen, zusammen mit siebenundvierzig anderen angeblichen Aufrührern – alle werden sie des Hochverrats und Widerstands gegen das Deutsche Reich beschuldigt.

Mentje erfährt die Nachricht von Henk. Der kommt wie ein freigelassenes Kalb durch die Wiesen zu ihr gerannt und brennt darauf, es ihr zu erzählen. „Der alte Mann, der dich auf dem Fahrrad nach Arnheim gebracht hat, erinnerst du dich noch an den?“

Ein Stein in ihrer Brust, sofort. Gute Nachrichten? Schlechte Nachrichten? „Opa Bakker?"

„Ja, der. Der ist gestern von den Moffen erschossen worden!"

Ein Blitzschlag. Direkt durch sie hindurch. Kein Entkommen mehr.

„Woher-weißt-du-das?", fragt sie abgehackt.

„Von Nachbar Geurt. Der hat es mir erzählt. In Nunspeet reden alle darüber. Bertien sagt, dass die Moffen …"

Sie dreht sich um und läuft weg. Von dem, was er sagt, hört sie ja doch kein Wort mehr. Zu groß ist ihr Schmerz.

Eine ganze Weile später setzt sich Henk neben sie. Unbeholfen versucht er sie zu trösten. „Ach, Mentje, tut mir leid, wirklich. Ich habe nicht gewusst, dass du ihn so gut gekannt hast. Ich habe gedacht …" Er weiß eigentlich nicht, was er gedacht hat.

„Macht nichts."

„Entschuldigung, wirklich", sagt er unbeholfen.

„Macht nichts. Ich hätte es sowieso irgendwann erfahren."

Schweigen. Ein fast schon unbehagliches Zusammensein.

„Ich habe gedacht, du würdest weinen."

Schweigen.

„Hast du den Mann gut gekannt?"

Besser, als du es je wissen wirst, Henk. „Ja, sehr gut. Er war sehr nett und ich habe ihn arg gemocht. Fast so, als wäre er mein richtiger Opa."

Er überlegt. „Warum weinst du dann nicht? Das tun Frauen doch immer, wenn jemand gestorben ist."

Sie sucht nach Worten, die die Grenzen der Sprache sprengen würden, aber es gibt keine Worte, mit denen man den eigenen Kummer einem anderen verständlich machen könnte. Trotzdem versucht sie es.

„Mein Kummer ist zu groß. Er sitzt so tief, dass keine Tränen an ihn herankommen."

Schweigen.

„Kapierst du das?"

„Nein. Aber meine Mutter sagt, du sollst zum Essen kommen. Sie hat Eintopf gemacht."

Eintopf? Aus Saatkartoffeln und Erbsen aus der Dose?

Dennoch steht sie auf und geht mit ihm ins Haus.

Auf halben Weg sagt er: „Oh, ja, das wollte ich dir auch noch erzählen. *Radio Oranje* hat gemeldet, dass die Menschen in den Städten zu Tausenden verhungern. Das sagt Nachbar Geurt.“

Endlich kommt dann doch die Befreiung am Anfang des Frühlings. Sie fällt nicht vom Himmel, so wie an jenem herbstlichen Morgen in Arnheim. Diese Befreiung war wie der Same des Sämanns, der auf felsigen Boden gefallen und dort schnell aufgegangen war. Aber als die Sonne daraufschien, verdorrte der Same und auf die Menschen wartete nur ein Hungerwinter.

Im Frühjahr 1945 zieht die Befreiung langsam, aber sicher durch das Land wie ein Wasserstrom, der sich Kilometer um Kilometer seinen Weg durch ein verschlammtes Flussbett bahnt.

Wie der Same, der auf guten Boden fällt und Zeit bekommt, um Wurzeln zu schlagen und schließlich eine vielfache Ernte hervorzubringen.

So rückt die Befreiung langsam immer dichter heran. Tag um Tag, Dorf um Dorf.

Am 15. April kommen Leen und Gerrit Schaap unerwartet nach Nunspeet zurück, nachdem sie zwei Tage zuvor aus dem Durchgangslager Amersfoort befreit worden sind. Sie müssen allerdings wieder untertauchen, weil Nunspeet noch von den Deutschen besetzt ist.

Mentjes Gedanken singen, ihr Herz springt, ihre Füße tanzen. Wenn Leen und Gerrit Schaap jetzt schon in Nunspeet sind, kann auch ihr Vater jeden Augenblick zurück sein.

Am Montag, dem 16. April, wird Lunteren befreit. Ihr Vater kommt nicht.

Am Dienstag, dem 17. April, ist Ede an der Reihe, am selben Tag auch Barneveld. Vielleicht kommt er morgen.

Der Mittwoch geht vorüber, eine Stunde nach der anderen. Aber ihr Vater kommt nicht.

Am Donnerstagmorgen ziehen alle ihre schönsten Kleider an und Henk holt das Fahrrad seines Vaters vom Dachboden. Zum Frühstück gibt es Kartoffelbrei und als Mittagessen haben sie getrocknete Äpfel und Walnüsse. Denn heute soll nach jedermanns Erwartung die Spitze des Befreiungsflusses Nunspeet erreichen.

Es ist ein klarer Frühjahrsmorgen. Sie radeln nach Vierhouten – Henk vorneweg, mit Essen und einer Kanne Wasser in seiner Fahrradtasche und Ilonka auf dem Gepäckträger. Hinter ihm kommt Femke mit einer breiten Schleife in den Haaren. Dann Tante Maria in ihrem Sonntagskleid und einem neugierigen und zappeligen Willem im Fahrradkorb. Ganz hinten Mentje, die auf dem geliehenen Fahrrad von Nachbarin Lenie unbehaglich hin- und herschwankt. Mit Mühe kann sie mit dem Rest mithalten. Die Holzreifen, die Nachbar Bram angefertigt hat, sind ihm jedenfalls deutlich schlechter gelungen als die Holzschuhe.

In Vierhouten sind keine Soldaten mehr auf der Straße. Auch keine gewöhnlichen Leute – alle sind nach Nunspeet aufgebrochen. Die SS-Männer sind aus der Schule verschwunden. Die steht jetzt still und ausgestorben da und wartet auf den Augenblick, an dem wieder Kinder in den Gängen spielen werden.

Sie radeln durch die Wälder zwischen Vierhouten und Nunspeet, vorbei an den kleinen Bauernhöfen und dem offenen Land dazwischen. Die Kirschbäume schlagen aus, die Tulpen stehen in voller Blüte. Auf den Äckern schießt der gute Same aus dem Boden.

In den Straßen von Nunspeet stehen die Menschen schon in Wartestellung. In ihrem besten Aufzug, ausgerüstet mit Schleifen und Perlen, schwenken sie Flaggen und Wimpel. Genau wie an jenem Sonntag in Arnheim.

Jedermann redet und lacht. Jungen rennen hintereinanderher, Mädchen spielen Hickelkästchen, und wenn sie fallen, bekommen ihre Kleider lauter Flecken. Sogar Tante Maria hat ein Lachen auf dem Gesicht. „Jetzt dauert es nicht mehr lange, bis wir nach Arnheim zurückkönnen."

Ich bleibe hier, denkt Mentje. Ich bleibe auf dem Bauernhof und warte auf meinen Vater. Ich will Arnheim nie wiedersehen.

Um halb zwei bricht Jubel aus. Aus Richtung Epe kommen Panzer angerollt. Die Straßen füllen sich mit winkenden Menschen, die der gefürchteten Kriegsmaschine entgegenrennen. „Das ist ein kanadisches Panzerregiment", behauptet ein Mann neben Mentje.

Im Ortszentrum ist ein großes Fest. Als die Panzer endlich auf den Dorfplatz fahren, ist er proppenvoll mit Nunspeetern: Mädchen mit Blumen im Haar, Jungen, die sich drängeln, um auf die Panzer zu steigen, junge Männer voller Zukunftsträume. Frauen bieten selbst gebackene Plätzchen an und Sirupwaffeln ohne Sirup, alte Männer winken mit ihren Mützen. Die Befreier verteilen Schokolade und Zigaretten. Henk bekommt auch eine große Dose Marmeladenplätzchen in die Hand gedrückt, die er triumphierend herumzeigt.

Erst am späten Nachmittag fahren sie wieder nach Hause.

Kurz hinter Nunspeet passieren sie eine Reihe Menschen, die gebeugt weiterstolpern: die letzten Deutschen, die noch in Nunspeet geblieben waren und die nun als Kriegsgefangene durch die siegreichen Kanadier weggetrieben werden. Sie haben ihre Gesichter abgewandt und machen einen mürben und geschlagenen Eindruck.

Mentje würdigt sie keines Blickes. Manche der Männer sind zu alt, andere zu jung.

In der Ferne dreht sich eine Mühle vor dem sich orange färbenden Himmel.

Doch ihr Vater kommt nicht. Mit jeder Stunde wächst in Mentje die Angst.

Am dritten Tag nach der Befreiung radelt sie wieder nach Nunspeet. Sie muss es wissen. Sie möchte Tante Cor fragen, wo Lenie und Gerrit Schaap jetzt sind, und dann zu ihnen gehen und sich bei ihnen nach ihrem Vater erkundigen, warum sie schon zurück sind und er noch nicht.

Auf dem Dorfplatz erklingt die Melodie eines schottischen Dudelsackspielers. In den Straßen lachen und tanzen die Menschen.

An einem anderen Tag wäre sie abgestiegen und hätte sich das Spektakel dieser Männer mit ihren behaarten Beinen in ihren karierten Röcken aus der Nähe angesehen, aber nicht heute. Heute, und wirklich heute, will sie herausbekommen, was mit ihrem Vater geschehen ist.

„Von Baumhauer kümmert sich um die Geschichte“, versucht Tante Cor Mentje zu beruhigen. „Gestern Abend ist er erst hier gewesen und hat erzählt, dass ihm eine ganze Menge Menschen von überall dabei helfen. Er weiß, wie wichtig das für dich ist, und meint auch, dass er in zwei oder drei Tagen mehr wissen wird. So lange kannst du doch sicher noch warten, oder?“

„Ich muss es jetzt wissen“, entgegnet Mentje unbeirrt. „Wenigstens möchte ich erfahren, wie es ihm geht.“

Tante Cor geht zum Büfettschrank im Esszimmer und kommt mit einem Zettel zurück, auf dem sie eine Adresse notiert hat. „Weißt du, wie du dorthin kommst?"

„Das finde ich schon. Vielen Dank."

Sie jagt durch die Straßen und findet die Adresse. Bei der richtigen Hausnummer klopft sie an. Die Tür öffnet sich. Doch viel schlauer wird Mentje hier nicht. „Das ist ein großes Lager gewesen, Kind", erklärt Herr Schaap. „Nach einer Weile kannte man zwar die meisten Menschen vom Sehen, aber von mehr als der Hälfte haben wir nicht den Namen gewusst."

Und seine Frau ergänzt: „Männer und Frauen waren voneinander getrennt. Wir haben die Männer nur aus der Ferne gesehen."

Unverrichteter Dinge kehrt Mentje nach Hause zurück. Sie wartet nun schon seit zwei Jahren. Da machen die beiden zusätzlichen Tage jetzt auch nichts mehr aus.

Zwei Tage später kommt über den kleinen Feldweg ein Auto angehoppelt. Mentje verschränkt die Hände vor der Brust.

Aus dem Auto steigen Herr von Baumhauer und seine Frau. Mentjes Knöchel werden weiß und ihr Kopf beginnt wie von selbst, sich zu schütteln.

Dann sieht sie ihre Gesichter. Ihr Kopf schüttelt sich noch schneller. Heftiger. „Nein, nein!"

Von Baumhauer fängt an zu nicken. Wie ein Vogel. Auf und nieder.

Ihre Hände verkrampfen sich. „Nein!"

Doch sein Kopf nickt weiter. „Es tut mir leid, Kind."

Da versagen ihr die Beine den Dienst.

Und plötzlich löst sich aus ihr ein Urschrei, der über den ganzen Hof zu hören ist: „Neeeeiiiin!"

27. Kapitel

Erinnern kann sie sich an kaum etwas.
Gesichter: von Baumhauer, seine Frau, Tante Maria.

Henk und Femke, ein bisschen dahinter, mit großen Schreckensaugen.

Die Nachbarn Lenie und Bram: „Ach, Kindchen, ach."

Und später Tante Cor. Tränen. Arme um sie geschlagen. „Mein Kind, mein Kind."

Die Sonne geht auf. Es bleibt Nacht. Das Haus wird zum Gefängnis, der Dachboden eine gemeinsame Zelle, der Hof Nährboden für ihre schlimmsten Träume.

Dann Bertien: „Ich finde es so schrecklich, Mentje."

Herr von Baumhauer bringt sie mit dem Auto nach Apeldoorn. Nicht sofort, erst im Frühsommer.

Dieselbe freundliche Bauersfrau mit ihrer Schüssel fettiger Suppe. „Das ist wunderbar, der Herr. Die Benzinmarken, ich verstehe. Mein Mann wird sie morgen mit dem Pferdefuhrwerk nach Arnheim bringen."

Die Fahrt. Alle sind aufgeregt. Doch sie sitzt nur da.

Alles tut ihr weh. Ihr Herz liegt in tausend Scherben.

Und sie ist wütend. Furchtbar wütend.

Dann kommen Arnheim und die Verwüstungen dort. „Ach Herr, ist denn gar nichts stehen geblieben?"

Das Haus ist eine Ruine. Ihr Zimmer ist verschwunden. Ihr einziger Schutz gegen all die forschenden Augen.

Noch mehr Tränen.

Und da ist Frau Bijl: „Kommt doch zu uns. Da kann man essen und schlafen."

Wenn sie jetzt sterben könnte, würde sie das tun. Aber die schwarze Sonne geht immer wieder auf, unerbittlich. Das schwarze Wasser fließt immer weiter, zum Meer, völlig gleichgültig.

Und zu alledem das Grab hinten im Garten. Mit einem Kreuz aus den Latten einer Kiste.

Andrew McKenzie
May God be with you

28. Kapitel

Auf einem kleinen Hügel steht Tinus und schaut über die Ebene mit den vielen Akazienbäumen. Zu seinen Füßen streckt sich Buffelspoort nach allen Richtungen aus. Es gehört ihm immer noch nicht, aber das wird nicht mehr lange so sein.

Der Regen ist in diesem Jahr früh gekommen – Ende August ist schon der erste echte Schauer gefallen, gefolgt von einem zweiten Anfang September. Das Bosveld sieht prächtig aus, schöner als es der alte Arzt je erlebt hat.

An diesem Wochenende kommen seine Witwe und seine Tochter für die letzten Verhandlungen vorbei. Die Farm im unbarmherzig heißen Bosveld, ohne Elektrizität und andere städtische Bequemlichkeiten, ist für sie eine große Belastung geworden. Jetzt, wo ihr Mann und der Vater verstorben ist, fühlen sie sich frei, zusammen mit ihm auch seinen Traum zu begraben.

Einerseits freut sich Tinus auf dieses Wochenende. Es wird wunderbar sein, alles hinter sich zu haben. Einfach wird es jedoch kaum werden – die Tochter ist eine gerissene Geschäftsfrau und zudem auch noch gierig. Ihre Mutter will ebenfalls hoch hinaus und ist äußerst kritisch. Sogar seine stolze Großmutter sorgt jetzt dafür, dass alles für ihre Ankunft tipptopp in Ordnung gebracht wird.

Mit dem alten jüdischen Arzt, der seinerzeit die Farm gekauft hatte, ist Tinus gut klargekommen. Er hat den Traum dieses ehrerbietigen, molligen Männchens sehr gut verstanden: Eigentlich hat er seinen Ruhestand hier verbringen wollen. Ein bisschen Landwirtschaft betreiben, im Winter einen Springbock schießen, um *Biltong*[11] zu machen, und ausgedehnte Wanderungen in der Gegend unternehmen. Doch seine Frau hat seinen Traum nicht geteilt und seine unverheiratete Tochter hat laut von einer schwachsinnigen

11 Anm. d. Übers.: Das ist eine in Südafrika verbreitete Form des Trockenfleisches.

Idee gesprochen. Und schließlich hat der Krebs schnell und unbarmherzig zugeschlagen.

Tinus weiß, dass sein Angebot für den alten Arzt ein Auskommen bedeutet hat. Er hat eine ordentliche Anzahlung machen und danach die Farm für die Hälfte des Ertrags betreiben können, bis alles bezahlt gewesen wäre. Der alte Arzt hat hier wohnen können, wann immer es ihm beliebt hat – sein Zimmer war immer gerichtet.

Er ist nur zwei Mal da gewesen. Dann hat er sein Bestes gegeben, um in ordentlichem Afrikaans echte Farmergespräche zu führen. „Das ist doch eine trockene Geschichte hier im Bosveld, finden Sie nicht?"

„Aber sehr schön, selbst bei Trockenheit", hat Tinus dann vom Grund seines Herzens geantwortet.

„Sehr schön, in der Tat."

In der Abenddämmerung haben sie gemeinsam auf der breiten Veranda ihres gemeinsamen Hauses gesessen und ihren Kaffee geschlürft. Die Stille war gemütlich und aus der Küche sind Essensgerüche herangezogen.

„Sie haben das Haus außergewöhnlich geschmackvoll eingerichtet, Herr Doktor."

„Ja. Ich hatte gehofft …" Er hat den Satz nicht vollendet.

„Morgen früh zeige ich Ihnen die Kühe."

„Füttern Sie selbst?" So haben sie ausführlich über die Farm und ihre Träume gesprochen bis spät in die Nacht hinein, obwohl die Krankheit damals schon wie ein Damoklesschwert über ihren Köpfen hing.

Jetzt kommen seine Frau und seine Tochter, um über den Verkauf zu verhandeln.

Tinus steigt von dem Hügel herunter und geht zu seinem Lastwagen, einem ehemaligen Armeelaster, den er auf einer Versteigerung des Heeres für 'nen Appel und 'n Ei gekauft hat. Das Ding rappelt furchtbar, ist ansonsten aber in einem ziemlich guten Zustand.

Als Kind ist er immer wie eine Antilope einen Hügel heruntergerannt, erinnert Tinus sich wehmütig. Gegenwärtig ist er etwas vorsichtiger mit seinem Bein.

Sein Bein.

Und der Artikel, den er gelesen hat.

Wenn der Hausarzt an diesem Tag nur nicht weggerufen worden

wäre. Wenn er einfach nur im Auto gewartet hätte. Aber nein, er hat unbedingt im Wartezimmer sitzen müssen. Und Gott persönlich hat ihn mit der Nase in die Tatsachen hineingedrückt.

Sie sind an jenem Tag schon sehr früh ins Dorf gefahren. Tinus hatte seine Großmutter bei der Arztpraxis abgesetzt und danach seine eigenen Besorgungen erledigt. Nachdem er die Einkaufslisten seiner Oma und der Arbeiter abgearbeitet und die Post geholt hatte, war er zur Arztpraxis zurückgefahren, um seine Oma wieder einzusammeln.

Die hat immer noch kerzengerade im Wartezimmer gesessen, offensichtlich verärgert über die lange Wartezeit. „Der Arzt ist schon den ganzen Vormittag weg und keiner weiß, wohin", hat sie missbilligend behauptet. „Ich habe ihr schon drei Mal gesagt, dass der Doktor zu einer Geburt gerufen worden ist", hat die mollige Sprechstundenhilfe mit ihrem Schmollmund Tinus gegenüber liebevoll richtiggestellt. „Gerade eben habe ich noch einmal im Krankenhaus angerufen, der Doktor wird jeden Moment zurück sein. Setzen Sie sich doch, Tinus, über interessante Gesellschaft würde ich mich freuen."

Der Seitenhieb war allzu offensichtlich.

Tinus hat seine Möglichkeiten abgewogen. Sein Auto stand in der prallen Sonne, im Wartezimmer war es dagegen angenehm kühl. Aber mit so einer Gesprächspartnerin?

„Vielen Dank", hat er dennoch geantwortet, sich neben seine Großmutter gesetzt und schnell die erstbeste Zeitschrift aufgeschlagen. Mit gespieltem Interesse hat er sie durchgeblättert, bis seine Aufmerksamkeit durch einen Artikel auf der vierten oder fünften Seite gefesselt worden war: „Ein erschüttertes Mutterland". Rotterdam, Amsterdam, Arnheim.

Arnheim. Die Stadt der Albträume, in der er Andrew hat zurücklassen müssen. In der zwei blonde Kinder ihr Leben riskiert hatten, um ihn zu retten.

Schon vorher hatte er sich gefragt, was wohl aus ihnen geworden ist, aber durch den Kauf der Farm, den Umzug hierher und den Aufbau des Betriebes hatte er sich weiter keine Gedanken darüber gemacht.

Jetzt streifte sein Blick über die Verwüstungen in Rotterdam und

Amsterdam, immer noch nicht mehr als bekannte Namen aus seinen Schulbüchern. Bis er Arnheim gefunden hat, die Stadt, in der sie von jubelnden, tanzenden Menschen mit einfachen Geschenken begrüßt worden waren und die sie zehn Tage später total ausgestorben und als Trümmerhaufen wieder verlassen hatten.

Nach der missglückten Schlacht um Arnheim und der Vertreibung ihrer Bewohner, hat er gelesen, hat die Stadt unter dem schweren alliierten Bombardement sehr zu leiden gehabt. Damit wollte man die deutschen Truppen verjagen. Die Häuser seien systematisch durch die Deutschen leer geräumt worden und die Beute sei nach Deutschland gebracht worden, um dort den Opfern aus den bombardierten deutschen Städten zu helfen.

Diese Gedanken haben ihn in diesem Augenblick nun schon seit mehr als einem Jahr verfolgt und jetzt hat er die Bilder mit eigenen Augen gesehen. Und er hat gewusst: Dies alles ist der Stadt und ihren Bewohnern durch *uns* angetan worden, ihre angeblichen Befreier.

Nach der Befreiung konnten die Einwohner nicht sofort wieder nach Arnheim zurück. Die Stadt war voller Leichen und verwesender Gerippe, es herrschte eine Rattenplage und sauberes Trinkwasser gab es auch keines.

Nachdem sie schließlich doch zurückgekommen waren, haben die meisten Einwohner ihre Häuser in einem unbewohnbaren Zustand vorgefunden. Von den 23.505 Wohnungen sind nur hundertfünfunddreißig völlig unversehrt geblieben. Die meisten Häuser waren so beschädigt, dass in ihnen alles nass geworden war. „Das Dach war vollkommen abgedeckt", berichtet ein Einwohner. „Alles war muffig und schmierig. Alle Fenster waren kaputt und der Garten zertrampelt."

„Ich muss meinen Kunsthandel von Grund auf neu aufbauen", erzählt ein zweiter. „In den Niederlanden, und übrigens auch überall sonst in Europa, bieten viele Menschen Kunst zum Verkauf an, aber es gibt keine Käufer."

Wieder ein anderer berichtet: „Oosterbeek ist durch den Krieg nicht mehr wiederzuerkennen. Es existieren nur noch vage Erinnerungen an das, was es einmal gewesen ist. Meine beiden Fabriken sind verschwunden und von unserem Haus stehen nur noch die

Außenmauern. Wie soll ich so meine Familie ernähren? Wie sollen wir das überleben?“

Eine gewisse Jopy Brouwer hat all ihren Hausrat verloren. „Wir haben sogar auf der Müllkippe nach Kochgeschirr gesucht“, erzählt sie. „Auf so etwas waren wir überhaupt nicht vorbereitet.“

Am 3. September müssen die Schulen in Arnheim zum ersten Mal wieder ihre Tore öffnen. Seit der Schlacht vor einem Jahr haben die meisten Kinder erschreckend wenig oder überhaupt keinen Unterricht gehabt. Aber wie viele Kinder werden zu ihren Büchern zurückkehren, wo doch ihre Häuser jetzt unbewohnbar sind und sie kaum etwas im Bauch haben?

Zwei intelligente Kinder mit hellen blauen Augen, zwei blonde Köpfchen. Wenn sie ein Jahr verloren hatten, war es wichtig, dass sie so schnell wie möglich wieder in die Schule gingen. Sein Gewissen hat sich immer stärker gemeldet. Er war nun fast schon ein Jahr wieder in Südafrika. Warum hatte er nicht schon früher versucht herauszufinden, wie es ihnen ging?

Überall in der Stadt liegt noch nicht explodierte und damit lebensgefährliche Munition. Die Trümmerhaufen bleiben ein idealer Brutplatz für alle möglichen Sorten Ungeziefer. Die lebensnotwendige Infrastruktur ist immer noch unzuverlässig und wenig stabil. Bei alledem bleibt die Nahrungsmittelversorgung ein enormes Problem. Trotz zugewiesener Lebensmittelrationen kann man mit den Marken kein Fleisch, keine Butter und nicht einmal Mehl kaufen, das es schlichtweg nicht gibt.

Und der Winter steht vor der Tür.

Was soll aus all diesen Menschen werden, wenn der Winter 1945/46 genauso lang und streng wird wie der im Jahr zuvor? Seinerzeit hat in weiten Teilen unseres Mutterlandes die Hungersnot so sehr zugeschlagen, dass fünfzigtausend unterernährte Kinder von ihren Eltern getrennt werden mussten, um zu überleben, und trotzdem zwanzigtausend Menschen, vor allem Kinder und ältere Leute, verhungert sind.

Im Wartezimmer der Arztpraxis hat Tinus gesessen und auf die Fotos gestarrt. Die Skelette von Gebäuden in einem Gebiet, das früher einmal das vornehmste Geschäftsviertel von Arnheim gewesen ist, der Berg Schutt und Steine, der früher einmal ein Wohnhaus gewesen ist, das zerschundene Gesicht der jahrhundertealten Eusebiuskirche. Sie hatten den Turm sogar von der Brücke aus sehen können. Jetzt lag er als Trümmerhaufen am Fuß der großen Kirche.

Seine Großmutter ist würdevoll wie immer aus dem Sprechzimmer geschritten. Bei der Apotheke haben sie ihre Medikamente geholt und sind danach schweigend auf die Farm zurückgefahren. Sie haben sowieso noch nie wirklich miteinander gesprochen.

Zwischendrin sind die Bilder durch seine Gedanken gegeistert.

Vor allem den letzten Absatz des Artikels hat er nicht vergessen können.

Jetzt brennt die Frage in den Gewissen von uns allen: Ist es nicht die Pflicht der ehemaligen Alliierten, vor allem von England und Amerika, sich des Schicksals dieser Menschen anzunehmen? Oder überlassen wir sie einfach dem unbarmherzigen europäischen Winter, der seine eisigen Krallen schon ausgefahren hat?

Die Witwe Bernstein und ihre Tochter Mary kommen am Samstagmorgen an. Beide tragen ein Kopftuch, mit dem sie sich gegen eventuell auftretenden Staub schützen. Dicker Schlamm klebt an den Reifen ihres Autos.

Tinus ist der älteren Dame beim Aussteigen behilflich. Ihre Tochter geht – behutsam auf ihren Stöckelschuhen – zur Veranda, auf der Tinus' Oma Tee und Buttercremetorte in ihrem schönsten Porzellan auftischt und sein Opa im Sonntagsanzug schwitzt. Währenddessen bringt Tinus das Gepäck in die Gästezimmer.

Was für ein Gepäck. Und das nur für *eine* Nacht!

Nach dem Tee zieht sich die Witwe Bernstein für ein Nickerchen zurück. Schrecklich, nicht wahr, dieser Weg auf die Farm? Sie hat Kopfschmerzen von all der Anspannung und der Hitze.

Seinem Großvater gegenüber muss Tinus mit dem Fuß auftreten. „Vielen Dank für dein Angebot, Opa, aber Fräulein Bernstein und ich können die geschäftlichen Dinge am besten zunächst allein besprechen. Wir brauchen dich aber sicher später noch, wenn es um den letzten Schliff geht."

Es wird ein mühsames und langatmiges Gespräch in unnötig hochtrabendem Englisch. Tinus durchschaut die Einschüchterungstaktik sehr genau. Zum Glück ist sein Englisch nicht schlechter als ihres – dank der Jahre in der britischen Armee, dem besserwisserischen Unteroffizier mit seinem hochnäsigen Akzent und seiner Freundschaft mit dem rothaarigen Schotten.

Das Abendessen ist eine ungemütliche Angelegenheit an einer reichlich gedeckten Tafel. Die arme Selina schafft in ihrer neuen Uniform nervös eine riesige Schüssel voller Essen nach der anderen zurück in die Küche. Beide, die Witwe und ihre Tochter, weigern sich, auch nur einen Bissen von dem sahnigen, warmen Nachtisch zu probieren.

Bis spät in die Nacht sitzt Tinus mit seinem Großvater auf der Veranda. „Ja, Opa, darüber haben wir gesprochen. Nein, das ist leider nicht möglich. Gut, ich werde es morgen vorschlagen und dann schauen wir mal."

Es folgt eine unruhige Nacht. Die Verhandlungen verlaufen mühsamer als erwartet. Und als er endlich einschläft, wühlen ein paar blonde Kinder in den Trümmerhaufen herum, die einmal Arnheim gewesen sind.

Irgendwann geht er hinaus und setzt sich für eine Weile auf die Veranda. Das Abschlussgespräch über die Farm kann er vielleicht schon morgen früh hinter sich bringen. Er wird Opas Vorschläge einbringen, aber die müssen nicht unbedingt berücksichtigt werden. Er hat das Gefühl, Mary Bernstein würde genauso gern die Sache abschließen wie er selbst.

Doch Arnheim spukt weiter durch seinen Kopf. Die Worte und Bilder sind ihm ins Gedächtnis gebrannt.

Wir sind dorthin gegangen, um die Stadt zu befreien, denkt er. Wir haben versagt, jämmerlich versagt. Neun Tage sind wir dort gewesen, und was haben wir zurückgelassen? Eine Stadt, die noch schlimmer verwüstet worden ist, als es ein deutsches Bombardement jemals vermocht hätte, Menschen, die schlimmer in Not geraten sind als jemals zuvor.

Die Sonne geht auf. Ein klarer Sonntag bricht an.

„Mit dem endgültigen Kaufvertrag bin ich sehr zufrieden, Opa", verkündet Tinus auf dem Weg in den Gottesdienst. „Der schließt die Tiere, die Geräte, das Mobiliar und so weiter mit ein. Wenn du mich fragst, ist das das Beste, was wir unter den gegebenen Umständen erwarten können."

„Was waren das überhaupt für Leute?“, brummt seine Großmutter, die kerzengerade zwischen ihnen in der Kabine des alten Armeelastwagens sitzt. „Wenn das Freunde von dir waren, Tinus, dann lass dir gesagt sein, dass ich sie außergewöhnlich unangenehm und unhöflich fand.“

Omas Gedächtnis verlässt sie immer mehr, das ist zu merken.

Hopsend und schaukelnd fahren sie über den Feldweg und danach über den glitschig nassen Weg ins Dorf. Die Spannung arbeitet in seinem Nacken.

Vielleicht wird ihm die Predigt Ruhe bringen und Klarheit darüber, was er tun soll. Vor allem nach diesem Artikel.

Die Orgel dröhnt, die Gemeinde folgt ihr träge und schleppend. Die herrlichen Loblieder werden in solch jämmerlichen Tönen herausgesungen, wie sie der Beiwohner mehr oder weniger passend seiner Violine entlockt.

Seine Erinnerungen überlagern die Predigt. Was er selbst noch weiß, steht ihm mittlerweile schärfer vor Augen als der Artikel und die dazugehörigen Fotos.

Vor allem das blonde Mädchen, Mentje. „Sie schaffen das nicht, und das wissen Sie ganz genau. Ich kann Sie hier doch nicht sterben lassen!“ Das sind ihre ersten und freimütigen Worte ihm gegenüber gewesen.

Ich kann Sie hier doch nicht sterben lassen …

Sie ist nun wieder bei ihrem Vater auf dem Bauernhof, versucht Tinus sich zu überzeugen, um sich herauszuwinden. Aber hat er nicht mit Andrew darüber gesprochen, wie groß die Chance war, dass ein Niederländer, der eine jüdische Familie versteckt hat, *nicht* sofort erschossen würde? Oder wenigstens in ein Arbeitslager im Osten geschickt wird? Und eigentlich waren das Vernichtungslager, das weiß er, seit der Krieg vorüber ist.

Und gesetzt den Fall, dass ihr Vater es tatsächlich überlebt hat und Mentje jetzt wieder auf dem Bauernhof weit weg von Arnheim wohnt, wie geht es dann diesem impulsiven, unbeholfenen Henk, der viel zu früh als Mann im Haus Verantwortung hat übernehmen müssen? Dieser Junge konnte sich doch vor Angst manchmal kaum noch bewegen. „Du musst dafür sorgen, dass dich die Angst nicht beherrscht“, hat Mentje ihm da geraten. Aber auch ihr ist es zu viel geworden, als sie den Arzt hat holen müssen, um sein Bein zu retten, und dabei während der ersten Tage dieses Albtraums ins Kreuzfeuer geraten war. „Was hast du gemacht?", hat Henk danach wissen wollen.

„Ich habe mich versteckt. Mich so klein wie möglich gemacht und gebetet."

Tinus hat genau gewusst, was sie damit gemeint hat, aus eigener Erfahrung. Sich selbst so klein wie möglich machen und beten, während man vor Angst weder ein noch aus weiß.

Auf dem Weg nach Hause arbeitet es in seinem Kopf und das bleibt den ganzen Sonntagabend so. Überlassen wir diese Menschen ihrem Schicksal, während der strenge Winter vor der Tür steht? Obwohl wir wissen, nein, obwohl *er* weiß, dass einige Häuser immer noch kein Dach haben, dass es weder Strom noch Brennstoffe gibt, um sie zu heizen, dass es einfach nicht genügend Nahrungsmittel gibt, um all die Münder zu füttern?

Sogar in der Nacht hört er ihre Stimme: „Was haben Sie von einem gesunden Bein, wenn Sie verhungern?"

Die Tage schleppen sich fort. Er treibt die Kühe durch ihr Giftbad. Ängstlich drängeln sie sich in dem engen Durchgang und mit großen, verschreckten Augen stolpern sie durch die Grube. „Die Angst sitzt einem im Körper und im Kopf. Dein Körper kann nicht denken, aber dein Kopf kann es. Du musst die Angst wegdenken."

Er spannt den Ochsen vor den Pflug. „Immer geradeaus, genau in der Furche", weist er den Arbeiter an, während er sich auf den Pflug setzt. Die fette, feuchte Erde ringelt sich hinter der Pflugschar auseinander, bleibt in schwarzen fruchtbaren Klumpen liegen und wartet auf den Samen, der Frucht tragen wird.

„Bist du verrückt geworden?", hat die Tante in ihrem vornehmen Haus geschimpft, während die Adern an ihrem Hals angeschwollen waren. „Willst du vielleicht die ganze Familie in Gefahr bringen?"

Und am Donnerstagnachmittag, während er zusammen mit seinem Großvater auf der Veranda sitzt und die Sonne langsam hinter den Hügeln in der Ferne verschwindet, schießen ihm plötzlich wieder die tödlichen Worte dieser Frau durch den Kopf: „Ich verwünsche den Tag, an dem du deinen Fuß über unsere Türschwelle gesetzt hast!"

Er sieht noch das Entsetzen auf dem Kindergesicht und die Verwirrung in ihren Augen.

Wenn ihr Vater nun nicht zurückgekommen ist?

„Dass ich mein Bein behalten habe, habe ich vor allem zwei niederländischen Kindern zu verdanken", bekennt er gedankenverloren.

Sein Opa nuckelt an seiner Pfeife herum und wirft einen zufriedenen Blick über die dämmrige Landschaft. „Ja, das hast du schon erzählt."

„Vielleicht sogar mein Leben."

Ohne sich aus der Ruhe bringen zu lassen, beschäftigt sich sein Opa mit der Pfeife. „Was meinst du, sollten wir nächstes Jahr einen Traktor kaufen?"

„Das hängt von der Ernte ab."

„Das wird ein gutes Jahr", prophezeit der alte Mann voller Überzeugung. „Ich kenne das Bosveld schon eine ganze Weile."

„Ich muss oft an die Kinder denken", eröffnet ihm Tinus.

„Ja, so ist das." Schwer auf seinen Spazierstock gelehnt, steht sein Großvater auf.

Am Freitagabend, kurz nach dem Abendessen, holt Tinus den Schreibblock aus der Schublade, den er seit dem Krieg nicht mehr benutzt hat. Er zieht sich die Lampe etwas dichter heran, um besser sehen zu können, taucht seine Feder in die Tinte und fängt an zu schreiben.

Liebe Frau Maria …

Obwohl er in ihrem Haus versteckt gewesen war, weiß er noch nicht einmal ihren Nachnamen. Aber er hat keine Wahl mehr. Er hat heute zu viele Stimmen von überallher gehört. Der Autor des Artikels: zwanzigtausend Menschen, vor allem Kinder und ältere Leute, verhungert …

Mein Name ist Tinus van Jaarsveld. Ich bin einer der beiden …

Die Stimme von Doktor Lipmann-Kessel: „Ist Ihnen eigentlich klar, dass dieses Mädchen Sie gerettet hat? Ohne sie hätten Sie Ihr Bein vermutlich verloren."

Ich habe über die Situation in Arnheim gelesen. Kann ich etwas tun, um zu helfen?

Andrews Stimme, am letzten Tag, als er so schnell schwächer wurde. Seine Worte sind nur noch stoßweise herausgekommen, sie waren kaum mehr als ein Flüstern: „Herr Leutnant … Ich glaube, ich schaffe es nicht … Versprechen Sie mir … dass Sie herausfinden … ob es Mentje gut geht."

„Das verspreche ich Ihnen, Andrew, aber Sie werden es bestimmt schaffen, das weiß ich ganz genau."

Ich freue mich auf Ihre Antwort.

Hochachtungsvoll
M. D. van Jaarsveld

Und über allem aus eigenem Antrieb, aus der Stimme heraus, auf die er für den Rest seines Lebens hören muss.

PS: Ist Mentje wieder zu ihrem Vater auf den Bauernhof zurückgekehrt?

Er schickt den Brief an die Adresse, wo er untergetaucht war. Acht Wochen später findet er einen blauen Umschlag aus Arnheim in seinem Briefkasten. Er geht damit zu seinem Wagen, legt die übrige Post auf den Sitz neben sich und reißt vorsichtig den Umschlag auf.

Es liegt nur *ein* Blatt Papier darin, das zu drei Vierteln beschrieben ist.

Er liest.

Er liest noch einmal.

Dann faltet er den Brief wieder zusammen und steckt ihn in den Umschlag zurück.

Er lässt seinen Kopf gegen das Fensterchen in der Rückwand sinken und ergreift das Lenkrad fest mit den Händen. Seine Augen sind geschlossen.

Ach Herr.

29. Kapitel

Durch die Küche pfeift ein eisiger Dezemberwind, der geradewegs vom Nordpol zu kommen scheint. Die Hintertür des Hauses von Frau Bijl schließt nicht mehr – bei jedem Windstoß schlägt sie gegen den Küchenschrank. Letzte Woche noch hat ihnen der Monteur versichert, der Schließmechanismus sei jetzt in Ordnung, aber gegenwärtig ist überhaupt nichts in Ordnung.

Weil die ganze Welt zu Bruch gegangen ist.

Mit einem Schlag wirft Mentje die Tür wieder zu und krempelt sich ärgerlich die Ärmel bis zu den Ellenbogen hinauf.

„Ich muss etwas mit dir besprechen", eröffnet ihr Tante Maria auf einmal.

Mentje schaut nicht einmal vom Abwasch auf. Schon lange kümmert sie sich nicht mehr um so etwas wie gute Manieren. „Was denn?"

Tante Maria trocknet zunächst die Tasse gründlich ab, viel gründlicher als sonst. „Du weißt doch, dass die Familie Bijl umziehen wird, oder?"

Natürlich weiß sie das! Es wird doch seit Tagen in diesem Haus über nichts anderes mehr gesprochen.

Auch die nächste Tasse benötigt viel Zeit zum Trockenwerden. Zum Glück ist es Mentje völlig egal, wie lange Tante Maria zum Abtrocknen braucht. „Sie gehen Anfang nächsten Jahres."

Schweigend macht Mentje mit dem Abwasch weiter. Das wird offensichtlich ein langes Gespräch werden, wenn sie jedoch mit den Tellern fertig ist, geht sie weg. Ob das Gespräch bis dahin nun beendet ist oder nicht.

„Hörst du, was ich dir sage?"

Und ob! „Die Familie Bijl zieht Anfang nächsten Jahres um." Sie merkt selbst, wie genervt das klingt.

„Nach Südafrika."

Um dort zusammen mit einem Neffen von Herrn Bijl eine Farm zu betreiben. Bla bla bla. Und Tante Maria hat ihr Haus gekauft und das will sie soundso renovieren und dabei wird sie dies und das tun. Bla bla bla.

Mentje hängen die täglich wiederholten Geschichten langsam zum Hals heraus.

„Hörst du mir überhaupt zu?“

„Ja, klar.“ Sie wischt die Waschschüssel mit dem Spültuch sauber, hängt es an den Haken und dreht sich um. Nun will sie wenigstens hören, was ihre Tante ihr unbedingt mitteilen muss. „Du wolltest etwas mit mir besprechen?“, sagt sie kurz angebunden.

Tante Maria fingert am Küchenhandtuch herum. „Erinnerst du dich noch an den Soldaten, den du gepflegt hast? Den aus Südafrika?“

Was soll denn das nun wieder? „Tinus?“

„Er möchte dich zu sich holen und ich habe dem zugestimmt.“

Mentjes Kinnlade fällt herunter. Als hätte sie einen Eimer kaltes Wasser ins Gesicht bekommen, so fühlt es sich an. Tinus hat *was* getan? Und Tante Maria … *Was?*

„… das Haus viel zu klein … weiß nicht, wie ich als Witwe … gute Gelegenheit …“

Sie schaut ihre Tante an und hebt abwehrend die Hände. „Warte, stopp. Was genau ist passiert?“

„Hey, Kind, es ist doch wirklich nicht nötig, dass du aus allem so ein Drama machst.“ Tante Maria würdigt sie immer noch keines Blickes. „Die Familie Bijl ist damit einverstanden, dass du mit ihnen nach Südafrika reist. Und dieser Tinus ist damit einverstanden, das Sorgerecht für dich zu übernehmen. Ich habe die Überfahrt schon bezahlt. Ist das denn so schwer zu verstehen?“

Langsam wird Mentjes Gehirn wieder durchblutet. Hat sie das jetzt richtig gehört oder ist es einfach nur einer ihrer vielen Albträume?

„Ihr reist im Februar ab. Herr Bijl hat angeboten, deine Papiere …“

Die kalte Dezemberluft schlägt ihr entgegen, als sie die Hintertür aufreißt. „Wohin gehst du? Ich bin noch nicht fertig!“

Sie knallt die Tür hinter sich zu.

Auf der Straße ist es ganz still. Die Menschen sind schon vor der Nacht in die Häuser geflüchtet.

Hastig geht sie durch die Straßen, ziellos. Hauptsache, sie ist weg von diesem Haus.

Langsam, aber sicher dringt die Nachricht zu ihr durch. Und mit jedem Schritt schlägt sie ihre Krallen tiefer in ihre Seele. Sie wird weggeschickt. Weit weg zu fremden Menschen in ein fremdes Land.

Dass sie hier bis jetzt nicht willkommen gewesen war, ist nichts Neues. Das weiß sie schon lange. Aber dass Tante Maria nun so offensichtlich versucht, sie loszuwerden!

Mit jedem Schritt wächst ihre Wut. Allein schon der Gedanke, dass bisher niemand auch nur ein Wort mit ihr darüber gesprochen hat, dass niemand es bisher für nötig gehalten hat, sie zu fragen, was sie davon hält! Ihr gesetzlicher Vormund hat es so beschlossen und damit basta.

Es ist zum Aus-der-Haut-Fahren!

Doch so wie immer wächst mit der Wut auch der Kummer. Die beiden arbeiten Hand in Hand, hängen sich an ihre Füße, folgen ihr wie ein Schatten, wohin sie auch geht, tagein, tagaus, Stunde um Stunde.

Meistens gewinnt die Wut, aber manchmal ist der Kummer größer.

So wie heute Abend.

Ihre Füße tragen sie zum Flussufer. Das schwarze Wasser des Niederrheins fließt an ihr vorbei. Weg, vorbei, zum Meer, um nie mehr zurückzukehren.

Wie eine finstere Welle spült der Kummer über Mentje hinweg.

Sie setzt sich auf den Boden, die Arme um die angezogenen Knie geschlungen. Der Boden ist eiskalt. Wenn sie weggeht, wird sie den Bauernhof, auf dem sie aufgewachsen ist, nie mehr wiedersehen. Nicht, dass sie gern dorthin zurück möchte, aber trotzdem.

Auch die Menschen, die sie lieb gewonnen hat, wird sie nie mehr wiedersehen. Han und Bart – obwohl sie in diesem Augenblick böse auf die beiden ist –, die Nachbarn Lenie und Bram, Tante Cor, Henk.

Lange Zeit bleibt sie reglos sitzen. Die Kälte steigt von unten in ihrem Körper nach oben, der Wind bläst ihr die Kälte um die Ohren und in den Mund. Ihre Nase wird ein Eiswürfel und ihre Zehen sind steif gefroren.

Unwillig steht sie auf. Der Weg nach Hause ist zu kurz.

Was ihr in dieser Nacht am stärksten vor Augen steht, ist die Erkenntnis: Mein ganzes bisheriges Leben ist nun endgültig vorbei und an seine Stelle tritt eine unbekannte Zukunft.

Sie weiß nur noch, was sie nicht will. Sie will nicht hierbleiben, weil sie Arnheim hasst. Sie will nicht auf den Bauernhof zurück, weil das zu sehr schmerzt. Sie will nicht nach Südafrika, weil sie da niemanden und nichts kennt.

Und was sie vor allen Dingen nicht mehr will, ist, weiterzuleben.

Tage, die angefüllt sind mit Dingen, die geregelt werden müssen, fliegen vorbei. Finstere Nächte voller widerstreitender Gefühle vergehen quälend langsam.

Herr Bijl sitzt am Küchentisch über einen Haufen Papierkram gebeugt. „Ich gebe einfach an, dass sie vierzehn ist, dann spare ich mir eine Menge bürokratischen Aufwand."

„Das Kind ist doch noch keine dreizehn", erwidert Frau Bijl mit gerunzelten Augenbrauen.

Was sie nicht sagt! Sie sprechen über sie, als wäre sie nicht dabei. Und immerzu nennen sie sie „das Kind", so als hätte sie keinen Namen.

„Maria, du musst zusehen, dass du eine notariell beglaubigte Bestätigung von dem Mann bekommst, der das Sorgerecht für sie übernimmt", erklärt Herr Bijl, ohne von seinen Papieren aufzuschauen. „Der muss in Südafrika ihr gesetzlicher Vormund werden."

Ein tiefer Seufzer. „Du lieber Himmel, wenn ich das alles vorher gewusst hätte … Gut, gut, ich werde mich darum kümmern."

Sie sollte ihnen ganz bestimmt für alles dankbar sein. Nun, das ist sie nicht und dazu lässt sie sich auch nicht zwingen. Schade, ist aber leider so.

Und wieder an einem anderen Tag, Frau Bijl: „Das Kind braucht Schuhe, Maria. Es kann doch nicht mit Holzschuhen nach Südafrika."

Ein Seufzer mit zum Himmel erhobenen Augen, während das Geld dafür auf den Tisch gelegt wird. „Nun, dann kaufe sie einfach."

Mit neuen Schuhen in einer braunen Papiertüte schlendert Mentje nach Hause. In der engen Vertrautheit der Holzschuhe von Nachbar Bram fühlen sich ihre Füße viel wohler. Sie bedankt sich auch nicht dafür. Schließlich braucht sie die blöden Schuhe ja gar nicht!

Abend für Abend kommt sie sich eingeschlossen vor in dem

übervollen, beengten Arbeitszimmer von Herrn Bijl, das sie mit ihren beiden Cousinen teilt. Femke ist nicht von ihr wegzubekommen. „Ich will, dass du hierbleibst, Mentje."

Sie kann allerdings ihre Wut oder ihren Kummer nicht an Femke auslassen. „Aber nein, bald ist euer Haus wieder frisch renoviert und dann wohnt ihr hier wunderbar. Dann habt ihr mich schnell vergessen."

„Nein, nie! Nie und nie!"

Nur Henk ist gelegentlich gemeinsam mit ihr wütend auf alles und jeden. Nicht immer, nur wenn er Zeit dazu hat. Dann sagt er einen Haufen hässlicher Worte. Das darf man natürlich nicht, aber schön ist es trotzdem.

Schließlich bricht der Tag des Abschieds an. Femke und Ilonka klammern sich schluchzend an Mentje fest. Tante Maria stümpert herum. „Hast du alles, Kind? Warte, nimm das auch mit. Vielleicht …" Etwas Kleingeld in der Hand.

Als Letztes reicht Henk ihr die Hand. „Okay, dann auf Wiedersehen."

Sie haben gestern Abend noch lange miteinander geredet und alles gesagt, was zu sagen war.

„Auf Wiedersehen, Henk. Und … ja, auf Wiedersehen."

Bis Rotterdam fahren sie mit dem Zug. Herr Bijl sitzt da und schaut schweigend aus dem Fenster. Frau Bijl tupft ihre Augen mit einem zerknüllten Taschentuch, das von den Tränen schon ganz durchnässt ist. „Ich weiß, dass es für uns alle das Beste ist, aber es fällt mir überhaupt nicht leicht", verkündet sie leise.

Ihr Sohn Nicolaas springt auf den Sitz und wieder hinunter, rennt durch den Gang, prallt mit dem Schaffner zusammen. „Passen Sie auf das Kind auf", ermahnt sie der alte Mann in seiner strengen Uniform.

Mentje ist müde, vor allem im Kopf. Leider ist von ihrer Wut nicht mehr viel übrig geblieben. Eigentlich findet sie die Wut ganz schön. Aber schon seit heute Morgen fühlt sie sich vor allem innerlich leer und darüber hinaus hat sie Bauchschmerzen. Ihr Kopf ist einfach überfüllt von zu vielen Worten, zu vielen Erinnerungen, zu viel Kummer. Vor allem von zu viel Ungewissheit.

Während der gesamten Fahrt nach Rotterdam fällt ein träger

Pulverschnee. Die Felder sind weiß, die kahlen Bäume zeichnen sich schwarz vor dem grauen Himmel ab. Es ist still, so als ob sogar die Geräusche festfrieren, bevor sie sich ausbreiten können.

Die dicken Qualmwolken der Lokomotive lösen sich im schneegrauen Himmel auf, genau wie sich die Qualmwolken über Arnheim im Regennebel aufgelöst haben, damals, vor mehr als einem Jahr, als Henk und sie Tinus und Andrew gefunden haben.

Jetzt ist Andrew tot. So wie so viele andere in diesem schrecklichen Jahr.

Und sie zieht in das Land von Tinus. Er wird ihr Vormund.

Er soll sich mal bloß nicht einbilden, er könne über ihr Leben bestimmen! Sie facht das kleine Feuerchen ihrer Wut von Neuem an. Über ihr Leben bestimmt sie allein! Aber sie kann die Wut nicht festhalten.

Rotterdam liegt in Trümmern. Die schwarz verkohlte Stadt versucht sich unter einer weißen Decke zu verbergen, doch das gelingt ihr nicht.

Den Weg vom Bahnhof zum Hafen müssen sie zu Fuß zurücklegen. Herr Bijl findet einen Gepäckträger mit einer stabilen Handkarre, auf der sie ihre beiden großen Gepäckkisten unterbringen. Ihre Koffer und Taschen stapelt er obendrauf.

Mentje trägt selbst den Koffer, den Tante Maria ihr gegeben hat. Er ist aus braunem Leder und wiegt mehr als alles, was sie hineingetan hat.

Zwischen ihrer Kleidung und ihren neuen Schuhen liegt ihre Bibel, in der sie seit fast einem Jahr nicht mehr gelesen hat. Sie weiß nicht einmal, warum sie sie eingepackt hat. Immerhin hat sie ja beschlossen, *nie* mehr einen Blick hineinzuwerfen. Doch ihr Vater hat ganz vorn etwas hineingeschrieben. Das ist die einzige Möglichkeit, wie sie etwas von ihm in dieses fremde Land mitnehmen kann.

Als sie ihr Schiff, die *Oranjefontein*, zu Gesicht bekommen, bleiben sie alle stocksteif stehen, sogar Nicolaas. „Was für ein riesiges Ding", verkündet Frau Bijl überrascht.

„Viel größer, als ich gedacht hätte", erwidert ihr Mann.

Die Passagiere bleiben lange auf dem Oberdeck stehen, während die Stadt kleiner und kleiner wird und das Land sich immer weiter wegschiebt, bis um sie herum nur noch finstere See zu sehen ist.

„Wir gehen nach unten, Mentje, in unsere Kabine“, verkündet Frau Bijl. „Vergiss nicht, dass es um sieben Uhr Essen gibt.“

„Ich werde rechtzeitig da sein“, antwortet Mentje, ohne ihren Blick von dem schwarzen Wasser abzuwenden. Eigentlich wäre es ein Leichtes, sich noch etwas weiter vorzulehnen. Einfach zu verschwinden. Es sieht nur so tief und dunkel aus. Und so nass. Sie tritt einen Schritt zurück und schaut zum Horizont.

Auf Frau Bijl ist sie nicht böse, leider nicht. Gelegentlich ärgert sie sich mal über sie, denn sie kann noch so frohgemut tun, sie überzeugt niemanden damit. Aber richtig böse kann man auf sie nicht werden.

Sie waren unter den Ersten auf dem Schiff. Ein Besatzungsmitglied hat sie herumgeführt. Ganz unten, direkt über dem grummelnden Maschinenraum, befinden sich die Kabinen der Touristenklasse. Ihre Kabine hat zwei Betten mit jeweils einer Hängematte darüber. Eng, genau wie die AM-Hütte. Der Herrenwaschraum befindet sich am Ende des Gangs links und der für die Damen rechts.

Die Kabine neben ihrer hat eine gewisse Miss Brown bezogen, zusammen mit einer Familie mit einem komischen Namen, der Familie Mäkinen. Ihnen gegenüber wohnen vier Leute, alle mit jeweils einem anderen englischen Nachnamen. Auf allen Kabinentüren stehen jeweils vier Namen, was bedeutet, dass das Schiff total ausgebucht ist.

Jetzt steht sie also da und schaut auf die schwarze See. Das schwankende Schiff fühlt sich unter ihren Füßen seltsam an. Sie ist allein, eine Insel mitten im großen Ozean. Und das ist gut so, denn endlich ist es um sie herum still.

Als die Glocke zum Abendessen ertönt, geht Mentje in den kleinen Speisesaal. Dort wartet Frau Bijl mit dem kleinen Nicolaas auf sie. „Bist du dir sicher, dass du mit ihm klarkommst?“

Und ob! „Mit Ilonka hat es doch auch geklappt, oder etwa nicht?“

„Das ist wahr. Vielen Dank, ja? Du bist uns eine große Hilfe.“

Frau Bijl ist gerade verschwunden, als eine hübsche Frau in einem eng anliegenden schwarzen Kleid den Kinderspeisesaal betritt. Sie bleibt stehen und schaut sich zögernd um. An der Hand hat sie ein Mädchen mit einem wilden blonden Lockenschopf, neugierigen blauen Augen und einem strahlenden Gesicht. So als wolle es sagen: „Schau mal, Welt, hier bin ich!“

Mentje muss beinahe lachen, aber sie bleibt ernst und betrachtet die beiden so kühl wie möglich.

Das Lächeln des Kindes wird breiter. Es zieht seine Mutter an den Tisch, an dem Mentje und Nicolaas schon sitzen. *„Können wir uns mal hierhin setzen? Mein Name ist Esther und wie heißt du?“*

„Tut mir leid, aber wir sprechen nur Deutsch“, erklärt die Frau entschuldigend auf Englisch. „Sie sagt …“

„Ich spreche Deutsch.“ Härter, als es eigentlich gemeint war.

„Macht es dir etwas aus, wenn wir Deutsch reden?“, will die Mutter des Kindes wissen.

Macht es ihr etwas aus? Eigentlich nicht. Mittlerweile lässt sie alles kalt, das also auch.

Esther zieht sich einen Stuhl heran und setzt sich darauf. „Wie heißt du?“, wiederholt sie, während sie Mentje strahlend anschaut.

„Mentje de Vries.“

„Was für ein langer Name!“ Sie blickt Nicolaas an: „Und du?“

Nicolaas sitzt mit offenem Mund da und starrt geradeaus. Es ist schon eine Weile her, seit er das letzte Mal so lange den Mund gehalten hat. Wohl oder übel fängt es Mentje an zu gefallen. „Das ist Nicolaas.“

„Oh. Mentje de Vries, wie alt ist er denn und warum redet er nicht selbst?“

Ihre Mutter versucht den enthusiastischen Wortschwall einzudämmen. „Vielleicht liegt es daran, dass du ihm keine Zeit zum Antworten lässt, Esther. Vielleicht versteht er aber auch kein Deutsch. Schau, da kommt schon das Essen. Sieht es nicht wunderbar aus?“

„Preis den Herrn“, erwidert das Kind sofort, während es den Löffel greift. „Wer kann beten? Ich habe furchtbaren Hunger.“

Als Herr Bijl am nächsten Morgen das Licht anknipst, liegt das Schiff ganz still. „Wir sind sicher schon in Southampton“, erklärt er, während er gebückt aus dem Bett steigt. Er ist groß und die Hängematte über seinem Kopf hängt zu niedrig, als dass er aufrecht sitzen könnte.

Mentje ist schon eine ganze Weile wach. Sie hat keine Ahnung, wie lange schon, denn in der Kabine ist es stockfinster gewesen, sodass sie nicht auf die Uhr hat schauen können. Nach jahrelanger Übung – zuerst im Zelt, dann in der kleinen PA und in der

AM-Hütte und dann auf dem Dachboden im Stall und im muffigen Arbeitszimmer der Familie Bijl – kann sie gut mucksmäuschenstill sein, um niemanden zu stören.

Das ist das Einzige, was sie an Arnheim vermisst: das herrliche Alleinsein in ihrem eigenen, schönen Zimmer, bevor es in Trümmer geschossen worden ist.

Und Henk natürlich auch. Ihren Freund Henk.

Der Gedanke an ihn macht sie traurig, deshalb schiebt sie ihn schnell wieder beiseite.

Es kommen eine Menge englische Passagiere an Bord. Alle wollen sie nach Südafrika, weg von den Verwüstungen und dem Hunger in Europa.

Als das Schiff den Hafen von Southampton verlässt, entdeckt Mentje, dass die Kabine gegenüber mittlerweile bezogen worden ist. Drei Männer und ein Junge. Sie steht plötzlich vor dem Jungen, als beide gleichzeitig aus ihren Kabinen kommen.

„Ist das deine Kabine?", erkundigt er sich freundlich.

„Ja. Seid ihr in Southampton an Bord gekommen?"

„Das scheint auf der Hand zu liegen." Er spricht mit demselben englischen Akzent wie Andrew. *„Hi, I'm Charles.* (Hallo, ich bin Charles.)"

„Mentje de Vries." Sie hätte sich nicht vorgestellt, wenn sie keine Lust darauf gehabt hätte, doch nun möchte sie es auf einmal sehr.

„Mentje? Diesen Namen habe ich noch nie gehört."

„Das ist ein alter holländischer Name. Ich bin nach meiner Oma benannt."

Er nickt beifällig. Auch sein rötliches Haar lässt sie an Andrew denken, obwohl es nicht ganz so rot ist. Er hat lebendige Augen, die Farbe irgendwo zwischen Braun und Grün. Das sind echte Schalkaugen, das sieht Mentje sofort.

Die Glocke ertönt und Charles schnellt sofort hoch. „Gehen wir essen? Ich hoffe schon, denn ich könnte ein Pferd verdrücken."

Ach nein! Wieder ein Junge, der nur an seinen Magen denken kann.

Nicht nur die Augen von Charles sind voller Leben – er scheint mit seinem ganzen Körper fortwährend auf der Suche nach Abenteuern zu sein. „Lass uns mal eben schauen, wie es unten aussieht", schlägt er vor.

„Da dürfen wir nicht hin", wehrt Mentje ab. Sie würde schon gern einen Blick dorthin werfen, aber Abenteuer und Wut passen nicht so recht zusammen. Und die Wut ist immer noch ihre einzige Waffe gegen den Kummer.

Er öffnet die Tür und bückt sich, um die Treppe hinunterzusteigen. „Was sollen sie uns schon tun? Uns über Bord werfen? Wow, schau dir das hier mal an!"

Mentje vergisst, dass sie sich für nichts interessieren möchte. „Ist das … ein Berg Segel?", will sie wissen, nachdem sich ihre Augen an das schummerige Dunkel gewöhnt haben.

„Was da wohl drunter ist?", fragt Charles in einem geheimnisvollen Flüsterton.

Nach zwei Tagen hat Mentje das Gefühl, das ganze Schiff wie ihre Westentasche zu kennen. Wenn sie hier Verstecken spielen würden – das tun sie natürlich nicht, denn dafür sind sie zu alt, aber wenn jemand sie dazu zwingen würde –, dann würde sie keiner jemals finden. Selbst in den Wäldern rund um das Pass-Auf-Lager waren nicht so viele Verstecke wie hier. All diese Orte beweisen nun ihren Nutzen, wenn sie sich zurückziehen möchte, weil ihr der Kummer zu viel wird. Denn die Mauer der Wut zerbröselt in dieser fremden Umgebung langsam aber sicher und der Kummer bricht immer leichter durch sie hindurch.

Das ist das Einzige, was sie vor der ganzen Welt verborgen halten möchte, denn das gehört nur ihr allein. Einzig und allein Henk weiß davon. Und Henk ist in den Niederlanden zurückgeblieben.

Kurz nachdem sie die Insel Madeira passiert haben, wird Mentje nachts wach, weil sie sich den Kopf gestoßen hat. Sie fliegt hoch und stößt sich erneut den Kopf. Dieses Mal an der Kabinendecke. „Eine Bombe!", ist ihr erster Gedanke und sofort danach: „Wir werden lebendig begraben!" Denn es ist stockfinster.

Dann macht jemand das Licht an. Mentje muss wegen des plötzlichen, grellen Lichtes ihre Augen zukneifen.

Als das Schiff schwer zur Seite schwankt, fällt Nicolaas mit einem Schrei aus seiner Hängematte, genau auf seinen Vater, der gerade aus dem Bett zu kommen versucht.

„Es ist Sturm", bemerkt Herr Bijl erschrocken. „Nein, Nicolaas, nicht! Tinka, hilf mir!"

Der Geruch schlägt Mentje sofort auf den Magen. „Die Toilette!“, denkt sie elend und klettert eilig über die drei anderen, um aus der Kabine zu kommen. Doch zwischen ihr und der Toilette hat sich schon eine Schlange gebildet. Alle Passagiere sind seekrank und nur wenige erreichen noch rechtzeitig die Toilette. Mentje gehört nicht dazu.

Nur der deutsche Herr aus der Kabine neben ihrer scheint keine Probleme zu haben. Sein kurzer, molliger Körper ist in ein langes Nachthemd gehüllt, er trägt eine Schlafmütze auf dem Kopf und Pantoffeln an den Füßen. „Ihr solltet nach oben gehen, da ist es besser als hier“, erklärt er ruhig.

„Gehen wir unter?“, weint die kleine Esther ängstlich.

„Aber nein“, erwidert der alte Mann. „Komm mal mit, hier die Treppe hinauf und an die frische Luft.“

Die Passagiere strömen die Treppe hinauf. Ich sterbe, denkt Mentje, während sie sich einen verbissenen Kampf mit der Übelkeit liefert.

Es scheint unmöglich zu sein, an die frische Luft zu kommen. Das Meer ist eine wütende, tobende Masse und Furcht einflößende Wellen peitschen über das untere Deck. Der Wind gebärdet sich wie ein Rasender und das Schiff schaukelt hin und her. Alle werden in den Speisesaal der Touristenklasse getrieben.

Dort herrscht das totale Chaos. Die Tische waren schon fürs Frühstück eingedeckt, aber jetzt ist der Boden übersät mit Geschirr. Überall sitzen leichenblasse Passagiere mit dem Kopf in den Händen oder gekrümmt über die erstbeste Schüssel oder Schale, die die Besatzung in aller Eile greifen konnte.

„So schlimm habe ich es noch nie erlebt“, stöhnt ein abgebrühter Seemann. Selbst er ist ganz grün im Gesicht und um seinen Mund hat sich ein weißer Rand gebildet.

Eines der jüngeren Besatzungsmitglieder lächelt gütig. „Das sagst du jedes Mal, Job, aber bisher hast du es immer überlebt.“

„Tief Luft holen und in die Ferne schauen“, rät der alte Deutsche, während er um Gleichgewicht ringend durch den Speisesaal schwankt.

Mentje presst ihren Rücken und ihren Hinterkopf gegen die kalte Wand und sucht nach einem Punkt, der so weit wie möglich entfernt ist. Die Wand auf der gegenüberliegenden Seite ist jedoch nur ein paar Meter von ihr weg. Sie versucht, tief Luft zu holen, aber davon wird es nur noch schlimmer.

„Are you okay? (Ist mit dir alles in Ordnung?)", ertönt neben ihr plötzlich die Stimme von Charles.

„Ich glaube, ich muss sterben." Sie bewegt ihren Kopf nicht, sondern starrt weiter geradeaus.

„Bestimmt nicht."

Puh! Woher weiß der schon, wie elend sie sich fühlt?

Eigentlich wünscht sie sich nichts lieber als den Tod. Aber will sie auf eine so ekelige Weise sterben? Nein, besser nicht. Lieber auf eine würdevolle Weise, mit dem Kopf auf einem weißen Kissen, nicht über einer Schüssel voller … über so einer schmutzigen Schüssel.

„Soll ich dir ein Glas Wasser holen?", will Charles wissen.

„Davon wird mir schlecht."

„Bestimmt nicht."

So ein Besserwisser.

Dennoch nimmt sie ein kleines Schlückchen. Vielleicht, weil sie dadurch den ekligen Geschmack in ihrem Mund loswird.

Mit Charles scheint alles in Ordnung zu sein. „Ist dir denn gar nicht schlecht?"

„Nein, die paar Wellen machen mir nichts aus." So ein Angeber. Sie wünschte nur …

Doch dann kneift sie auf einmal die Augen zusammen und ihr Atem stockt. „Ich muss mich übergeben."

Als sie kurze Zeit später aufschaut, ist Charles verschwunden. Das hätte sie ahnen können, wieder einmal typisch Junge. Angeblich ihr Freund.

Irgendwann in den frühen Morgenstunden legt sich der Sturm, die See ist allerdings noch eine Weile wild und unruhig. Mentje bleibt im Speisesaal auf dem Boden sitzen. Niemand vermisst sie.

So will ich es auch, denkt sie zornig. Sie sollen mich alle mal in Ruhe lassen, ich schaffe das schon allein.

Trotzdem macht es sie auch traurig. Wenn sie hier mausetot auf dem Boden läge, würden sie es mit Sicherheit erst dann merken, wenn sie über ihre Leiche stolpern.

Als das Personal den Speisesaal putzt und für das Frühstück vorbereitet, sitzt Mentje immer noch da. „Geh dich ein bisschen frisch machen und zieh dir etwas Sauberes an", fordert einer der Kellner sie auf. Seine Augenlieder sind vom Schlafmangel ganz geschwollen.

In der Toilette wäscht sich Mentje das Nachthemd aus und macht sich dann auf die Suche nach einer Ecke, in der sie es zum Trocknen aufhängen kann. Draußen scheint eine scheinheilig fröhliche Sonne, der Wind schläft sich aus und das Meer ist eine spiegelglatte pastellblaue Fläche, die sich von einem Horizont zum anderen erstreckt. Als ob nichts geschehen wäre.

„Ist dein Opa vielleicht Arzt?", erkundigt sich Charles bei Esther während des Frühstücks. Mentje muss alles, was er sagt, für das Mädchen ins Deutsche übersetzen.

„Onkel Andreas?" Esther fängt an schallend zu lachen. „Das ist gar nicht mein Opa, das ist mein Vater!"

„Dein Vater? Der hätte auch dein Opa sein können."

Esther schüttelt wild ihren Lockenkopf. „Das ist mein neuer Vater und jetzt weißt du das."

Mentje übersetzt und Charles fängt ebenfalls an zu lachen. „Was soll ich nun davon halten?"

Jeden Tag werden auf Deck verschiedene Kinderspiele organisiert. Sie sollen zum Beispiel flache Scheiben so dicht wie möglich an ein Ziel heranwerfen oder in Teams zwischen zwei Pfosten hin- und herrennen. Zunächst hat Mentje überhaupt keine Lust mitzumachen, nach einer Weile scheint es jedoch ganz nett auszusehen. Eigentlich ist es Charles gewesen, der sie schließlich überredet. Als die beiden Ältesten in der Touristenklasse spielen sie immer in verschiedenen Teams.

„Wie alt bist du eigentlich?", will Charles eines Morgens wissen.

„Vierzehn."

Er fängt an zu lachen. „Ja bestimmt, und ich bin der Weihnachtsmann."

„So steht es in meinen Papieren."

„Und wenn nun in meinen Papieren stehen würde, dass ich der Weihnachtsmann bin, wäre das dann auch so?"

Mentje zögert für einen Augenblick. Sie möchte Herrn Bijl nicht in Schwierigkeiten bringen, aber schließlich war es seine Idee, die Papiere mit Absicht zu fälschen. Es ist auch sicher nicht so schlimm, wenn Charles die Wahrheit erfährt. „Also gut, ich bin zwölf, fast dreizehn."

Er nickt zufrieden, so als hätte er diese Runde gewonnen.

„Und du?"

Ohne zu zögern: „Vierzehn." Doch seine Augen verraten ihn.

„Haha. Dreizehn, wetten?"

Er grinst zufrieden. „Fast."

„Also zwölf. Ich hab's gewusst!"

Es gibt Tage, an denen die Wut vergeht, ohne dass sich der Kummer blicken lässt. Denn mit Charles kann man seinen Spaß haben und mit der kleinen Esther haben sie gemeinsam die größte Freude.

An Regentagen müssen die Kinder während der Spielstunde im Speisesaal bleiben. Charles schleicht sich zwischendurch immer wieder hinaus, um sein eigenes Programm zu gestalten, aber Mentje genießt es zu basteln oder an den musikalischen Aktivitäten teilzunehmen. Auch Brettspiele machen sie. Die Kleinen spielen „Mensch ärgere Dich nicht" oder Domino, die Größeren können wählen zwischen Backgammon, Halma oder Monopoly.

„Gut, heute darfst du mitspielen", sagt Mentje an einem dieser Regentage zu Esther. „Aber das ist eigentlich ein Spiel für große Kinder, verstehst du? Wenn du verlierst, darfst du nicht weinen."

„Das werde ich auch nicht", verspricht Esther mit ernsthafter Stimme.

Sie spielen zu viert: Charles, der wie durch ein Wunder auch mitmachen will, die fünfjährige Esther, Mentje und noch ein anderes, achtjähriges niederländisches Mädchen. Vor allem Esther beobachtet mit Argusaugen, wie die Spielsteine gesetzt werden. „Aber habe ich denn dann noch genug Geld, um ein Haus zu kaufen?", will sie gelegentlich besorgt von Charles wissen. „Und wenn ich nun ins Gefängnis komme?"

„Sie sagt ...", übersetzt Mentje dann ungeduldig.

Das niederländische Mädchen ist jetzt am Zug. Sie wirft den Würfel und schiebt dann ihre Spielfigur schnell an Mentjes Hotel vorbei.

„Du schummelst!", ruft Esther sofort auf Deutsch.

„Gar nicht!", blafft das Mädchen zurück.

„Doch!", erwidert Esther, die das Niederländische gut verstanden hat. Sie schiebt den Spielstein des Mädchens zurück auf seinen Ausgangspunkt. „Da hast du gestanden. Eins, zwei, drei, vier, fünf: auf Mentjes Hotel!"

Charles verzieht sein Gesicht: „*You cheated, you cheated!* (Du hast geschummelt, du hast geschummelt!)“, johlt er.

„*I not cheat!* (Ich schummel nicht!)“, ruft das Mädchen wütend. Und zu Esther: „Du solltest besser deine Klappe halten, du dreckige Moffenschlampe!“

Esthers Augen verfinstern sich. Sie hat es zum Glück nicht verstanden, aber dass das Mädchen sie beschimpft, versteht sie sehr gut. Sie hebt einen mahnenden Zeigefinger in die Höhe und sagt: „Es ist egal, welche Sprache einer spricht, schummeln ist schummeln und der Herr sieht es, wenn du das machst.“

Die beiden anderen Kinder schauen Mentje fragend an, die es nur widerwillig übersetzt – sie hat wirklich keine Lust auf einen neuen Weltkrieg. Doch Charles rettet die Situation, indem er in schallendes Gelächter ausbricht. „Da hast du recht, Esther. *Cheating is cheating and God sees it all.* (Schummeln ist schummeln und Gott sieht das alles.)“

An dem Tag, an dem sie den Äquator überqueren, versammeln sich alle rund um das Schwimmbecken: Groß und Klein, Alt und Jung, erste und Touristenklasse. Dort stehen riesige Kuchen und große Schüsseln mit Obst und es wird ein tolles Durcheinander.

Wenn Henk doch nur hier sein könnte, denkt Mentje auf einmal. Er hätte die Gemeinschaft genossen, das Schwimmbecken, den Kuchen … Sie kämpft gegen die Welle von Kummer an, die sie umzuwerfen droht.

Charles versucht seine Schuhe auszuziehen. „Zieh deine auch aus, sonst werden sie klatschnass“, sagt er neben ihr, während er sich sein Hemd über den Kopf zieht. Er tollt zum Rand des Schwimmbeckens, geht in die Hocke, zieht seine Knie bis ans Kinn und landet mit einem enormen Platscher im Wasser.

Mentje macht erschrocken einen Satz zur Seite. Ihr Vater konnte gut schwimmen und er hat auch immer gesagt, dass er es ihr ebenfalls beibringen wolle, sobald sie etwas größer wäre, zehn oder elf. Doch an ihrem zehnten Geburtstag war er schon tot, auch wenn sie das seinerzeit noch nicht gewusst hat. Ist sie eigentlich immer die Letzte, die irgendwas erfährt?

Da taucht der Kopf von Charles wieder auf. Er lacht und winkt.

Nein, wehrt Mentje mit den Händen ab.

„Komm doch auch rein, ja, hier schwimmen alle mit Kleidern!“, ruft er.

Mentje wirft ihm einen drohenden Blick zu und schüttelt den Kopf.

„Ich will mit dir schwimmen, Charles!“, schreit Esther aufgeregt. „Ich muss nur kurz meine Mutter fragen.“

Doch auch Esthers Mutter macht eine abwehrende Handbewegung und schüttelt den Kopf.

Charles drückt sich am Beckenrand hoch und geht zu Frau Mäkinen. Für einen Jungen, der noch keine dreizehn ist, ist er groß und auch arg dünn. Eigentlich sind alle Kinder auf dem Schiff sehr dünn, denkt Mentje gedankenverloren.

Anscheinend gelingt es ihm, Frau Mäkinen zu überzeugen, denn Esther setzt sich auf den Boden, zieht ihre Schuhe aus und rennt hinter ihm her zum Schwimmbecken. Mentje hält sich immer noch abseits, halb hinter einer Säule verborgen. Wie können die Leute nur so vergnügt sein, wenn sie doch alle ihren bekannten und geliebten Wohnort zurücklassen mussten, um ins Unbekannte zu fahren? Es macht sie wütend. Sie weigert sich, bei dieser scheinheiligen Fröhlichkeit mitzumachen, sie *hasst* es regelrecht!

Und doch möchte sie es auch gern.

Es ist wirklich nicht schön, beinahe dreizehn zu sein.

Tagsüber das angebliche Vergnügen. Aber nur, um der Wirklichkeit zu entfliehen.

Doch dann wird es Nacht. Immer wieder.

Die Nächte sind schwarz. Schwärzer als schwarz.

Ständig muss sie alles hinter sich lassen. Irgendwann dann auch wieder das Schiff und ihre beiden neuen Freunde. Davor Henk. Femke auch, aber vor allem Henk.

Davor ihren Vater und den Bauernhof. Niemand hat sie gefragt, ob sie nicht bei ihnen einziehen möchte. Die Nachbarn Bram und Lenie nicht, Tante Cor nicht, nicht einmal Han und Bart. Alle fanden es angeblich so schrecklich, ja, ja. Alle sind sie gekommen, um Abschied zu nehmen, aber niemand hat einmal gesagt: „Komm doch zu uns.“ Jetzt kann sie nie mehr auf den Bauernhof zurück.

Nicht, dass sie dorthin wollte. Aber wenn jemand sie eingeladen hätte, hätte sie eine Wahl gehabt, ob sie bleibt oder nicht. Dann wäre es nicht so schwierig gewesen.

Auch ihren Vater muss sie zurücklassen. Denn er ist tot, für immer.

In der Nacht kommt manchmal neue Wut, vor allem aber tiefer finsterer Kummer. Schlaflosigkeit und Verlustgefühle.

Ich bin eine Kriegswaise, sagt sie zu sich selbst. Ich werde in einem fremden Land bei fremden Menschen wohnen. Was hinter mir liegt, ist für immer vorbei. Davon ist nichts mehr übrig. Ich habe nur noch mich selbst und meinen Namen.

Ich bin Mentje de Vries.

Mittlerweile versteht Esther Niederländisch einigermaßen, ihr Englisch bleibt jedoch ein Kauderwelsch. „Sag Charles bitte, dass er normal reden soll, ich verstehe nichts davon."

„Er spricht einfach nur Englisch, das ist seine Sprache", erwidert Mentje mürrisch.

„Was sagt sie?", will Charles wissen.

„Hey, ich habe langsam die Nase voll! Sie sagt, dass sie nicht versteht, was du sagst, und ich habe die ganze Übersetzerei satt. Ihr redet dauernd miteinander und ich muss ständig alles wiederholen. Von jetzt an reden wir alle nur noch Niederländisch." Sie schaut Esther an und sagt ihr dasselbe noch einmal auf Deutsch. *„Verstehst du? Do you understand?* Kapiert ihr?"

Die beiden nicken ernst, sagen jedoch nichts. „Abgesehen davon sprechen die Leute in Südafrika so eine Art Niederländisch, dann könnt ihr sie also wenigstens verstehen."

„Wo wir hingehen, sprechen sie Deutsch", erwidert Esther sofort.

Ja, sicher. „Deutsch? In Südafrika?"

„Nein, irgendwo anders. Warte, dann frage ich schnell nach." Sie rennt zu ihrer Mutter, die zusammen mit dem älteren deutschen Herrn an Deck sitzt und liest.

„I don't understand a word (Ich verstehe kein Wort)", bemerkt Charles.

Nicht ihr Bier. „Dein Problem."

Esther kommt atemlos zurückgerannt und schiebt sich wieder

auf ihren Stuhl. „Deutsch-Südwestafrika[12], das liegt neben Südafrika. Zu einer Missionsstation."

„I don't understand a word", wiederholt Charles.

„Also gut, *ein* Wort", entgegnet Mentje. *„Deutsch is German.* Und jetzt du: Deutsch-Südwestafrika."

„German South West Africa?"

„Genau! Und jetzt: Missionsstation."

Charles bekommt eine Falte über der Nase. *„Missionary station?"*

„Stimmt! War das jetzt so schwierig?" Sie seufzt kurz auf. Es ist nicht in Ordnung, dass sie ihre Wut an Charles abreagiert. „Du musst die Worte, die du nicht verstehst, einfach weglassen. Hör dir den ganzen Satz an und entdecke darin die Wörter, die du gut verstehst."

Er zuckt mit den Schultern, setzt das Gespräch allerdings fort: *„So you are going to a missionary station in German South West Africa?* (Du gehst also zu einer Missionsstation in Deutsch-Südwestafrika?)"

„Yep", antwortet Esther.

Seine grünbraunen Augen schauen Mentje an. *„And you?* (Und du?)"

„South Africa. Bushveld. (Südafrika. Bosveld.)"

„Yep", sagt Esther wieder. „Er kapiert es. Preis den Herrn."

Mentje fängt an zu lachen. „Obwohl er ein Junge ist, stimmt's?"

Esther sitzt kerzengerade. „Yep. Frag ihn mal, wo er hingeht."

„Frag ihn doch selbst."

Aber Charles hat schon verstanden. „Nach *Bechuanaland*[13]."

„Bechuanaland?", fragt Mentje stirnrunzelnd.

„Neben Südafrika."

„Wenn wir doch bloß eine Karte hätten."

„Karte?", fragt Charles verständnislos.

„A map."

„Karte", wiederholt Esther mit einem Nicken und rennt wieder zu ihren Eltern. Der alte Doktor, der ihr neuer Vater ist, steht mühsam auf und kommt zu ihnen herüber. „Braucht ihr eine Karte?"

---

12 Anm. d. Übers.: Das ist das heutige Namibia.

13 Anm. d. Übers.: Bechuanaland war ein britisches Protektorat, das 1966 als Botswana unabhängig wurde.

Mentje nickt. „Eine Karte von Afrika – oder eigentlich nur vom unteren Teil."

„Ich frage mal in der Bibliothek nach. Wartet hier kurz."

Nach dem Mittagessen gehen sie alle drei mit ihm in die Bibliothek in der ersten Klasse. Sie müssen sich mucksmäuschenstill verhalten. Der alte Doktor zeigt ihnen die drei Länder. „Sie liegen direkt nebeneinander", flüstert Esther entzückt.

„Ihr seid aber trotzdem einige Hundert Kilometer voneinander entfernt, hört ihr", warnt Doktor Mäkinen sie.

„Aber können wir trotz alledem für immer Freunde bleiben?", will Esther ängstlich wissen.

„Freunde für immer", beruhigt Mentje sie und legt ihre Hand auf den Tisch.

„Freunde für immer", wiederholt Esther sofort auf Deutsch und legt ihre Hand darauf.

Charles lacht. *„Friends forever."* Er krümmt seine Hand und lässt seine Finger wie krabbelnde Spinnenbeine nach unten sinken.

Esther zittert am ganzen Körper, so wunderbar gruselt sie sich vor den ekeligen Kribbelfingern. Doch Mentje hat auf einmal einen Kloß im Hals.

„Wir fahren hiernach noch mit einem anderen Schiff", erzählt Esther am nächsten Morgen. „Aber Mama sagt, dass das nicht so ein schönes Schiff ist wie das hier. Fahrt ihr da auch mit?"

Charles schüttelt den Kopf. „*Nope*. Wo ich hingehe, können keine Schiffe fahren, denn da gibt es keinen Fluss oder so etwas."

„Im Bosveld auch nicht", erklärt Mentje. „Ich fahre von Kapstadt aus mit dem Zug weiter."

„Wir auch!", ruft Charles. „Vielleicht fahren wir ja mit demselben."

Doch während der Mittagszeit teilt er mit: „Mein Cousin sagt, dass du den Zug nach Norden nimmst, Richtung Johannesburg, und wir fahren über Mafeking nach Ramatlabama und dann über die Grenze ins Bechuanaland. Und dann geht es weiter nach Francistown."

„Ach *neeeiiin*!", ruft Esther tief enttäuscht.

Abschiednehmen ist immer wieder unvermeidlich – früher oder später ist es so weit. Nichts ist für ewig. Mentje und Charles stehen schon seit dem frühen Nachmittag auf dem Oberdeck. „Wetten, dass ich als Erster das Land sehe?", verkündet Charles voller Selbstverstrauen.

„Du hast schon verloren", erwidert Mentje und zeigt. „Schau mal genau hin, da in der Ferne."

„Wahrhaftig", entgegnet Charles mit einem schiefen Grinsen. „Aber ich wette, dass du nicht bis dahin schwimmen kannst."

„Und du auch nicht, wetten?"

Er lacht. „Du Naseweis!"

Doch Mentje ist eigentlich nicht zu Scherzen aufgelegt. Sie merkt, dass sie immer trauriger wird, und die Angst vor dem Unbekannten brennt ihr im Magen. Wenn ihre Wut doch nur über den Kummer die Oberhand gewinnen könnte, dann würde alles viel einfacher werden. „Bei wem werdet ihr eigentlich wohnen, Charles?"

„Bei meinem Cousin auf einer Farm im Bechuanaland." Er wird auch ernster.

„Und was ist mit deinen Eltern?"

„Die sind tot. Der Krieg. Die von dir sicher auch, oder?"

„Ja." Vielleicht sind die Ursachen andere, doch das Ergebnis ist dasselbe. „Weißt du, wie es da ist, wo du hingehst?"

„Mein Cousin sagt, dass es da warm und trocken ist, aber auch ganz offen und frei. Er will nie mehr nach Schottland zurück, sagt er."

In diesem Augenblick drängelt sich Esther zwischen sie.

Mentje seufzt tief. „Ich habe keine Ahnung, was mich erwartet. Ich weiß überhaupt nichts über Afrika."

„Da ist kein Krieg und da fallen auch keine Bomben", erklärt Esther ernst. „Aber Gott wohnt da schon, sagt meine Mutter."

„Gott. Wann habe ich eigentlich zum letzten Mal gebetet?", schießt es Mentje flüchtig durch den Kopf. „Es ist viel einfacher, wütend auf Gott zu sein. Wenn er allmächtig ist ..."

„Kennst du die Leute, wo du hingehst, denn gar nicht?" Charles begreift es nicht wirklich.

„Nein. Den einen Mann ein bisschen, aber nicht so gut, wie ich euch beide kenne."

„Blöd für dich."

Das Land schiebt sich immer näher heran. Die Brise frischt auf, über ihren Köpfen bilden sich Schleierwolken. Morgen um diese Zeit ...

„Wir können uns ja schreiben", schlägt Mentje zögernd vor, doch Charles hebt sofort protestierend seine Hände. „Ich habe noch nie einen Brief geschrieben."

„Na und?", erwidert Esther mit ihrer hellen Stimme. „Ich kann noch nicht einmal schreiben! Aber ich kann meine Mutter bitten und außerdem kann ich schon ziemlich gut malen."

„Abgemacht", erwidert Mentje entschieden in einem Versuch, ihren Kummer zu überstimmen. Und dann strenger: „Selbst wenn du nur eine oder zwei Zeilen schreibst, Charles. Hauptsache du schreibst!"

Esther ist noch unerbittlicher. „Wenn du nicht schreibst, werden Mentje und ich sehr böse auf dich. Denn wir finden, dass du echt lieb bist."

Vor Verlegenheit weiß Mentje nicht mehr, wohin sie schauen soll. So etwas sagt man doch nicht zu einem Jungen! „Ich hole schnell ein Blatt Papier, dann können wir unsere Adressen aufschreiben", erklärt sie hastig, um so schnell wie möglich flüchten zu können.

Trotzdem hilft es sehr zu wissen, dass dieser Abschied vielleicht etwas weniger endgültig ist als all die anderen.

Als Esther nach dem Abendessen kommt, um ihnen eine gute Nacht zu wünschen, fängt sie doch kläglich an zu weinen. Ihre Mutter weiß sich in der Situation keinen Rat. „Komm jetzt mal mit, das mögen die großen Kinder nicht gern."

„Wir mögen sie immer", beruhigt Mentje sie. „Wir finden es nur schwer, Abschied zu nehmen."

Charles ist unbeholfen. „Nicht weinen, Esther, ganz ruhig."

„Wie kann jemand sie trösten, wie kann jemand uns trösten?", fragt Mentje sich ziemlich verzweifelt. Und was wäre, wenn Charles ihre Briefe nicht beantwortet? Oder wenn Esthers Mutter keine Zeit zum Schreiben hat? „Wisst ihr was, wir verabreden uns jetzt schon, dass wir uns in zehn Jahren wieder besuchen."

Charles schaut auf. Seine Augen funkeln wieder vor Schalkheit. „In zehn Jahren? Dann bin ich ... zweiundzwanzig! Wow! Und du auch!"

„In zehn Jahren?" Esther ist offensichtlich entsetzt. „Das ist noch furchtbar lange hin! Warum nicht in zehn Tagen?"

„Das wird nicht funktionieren, Esther“, entgegnet ihre Mutter geduldig.

„Lieber in elf Tagen?“

Dann schaut Charles sie an und erklärt in langsamem und deutlichem Englisch, unterstützt durch Handbewegungen: „In zehn Jahren feiern wir ein großes Fest und dann bist du der Ehrengast.“

Esther denkt so intensiv nach, dass eine tiefe Falte auf ihrer Stirn erscheint. „Wie alt bin ich dann, Mama?“

„Fünfzehn.“

„Fünfzehn? So alt?“

„*We have a deal!* (Wir haben eine Vereinbarung!)“, ruft Charles übertrieben fröhlich. „In zehn Jahren treffen wir uns wieder. Im Jahr 1956.“

30. Kapitel

Es wird eine lange, einsame Zugfahrt mit viel zu viel Zeit zum Grübeln. Rhythmisch rattert der Zug über die Gleise. An jedem Bahnhof bläst er dicke Qualmwolken in den Himmel.

Die lange Reise schlägt immer mehr Breschen in die Mauer von Mentjes Wut und dahinter grinst der Kummer sie an. Verbissen starrt sie nach draußen.

„Jetzt fängt dein neues Leben an, Mentje", hat Frau Bijl zum Abschied auf dem Bahnhof von Pretoria gesagt. „Schaffst du es von hier aus weiter?"

„Ich schaffe es immer." Es ist etwas störrischer herausgekommen, als es eigentlich gemeint gewesen war.

Sie wird es schaffen, wenn ihr Verstand die Herrschaft behält, wenn ihr Körper den Kummer bei sich behalten kann. Aber nicht immer hört ihr Körper auf sie.

„An der nächsten Station musst du aussteigen", ertönt plötzlich die Stimme des Schaffners neben ihr. Eine unglaubliche Müdigkeit nimmt von ihr Besitz. Sie ist müde von all den fremden Orten, an die sie sich gewöhnen muss, müde von all dem Reden mit fremden Leuten, müde davon, dass sie immer wieder neu darauf hoffen muss, akzeptiert zu werden. Es wäre so viel schöner, wenn sie einfach einschlafen könnte und nie wieder aufwachen müsste.

Der Bahnhof besteht aus einem lang gestreckten Gebäude mit einem einzigen Bahnsteig. Dort steht Tinus, der ihr sofort den Koffer abnimmt. „Tag, Mentje."

„Tag, Tinus." Was soll sie auch sonst sagen?

„Sind das deine Sachen?"

„Ja, das ist alles."

Durch das Bahnhofsgebäude laufen sie nach draußen. Mit einem Schwung wirft er ihren Koffer auf die Ladefläche des alten Armeelastwagens und öffnet ihr dann die Tür. „Steig ruhig ein."

„Danke." Es ist ganz schön hoch und in der Fahrerkabine ist es glühend heiß.

Tinus setzt sich ans Steuer und startet den Motor. „Hast du eine gute Reise gehabt?“

Was für eine dumme Frage! Sie sitzt hier doch! „Ja, gut, danke.“

Ziemlich geräuschvoll setzt sich der Laster in Bewegung. „Bevor wir auf die Farm fahren, müssen wir noch Schulkleidung für dich kaufen.“

„Die habe ich schon.“

„Nein, hier tragen die Kinder eine Schuluniform.“

Wie Soldaten? Auch das noch!

Das Dorf hat nur eine Einkaufsstraße. An ihrem Ende steht eine Kirche mit einem hohen Turm.

„Das ist unsere Kirche“, erklärt Tinus ihr und zeigt darauf.

Mentje betrachtet das in einfachem Weiß gehaltene Gebäude, das im Vergleich zur Eusebiuskirche nichts darstellt. „Der Turm der Eusebiuskiche ist weg. Völlig in Trümmer geschossen.“

„Ja, ich habe die Fotos gesehen.“ Er hält an einer Vorfahrtstraße, schaut nach rechts und links und gibt wieder Gas. „Arnheim ist total zerstört, habe ich gelesen. Deine Tante hat geschrieben, dass auch ihr Haus unbewohnbar geworden ist.“

„Ja, das stimmt.“ Aber weiter lässt sie sich nicht darüber aus.

Schweigen.

„Und jetzt wohnen sie im Haus der Familie Bijl?“, startet er einen neuen Versuch.

„Wo Sie und … wo ihr euch versteckt hattet, ja.“

„Andrew. Und bitte sag doch ‚du‘ zu mir“, erwidert er, während er den Wagen vor einem Geschäft parkt. Bevor er aussteigt, bemerkt er noch: „In den offiziellen Papieren, die deine Tante geschickt hat, heißt es, du seist vierzehn. Deshalb habe ich dich in die Mittelschule einschreiben lassen. Aber als wir bei euch waren, warst du doch erst elf, oder?“

„Ja.“ Der blöde Herr Bijl mit seinen Lügen, und alles nur, um den Papierkram ein bisschen zu vereinfachen. „Das ist nur für die Papiere. Ich bin zwölf, im April werde ich dreizehn.“

„So etwas habe ich mir schon gedacht. Dann gehörst du wahrscheinlich noch auf die Grundschule. Und du bist doch sicher ein Jahr lang nicht in die Schule gegangen, oder?“

„Seit September bin ich wieder hingegangen.“ Wenn er doch endlich mit diesem Herumgenerve aufhören würde! Sie würde schon klarkommen, wenn die Leute sie endlich in Ruhe lassen könnten.

„Wir werden sehen, ob du es schaffst."

Ob sie es schafft? Und wie!

Sie muss in einen leichten Trab verfallen, um hinter ihm das Geschäft zu betreten. Drinnen überlässt er die Anschaffung ihrer Schuluniform der Verkäuferin. „Mittelschule?", fragt die Dame ein bisschen überrascht, während sie anfängt, die Sachen zusammenzusuchen.

Als sie wieder in den Wagen steigen, hat Tinus einen großen Vorrat an Gemischtwaren eingeladen.

Mentje verfügt nun über einen formlosen schwarzen Überzieher mit einem langen Gürtel, zwei weiße Blusen, einen Pullover mit dem Wappen der Schule, weiße Socken und schwarze Schuhe. Dazu kommt eine Tasche mit Toilettenartikeln.

Kurz vor der Kirche biegen sie links ab. „Hast du jetzt alles?"

„Das Fräulein im Laden meinte, ja. Die hat gedacht, ich käme aus Holland, aber dann habe ich Nein gesagt, weil ich aus den Niederlanden komme."

Seine Hände lassen das große Lenkrad nicht ein einziges Mal los. „Hier in Südafrika ist Holland der Name für die ganzen Niederlande."

Mentje schüttelt den Kopf. Herr Spijer hat es ihnen einmal sehr deutlich anhand einer Karte erklärt. „Holland ist nur die Gegend um Rotterdam und Amsterdam."

„Das wissen die Leute hier nicht. Sie denken, dass Holland und Amsterdam zusammen die ganzen Niederlande bilden."

„Dann haben sie *keine* Ahnung."

Aus dem Augenwinkel beobachtet sie, dass so etwas wie ein Lächeln über sein Gesicht huscht, aber sie schaut nicht zur Seite.

Irgendwie fühlt sie sich unwohl. In Arnheim haben sie sich doch ziemlich gut kennengelernt und lange Gespräche geführt. Doch jetzt kommt ihr alles fremd und ungemütlich vor.

Sie fahren an einem u-förmigen Gebäude mit einer Menge Fenster und langen, überdachten Gängen vorbei. „Das ist die Mittelschule, hier gehst du ab Montag hin."

„Oh. Gut." Die Schule sieht wenigstens so aus, wie eine Schule auch aussehen sollte.

Rund um sie herum entfaltet sich die Landschaft. Hügel und Felsstücke, raue Bäume mit einem Wirrwarr aus Ästen und langen weißen Dornen. Der Weg ist holperig und staubig.

Ihr fällt kein Gesprächsthema ein und ihm scheint es offensichtlich genauso zu gehen, denn es bleibt lange still zwischen ihnen. Es ist auch sehr laut in der Fahrerkabine dieses ratternden Lastwagens.

„Das letzte Mal haben wir uns an dem Abend vor eurem Weggang aus Arnheim gesehen", beginnt Tinus dann doch ein Gespräch. „Wie ist es euch auf der Flucht ergangen? Hat der Handkarren, über den wir so lange gegrübelt haben, euch noch gute Dienste erwiesen?"

Was ist das lange her! Was ist in der Zwischenzeit nicht alles passiert! Dinge, die sie vergessen möchte und über die sie nicht sprechen will. „Die Karre war ziemlich nützlich, ja. Manchmal hatten wir Probleme, Essen zu bekommen, aber ansonsten ist eigentlich alles sehr gut gelaufen."

Schweigen. Aber sie möchte auch wieder nicht unhöflich sein und dazu kommt, dass sie eigentlich recht neugierig ist. „Und bei euch? Aber bitte erzähl mir nichts von Andrew."

Er schaut weiter vor sich auf den Weg. „Als ich endlich fliehen konnte – das war ungefähr drei Tage nach euch –, sind alle unsere Leute schon weg gewesen. Viele von ihnen waren entkommen, einige hatten sich irgendwo verstecken können. Der Rest war gefangen genommen oder erschossen. Es gab auch nicht mehr viele deutsche Patrouillen." Er zögert einen Augenblick. Seine Stimme ist viel tiefer, als sie sich erinnert. „Dann bin ich mitten in der Nacht auf die andere Seite geschwommen."

„*Geschwommen?* Durch den ganzen Fluss? Mit diesem Bein?"

Ein leichtes Schulterzucken ist seine einzige Antwort.

Der Armeelastwagen holpert klapprig über den Weg. „So etwas nennt man einen Zinkblechweg", erläutert Tinus. „Schau, die Wegdecke erinnert einen an die Wellblechplatten auf dem Dach der Farm dort drüben."

Sie versteht ihn nicht wirklich gut, die Bedeutung seiner Worte ist ihr allerdings klar. „Ich sehe es, ja. Schlau gemacht."

In der Fahrerkabine wird es immer heißer. Sie spürt den Schweiß unter ihren Haaren jucken. Ihre Augen tränen vom Staub. Wenn dieser Staub sich mit dem Schweiß vermengt, kommt sie gleich mit einem Matschgesicht an.

Wer wohnt eigentlich noch auf der Farm? Vielleicht hat Tinus mittlerweile eine Frau und sogar Kinder? Sie weiß auch wirklich gar nichts und das ist kein Spaß.

„Meine Großeltern wohnen noch bei mir auf der Farm“, verkündet er, als habe er ihre Gedanken lesen können.

„Oh. Sonst niemand?“

„Nein, nur wir drei. Aber etwas weiter oben stehen ein paar Häuschen, in denen die Arbeiter wohnen. Die Frau von einem von ihnen, Selina, ist unsere Haushälterin. Sie kocht und macht die Wäsche und so etwas.“

Dann hat er also keine Kinder.

Sie lassen das Dorf immer weiter hinter sich, wie Mentje besorgt feststellt. „Wie komme ich eigentlich in die Schule?“

„Unter der Woche wirst du in einem Internat wohnen.“

„In einem Internat? Was ist das denn?“

„Da bleiben die Schüler unter der Woche.“

Was für eine sinnlose Erklärung. Sie überlegt. „Ist das so etwas wie ein Hotel?“

„Ja, so ähnlich. Allerdings nur für Kinder, die in die Schule gehen.“

Jetzt weiß sie auch nicht viel mehr.

Bei einem hohen Baum mit weißen Dornen und Hülsenfrüchten, die wie lange, baumelnde Finger aussehen, biegen sie rechts ab, danach halten sie vor einem Gatter. Tinus steigt aus, öffnet das Gatter, fährt hindurch und schließt es wieder. Jetzt fahren sie über eine Wagenspur, die noch holperiger ist als der Weg.

„Warum knallst du eigentlich die Tür immer so zu?“, will sie wissen.

„Weil sie sonst nicht dicht bleibt.“

Auf beiden Seiten erstreckt sich bis zu den Hügeln in der Ferne eine karge Landschaft voller niedriger Bäumchen, Sträucher und trockener Grasbüschel. Ganz anders als das gemütliche, flache Land, in dem sie aufgewachsen ist. Aber doch auch offen und frei, was sie in Arnheim so vermisst hat.

Sie schiebt die Erinnerungen beiseite. „Und wie ging es dann weiter, nachdem du auf der anderen Seite angekommen warst?“

„Ein paar Leute haben mich versteckt und eines Nachts in das nächste Armeelager gebracht. Von da aus bin ich in ein englisches Krankenhaus gebracht worden und dann ging es nach Hause. Und das ist die ganze Geschichte."

„Wie geht es deinem Bein denn jetzt?"

„Gut. Ich habe mit meiner Krankenschwester ziemliches Glück gehabt." Jetzt sieht sie ganz deutlich, dass er ein wenig lächelt.

Das macht sie auf einmal verlegen. „Wenn du mich fragst, war das sicher alles ein bisschen weniger einfach, als du es jetzt darstellst", redet sie es weg.

„Das gilt sicher auch für eure Flucht aus Arnheim, Mentje", erwidert er, ohne sie dabei anzuschauen. „Aber das liegt nun alles hinter uns und wir sind da lebend herausgekommen."

Plötzlich fühlt Mentje sich nicht mehr so allein. Denn da gibt es ein „Wir" – zwei Menschen, die da lebend herausgekommen sind.

Ihre Gespräche werden ständig durch das nächste Gatter unterbrochen. „Kommen da noch mehr?", will Mentje wissen, nachdem Tinus zum zweiten Mal ausgestiegen ist. „Dann kann ich sie gerne aufmachen."

„Ja, gern", erwidert er. „Das würde die Sache sehr erleichtern."

Zum Glück gibt es an dem Lastwagen so etwas wie eine kleine Leiter, sonst könnte sie nicht allein aus- und einsteigen. Auch die Tür auf ihrer Seite muss sie mit einem Schlag zuknallen, es klingt wie ein Gewehrschuss.

Nach dem letzten Gatter erscheint endlich ein großes Haus mit einem weiß verputzten Giebel vor ihnen. Es sieht so aus, als wäre es halb die Anhöhe hinaufgeklettert und hätte sich nun dort festgeklammert. Sechs steile Stufen führen auf eine breite Veranda mit einem Boden aus Naturstein und einem niedrigen Mäuerchen drum herum. Aus der Eingangstür tritt ein alter Mann heraus, der auf der obersten Stufe stehen bleibt.

Tinus holt Mentjes Koffer von der Ladefläche und klemmt sich eine der Kisten mit Gemischtwaren unter den Arm. „Komm mal mit."

Völlig bewegungslos steht der alte Mann oben auf der Treppe und wartet. „Ich habe gedacht, du bringst sie gleich ins Internat."

„Nein, erst am Montag. Mentje, das ist mein Opa. Du kannst ihn Onkel Martinus nennen."

Mentje streckt ihre Hand aus, doch er hat einen Spazierstock in seiner einen und eine Pfeife in seiner anderen Hand. „Guten Tag", brummt er und lässt darauf sofort folgen: „Oma ist drinnen."

Drinnen ist es schummerig. Tinus geht am Esstisch vorbei in den Flur und dann zu einer Tür am anderen Ende. „Das ist dein Zimmer." Er legt ihren Koffer auf das Bett. „Ich hoffe, es gefällt dir. Selina ist in der Küche, bei ihr kannst du einen Kaffee bekommen. Ich muss gleich los, die Kühe melken. Wir essen um sieben Uhr."

Noch bevor sie etwas erwidern kann, ist er schon verschwunden.

Plötzlich fühlt Mentje sich wieder arg allein.

Still betrachtet sie ihre neue Unterkunft. An der einen Wand steht ein großes Bett, auf dem eine bunte Patchworkdecke liegt. Gegenüber befindet sich eine Kommode mit einer Waschschüssel darauf, genau wie in dem Dachbodenzimmer bei den von Baumhauers. Neben dem Bett ist ein Nachtschränkchen mit einer Kerze und einem großen Kerzenhalter.

Hier gibt es auch keinen Strom, wird ihr sofort klar.

Dann hört sie die Kühe und wird unerwartet von einem schrecklichen Heimweh erfasst, das sie wie eine Flutwelle überspült, sodass sie alles um sich herum vergisst und zum Fenster rennt. Das Geräusch lockt sie nach draußen, über den kahlen Hof zu dem mit Steinen eingefassten Pferch, über dem der vertraute Kuhgeruch hängt und die Kälber hungrig blöken. In den Hühnerställen daneben hört sie Hühner.

Die Welle spült sie an die Pferchmauer. Sie hängt sich darüber und streichelt der nächstbesten Kuh über den Hals. „Ich bin so froh, euch zu sehen."

Da kuschelt sich der warme Kuhnacken an ihre Hand.

Die Großmutter von Tinus hat ihr Haar zu einem festen Knoten gekämmt und sie hat einen straffen Mund. „Frau van Jaarsveld", stellt sie sich vor, ohne Mentje die Hand zu geben.

Puh! Wenn die schlechte Manieren haben darf, darf Mentje das auch. Sie reckt die Nase in die Luft und erwidert ebenso kurz angebunden: „Mentje de Vries."

„Ich habe nicht gewusst, dass wir Gäste bekommen", behauptet die alte Frau.

Hat Tinus ihr denn nichts von ihr erzählt? Trotzdem ist für vier Personen gedeckt. Mentje setzt sich neben Tinus. Auf dem Tisch steht ein Topf Gemüsesuppe mit Fleisch und daneben liegt ein selbst gebackenes Brot. Ich habe Hunger, bemerkt Mentje zu ihrer Überraschung.

Doch als sie aufgeschöpft bekommen hat, kriegt sie die dicke Suppe und das Brot kaum herunter. Der Geruch der Paraffinlampe auf dem Tisch, der Geschmack der Suppe und des frischen Brotes, das Muhen der Kühe in der Ferne, das alles ist viel zu vertraut. Und als Tinus' Großvater nach der Mahlzeit die große Bibel aufschlägt und in gebrochenem Niederländisch zu lesen anfängt, kann Mentje ihre Tränen nicht mehr länger bezwingen. Unmittelbar nach dem Dankgebet flieht sie in ihr Zimmer.

Sie ist traurig und wütend zugleich. Wütend, weil die Gerüche und Geräusche dieser Gegend, das weiche Fell der Kühe und der Geschmack der Gemüsesuppe sie zu dem Gedanken verleiten, dass hier alles genauso ist wie zu Hause.

Aber das ist nicht so! Das hier ist eine hässliche trockene Welt mit viel zu viel Staub, Sonne und Sand und viel zu wenig Grün für die armen Tiere. Mit Bäumen voller wilder Dornen und Hügeln mit gefährlichen Felswänden.

Plötzlich wird leise an ihre Tür geklopft. „Mentje?" Es ist Tinus.

Aber sie reagiert nicht, denn sie möchte hier gar nicht sein. Sobald sie erwachsen ist, geht sie in ihr eigenes Land zurück. Und wenn das nicht geht, wird sie immer auf einem Schiff wohnen, in diesem Niemandsland, in dem alle ständig fröhlich sind.

Es ist nur nicht einfach, wütend zu bleiben, wenn man sich so furchtbar allein fühlt.

Die Sonne geht auf und die Sonne geht unter, genau wie in den Niederlanden und doch ganz anders. Der Sonnenaufgang hat hier einen trockeneren Geruch. Er riecht nach Staub und nach dem Kaffee auf dem Ofen und nach dem seltsamen Brei, den sich Tinus' Opa schon früh am Morgen anrührt. Manche Geräusche sind dieselben: der Hahn, die Kühe, die Milcheimer. Andere Geräusche sind fremd: das Rufen der Arbeiter auf dem Hof, das Geklapper des Geschirrs in der Küche.

Der Sonnenuntergang hat in diesem Land viele verschiedene

Farben. Manchmal versinkt die Sonne in einer rosigen Glut hinter den hohen Hügeln, manchmal ist der ganze Himmel fast rot. Ganz gelegentlich sieht Mentje auch die bekannte orange Farbe, doch die Königin und die Prinzessinnen sind weit weg.

Und wenn die Sonne am höchsten steht, ist es hier glühend heiß wie in einem Ofen.

In den paar Tagen, bevor sie in die Schule muss, erkundet Mentje die Farm. Sie sorgt dafür, dass sie schon früh am Morgen aus dem Haus kommt, bevor die Sonne zu stechen anfängt. Schon am ersten Morgen steigt sie auf den Hügel, von dem aus man alle Viehweiden, Wiesen und Äcker sehen kann. Das meiste, was sie sieht, sind jedoch große, dornige Bäume, von denen lange, schlaffe Zweige über schlammigen Wasserstellen herunterhängen.

Links von ihr hocken ein paar Lehmhütten dicht nebeneinander, so als wäre es ihnen kalt und sie versuchten, einander warm zu halten. Dabei ist es hier jetzt schon so unerträglich heiß!

Rund um die Häuschen spielen ein paar Kinder. Zwei Frauen fachen unter einem großen schwarzen Kessel ein Feuer an. Dort wohnen also die Arbeiter.

Am Ende des Viehpferches, fast schon versteckt, befindet sich noch ein Haus. Sogar von hier oben sieht es ein bisschen verwahrlost aus. Die Tür hängt schief in den Angeln und die Farbe blättert von der Wand. Über dem Schornstein kringelt sich faul ein Rauchwölkchen. Wer wird wohl dort wohnen?

Es ist ungewohnt, durch das offene, stille Feld zu laufen. Mentje betrachtet die Dornenbäume und lässt ihre Hand über ihre knorrigen Stämme gleiten. Sie schlüpft aus ihren Holzschuhen und geht barfuß über die warm gestaubten Grasbüschel. Sie hebt gefleckte Steinchen auf und weiß gebleichte Schneckenhäuser.

Und sie weint einfach, wann immer ihr danach ist. Hier gibt es keine Augen.

Außer natürlich die der Tiere: die verträumten Augen der Kühe und Kälber, die Stechaugen der Hühner – dieser dummen Viecher –, die seitwärts schauenden Augen der Gänse und der hinterhältige Blick des launischen Truthahns. Nur die Ziegen mit ihren witzigen Spitzbärten ignorieren sie vollkommen, während sie gierig die Schoten unter den Bäumen fressen.

Als es zu heiß wird, geht Mentje zum Haus zurück. Tinus' Großvater sitzt den ganzen Tag über mit seiner Pfeife auf der Veranda und würdigt sie keines Blickes. Frau van Jaarsveld ist nirgendwo zu sehen. In der Küche wuselt die freundliche Schwarze Selina mit Töpfen und Pfannen herum oder sie bügelt die saubere Kleidung mit einer Reihe Bügeleisen auf dem Ofen. „Hast du Lust auf einen Kaffee mit Plätzchen?", erkundigt sie sich jedes Mal, wenn Mentje hereinkommt. Fast so wie eine richtige Mutter.

Mentje hat ihr Zimmer für sich selbst, genau wie in Arnheim. Sie verstaut ihre Sachen in den Schubladen und hängt ihre Kleider an die beiden Nägel an der Wand. Im Feld pflückt sie ein paar Blumen und stellt sie in ein Glas Wasser neben ihr Bett. Leider verwelken sie so schnell, dass es ihr bald leidtut, sie gepflückt zu haben.

Am zweiten Abend sagt Tinus nach dem Essen: „Du kannst dich ruhig zu uns auf die Veranda setzen, hörst du? Es ist noch früh und da ist es schön kühl."

Vorsichtig nippt er an seinem Kaffee. Mentje stellt ihr Glas Milch auf das Tischchen zwischen ihnen. Auch das ist vertraut: abends ein Glas frische, sahnige Milch.

„Fühl dich hier ganz wie zu Hause, Mentje", fordert Tinus sie auf, so als fiele ihm nichts anderes ein.

„Danke."

Die Stühle, auf denen sie sitzen, sind aus getrocknetem Schilfrohr und knarzen bei jeder Bewegung. „Hast du dich schon ein bisschen umgesehen?"

„Ja, ich war beinahe überall."

„Und was hast du entdeckt?"

Ja, was hat sie entdeckt? Dass es hier trocken ist und furchtbar heiß? Dass es viele Orte gibt, an denen man sich verstecken kann, wenn man allein sein möchte? Dass die Stille auf der einen Seite beruhigend ist und einen auf der anderen todunglücklich werden lässt? Dass sie sich … einsam fühlt?

„Hier ist es anders."

„Ja, ganz anders als bei euch."

Nur die Tiere sind genau dieselben, würde sie gerne sagen. Aber sie hat eigentlich keine Lust, über Bauernhöfe zu sprechen.

„War denn noch alles intakt, als ihr auf eurem Bauernhof angekommen seid?", will Tinus nach einer Weile wissen.

Mentje möchte nicht antworten. Sie möchte nicht einmal an ihren Bauernhof denken. „Das Haus schon, aber die Kühe und die Hühner waren verschwunden."

Er stellt seine leere Tasse auf das niedrige Mäuerchen und reibt sich das verletzte Bein. „Warst du froh, als du zurückgegangen bist?"

„Hör doch auf!", möchte sie rufen. Aber er meint es sicher gut. „Wir hatten genug zu essen und Henk war sehr glücklich."

Er betrachtet sie von der Seite. „Und du?"

Sie starrt weiter vor sich hin. „Ich will nie mehr zurück."

Er fragt nicht weiter. Sie trinkt ihr Glas leer und stellt es auch auf das Mäuerchen. Die Nacht hier ist voller Geräusche, die sie nicht kennt. Irgendwo in der Ferne ertönt der Ruf eines Tieres. „Ein Schakal, hörst du das?", klärt Tinus sie auf.

„Ja." Dass das ein Schakal gewesen ist, hat sie natürlich nicht gewusst. „Der hört sich ziemlich traurig an."

„Er ruft seinen Kameraden."

„Oh." Wenn Henk nur hier wäre. Er wäre so gern mitgegangen. „Du kannst deine Mutter doch nicht im Stich lassen", hat sie ihm gegenüber erklärt. „Das weiß ich. Ich wollte nur …" Er war so mutlos. Jetzt gehört er zu all dem, was zurückgeblieben ist.

Der Mond scheint heller heute Abend. Von der Veranda aus kann man ein ganzes Stück weit sehen, bis hinter den Pferch. „Wer wohnt denn da?" Mentje deutet auf das schwach flackernde Lichtchen in dem Haus hinter dem Pferch.

Tinus antwortet nicht gleich. „Die Beiwohner", erklärt er dann. „Von denen hältst du dich besser fern."

Sie fragt nicht weiter.

Am Sonntagmorgen nach dem Gottesdienst setzt Tinus Mentje beim Internat ab. Er weiß nicht, was er tun soll. „Am Freitagnachmittag hole ich dich nach der Schule wieder hier ab, abgemacht?"

„Ja, gut."

Während er sich umdreht und weggeht, beschleicht sie auf einmal das Verlangen, mit ihm auf die Farm zurückzufahren. Denn jetzt wird erneut alles fremd sein.

Doch dann nimmt sie ihren Koffer und folgt der vornehmen Dame mit dem strengen Gesicht.

Die Internatsmutter bringt sie in den Schlafsaal für die Mädchen aus der ersten Klasse und weist ihr ein Bett und einen Schrank zu.

Mentje steht in der Schlange für den Kaffee mit viel Milch und Zucker – nicht zu trinken, dennoch würgt sie ihn sich herunter – und nimmt ihr Abendessen zusammen mit allen anderen Mädchen ein, die an Tischen mit gestärkten weißen Tischdecken und Servietten sitzen. Zwischen all diesen frischen, sonnengebräunten Bauernkindern kommt sie sich bleich, mager und auffällig vor.

Am nächsten Morgen zieht sie ihre Uniform mit den weißen Socken und den brandneuen Schuhen an und stellt sich in die Reihe für die Schule. Sie wird in einer Klasse untergebracht, gibt ihr Bestes, die Sprache zu verstehen, erklärt wieder und wieder, dass sie aus den Niederlanden kommt, bis sie es schließlich aufgibt und Holland als ihr Vaterland akzeptiert.

Von den meisten Aufgaben versteht sie nichts. Das hat teilweise mit der Sprache zu tun, aber sie begreift auch, dass die erste Klasse der Mittelschule in diesem Land der achten Klasse einer niederländischen Volksschule entspricht. Und sie hat noch nicht einmal die siebte besucht!

Sie sagt nichts. Sie überlebt. Trotz allem.

„Und wie war deine erste Woche?“, erkundigt sich Tinus, als sie am Freitagnachmittag wieder zusammen im Führerhäuschen sitzen.

Wie kann sie ihm das erklären? Wie soll er je begreifen, wie fremd das alles für sie ist, wie allein sie sich fühlt, wie sehr sie sich nach etwas Vertrautem und Bekanntem sehnt? Und außerdem: Was könnte er daran schon ändern?

„Es war alles ziemlich fremd, oder?“

Etwas in seiner Stimme bewirkt, dass Mentje mit einem Ruck aufschaut. Sein Blick ist immer noch gerade auf den Weg gerichtet. Trotzdem hat sie das Gefühl, dass der Tinus von früher wieder da ist, der Soldat, der sich Sorgen um sie gemacht hat, als sie ärztliche Hilfe suchen musste, als sie aus Arnheim flüchten musste.

Vielleicht versteht er doch etwas davon. Trotzdem kann er nichts tun, um ihr zu helfen.

„Es ist wirklich alles fremd gewesen. Vor allem die Sprache.“

„Das glaube ich dir gern. Zum Glück bist du schlau genug.“

Dieses Gefühl hat sie überhaupt nicht. Auf einmal bildet sich wieder ein unbezwingbar großer Kloß in ihrer Kehle. „Die anderen Kinder wissen alle möglichen Dinge, von denen ich noch nie etwas gehört habe.“

Er nickt. „Das ist wohl so. Aber du weißt eine ganze Menge Dinge, von denen sie noch nie etwas gehört haben."

Darüber muss sie kurz nachdenken. „Das ist wahr, aber das spielt für die Noten keine Rolle."

„Aber fürs Leben."

Ist das so? Sie schaut ihn an. „Was denkst du? Ist es gut oder nicht gut, wenn man aus Erfahrung viel über den Krieg weiß?"

Jetzt ist er es, der kurz nachdenken muss. Er schaltet in einen anderen Gang, um eine Anhöhe hinaufzukommen, der Lastwagen ruckt brüllend vorwärts. „Krieg ist nie gut, da hast du recht. Es gibt eine ganze Menge Dinge, von denen ich mir manchmal wünschte, ich hätte sie nie gesehen oder mitgemacht."

„Aber ..." Ihr Atem stockt.

„Aber was?"

Was wollte sie eigentlich sagen? „Die Mädchen sind doch auch ... ein bisschen so wie ich. Sie kommen alle von einer Farm." Es dringt auf einmal zu ihr durch. „Es ist anders als bei den Stadtkindern in Arnheim."

„Darüber bin ich sehr froh." Seine Stimme klingt auch wirklich erleichtert. „Wenn dir irgendetwas Probleme macht, dann musst du es mir sagen, ja?"

„Gut." Aber ob sie das auch wirklich tun wird, weiß sie noch nicht.

„Und ... Ich bin richtig stolz auf dich!"

Stolz auf sie? Wie lange ist das her, dass jemand so etwas zu ihr gesagt hat?

Sie kann nur schweigend nicken.

Ihr fremdes neues Leben hat begonnen.

Mentje wird durch die Musik angelockt. Eine solch traurige Musik hat sie noch nie gehört. Als ob der Mann mit der Geige ganz genau wüsste, wie sie sich heute Abend – eigentlich jeden Abend – fühlt.

Er sitzt auf einer Felsplatte ein Stück den Hügel hinauf. Trotz des brütend heißen Abends hat er eine verschlissene Jacke an und einen schlaffen Stoffhut auf. Sein Gesicht ist über die Violine gebeugt.

Mentje setzt sich schräg hinter ihn auf einen Felsblock. Während er weiterspielt, lässt sie ihren Tränen freien Lauf. Die Musik klingt noch herzzerreißender als das nächtelange Wehgeschrei von Bertiens Eselin, nachdem ihr Fohlen gestorben war.

Bertien.

Der Kummer, der aus der Violine ertönt, ist sogar noch größer als ihr eigener Kummer nach dem Abschied von Bertien. Die ihr alles erzählt hat.

Lange nachdem der Mann mit der Geige sein Instrument in einer Tasche verstaut hat und zwischen den Bäumen verschwunden ist, sitzt Mentje noch in der warmen Nacht, der Himmel ist mit Sternen übersät. Es ist bestimmt schon lange nach Mitternacht, als sie sich vorsichtig an Tinus' Zimmer vorbeischleicht.

Heute ist Samstag, denkt Mentje am nächsten Morgen beim Aufwachen. Das bedeutet totale Freiheit. Unter der Woche wird sie durch die Glocken der Schule und des Internats in mustergültige Zeitblöcke gezwungen – Aufstehen, Frühstück, Unterrichtsstunden, Pausen, Mahlzeiten und Lernzeit, Zeit zum Duschen, sogar Zeit zum Bibellesen. Du musst in der Bibel lesen und danach im Knien beten, sonst schreibt die Zimmerälteste deinen Namen in ein Buch.

An diesem ersten Samstagmorgen, an dem sie wieder auf der Farm ist, bleibt die Stille in ihrem Zimmer hängen. Ein paar ferne Geräusche sind schon zu hören: aus der Küche, aus dem Pferch, die Rufe der Arbeiter, die Hunde auf dem Hof. Doch das ist alles weit weg, gedämpfte Hintergrundgeräusche, die sie hört und doch auch wieder nicht. Vage vertraut, das sind die Geräusche dieses Ortes. Doch um sie herum und in ihr drinnen ist es still.

Sie schlüpft aus dem Bett, kleidet sich an und geht auf die Veranda.

Hier ist genug Raum für Stille und Freiheit – vielleicht sogar zu viel. In Stille und Raum findet ein Mensch Frieden, hat ihr Vater immer gesagt. Das ist es, wonach sich Han im Pass-Auf-Lager so heiß gesehnt hat.

Dennoch wird auch da das Gefühl des Alleinseins größer, gedeiht die Einsamkeit und droht das Herzeleid ihren Körper und Geist zu überwältigen, wie sehr sie auch versucht, es wegzudrücken.

Ihre Füße beginnen zu laufen, die Verandatreppe hinunter, den

Hügel hinauf zu dem Ort, wo gestern Abend der Mann mit der Geige gesessen hat.

Vielleicht ist es nicht allein die Stille, sondern auch die Musik von gestern Abend, die den rauen Schmerz in ihr losgetreten hat. Auch nach diesem vergangenen Jahr, in dem sie die ganze Zeit über versucht hat, stark und wütend zu bleiben, sind die Tränen immer noch startklar.

Das Gute an der totalen Freiheit ist, dass man ungestört weinen kann. Dass man einen Platz hat, an dem einen niemand sehen und Mitleid mit einem bekommen kann. Dass man auf einer warmen Felsplatte auf dem Bauch liegen und sich alles Leid aus dem Leib heulen kann. Nicht ganz und gar, natürlich, nicht für immer und ewig. Aber in jedem Fall ist es danach kleiner, sodass man sich leer fühlt und der Kummer nicht mehr so schlimm ist.

Als sie erfahren hatte, dass ihr Vater nicht mehr lebt, hat sie nicht weinen können. Die Leute haben gedacht, sie habe es nicht begriffen. „Es ist nicht zu ihr durchgedrungen", haben sie gesagt. Das ist nicht wahr. Wie kann man jemals, von der ersten Sekunde an, *nicht* wissen, dass der eigene Vater für immer weg ist? *Nicht* begreifen, dass er nie mehr zurückkommen wird?

Die Sonne brennt ihr auf den Hinterkopf und den Nacken und auf die weiche Haut ihrer Kniekehlen.

Nach einer Weile steht sie auf, um ihr aufgedunsenes Gesicht in dem Betonbecken an der Windpumpe zu waschen. Die Kühe sind schon lange auf der Weide. Auf dem Hof picken die Hühner herum und ein genervter Truthahn sucht Streit. In der Küche schöpft Selina ihr Schüsselchen voll Brei aus dem schweren Topf auf dem Ofen. Sie rührt einen ordentlichen Butterklumpen hinein und schenkt Mentje ein großes Glas Milch ein. „Du hast doch sicher großen Hunger."

Die Menschen in diesem Land wissen nicht einmal, was das ist, „großer Hunger".

Den ganzen Tag über schwingt die traurige Geigenmusik in ihr nach.

Als sie in der Abenddämmerung mit Tinus auf der Veranda sitzt, fragt sie: „Tinus, wer ist der Geigenspieler?"

Er antwortet nicht.

„Ist das einer der Arbeiter?"

„Nein."

Sie wartet. Eine kleine, dünne Wolke treibt langsam der untergehenden Sonne hinterher. In dem Grasflecken vor dem Haus beginnt eine Grille mit ihrem Sägen. Die Brise, die vom Wasserlauf hierherweht, wird stärker.

„Das ist der Beiwohner", erwidert Tinus schließlich.

31. Kapitel

Als der Geschichtslehrer von Jan und Maria van Riebeeck erzählt, die aus Holland zum Kap gekommen sind[14], schaut die ganze Klasse Mentje an, so als müsse sie die beiden noch gekannt haben. Sie hat übrigens oft das Gefühl, angestarrt zu werden. Gelegentlich schaut sie zurück, doch meistens arbeitet sie einfach mit niedergeschlagenen Augen weiter.

Im Afrikaansunterricht lesen sie ein Buch über Patrys, einen Jungen, der immer auf der Suche nach Abenteuern ist. Weil sie ihm nur mit Mühe folgen kann, gibt der Lehrer Mentje das Buch mit, sodass sie es nachmittags selbst lesen kann. Das ist einfacher, als immer nur zuzuhören.

Patrys spielt mit seinen Freunden Krieg. Als Waffen nehmen sie gewöhnliche Steine. Die Mädchen sind Krankenschwestern.

Nicht einer der Charaktere hat auch nur die leiseste Ahnung, wie Krieg wirklich ist.

In Mathematik kommt Mentje gut mit, aber der Unterrichtsstoff weckt in ihr die Erinnerung und sie hat ständig Heimweh nach der AM-Hütte und nach Wim, der so viele Abende mit ihr am Tisch gesessen hat, um ihr die schwierigen Aufgaben von Herrn Spijer zu erklären. Jetzt versteht sie alle Rechnerei, aber Wim wird sie nie mehr wiedersehen. Und die anderen aus der AM-Hütte auch nicht.

Während sie darüber nachdenkt, überfällt sie erneut die Wut. Denn Bart und Han sind zwar gekommen, um sich von ihr zu verabschieden, und haben dabei gesagt, wie schlimm sie es finden, dass ihr Vater tot ist. Aber sie fanden es dann doch nicht so schlimm, dass sie sie gefragt hätten, ob sie nicht bei ihnen wohnen möchte.

---

14 Anm. d. Übers.: Der niederländische Chirurg und Kaufmann Johan Anthoniszoon (Jan) van Riebeeck (1619–1677) stiftete im Auftrag der *Vereenigte Oostindische Compagnie* (VOC) im Jahr 1652 den ersten europäischen Handelsposten am Kap der Guten Hoffnung. Mit ihm begann die niederländische Besiedelung Südafrikas.

Die Kinder hier sprechen kein Wort Englisch, das Englisch, das sie hier beigebracht bekommen, ist für Mentje daher kinderleicht. Sie vermisst die Stunden von Herrn Spijer mit seinen englischen Gedichten und wird wütend darüber, dass er so einen abscheulichen Tod hat sterben müssen. Leider ist jedoch der Kummer immer noch größer als die Wut.

Während des Biologieunterrichts hört sie in Gedanken Barts Stimme, die ihr die Dinge erklärt. Sie wünschte sich, sie könnte einfach nur böse auf ihn sein, nicht auch noch traurig. Aber das Problem ist, dass sich der Kummer direkt hinter ihren Augen festgesetzt hat.

Im Laufe der Zeit wird sie schließlich doch eines der Mädchen im Schlafsaal der ersten Klasse. Gemeinsam lernen sie Fährtenlesen im Voortrekkersklub und beten in der Gebetsgruppe. Sie bilden ein starkes und aufmüpfiges Gespann gegenüber den älteren Semestern, die den Ton angeben wollen, und eine verschworene Gemeinschaft gegenüber den Kindern aus dem Dorf, die sich gegenüber den Internatskindern hochnäsig verhalten. In den Pausen essen sie dieselben Internatsbutterbrote und werfen den Jungen verstohlene Blicke zu. Nach der Schule tratschen sie gemeinsam über manche Jungen, die sich selbst schon ziemlich männlich finden. Und alle freuen sie sich auf den Freitagnachmittag, wenn sie auf ihre Farmen zurückkönnen. Und am Sonntagabend sind alle traurig. Einfach nur traurig.

Obwohl die anderen manchmal über ihr komisches Afrikaans lachen müssen, obwohl sie so dünn und bleicher ist als alle anderen und obwohl sie oft keine Ahnung hat, worüber die anderen sprechen, wird Mentje doch eine von ihnen. Das ist vielleicht das Beste an der ganzen Schule, dass sie Teil der Gruppe geworden ist.

Und in dieser großen Gruppe bekommt sie einen besonderen Platz. Sie wird „das holländische Mädchen“.

Trotz alledem ist die Schule letztendlich nur die Schule. Die Farm, ihr eigenes Zimmer, die Tiere und die offene Landschaft – dagegen kann man nichts sagen.

An einem frühen Samstagmorgen hört Mentje, dass die Kühe im Pferch ziemlich unruhig sind. Hastig kleidet sie sich an und rennt barfuß dorthin. Sie hat sich fast schon genauso an das Barfußlaufen gewöhnt wie die Mädchen im Internat. Nach der Schule ist das immer das Erste, was sie tun: ihre Schuhe ausziehen.

Aus der Ferne sieht sie, wie die Kühe unruhig seitwärtstrampeln und unruhig blöken. Im Pferch versuchen die beiden Arbeiter Frans und Phinias, sie mit aller Gewalt in einen Korridor zu treiben. Tinus steht auf der untersten Stange des Gatters und hat eine Spritze in der Hand. „Einer von euch muss beim Giftbad helfen!", ruft er. „Ich habe hier alle Hände voll zu tun!"

Es ist eine ziemliche Schinderei. Der Korridor ist ein langer, enger Durchgang zwischen zwei Gattern mit jeweils fünf horizontalen Stangen. An seinem Ende befindet sich ein tiefes Wasserbecken. Dort müssen die Kühe hindurchschwimmen, damit ihr ganzer Körper mit dem Gift in Berührung kommt. Sonst werden sie von den Zecken aufgefressen und bekommen eine abscheuliche Krankheit: die Herzwasserkrankheit[15]. So weit hat Mentje es jedenfalls bisher begriffen.

Die Kühe haben furchtbare Angst. Sie recken ihre Köpfe so weit wie möglich aus dem Wasser, die Augen vor Angst weit aufgerissen. Sie prusten und trampeln verzweifelt mit den Füßen, um wieder herauszukommen. Unglücklich blökend klettern sie mühsam an der schrägen Betonwand wieder hinaus.

Ab und zu rutscht eine Kuh aus und fällt gegen die nächste Kuh, die gerade herauszuklettern versucht. Dann greift Frans – der wirklich sehr stark ist – das Tier bei den Hörnern und zieht es heraus.

Am Anfang des Korridors spritzt Tinus jeder vorbeikommenden Kuh eine Injektion in das Hinterteil. Mentje betrachtet dies mit großer Aufmerksamkeit. Tinus füllt die Spritze, zieht die Kuhhaut stramm, sticht hinein und reibt dann ein paarmal auf der Stelle, wo die Nadel hineingegangen ist, schnell hin und her.

Zwischendurch brüllt er seine Befehle: „Ziehen, Frans! Geht das so? Aufpassen!" und: „Hör auf mit dem Treiben, Phinias! Lege kurz den Querbalken davor. Ich muss erst die Nadeln schärfen."

Letzteres tut er auf einem flachen Stein. „Okay, weiter geht's!", ruft er, sobald die Spritze wieder bereit ist.

---

15 Anm. d. Übers.: Das ist eine vor allem im südlichen Afrika vorkommende Viehseuche, bei der sich an verschiedenen Stellen im Körper Flüssigkeit ansammelt, vor allem im Herzbeutel. Dazu kommt hohes Fieber.

Es ist wirklich eine ziemliche Schinderei. Mentje geht zu ihm hinüber. „Ich kann die Nadeln für dich schärfen."

Verblüfft schaut er sich um. Er hat nicht einmal gemerkt, dass sie zugesehen hat. „Das ist sicher zu schwer für dich."

Puh! „Dann hätte ich es dir doch wohl kaum angeboten!", blafft sie los.

Seine Augenbrauen schießen in die Höhe, aber dann wendet er sich wieder seiner Arbeit zu. „Also gut. Aber pass bitte auf, dass die Nadeln nicht abbrechen. Ich habe nur diese beiden."

Puh!

Mentje kniet sich auf den Schleifstein, drückt mit ihrem Zeigefinger die Nadelspitze schräg auf den Stein und fängt vorsichtig an zu schleifen. Recht bald ist die Nadel wieder wunderbar spitz. Sobald sie damit fertig ist, tauscht sie sie gegen die stumpfe aus. Jetzt geht die Impfung zweimal so schnell.

Sie arbeiten zusammen, Tinus und sie. Genauso wie damals Bart und sie. Oder Doktor Lipmann-Kessel und sie.

Ihre Patienten heute sind natürlich außergewöhnlich groß, dickhäutig und ängstlich. Sie hat Mitleid mit ihnen und würde ihnen gern ein wenig Mut zusprechen: „Ganz ruhig, wir sind gleich fertig, los, schwimmt einfach nur da durch." Aber sie würden ihr gebrochenes Afrikaans bestimmt nicht verstehen, überlegt sie während des Schleifens. Und Tinus fände es sicher komisch.

Es wird der schönste Morgen bisher in diesem neuen, heißen Land.

Am Abend schimpft der Großvater von Tinus bei Tisch: „Ich verstehe nicht, wofür diese ganze Spritzerei gut sein soll. Früher haben wir so etwas nie gemacht."

„Das ist ein neues Mittel gegen die Herzwasserkrankheit." Tinus bleibt geduldig, doch Mentje entdeckt, dass ein Nerv in seiner Wange zuckt. „Der veterinärmedizinische Dienst hat mich gebeten, bei einem Feldversuch mitzumachen."

„Das Einzige, das etwas bringt, ist das Giftbad", erwidert sein Opa grummelnd, während er sich noch eine Portion Kartoffeln nimmt.

„Das bekommen sie auch, Opa", sagt Tinus kurz angebunden.

Der alte Mann kratzt mit seinem Taschenmesser das letzte Stückchen Fleisch von dem Knochen. „Das war einfach eine sinnlose Arbeit. Wenn du mich nur zuerst gefragt hättest."

Tinus schweigt.

„Und wer garantiert dir, dass dir nicht die ganze Herde an diesem neuen Wundermittel eingeht?", knurrt sein Großvater weiter.

„Das passiert mit Sicherheit nicht, Opa."

Puh! Wenn Han hier wäre, hätte sie diesem Mann schon lange gezeigt, wo der Hase lang läuft, denkt Mentje und verkneift sich ein Lachen. Denn Han ist in der Tat sehr schnell mit ihrem Mund gewesen, allerdings war sie vielleicht nicht immer genauso verständnisvoll. Tinus ist viel geduldiger.

Der Rest der Mahlzeit verläuft schweigend. Sofort nach dem Bibellesen und dem Dankgebet verschwindet Mentje nach draußen. Sie kann an dem Gesicht von Onkel Martinus ablesen, dass er noch nicht alles gesagt hat, und nach so einem schönen Tag hat sie keine Lust auf Zankereien.

Als sie nach einer Weile zurückkommt, sitzt Tinus allein auf der dunklen Veranda. Plötzlich kommt er Mentje furchtbar einsam vor. Sie hat genau gesehen, wie hart er arbeitet. Und dann überschüttet ihn sein Großvater jeden Abend mit Fragen und vor allem mit Kritik!

Sie setzt sich ein Stückchen von ihm entfernt auf einen anderen Korbstuhl. „Glaubst du, dass die Kühe tatsächlich alle sterben könnten?"

„Nein, überhaupt nicht. Aber ob das neue Mittel wirklich hilft, muss sich noch zeigen."

Hm. Trotzdem stimmt etwas nicht. „Wie kann man das denn feststellen? Das Giftbad hilft doch schließlich auch schon gegen die Zecken."

Sie kann sein Gesicht nicht sehen, sondern nur, dass er nickt. „Zum Teil schon, aber wir verlieren wegen der Herzwasserkrankheit immer noch Kühe. Wenn dieses Mal keine einzige Kuh krank werden sollte, wissen wir, dass das wahrscheinlich der Impfung zu verdanken ist."

Das klingt logisch.

Er schaut sie von der Seite an. „Das war gerade eine sehr schlaue Frage."

Ach nein! „Danke."

Er streckt die Beine aus und reibt sich gedankenverloren sein schmerzendes Bein. „Du hast mir heute richtig gut geholfen."

Sie lehnt sich in ihrem Stuhl ein bisschen zurück. „Von jetzt an helfe ich dir immer mit den Kühen. Mir macht das Spaß."

Er lächelt. „Du wirst doch noch ein echtes Bauernmädel."

Sie schießt wieder in die Höhe und schaut ihn herausfordernd an, so wie sie von den älteren Mädchen im Internat abschätzig betrachtet wird. „Nichts davon, mein Herr. Ich bin schon als Bauernmädel *geboren* worden."

Ihre Wut ist an diesem Wochenende nirgendwo zu finden. Und aus verschiedenen Gründen ist das auch nicht so schlimm.

Im Laufe der Zeit überträgt Tinus Mentje alle möglichen kleineren Aufgaben. Am Samstagnachmittag und am Sonntagmorgen, wenn die Arbeiter nicht kommen, muss sie die Hühner und das mutterlose Kälbchen versorgen. Am Sonntag muss sie früh anfangen, weil sie um halb neun in die Kirche gehen und Tinus sie direkt nach dem Gottesdienst ins Internat zurückbringt.

Am Samstagnachmittag muss sie zunächst noch die Hühner in ihren Stall zurückjagen, sonst werden sie von den Schakalen gefressen. „Put-put-put!" macht sie dann, während sie ihnen eine Spur streut, die in den offen stehenden Stall hineinführt. Die Hühner haben keine Namen und deshalb gibt sie ihnen echt holländische Namen: die Mutterglucke nennt sie Nachbarin Lenie, die aggressive Henne heißt Ilonka und das Huhn, das ihr ständig zwischen den Füßen herumläuft, ist Femke. Dann gibt es noch Maria und Tante Cor und Flora, jeweils dem Charakter entsprechend. „Jetzt glaubt bloß nicht, dass ich euch nett finde", erklärt sie noch einmal extra. „Und schau mich nicht so mit deinen Glubschaugen an, du bekommst doch keine Extraportion."

Mit dem Kälbchen ist es eine andere Geschichte. Während sich die anderen Kälber an der Milch ihrer Mütter Babyspeck antrinken – sie dürfen an zwei Zitzen saugen, die anderen beiden sind für die Menschen –, füttert Mentje das mutterlose Kälbchen mit der Flasche. Die anderen Kälber drücken sich fest an die Flanken ihrer Mutter, um eine Zitze zu fassen zu bekommen. Ihre Schwänze sind zu Fragezeichen gebogen, so sehr gefällt es ihnen. Mentjes Kälbchen schlürft gierig aus seiner Nuckelflasche und stößt Mentje zwischendurch beinahe um. Lachend schiebt sie es weg. „Ganz ruhig, ganz ruhig. Sonst verschluckst du dich noch."

Und während die anderen Kühe am Hinterteil ihrer Kälber schnüffeln, warnt Mentje ihres: „Ich werde da nicht schnüffeln, hörst du, aber ich habe dich wirklich ganz doll lieb!"

Auch im Haus bekommt sie ihre eigenen Aufgaben. Selina hat jeden Samstagabend frei. Dann deckt Mentje den Tisch und setzt den Kaffee auf. Selina hat ihr sogar beigebracht, wie man Maisbrei kocht.

Tinus liebt den Maisbrei heiß und innig. „Du kennst dich in der Küche aus, wirklich!"

Dasselbe, was Bart vor langer Zeit zu ihr gesagt hat. Der Kummer schlägt immer dann zu, wenn man am wenigsten darauf vorbereitet ist. „Danke."

„Und wann machst du uns Eintopf?"

Sie lächelt verlegen. Ein Pflaster auf die Wunde. Oder vielleicht eine Salbe, die doch ein bisschen heilt. „Das kann ich gern einmal machen."

Dann kommt der Winter. Selbst das ist seltsam, denn in den Niederlanden wird es gerade Sommer. Mentje kann sich auch nicht vorstellen, dass es hier wirklich kalt wird.

Den ganzen Tag über hat Tinus zusammen mit den Arbeitern das grüne Gras am Wasserlauf gemäht und zu Ballen gepresst. Am Ende des Winters, wenn der Regen ausbleibt, ist dies das einzige Viehfutter, erläutert Tinus.

Am späten Nachmittag, als sie mit ihrer Arbeit fertig ist und es noch lange keine Zeit zum Abendessen ist, geht Mentje auch hinunter zum Wasserlauf. Unter den Bäumen mit ihren schlaff herunterhängenden Ästen ist es herrlich kühl. Weiden sind das, das weiß sie mittlerweile. Das ist ihr geheimer Ort, wohin sie sich an den Wochenenden oft zurückzieht. Meistens nimmt sie dann eines der Bücher mit, die sie sich am Mittwoch aus der Dorfbibliothek ausgeliehen hat. Gelegentlich nimmt sie sich auch noch ein bisschen Zeit, um für die Arbeit in der nächsten Woche zu lernen, denn sie möchte nicht in die Grundschule zurückversetzt werden.

Auf dem Weg dorthin hört sie die Musik.

Sacht tritt sie näher heran und lässt sich auf dem frisch gemähten Gras nieder, das nach geriebenen Kräutern und auch ein bisschen nach Pfefferminze riecht, genau wie an dem Tag, an dem die Soldaten gekommen sind. „Wo ist dein Hut?", hat ihr Vater sie damals gefragt.

Dann haben die Soldaten ihn mitgenommen und erschossen.

Ihr Herz weint mit der Geige mit. Doch plötzlich bricht die Musik ab, mitten im Stück. Mentje schaut auf, direkt in die erschrockenen Augen des Beiwohners. „Nicht erschrecken", sagt sie leise. „Ich …"

Sein Kopf macht seltsame Zuckbewegungen und seine Augen sind weit aufgerissen. Genau dieselben Augen wie die des jungen Mannes in der Scheune auf dem Weg nach Apeldoorn, der Todesängste ausgestanden hat. Dessen Vater durch eine Bombe in Stücke gerissen worden ist, während er dabei war.

Der starre Blick lässt sie keinen Augenblick los. Was wäre, wenn er nun auf einmal unbändig zu weinen beginnt oder schnell wegrennt?

Sie bewegt sich nicht, sondern verkündet leise und ganz ruhig: „Du spielst sehr schön."

Reglos starrt er sie an. Hat er das überhaupt gehört?

„Das ist eine wunderschöne Musik. Und auch sehr traurig."

Noch immer bewegt er sich nicht, seine Augen füllen sich jedoch mit Tränen.

„Ich bin auch traurig", flüstert Mentje.

„Warum?" Seine Stimme ist heiser.

Wegen allem. Wegen des vertrauten Geruchs des Grases, wegen allem, was sie zurücklassen musste, wegen der Träume und Versprechen, die sich nie erfüllen werden. Aber vor allem … „Wegen allen, die gestorben sind. Der kleine Johnny Meijers, Herr Spijer, Opa Bakker und dann auch noch Andrew."

Seine tränenfeuchten Augen blinzeln nur.

„Und mein Vater", fügt sie dann kaum hörbar hinzu. „Er ist von Soldaten erschossen worden."

Mein Vater ist tot. Sie hat es sich in Gedanken schon tausendmal gesagt. Aber das ist das erste Mal, dass ihr Mund diese Worte formt.

Mein Vater ist tot.

Mein Vater …

„Der Krieg ist ein Fluch Gottes über der Menschheit." Der Beiwohner rührt sich immer noch nicht, aber es schwingt eine unerwartete Wut in seiner Stimme mit.

Es ist lange still, doch schließlich erwidert sie: „Ich bin auch wütend."

Er schüttelt langsam den Kopf. Es ist die erste Bewegung, die er macht. Nein, nein. „Nicht böse sein. Wut ist wie Gift. Das ist ein langsamer, schmerzhafter Tod."

Dann steht er auf, nimmt seine Geige und seine Tasche und geht über das gemähte Feld zu dem Häuschen hinter dem Pferch.

Die ganze Woche über beschäftigt es sie. Der Beiwohner mit seinem erschrockenen Blick, wie er auf seiner Geige spielt. Meistens bei Sonnenuntergang, wenn sich der Himmel im Westen orange verfärbt und sie an ihren Vater denken muss. Das ist immer der schwierigste Augenblick des Tages.

Während des Afrikaansunterrichts liest der Lehrer ihnen ein Gedicht von einem gewissen Celliers vor. Es geht über den Regen.

> Mit einem Knall, der macht die Ohren taub, so wie Kugeln in den Staub
> Kommen die ersten Tropfen hernieder …

Einem ohrenbetäubenden Knall? Kugeln?

Sie ist tatsächlich einmal durch einen Kugelregen gerannt, als sie damals Hilfe holen gegangen ist und schließlich Doktor Lipmann-Kessel gefunden hat. Die Kugeln haben bestimmt nicht ohrenbetäubend geknallt. Sie haben gepfiffen und gezischt, die Maschinengewehre haben gebellt und Feuer gespuckt, nur die Granaten sind mit einem ohrenbetäubenden Knall explodiert.

„Ihr könnt hier gut sehen, wie groß der Einfluss des Burenkriegs auf Celliers gewesen ist", hört Mentje den Lehrer erläutern.

Vom Burenkrieg hat sie noch nie etwas gehört. Alle anderen schon. Und wenn sie nun eine Arbeit darüber schreiben müssen?

„Tinus, was ist der Burenkrieg?", erkundigt Mentje sich am Freitagabend, als sie zusammen nach dem Essen auf der Veranda sitzen.

„Das ist der Krieg, in dem die Buren gegen die Engländer gekämpft haben, um ihre Freiheit zu verteidigen. Eigentlich solltest du so etwas eher meinen Opa fragen, denn der hat da mitgefochten."

Mentje denkt nicht einmal darüber nach. Sie weiß genau, dass die Großeltern von Tinus nicht gerade erfreut sind über ihre Anwesenheit, und deshalb geht sie ihnen so viel wie möglich aus dem Weg. Nur während des Abendessens und auf dem Weg zum Gottesdienst kann sie ihnen nicht ausweichen.

„Hat der Beiwohner während des Burenkrieges etwas Schlimmes erlebt?"

Tinus schaut mit einem Ruck zur Seite. Auf seiner Stirn erscheint eine wütende Falte. „Ich habe dir doch gesagt, dass du dich von den Beiwohnern fernhalten sollst!"

Mentje ist sofort auf hundertachtzig. Da stellt sie eine völlig unschuldige Frage und statt ihr eine Antwort zu geben, fängt er an, sie herumzukommandieren! Was denkt der sich eigentlich? „Ich habe nur seiner Musik gelauscht. Gibt es dagegen etwa ein Gesetz?"

„Mentje, bleib da weg!", erwidert er, sein Tonfall ist immer noch ermahnend und herrisch.

Sie springt auf und schaut ihm voller Zorn direkt in die Augen. „Ich bin mein eigener Herr und ich tue, was ich will!" Dann stapft sie mit kerzengeradem Rücken zu ihrem Zimmer.

Sie hat das Bösesein immer sehr gemocht. Vor allem bei Tante Maria hat sie sich dahinter gegen den Rest der Welt verschanzen können. Das hat ihr Kraft gegeben.

Hier gelingt es ihr immer weniger, richtig wütend zu sein, und das macht sie wiederum wütend.

Sie würde gern ... Sie möchte einfach ...

Sie weiß nicht genau, was, aber sie überlegt sich etwas. Etwas, wodurch ihnen alles schön leidtun wird.

Ihre Chance, sich an Tinus zu rächen, kommt schon am darauffolgenden Morgen, als Selina den Beiwohnern ihr wöchentliches Kännchen Rahm bringen will. „Das übernehme ich", verkündet Mentje schnell und geht für alle sichtbar schnurstracks zu dem Häuschen hinter dem Pferch, die Nase in die Höhe.

Sie sitzen am Küchentisch, der Beiwohner und seine Frau. Beide erschrecken, als sie leise an die Hintertür klopft. „Ich komme, um den Rahm zu bringen."

Sie bleiben mucksmäuschenstill sitzen. Schließlich erklärt der Beiwohner, ohne den Blick von Mentje abzuwenden: „Das ist das Kind, dessen Vater im Krieg umgekommen ist."

Die Frau erhebt sich ein wenig. Sie ist klein und dick und sie hat

Schweißperlen auf der Oberlippe und der Stirn. Sie trägt ein formloses Kleid und ihre Haare sind mit einem einfachen Gummiband zu einem festen Pferdeschwanz zusammengebunden.

Mentje betritt zögernd das Haus und stellt das Kännchen Rahm auf den Tisch. „Ich habe ihn Geige spielen gehört", erklärt sie gegenüber der Frau in einem Mischmasch aus Niederländisch und Afrikaans. „Das war sehr schön."

Das Gesicht der Frau scheint etwas sanfter zu werden. „Wie komisch die spricht", bemerkt sie zu ihrem Mann, während sie weiterhin Mentje betrachtet.

„Das macht sie, weil sie aus den Niederlanden kommt."

Der Beiwohner ist der Erste in diesem Land, der weiß, dass Mentje nicht aus Holland, sondern aus den Niederlanden kommt!

Seine Frau knetet sich die Hände. „Magst du … Kaffee?"

Mentje zögert einen Augenblick. Sie hält nicht viel von dem pappsüßen, milchartigen Gebräu, das die Leute hier trinken. Dennoch ist sie auch neugierig. Etwas in diesem gemütlichen Häuschen und an dem Beiwohner selbst zieht sie an. „Gern, danke."

Die Frau wendet sich zum Ofen, der Mann bleibt allerdings stehen und schaut sie schweigend an. „Ich heiße Mentje", offenbart sie.

„Miempie", stellt die Frau sich vor. „Und das ist Simon."

„Says the pieman to Simple Simon: show me your first penny." (Sagt der Kuchenmann zu Simple-Simon: Zeige mir deinen ersten Penny)", murmelt der Beiwohner. Mentje ist verunsichert. Was soll sie nun erwidern? Oder tun?

Ein scheues Lächeln erhellt Miempies flaches Gesicht. „Er kommt immer mit seinem englischen Vers", sagt sie auf Afrikaans. Sie bückt sich, wirft einen Holzscheit in den Ofen und gießt aus einem Krug Wasser in den Kessel. „Du kannst dich gern auf den Stuhl da setzen", sagt sie wieder in dieser seltsamen Sprache.

Und dann findet sie, dass Mentje komisch redet? Sie redet selbst doch ganz anders als die anderen Leute hier.

Und der Beiwohner Simon stellt sie vor ein Rätsel, jedes Mal, wenn sie ihn sieht.

Gleichzeitig kommt ihr in diesem Häuschen alles schmerzhaft vertraut vor.

Schweigend trinken sie ihren Kaffee. Etwas unbehaglich. Schlückchen für Schlückchen.

Nachdem die drei Tassen geleert sind, erkundigt sich Mentje: „Was macht ihr mit dem Rahm?"

„Butter", antwortet Miempie verlegen. „Heute Nachmittag."

Genau was sie hören wollte! Auf dem Weg hierher hat sie schon überlegt, dass sie in diesem Fall bleiben und helfen wird, aber im Augenblick ist es ihr zu peinlich. „Darf ich in der nächsten Woche am Samstag zum Helfen kommen?"

Die Frau scheint das erneut etwas aus der Fassung zu bringen. Sie macht eine hilflose Handbewegung und wirft ihrem Mann einen Blick zu. Der schüttelt ganz kurz seinen Kopf. „Du musst jetzt gehen."

„Gut, aber nächste Woche besuche ich euch wieder."

Gedankenverloren schlendert Mentje zum großen Haus zurück. Der Holzscheit im Ofen, das Wasser aus dem Krug, der kleine Tisch mit den vier Stühlen. Und vor allem: Butter machen.

Am Abend, noch bevor Tinus seinen Kaffee ausgetrunken hat, fragt sie ihn: „Woher kommt es, dass Simon immer so ängstlich ist? Und wage ja nicht zu sagen, dass ich ihm aus dem Weg gehen soll!"

Tinus stellt seinen Kaffee ab und reibt sich über sein Bein. „Durch den Ersten Weltkrieg. Bitte, Mentje, es gibt einen Grund, warum ich dich gebeten habe, da wegzubleiben."

Herausfordernd schaut sie ihn an. „Und der wäre?"

Er antwortet nicht.

„Nun, dann kann ich dir nur das eine sagen, Tinus: Du hältst dich vielleicht für zu gut, um denselben Boden wie diese Leute zu betreten, ich aber nicht!" Sie muss schneller reden, sonst schafft sie es nicht, es sitzt jetzt schon wieder ein Kloß in ihrem Hals. „Im Gegensatz zu dir bin ich nicht in einem großen Haus aufgewachsen. Unser Haus gleicht diesem Häuschen da wie ein Ei dem anderen: eine Wohnküche mit einem Ofen und einem Schrank, einer Kiste mit Brennholz und einem Küchentisch. Dahinter das einzige Schlafzimmer. Eine Zinkschüssel für die Wäsche und hinter dem Haus ein Plumpsklo. Und alles riecht nach Kühen."

Ihrem Herzen wird es zu viel und ihre Stimme bricht.

Tinus muss tief seufzen. Es ist ein Seufzen, das aus dem Innersten seiner Seele zu kommen scheint. Mentje fühlt sich dadurch noch katastrophaler, sodass sie eilig aufsteht und in ihr Zimmer geht.

Er bleibt allein auf der dunklen Veranda zurück.

Leise schließt Mentje ihre Zimmertür und lässt sich dann mit dem Gesicht in ihr Kissen fallen.

Warum ist das Leben nur so furchtbar schwierig?

„Hier sind zwei Briefe für dich", verkündet Tinus, als Mentje am ersten Freitag nach den Osterferien zu ihm in die Fahrerkabine klettert.

„Aus den Niederlanden!", ruft sie überrascht. „Henk hat mir also endlich geschrieben. Und der hier kommt aus … aus Südwestafrika?"

„Das stimmt, ich habe es gesehen. Kennst du da jemanden?"

„Der ist mit Sicherheit von Esther – oder besser: von ihrer Mutter. Wir drei haben auf dem Schiff Freundschaft geschlossen: Esther, Charles und ich. Esther ist jünger als wir und Charles ist ins Bechuanaland gegangen. Ich habe ihm auch schon geschrieben, aber ob er mir je zurückschreiben wird, weiß ich nicht."

Mit großer Hast reißt sie Esthers Brief auf. In dem Umschlag ist ein Blatt Papier, auf dessen Rand lauter Herzchen und kleine Sonnen gemalt sind. In der Mitte steht ein großer Hund mit … Hörnern?

„Was meinst du, was das ist?" Sie hält Tinus das Blatt unter die Nase.

„Ein Hund mit Hörnern. Und jetzt nimm das Papier weg, ich kann nichts sehen. Wir kommen sonst noch von der Straße ab."

„Entschuldigung." Sie dreht das Blatt um und liest den kurzen Bericht auf der Rückseite:

> Liebe Mentje, Esther hat mich gebeten, dir diese Zeichnung von ihrem Böcklein zu schicken …

Mentje bricht in schallendes Gelächter aus. „Das ist ein Ziegenbock und kein Hund!"

„Darf ich noch mal schauen?"

Sie hält das Blatt so, dass er weiterhin den Weg sehen kann. Sie hat jetzt wirklich keine Lust, im Straßengraben zu landen.

„Das sieht überhaupt nicht aus wie ein Ziegenbock", stellt Tinus fest.

Sie liest weiter. „Es ist trotzdem ein Bock und er heißt Böckchen.

Nicht wirklich besonders originell, was denkst du? Sie sind jetzt in der Missionsstation, aber sie werden ..."

Plötzlich verstummt sie.

„Was ist?"

Immer dasselbe. Immer. Immer, wenn es gerade gut geht, passiert etwas. Viel zu oft dasselbe. „Sie können dort nicht bleiben, denn der alte Herr, der Doktor, ist gestorben." Mentje faltet den Brief zusammen und steckt ihn wieder in den Umschlag.

Es bleibt still in der Kabine. Nach einer Weile möchte Tinus wissen: „Hast du ihn gut gekannt?"

„Eigentlich nicht. Ich begreife nur nicht, warum alle ständig sterben müssen. Der alte Doktor war ein guter Mensch. Und die anderen, die ich gekannt habe, auch. Alles gute Menschen."

Als sie das Gatter hinter ihnen geschlossen hat und wieder in die Kabine geklettert ist, fragt er: „Willst du den Brief von Henk nicht lesen?"

Sie schüttelt den Kopf. „Erst heute Abend, wenn ich allein bin."

Denn sie hat Angst, dass sie dann weint und nicht mehr aufhört.

32. Kapitel

Die kleine Anhöhe, von der aus man ganz Buffelspoort überblicken kann, ist von klein auf der Lieblingsplatz von Tinus gewesen. Dorthin geht er, wenn er glücklich ist und Gott im Stillen danken möchte, aber auch wenn er sich keinen Rat mehr weiß und Führung nötig hat. Das ist der Ort, an dem er nachdenkt, Pläne schmiedet, grübelt. Sein Ort der Stille.

Es ist ein gutes Jahr gewesen und das erfüllt ihn mit Dankbarkeit. Den ganzen Sommer über hat es ab und zu geregnet, was bedeutet, dass sie während des Winters immer genügend Weidegras haben werden. Und selbst wenn der Frühjahrsregen im nächsten Jahr ausbleiben sollte, hat er noch genügend Heuballen eingelagert. Seine Kühe sind dick und fett. Er kann sie bei sich stehen lassen, bis die Preise gut sind.

Über andere Dinge macht er sich jedoch Sorgen. Sein großer und starker Opa, der immer alles gewusst hat, wird alt. Auf seinen Spazierstock gestützt stolpert er herum, klammert sich an veralteten Gewohnheiten fest und kritisiert alles, was auf der Farm geschieht. Es fällt Tinus immer schwerer, geduldig zu bleiben.

Das ist nicht nur schwierig, sondern auch traurig.

Fast genauso traurig wie die Tatsache, dass seine stolze Großmutter immer verwirrter wird.

Seine Beziehung zu Nelia ist in einer Sackgasse und er hat keine Ahnung, was er nun tun soll. Sie wäre eine gute Ehefrau, daran besteht kein Zweifel. Und er ist schon sechsundzwanzig – höchste Zeit für eine Partnerin fürs Leben. Doch der Funke, den es am Anfang zwischen ihnen gegeben hat, ist längst erloschen. Sie ist zu einer Freundin geworden, einer mütterlichen Freundin. Mit Sicherheit niemand, mit dem man tiefgründige Gespräche führt.

Und dann ist da noch das Kind, Mentje. Hat er richtig gehandelt, als er sie hat herüberkommen lassen? Nicht dass er großartig die Wahl gehabt hätte. Ihre Tante hat sie loswerden wollen, das ist mehr als deutlich gewesen. Aber ist das Kind hier auch glücklich?

Es ist immerhin ein Wechsel für Mentje und sie schleppt auch einen Haufen Kummer mit sich herum – und vielleicht auch Angst. Sie hält das alles verborgen und er weiß nicht, ob es seine Verantwortung wäre, danach zu fragen.

Als er das letzte Mal Nelia gegenüber seine Sorgen geäußert hat, hat diese wissen wollen: „Wie alt ist Mentje eigentlich, Tinus?"

„Dreizehn."

Nelia hat fröhlich gelacht. „Na, dann hast du deine Antwort. Du bist Vater von einem Teenager geworden."

„Ich bin nicht ihr Vater!"

Sie hat weitergelacht, so als sei das alles ein guter Witz gewesen. „Du musst einmal ein väterliches Gespräch mit ihr führen, Papa."

Ihre Leichtherzigkeit kann ihn ab und zu doch ganz schön irritieren! Es ist zwar weniger schlimm als das schweigsame Schmollen der bildhübschen Rentia, aber er kann immer weniger damit umgehen – leider.

Er hat damals einfach das Thema gewechselt. Doch bei weiterem Nachdenken ist ihm klar geworden, dass sie recht hat. Es ist seine Pflicht, mit dem Kind zu sprechen. Es wenigstens zu versuchen, denn es ist nicht einfach, mit Mentje ein Gespräch anzufangen, selbst nicht in ihren besten Momenten.

Er erinnert sich an das letzte oder vorletzte Wochenende. Wieder hat sie irgendwo gesessen und gelesen, so wie damals im Keller in Arnheim. „Hast du eigentlich das Buch über diesen Johannes jemals zu Ende gelesen?"

„Nein. Das war ein blödes Buch."

„Oh."

Schweigen.

„Was liest du gerade?", hat er dann gefragt, obwohl er den Umschlag sofort erkannt hat.

„Über Patrys."

„Das ist ein echter Lausbub, nicht wahr?"

„So sind Jungen nun einmal." Leichtes Schulterzucken.

„Nicht alle Jungen, hörst du?"

„Aber fast alle. Zum Beispiel Charles, der ging auf dem Schiff überall hinein, wo er nicht hineindurfte. Oder Henk. Tante Maria hat gerade gesagt, dass er drinnen bleiben soll, weil die Stadt voller Blindgänger und nicht explodierter Granaten ist. Aber Henk hat sich nicht darum gekümmert. Er hat tagelang in den Trümmerhaufen von Arnheim herumgewühlt, immer auf der Suche nach irgendetwas Brauchbarem. Und dann hat er allen möglichen Plunder angeschleppt, zum Beispiel eine Pfanne mit einem Loch darin. Wozu soll man so etwas denn gebrauchen? Oder ein verrostetes Sieb, einen alten Lumpen und einmal drei der hässlichsten Tassen, die ich je gesehen habe. Und stolz war er dann!" Ein trauriges Lächeln ist über ihr Gesicht geglitten. „Und kannst du dich noch an die Krücken erinnern, die er für dich gefunden hat? Er war ein echter Schatzsucher."

Tinus hat genickt. „Ich erinnere mich noch sehr gut an Henk. Wie geht es ihm?"

„Gut." Sie schien sofort wieder dichtzumachen.

„Du vermisst ihn sicher sehr", hat er verständnisvoll gesagt.

Es ist lange still geblieben, dann hat sie erwidert: „Ja. Er ist mein bester Freund geworden. Und mein Bruder."

Dann ist sie aufgestanden und aus dem Zimmer gegangen.

Nur wenn es um die Farm geht, fließt das Gespräch einigermaßen. „Die Paviane sitzen wieder in den Erdnussplantagen", hat er eines Abends festgestellt. Sie hat sofort mitgeredet: „Ja, ich habe gesehen, wie sie die Erdnüsse fressen! Was machst du mit diesen unnützen Biestern?"

„Das weiß ich noch nicht."

„Wäre es nicht eine Idee ...", und jedes Mal kommt sie dann mit dem einen oder anderen Plan. Nicht dass die immer praktikabel wären, aber sie führen wenigstens zu einem Gespräch und zum Austausch von Gedanken. Und das ist etwas, was er sehr dringend braucht.

Oder sie sagt zum Beispiel: „Der Truthahn sieht so einsam aus. Warum kaufst du ihm kein Frauchen?"

Was würde sie wohl sagen, wenn sie wüsste, dass das Frauchen des Truthahns im Dezember letzten Jahres im Topf gelandet ist?

Die wenigen Male, in denen sie mit den Kälbern oder den Lämmern beschäftigt ist, scheint sie sehr glücklich zu sein. Doch meistens ist sie verschlossen wie eine Auster. Als er sich darüber erkundigt hat, hat die Internatsmutter geantwortet: „Sie scheint bei den anderen gut Anschluss zu finden. Wenn mir etwas Besonderes auffällt, werde ich es Sie wissen lassen, aber ehrlich gesagt sind hier so viele Mädchen."

Und dann das Problem mit dem Beiwohner. Er hat gesehen, dass sie am Samstagmorgen gelegentlich dorthin geht. Dem muss er entschieden einen Riegel vorschieben, denn das kann furchtbar aus dem Ruder laufen. Aber wie soll er das anfangen? Ein Verbot hilft nicht, das verstärkt eher ihre Widerspenstigkeit. Mit süßen Worten kommt er ebenso wenig weiter, auch das hat er schon ausprobiert.

An diesem Wochenende muss er versuchen, zu ihr durchzudringen. Aber zunächst gilt es, einen guten Nährboden zu schaffen, indem man etwas vorschlägt, das sie interessiert, und danach eine Arbeit angeht, bei der sie mitanpacken kann, und schließlich kann man versuchen, ein Gespräch in Gang zu bekommen.

Am Freitagabend sieht er eine Lücke, in die er hineinstoßen kann. „Kannst du dich noch an Doktor Lipmann-Kessel erinnern?"

Mentje schaut sofort auf. In ihren Augen flackert es. „Natürlich! Der hat dein Bein gerettet."

„Seiner Ansicht nach hast du mein Leben gerettet."

Sie schüttelt wild den Kopf. „Du weißt genau wie ich, dass das nicht wahr ist." Und geht sofort zum Angriff über. „Was ist mit Andrew?"

„Du hast auch für Andrew dein Äußerstes gegeben, Mentje. Und Lippy auch. Aber …"

„Wer ist dieser Lippy denn nun schon wieder?", will sie mit leicht schief gelegtem Kopf wissen.

„Lipmann-Kessel."

„Wieso nennst du ihn auf einmal Lippy?"

Sie macht es einem nicht leicht, ein ruhiges Gespräch mit ihr zu führen. „Wir haben unsere Grundausbildung zusammen in Ringway absolviert, der Luftwaffenbasis bei Manchester."

„Du hast ihn also schon gekannt?", fragt sie überrascht.

„Nicht persönlich, denn er war nicht in unserer Gruppe, aber ich hatte schon von ihm gehört. Nach der Landung in der Gegend von Oosterbeek habe ich auch gewusst, dass er mit seiner Kompanie direkt hinter uns auf derselben Route unterwegs war. Anscheinend haben sie sich noch am selben Abend im *Elizabeth Gasthuis* einquartiert."

Oberhalb ihrer Nase erscheint eine Falte. „Dann ist es also ein ziemlicher Zufall, dass ich ausgerechnet ihn zu fassen bekommen habe."

„So zufällig war es nun auch wieder nicht. Du hast doch so getan, als könntest du nur Niederländisch sprechen. Die Ärzte da waren in der Regel Deutsche oder Engländer. Dass du bei ihm gelandet bist, hast du nur deinem eigenen schlauen Plan zu verdanken."

Sie reagiert nicht, er merkt jedoch, dass sie sich etwas entspannt. Auf ihrem Gesicht bricht noch kein Lächeln durch, viel fehlt allerdings nicht mehr.

„Ich frage mich schon die ganze Zeit, was aus Lippy geworden ist. Alle Patienten sind als Gefangene nach Deutschland gebracht worden. Und mit so einem jüdischen Nachnamen ..."

Sie schlägt eine Hand vor den Mund und ihre Augen weiten sich vor Entsetzen. „War er Jude? Lebt er dann überhaupt noch?"

Die spontane Reaktion macht ihn froh. Die Mentje, die er kennengelernt hat, ist immer noch da, irgendwo tief in ihr drin. „Er konnte aus dem Lager bei Apeldoorn entkommen, auf eine äußerst waghalsige Weise."

„Dann hat er Glück gehabt", erwidert sie leise.

„Ja, entkommen ist nicht einfach. Von da aus ist er nach Norden geflohen und hat sich versteckt und ..." Er stockt. Zu spät wird es ihm bewusst: Ihr Vater ist nicht entkommen. Er könnte sich ohrfeigen.

„Untergetaucht."

„Was hast du gesagt?"

„Das richtige Wort ist ‚untergetaucht'", erklärt sie beinahe streng. „Verstecken tut man sich nur hinter einem Baum oder in einem Schrank."

„Oh."

Ungeduldig rutscht sie auf dem Stuhl hin und her. „Jetzt erzähl weiter."

„Lipmann-Kessel hat sich also ... ist auf einem Bauernhof untergetaucht und ..."

„Untergetaucht, ja, das ist gut. Weiter."

Er seufzt. „Wenn du mir dauernd ins Wort fällst, macht das die Sache nicht leichter."

„So schwer kann das doch nicht sein!" Mentje wirft einen Blick zum Himmel. „Aber gut, du bist auch ein Mann. Die sind etwas schwer von Begriff."

Dieses kleine Biest!

Er hält sich jedoch zurück – schließlich möchte er ein echtes Gespräch mit ihr führen.

„Gemeinsam mit zwei anderen ist es ihm letztlich im Februar gelungen, sich zu den alliierten Truppen durchzuschlagen."

„Und jetzt?"

„Gegenwärtig arbeitet er als Chirurg in London."

„Da bin ich froh drum. Ich finde, er ist ein guter Arzt." Beruhigt lehnt sie sich ein wenig nach hinten.

„Das ist er sicher. Er hat unter anderem das Leben eines Hauptgefreiten mit einer ernsten Magenverwundung gerettet. Und auch das von einer ganzen Menge einfacher Soldaten, indem er ihre Namen auf der Liste mit kritisch Verwundeten hat stehen lassen, bis sie eine Chance bekamen zu entkommen."

Ihr Gesicht wird sehr ernst. „Aber Andrew hat er nicht retten können."

Das hat er kommen sehen. „Nein. Andrew nicht."

Zwischen ihnen breitet sich Schweigen aus. Es wird übrigens überall still. Sogar die Grillen in den Sträuchern neben dem Haus lassen nichts mehr von sich hören.

„Erzähl mir, wie es mit Andrew weitergegangen ist."

Er hat mit Mühe Worte finden können, um an Andrews Eltern einen Brief zu schreiben. Noch nie hat er diese Geschichte laut erzählt. „Willst du das wirklich wissen?"

Schweigen. Als ob sie überlegt. „Ja."

Er nimmt all seinen Mut zusammen, um alles noch einmal zu durchleben. „Die Medikamente waren alle. Die Wunde hat sich entzündet. Er wurde schwächer, bekam Fieber. Schließlich … er war einfach zu sehr geschwächt."

„Hat er große Schmerzen gehabt?"

Das furchtbare Gewimmer, später nur noch Stöhnen. Der Durst. Der Gestank, zwei Tage lang. Die …

„Ja."

„Und dann ist er gestorben?"

Wenn es doch so einfach gewesen wäre. Das Erzählen fällt ihm immer schwerer, aber sie wird nicht aufgeben, bis alles bis auf die Knochen aufgebrochen ist. Er weigert sich, diesen grauenhaften Todeskampf noch einmal laut zu durchleben. „Ich habe ihn selbst begraben."

Er sieht, wie sie zusammenzuckt. „Mit deinem gebrochenen Bein?“

„So schlimm ist das nicht gewesen. Ich habe gesehen, dass in eurem Garten an einer Stelle etwas frisch umgegraben war. Offensichtlich hatte da jemand vor Kurzem etwas begraben.“

Sie nickt. „Tante Marias Kostbarkeiten.“

„So etwas hatte ich vermutet. Der erstbeste Plünderer hätte es sofort bemerkt.“

„Und dann hast du ihn dort hineingelegt, mit einem Kreuz obendrauf, sodass alle sehen konnten, dass da jemand begraben liegt. Ganz schön schlau von dir.“

Für eine Weile sagt keiner von beiden etwas. Die Stille ist ungezwungen – ein Fädchen von nur sieben Tagen gemeinsamer Erinnerungen verbindet sie über die Kontinente und Jahreszeiten hinweg. Abgesehen davon sind sie sich fremd, jeder in seiner eigenen Hülle. Er bemerkt es und sie zweifellos auch.

Doch was sie beide wissen, ist das: Wir haben gemeinsam Dinge durchgestanden, von denen andere Menschen in diesem Land keine Ahnung haben.

Schließlich schüttelt er kurz den Kopf. Verwundert überlegt er, wie sie eigentlich an diesem Punkt angekommen sind, wo das Kind die Führung des Gesprächs übernommen hat und er kaum noch Widerstand leisten kann. Er steht auf. „Ich lege mich aufs Ohr. Morgen wird ein langer Tag. Gute Nacht, Mentje.“

„Nacht, Tinus.“

Sie bleibt auf der dunklen Veranda allein zurück.

33. Kapitel

Mit der Großmutter von Tinus ist etwas nicht in Ordnung. Mentje hat das fast schon von Anfang an vermutet. Sie schaut *entweder* geradezu durch Mentje hindurch *oder* beobachtet sie so misstrauisch, als sei sie ihr völlig unbekannt.

Mitten in den Juliferien wird aus der Vermutung Gewissheit.

Den ganzen Vormittag schon sind Tinus und die Arbeiter mit der Windpumpe beschäftigt. Zu Beginn hat sein Opa noch danebengestanden und gute Ratschläge erteilt, aber jetzt sitzt er schon eine ganze Weile mit seiner Pfeife auf der Veranda. Der Beiwohner Simon ist verschwunden, als ihm der Krach mit den Rohren zu viel geworden ist. Genau wie Mentje sich damals vom Acker gemacht hat, während der Installateur im stillen Wald rund um das Pass-Auf-Lager die Rohre für die Pumpe in den Boden gerammt hat.

Während sie am Küchentisch sitzen und ihren Brei essen, behauptet die alte Frau van Jaarsveld plötzlich: „Mein Mann repariert die Pumpe."

Mentje schluckt zunächst ihren Brei herunter. „Ich glaube, Onkel Martinus ist schon wieder da", erklärt sie dann. „Er sitzt auf der Veranda."

„Aber nein, mein Kind, das ist sein Vater. Mein Mann sitzt ganz oben auf der Windpumpe, schau doch selbst."

Damit verlässt sie die Küche. „Heute Morgen ist sie wieder ziemlich durcheinander", bemerkt Selina kopfschüttelnd. „Das ist schon so eine Sache. Möchtest du ein Plätzchen?"

Während der Ferien entdeckt Mentje noch etwas anderes. All die Dosen voller Gebäck und Zwieback, die eingemachten Früchte und die eingekochten Rüben und die Currybohnen im Vorratsschrank – all das ist Miempies Werk. „Kannst du mir beibringen, wie man Plätzchen backt, Miempie?"

„Weiß ich nich', Kind. Das musste Tinus fragen."

„Ich soll Tinus fragen, ob du mir das Plätzchenbacken beibringen darfst? Na, dann erst recht!"

Miempie wirft ihr einen ängstlichen, beinahe flehenden Blick zu. „Ich will nicht, dass Tinus böse wird."

Haben sie denn einen Streit mit ihm oder was?

Der Korb voller frischem Gemüse hinten im Vorratsschrank ist Simons Werk. Jeden Tag sieht sie ihn vor seinem Haus im Gemüsegarten arbeiten. Er gräbt und hackt und schaufelt, bindet die Bohnen und Tomaten an und macht vorsichtig die Kartoffeln raus, die in dem sandigen Boden wachsen. Mit dem Spaten leitet er das Wasser aus den Bewässerungsfurchen in die Beete und versucht mit unterschiedlichen Hausmittelchen, die Paviane abzuhalten. Und das mit einem windschiefen Zäunchen, das nicht einmal eine Ziege fernhalten würde!

Eigentlich ist er ein ganz gewöhnlicher Kleinbauer.

Eines Tages schlachtet Tinus eine Kuh. Miempie kommt helfen. Sie spricht kein Wort und hält fortwährend das Gesicht abgewandt. Sie kratzt den Schädel und die Pfoten blitzsauber und macht Pökelfleisch und *Biltong*. Sogar als Mentje ein Gespräch anzufangen versucht, schaut sie nicht auf, sondern schüttelt nur kurz den Kopf. Als Tinus einmal etwas zu ihr sagt, klingt seine Stimme neutral und unpersönlich. Nicht unhöflich, einfach nur vollkommen gleichgültig.

An diesem Tag setzt Simon keinen Fuß vor die Tür. Sein Gemüsegarten muss ohne Wasser auskommen.

Es kann doch recht kalt werden im Bosveld, wird Mentje auch klar. Vor allem am frühen Morgen muss sie sich in ihren Schulpullover kuscheln. „Wenn Tinus die Wolle bezahlt, stricke ich dir gern einen Pullover", bietet Miempie ihr an.

„Du kannst stricken? Oh, Miempie, kannst du mir das bitte beibringen? Bitte!"

„Wenn Tinus ..."

Ständig dieses „Wenn Tinus", als ob sich die Welt um Tinus drehen würde!

Mentje macht das so aufsässig, dass sie am selben Abend auf der Veranda ganz besonders enthusiastisch zu plappern beginnt: „Miempie kann wirklich alles, sie kann backen, kochen, einmachen, sogar stricken. Und sie hat gesagt, dass sie mir das alles beibringen will und dass sie mir einen Pullover stricken will. Wie viel kostet die Wolle für einen Pullover, Tinus?"

Zwei Tage später fährt sie mit ihm ins Dorf, um Wolle zu kaufen. Auf halber Strecke beginnt er: „Mentje, ich möchte nicht …"

„Wenn du jetzt über Miempie sprechen willst, höre ich einfach nicht hin."

Bis zum Dorf reden sie kein Wort mehr miteinander und auf dem Rückweg auch nicht. Den Rest des Tages verbringt Mentje demonstrativ mit Miempie. Bei ihr lernt sie langsam, aber sicher, wie man mit den unhandlichen Stricknadeln und der glatten Wolle umgehen muss.

Gegen Abend kann sie ihre Begeisterung nicht mehr länger im Zaum halten. „Schau doch mal, Tinus, was ich heute gelernt habe! Miempie hat auch schon ein gutes Stück von meinem Pullover gestrickt. Bevor die Ferien vorbei sind, ist er fertig."

„Oh", erwidert er ohne viel Nachdruck.

Schau mal einer an! Warum hat sie je gedacht, dass es ihn interessiert, was sie tut?

Womit Mentje in der Schule nur wenig Probleme hat, ist – neben Mathematik und Englisch – die Poesie. Vielleicht liegt das daran, dass Herr Spijer dort zwischen den Bäumen des Pass-Auf-Lagers die englischen Gedichte auf eine Weise vorgelesen hat, dass man sie verstehen konnte.

„Kennen Sie das Gedicht *After Blenheim*?", fragt Mentje eines Tages ihren Englischlehrer. Der wirft ihr einen überraschten Blick zu. „Von Robert Southey? Das mit dem *famous victory* (ruhmreichen Sieg)?"

Lachend nickt sie und zitiert: „*,Why that I cannot tell', said he, ,But 't was a famous victory.'*"

„Stimmt, jetzt fällt es mir wieder ein: *,But what good came of it at last?'* Ja, wofür ist das alles gut gewesen? Wie wahr das ist, bis auf den heutigen Tag."

Die Tochter des Arztes hebt die Hand. „Fließt das auch in die Note mit ein, Herr Lehrer?"

„Nein", antwortet der ein wenig ungeduldig. „Das war nur ein Gespräch zwischen zwei Menschen, die weiter schauen als nur auf die Noten."

Sogar die afrikaansschen Geschichten versteht Mentje problemlos. Heute besprechen sie das Gedicht *Vergewe en vergeet* (Vergeben und vergessen). Schon beim ersten Lesen versteht sie die Botschaft: Sie muss den Soldaten, die ihren Vater erschossen haben, vergeben, aber sie darf nie vergessen, was sie getan haben.

Als ob sie das könnte!

Doch in seiner Interpretation spricht der Lehrer über den Ersten und den Zweiten Burenkrieg und davon hat sie immer noch keine Ahnung.

Am nächsten Freitag behauptet sie auf dem Weg nach Hause im Lastwagen: „Wenn du mir jetzt nicht erklärst, was der Burenkrieg war, bleibe ich mit Sicherheit sitzen."

„Sitzen bleiben? Du?" Tinus verzieht sein Gesicht, als würde er sich ein Lachen verkneifen.

„Alle afrikaansschen Gedichte handeln vom Burenkrieg und ich habe noch nicht einmal gewusst, dass es *zwei* davon gegeben hat!"

Als sie auf der Farm ankommen, weiß sie ein bisschen, worum es in den beiden Burenkriegen gegangen ist, dennoch macht ihr das Gedicht weiterhin zu schaffen. Am Abend erkundigt sie sich bei Tinus auf der Veranda: „Meinst du auch, dass man vergeben muss, ohne jemals zu vergessen?"

Er runzelt die Stirn. „Ich weiß, dass Totius das sagt, aber wenn du mich fragst, lehrt die Bibel uns, dass wir vergeben und die Sache dann hinter uns lassen sollen. Aber vergessen ist nicht so einfach, die Dinge sind nun einmal in unseren Köpfen. Man soll sich allerdings keine Mühe mehr geben, sich an die Dinge um ihrer selbst willen zu erinnern."

„Totius war Pfarrer, hörst du?", ermahnt sie ihn.

„Das Wort eines Pfarrers ist nicht dasselbe wie das Wort Gottes."

Sie überlegt kurz. „Gut. Du meinst also, dass ich den Soldaten vergeben soll und dann einfach vergessen muss, was sie getan haben?"

Er seufzt. „Nein, so etwas kann kein Mensch vergessen. Du solltest lieber versuchen, das Warum zu verstehen. Ich habe als Soldat ebenfalls Dinge getan, die ich lieber vergessen würde."

„Willst du damit sagen, dass sie nur so etwas wie ihre Arbeit gemacht haben?"

Er fährt sich mit der Hand durch die Haare. Sie hat es schon bemerkt: Wenn er das tut, weiß er nicht genau, was er sagen oder machen soll. „Tja, nun … Das ist eine faule Ausrede, aber vermutlich ist es so."

Mit Tinus zu reden ist schön, auch wenn es um traurige Dinge geht. Es ist beinahe genauso wie mit Bart im Pass-Auf-Lager. „Aber wie ist es dann mit …"

Augenblicklich hat sie sich wieder unter Kontrolle.

„Mit was?"

Sie möchte lieber doch nicht darüber sprechen.

„Mit was, Mentje?"

Sie hasst es!

„Ich warte, Mentje."

Nun ja, um des lieben Friedens willen. „Da ist etwas, was mich so unglaublich wütend macht, dass ich es niemals vergeben oder vergessen kann, darüber möchte ich jedoch nicht sprechen."

„Gut. Auf wen bist du denn so wütend?"

Sie sagt nichts! Sie verbietet ihrer Stimme, auch nur ein Geräusch von sich zu geben! Doch ihre Lippen formen schon einen Namen: „Bertien."

„Warum?"

„Sie hat … ihrem Freund …"

„Sprich es aus, Mentje." Ganz leise, so als könne er es vielleicht begreifen.

„… von den Juden erzählt. Bei uns auf dem Dachboden. Der Familie Friedman."

„Und dann hat ihr Freund es den Deutschen verraten?", fragt er nach einer langen Stille.

Warum hat sie es bloß erzählt?

„Warum hat Bertien es denn ihrem Freund erzählt, was meinst du?", bohrt er weiter.

Diese unglaubliche Müdigkeit, die es im Innersten ihrer Seele immer wieder finster werden lässt, schwappt erneut über sie. „Sie wollte ihm zeigen, wie erwachsen sie schon ist. Das hat sie mir beim Abschied erzählt. Er hatte die Schule schon abgeschlossen. Und dann hat sie mich gefragt, ob ich ihr vergeben könne, aber ich … Ich kann noch nicht darüber sprechen."

„Gut."

Schweigend sitzen sie beieinander, hinter ihnen das erleuchtete Esszimmer und vor ihnen die nächtliche Dunkelheit des Bosvelds. Schließlich unterbricht Tinus die Stille. „Kannst du Bertien nicht vergeben oder kannst du es nicht vergessen?"

„Ich will nicht vergeben und ich kann nicht vergessen. Und jetzt möchte ich nicht mehr darüber sprechen."

Er nickt. „In Ordnung. Da steht noch Kaffee auf dem Ofen. Hast du Lust, noch einen Kaffee mit mir zu trinken, bevor wir schlafen gehen?"

„Ich trinke keinen Kaffee."

Trotzdem geht sie in die Küche, schenkt für ihn eine Tasse Kaffee ein und holt zwei Ingwerplätzchen aus der Dose. „Hier, eins ist für dich."

„Danke, das wird mir schmecken."

„Die hat Miempie gebacken, weißt du", verkündet sie mit Nachdruck.

„Ja, Mentje, das weiß ich."

Am nächsten Abend entfacht Tinus ein kleines Feuerchen. „Hole für uns beide jeweils ein Blatt Papier und einen Bleistift."

Hä? „Ein Blatt Papier?"

„Zum Schreiben. Aus meinem Schreibtisch."

Verliert Tinus nun auch langsam den Verstand? „Schreiben? Im Dunkeln?"

„Jetzt hole es einfach", erwidert er leicht verzweifelt. „Du wirst schon sehen."

Wo kommen wir da hin? Sie mag es nicht, wenn sie etwas machen soll, ohne zu wissen, warum.

Als sie zurückkommt, lodert das Feuer herrlich. Tinus sitzt auf einem Holzklotz und streckt seine Hände nach der Wärme aus. Sie setzt sich ein Stückchen entfernt von ihm auf einen zweiten Holzblock. „Gut, und an wen schreiben wir nun einen Brief?"

Er reißt die beiden Blätter jeweils in sechs gleich große, kleine Zettel. „Jetzt schreibst du sechs Dinge auf, die dich im Augenblick am meisten wütend machen."

„Es sind mehr als sechs Dinge, die ich total scheiße finde."

Mit einem Ruck schaut er auf. „Wo hast du denn dieses Wort gelernt?"

„Was, ‚scheiße'? Alle Mädchen in meinem Internat sagen so etwas. Du übrigens auch."

Seine Hände fahren in die Höhe, sacken jedoch sofort wieder zurück. „Du solltest nicht so reden wie manche der Mädchen, Mentje."

Sie verdreht ihre Augen demonstrativ zum Himmel, so wie sie es in der Schule immer tun, wenn ein älteres Semester oder ein Lehrer sich herrisch aufführt. „Das ist doch einfach nur ein anderes Wort für Kot! Und warum darfst du so etwas sagen und ich nicht?"

„Was bist du doch für ein kleines Mimöschen", entgegnet er kopfschüttelnd. „Dann sage es halt wegen mir, wenn du es unbedingt möchtest – es ist halt nur nicht besonders schicklich für ein Mädchen. Wie dem auch sei, schreibe jetzt die sechs Dinge auf, über die du böse bist."

„Wenn ich sie alle noch weiß. Es sind viel mehr als sechs."

„Suche dir die Dinge aus, über die du am meisten wütend bist."

„Es heißt ‚*auf*', man ist wütend *auf* etwas."

„Na prima."

Im Halbdunkel auf den Knien mit einem Bleistiftstummel zu schreiben, ist nicht einfach. Endlich legt sie ihren Stift zur Seite. Tinus ist schon lange fertig.

„Jetzt bring die sechs Zettelchen in die richtige Reihenfolge: Zuerst kommen die Dinge, auf die du am meisten böse bist, dann die anderen, als Letztes das, auf das du am wenigsten böse bist."

Lächerlich! Aber sie tut es dennoch. „Und jetzt?"

„Wir nehmen uns dieses Mal nur den Zettel mit der größten Wut vor, der Rest muss warten."

„Warum?"

„Man kann nicht alle seine Wut auf einmal verbrennen. Es müssen noch ein paar Dinge für das nächste Mal übrig bleiben."

Sie denkt kurz darüber nach. Er hat recht, entscheidet sie dann. Man muss etwas zurückbehalten, auf das man wütend sein kann. „Gut."

„Jetzt knüllst du das Papier zusammen, sagst ‚Lebe wohl' und dann wirfst du es ins Feuer."

Entschlossen steht sie auf. Mit einer ausholenden Armbewegung wirft sie den zerknüllten Zettel weg und sagt dazu mit lauter Stimme: „Lebe wohl, Bertien, auf Nimmerwiedersehen."

„Sollen wir heute Abend wieder ein Feuer machen?", fragt Mentje am nächsten Morgen beim Frühstück.

Tinus scheint sich ein Lachen zu verkneifen. „Es hat also funktioniert."

„Das habe ich nicht gesagt!" Wie könnte sie auch zugeben, dass er mit diesem blödsinnigen Spielchen Erfolg gehabt hat!

Er wischt sich den Mund mit der Serviette ab und steht auf. „Wir können gern ein Feuer machen, aber nicht noch mehr Sorgen verbrennen. Das geht höchstens einmal im Monat."

Das ist schade, aber wenn er das so sagt, wird es wohl so sein.

Auf der Schwelle zur Veranda dreht er sich noch kurz um. „Weißt du, Mentje, wenn das Problem erst einmal verschwunden ist, muss man erst vergeben, bevor man das nächste Sorgenfeuer anzünden kann."

Hm. Das ist schwierig. „Wo hast du das eigentlich gelernt?"

„Von einem weisen schwarzen Mann. Als ich klein war, haben wir das mit Steinen gemacht. Das mit den Zettelchen habe ich mir selbst ausgedacht."

„Wo ist dieser Mann jetzt?"

„Als wir hierher zurückgekommen sind, war er schon gestorben."

Sie möchte das Gespräch noch ein wenig ausdehnen. „Habt ihr viele Steine ins Feuer geworfen, als du noch klein warst?"

In der Ferne muhen die Kühe. Die Kälber blöken. „Ich muss melken gehen."

Er ist schon halb die Verandatreppe hinunter, als sie ihm hinterherruft: „Hast du die Namen Miempie und Simon auch schon einmal auf einen Zettel geschrieben?"

Mit einem Ruck bleibt er stehen. „Warum willst du das wissen?", fragt er, ohne sich umzuschauen.

„Weil du so böse auf sie bist."

Ohne ihr eine Antwort zu geben, geht er weiter.

Es ist ganz schön anstrengend, für ein dreizehnjähriges Mädchen verantwortlich zu sein, das wird Tinus im Lauf der Wochen immer klarer. Umso mehr, wenn es unter der Woche fortwährend mit den anderen Mädchen in Kontakt ist und sich bei ihnen so einiges abguckt. Vor allem am Freitagabend muss er sich vorsehen. Anscheinend hat Mentje die ganze Woche nichts weiter im Sinn, als zu überlegen, wie sie am Freitag sein Blut in Wallung bringen kann. Oder ihm den Kopf waschen. Oder – gerade wenn er am wenigsten damit rechnet – ihr Herz bei ihm ausschütten und ihn damit vollkommen entwaffnen.

So wie in der letzten Woche.

Doch jetzt, wo er darauf zurückblickt, ist er der Meinung, dass Gott selbst die Tür geöffnet hat.

„Wenn ich mich zu Tode trauern könnte, würde ich das machen", hat sie plötzlich verkündet – ohne einen ersichtlichen Anlass. „Ich wollte, ich könnte es, ich habe mir schon so oft gewünscht, tot zu sein. Und trotzdem bleibe ich am Leben. Hast du auch schon einmal so einen Kummer gehabt?"

Das hat ihn vollkommen überrumpelt. „Ja schon."

„Wann war das? Nach dem Tod deiner Eltern?"

Was soll er jetzt sagen? „Andrews Tod hat mich ziemlich mitgenommen."

„So sehr, dass du auch am liebsten gestorben wärst?"

Jetzt ehrlich sein. „Nein."

„Was ist der größte Kummer, den du jemals gehabt hast?"

Er versucht, darüber nachzudenken. „Dass wir die Farm verlassen mussten, glaube ich."

Sie hat alles darüber erfahren wollen und deshalb hat er ihr erzählt, wie schwer es ihm gefallen war, sich an das Leben in Johannesburg zu gewöhnen, wie klein ihr Grundstück dort gewesen ist, wie eng das Reihenhaus und wie groß sein Heimweh nach der Stille und dem Raum und der Freiheit des Bauernlebens.

„Du bist also gar nicht hier aufgewachsen?"

„Doch, aber nur bis ich so alt war wie du jetzt. Dann mussten wir hier weg."

Sie war regungslos sitzen geblieben.

Er hat ihr nicht alles erzählt. Auch jetzt noch versucht er die Erinnerungen an seinen Großvater zu vergessen, wie er mit dem Hut in der Hand tagein, tagaus auf der Suche nach Arbeit war und schließlich irgendwo im Bau untergekommen war. Der Lohn, den er am Freitagabend nach Hause brachte, war niedriger als die Kriegsrente des Beiwohners.

„Wo haben Miempie und Simon in dieser Zeit gewohnt?", hat sie auf einmal wissen wollen.

„Ein Stückchen die Straße hinauf." Eine Bruchbude aus Wellblechplatten. Unerträglich heiß im Sommer, eiskalt im Winter. Diese Bruchbude war ein Teil des Elends, das er in Johannesburg hat durchstehen müssen. „Denk einfach nicht daran", hat seine Oma gleichgültig gesagt, wenn er damit angefangen hat. Aber auch das hat er diesem Kind nicht erzählt.

„Aber hast du trotz allem einfach weitergelebt, so als ob nichts passiert wäre?"

Das war die Gelegenheit, auf die er seit mehr als einem halben Jahr gewartet hatte. Sorgfältig hat er seine Worte gewählt. „Neben uns hat eine Bauersfrau gewohnt. Die hatte mehr Unannehmlichkeiten in ihrem Leben durchgemacht als wir und trotzdem hat sie den Mut nicht verloren. Von ihr habe ich gelernt, auf Gott zu vertrauen, in guten wie in schlechten Tagen."

Es ist lange still geblieben. Schließlich hat sie leise erwidert: „Mein Vater hat auch immer auf Gott vertraut."

„Und du?" Auch da hat er die Antwort schon gekannt.

Sie hat mit den Schultern gezuckt.

Jetzt hat er noch mehr auf seine Worte achten müssen. „Du kannst es ruhig versuchen, Mentje. Du hast doch nichts zu verlieren, oder?"

Darauf hat sie nichts gesagt und hat weiter auch nichts zu entgegnen gewusst. Nach einer Weile haben sie über andere Dinge gesprochen. Es war schon nach zehn, als er die Sache hat beenden müssen. „Es wird spät, lass uns lieber zu Bett gehen."

Ohne etwas zu sagen, ist sie aufgestanden, doch an der Tür ist sie zögernd stehen geblieben. Dann hat sie sich umgedreht und gesagt: „*Ein* Mal ist der Herr den ganzen Weg mit mir gegangen, bis an das Haus von Herrn von Baumhauer."

34. Kapitel

Für eine Arbeit im Fach Afrikaans müssen sie eine lange Liste mit Redensarten auswendig lernen. Mentje büffelt eifrig. Wenn sie eine Eins schreibt, bleibt sie wegen Afrikaans mit Sicherheit nicht sitzen. Sie hat wirklich keine Lust, am Ende des Jahres in der ersten Klasse zurückzubleiben.

Die meisten Redensarten versteht sie sofort. Zum Beispiel, wenn jemand ein „barmherziger Samariter" ist, denn diese Geschichte kennt sie gut. Auch „gegen Windmühlen kämpfen", weil Herr Spijer ihnen die Geschichte von Don Quichote vorgelesen hat. Und „Böhnchen kommt um sein Löhnchen" kennt sie schon aus ihrer Kindheit aus dem Märchen „Wie die Bohne zu ihrem schwarzen Fleck gekommen ist".

Die beiden Redensarten, die sie am besten versteht, sind die von dem Steinchen im Schuh und dem Stachel im Fleisch. Die kennt sie aus Erfahrung: Wenn man ein Steinchen im Schuh hat, hat man den ganzen Tag Probleme. Nach einer Weile beginnt es wirklich wehzutun. Die einzige Lösung besteht darin, die Schnürsenkel aufzumachen, den Schuh auszuziehen und das Steinchen herauszuholen.

Ein Stachel im Fuß ist noch schlimmer, denn so etwas passiert nur, wenn man barfuß läuft. Zuerst ignoriert man ihn, weil es noch schmerzhafter ist, ihn mit einer Nadel herauszupulen. Erst wenn der Stachel zu eitern anfängt und es so wehtut, dass man nicht mehr laufen kann, erst dann holt man die Nadel, beißt die Zähne zusammen und arbeitet das Ding heraus. Manchmal muss man tief graben, bevor man ihn zu packen bekommt. Danach tut es noch eine Weile weh, bis man schließlich ganz vergessen hat, dass man jemals einen Stachel im Fuß gehabt hat.

Wenn es auf diese Weise nicht funktioniert, dann klebt man ein Zugpflaster darauf, so wie Miempie es schon mehr als einmal bei ihr getan hat. „Und jetzt erst einmal eine Nacht schlafen und dann wirst du sehen, dass morgen der Stachel im Pflaster klebt."

Aber für die Stachel in ihrer Seele gibt es kein Pflaster.

„Ein Steinchen im Schuh steht für kleine Probleme", erklärt sie Tinus am Freitagabend, „und ein Stachel im Fleisch für große. Und ich habe eine Eins auf meine Arbeit bekommen."

Er sitzt zusammengesunken in seinem Korbstuhl und starrt in die dunkle Landschaft. „Ich habe nicht die leiseste Ahnung, wovon du sprichst, aber herzlichen Glückwunsch."

Männer! „Dem Klugen ist ein Wort genug. Und danke."

Er schüttelt den Kopf. „Nichts zu danken." Und nach einer Weile: „Was war das für eine Arbeit?"

Sie seufzt theatralisch, so wie es die Tochter des Arztes immer tut. „Über Redensarten, Dummerchen."

„Oh. Nun, gut, ja. Sehr gut."

„Danke."

Sehr gut? Was du nicht sagst! Hättest du nicht „herausragend" sagen können?

„Das nächste Mal solltest du mir vielleicht einen Spatz in die Hand geben", macht er schließlich mit.

Sie muss kurz nachdenken, fängt schließlich jedoch an zu lachen. „Pass mal lieber auf, dass die Taube auf dem Dach nicht wegfliegt."

Die Tage werden wärmer, denn im Bosveld ist es inzwischen Frühling geworden. Die Bäume schlagen aus, hier und da kommt frisches grünes Gras zum Vorschein. Die Nächte sind noch kühl, doch Selina hat das dicke Federbett schon in der Kiste zwischen den Mottenkugeln verstaut.

„Hast du manchmal ein Steinchen im Schuh?", möchte Tinus plötzlich wissen.

„Ja. Und nicht nur ein Steinchen, sondern regelrecht einen Felsbrocken."

„Erzähl es mir."

„Nun, mir wird doch so scheißübel von dieser Schnepfe von einer Arzttochter und …"

„Mentje!"

„Was ist denn?"

„Pass auf deine Sprache auf!"

„Was ist denn jetzt schon wieder?" Obwohl sie das genau weiß. Es ist nur so nett, ihn ab und zu ein bisschen zu schockieren.

Doch dieses Mal ist er wirklich böse. „Das weißt du ganz genau, tu also nicht so kindisch. Aber gut, was macht das Mädchen des Arztes denn verkehrt?“

Was du nicht sagst! Auch noch kindisch!

Sie springt auf und reckt die Nase in die Luft. „Das würdest du wohl gern wissen, ich verrate es dir aber nicht“, und damit stapft sie nach drinnen.

Als sie erst einmal allein in ihrem Zimmer ist, wünscht sie, sie wäre auf der Veranda sitzen geblieben. Dann hätte sie bis spät in die Nacht mit Tinus plaudern können. Ganz vielleicht hätte sie ihm dann von der Geburtstagsfeier berichtet, zu der alle Mädchen aus ihrer Klasse eingeladen worden sind – außer ihr.

Das tat weh. Schlimmer als ein Stachel im Fleisch.

Am Wochenende darauf tobt die Oma von Tinus den ganzen Samstagvormittag durch das Haus, nur mit ihrem Nachthemd bekleidet. Vielleicht denkt sie, es sei noch Nacht, denn es ist schwer bewölkt und deshalb dämmerig. Vielleicht hat sie auch Angst vor dem grollenden Donner, denn sie rennt wie ein kopfloses Huhn von einem Zimmer ins andere, bis sie schließlich in der Küche landet. Dort nimmt Selina sie sanft am Arm. „Kommen Sie, gnädige Frau, Sie müssen sich noch ankleiden.“

Doch Tinus’ Oma reißt sich los. „Bleib weg von mir!“, kreischt sie. Sie schlägt Selinas Hand weg und schießt auf ihren strammen Beinen zur Hintertür hinaus.

Mentje verschluckt sich vor Schreck an ihrem Brei. Auch Selina steht zitternd da. „Sie hat doch noch nicht einmal Unterwäsche an“, stellt sie entsetzt fest. „Sie kann doch nicht halb nackt draußen herumlaufen! Und das bei diesem Wetter!“

„Wo ist denn Tinus?“, ist alles, was Mentje erwidern kann.

„Er und der alte Herr sind schon heute früh zur Versteigerung gefahren. Sie kommen erst nach Einbruch der Dunkelheit zurück. Es ist ja auch nicht das erste Mal, dass die alte Dame so wegläuft, aber es ist das erste Mal, dass sie mich so angeschrien hat. Ich drehe noch durch vor lauter Sorgen, kleine Mentje.“

Mentje schiebt den Brei von sich weg. Vor lauter Schreck hat sie keinen Hunger mehr. „Meinst du, dass ich sie suchen sollte, Selina? Bevor der Regen losgeht?“

„Sie hört ja doch nicht auf dich. Sie rennt jeden Tag mindestens einmal weg, meistens zum Friedhof, aber da hat sie wenigstens noch Kleider an. Nein, ich muss sie selbst holen gehen", erklärt Selina und beginnt, ihre Schürze auszuziehen.

„Ich gehe mit." Mentje steht hastig auf und gemeinsam gehen sie über den Hof zum Pferch. Auf einmal schießt es Mentje durch den Kopf. „Selina", sagt sie ängstlich, „wenn du nun heute Nachmittag weg bist und ich bin mit ihr allein, was soll ich dann machen, wenn sie wieder wegläuft?"

„Schließ einfach alle Türen ab."

Alle Türen abschließen? An einem Samstagnachmittag? Und wenn sie dann die Hühner in den Stall treiben und die beiden Kälber füttern muss? „Weiß Tinus, dass seine Großmutter oft wegläuft?"

Selina macht eine abwehrende Handbewegung. „Ach, du weißt doch, wie die Männer sind."

„Aber hast du es ihm denn erzählt?"

„Nein, eigentlich nicht." Sie zeigt auf den Friedhof. „Schau, da ist sie, mach dir also weiter keine Sorgen."

Frau van Jaarsveld ist völlig aus der Fassung. „Wo ist mein Haus?" Ihre Hände zittern. Selina nimmt sie vorsichtig am Arm. „Hier entlang, gnädige Frau, kommen Sie." Willig wie ein Lämmchen geht die alte Dame mit. Sie lässt sich in ihr Zimmer lotsen, zieht dort die Kleider an, die Selina für sie aus dem Schrank herausgelegt hat, und setzt sich daraufhin folgsam auf die Veranda. „Jetzt aber schön hier sitzen bleiben, ja?" Und Selina wendet sich wieder ihrer Arbeit zu, als sei nichts geschehen.

Nur Mentje bleibt ungeduldig. Selbst auf das brandneue Buch, das sie von der Bibliothekarin bekommen hat, kann sie sich kaum konzentrieren. Vor ihrem geistigen Auge sieht sie immer noch den schrumpeligen Körper in dem dünnen Nachthemd, die wirren Haare in dem Wind, der rund um den Friedhof pfiff, und die entsetzten Augen.

Der Tag auf der Versteigerung ist anstrengend gewesen. Der Wind hat den Staub vom Boden aufgewirbelt und die ganze Zeit über hat das Gewitter über ihren Köpfen gehangen. Der Auktionator war neu im Geschäft und entsprechend unprofessionell und unerfahren. Und Opa hat genervt.

Als sie am späten Nachmittag schließlich nach Hause fahren, gießt es wie aus Eimern. Nur mit Mühe gelingt es Tinus, den schweren Armeelastwagen auf den schlammigen Wegen zu halten. Der Wasserlauf, der bis vor Kurzem noch ausgetrocknet war, hat sich nun in einen reißenden Fluss verwandelt, sodass Tinus bei der Fahrt aussteigen und ins Wasser waten muss, um zu sehen, wie tief es ist. Als er wieder ins Führerhaus klettert, ist er klatschnass.

„Du musst hier vorsichtig fahren, Junge", ermahnt sein Großvater ihn. „Der Weg ist jetzt spiegelglatt, ich kenne mich da aus."

Zu Hause angekommen, fährt Tinus den Lastwagen bis an die Hintertür und hilft dann seinem Opa beim Aussteigen. Von der Ladefläche holt er die Flasche mit dem Impfstoff, die in Trockeneis verpackt ist. Der kalte Regen strömt an seinem mittlerweile schon unterkühlten Körper herunter. An der Hintertür angekommen, balanciert er die schwere Flasche auf seinem linken Arm, während er mit der rechten Hand nach der Klinke greift.

Aber die Hintertür lässt sich nicht öffnen.

Abermals dreht er an dem Griff und ruckt an ihm herum. Die Tür ist abgeschlossen.

„Warte hier kurz, Opa, dann gehe ich ums Haus herum und mache dir von drinnen auf."

„Wer um alles in der Welt …", fängt sein Großvater schon an, doch Tinus läuft hastig weg.

Er hat den ganzen Tag Schmerzen gehabt. Regnerisches Wetter ist gut fürs Land, aber bestimmt nicht für sein Bein. Er muss sich schnell etwas Trockenes und Warmes anziehen und für ein paar Minuten sein Bein hochlegen, dann wird es ihm bald besser gehen, weiß er. Schön entspannt mit einer Tasse Kaffee.

Er dreht den Griff der Vordertür.

Abgeschlossen.

Vor Wut wird ihm ganz schwarz vor Augen. Was soll das hier werden? Und ausgerechnet jetzt? Er hämmert gegen die Tür. „Aufmachen!"

Schließlich dreht jemand drinnen den Schlüssel um. „Oh, da seid ihr ja", sagt Mentje aufgeregt. „Ich habe euch nicht kommen hören, ich war so in ein Buch vertieft. Habt ihr eine gute …"

„Warum, verdammt noch mal, ist die Hintertür abgeschlossen?", unterbricht Tinus sie furchtbar genervt. „Und auch noch die Vordertür? Und warum ist die Veranda nicht gekehrt? Schau dir doch mal den Dreck vor der Tür an!"

Mentjes Gesichtsausdruck verändert sich mit einem Schlag und sie reckt die Nase in die Luft. „Die Türen sind abgeschlossen, weil deine Oma immer versucht wegzulaufen, und das bei diesem Wetter, und ich habe Angst, dass ich sie nicht wiederfinde." Ihre blauen Augen blitzen vor Wut. „Die Veranda liegt voller Blätter, weil es den ganzen Tag gestürmt hat und es nicht in Ordnung ist, dass Selina die ganze Arbeit machen muss, während sie auch noch deine Oma suchen gehen muss und dafür sorgen, dass sie gewaschen und angezogen ist."

Das kann er nach diesem Tag heute nicht mehr vertragen. Als sie kurz Atem holt, um danach ihre Tirade fortzusetzen, fällt er ihr schnell ins Wort. „Hör zu, Mentje, ich habe keine Ahnung, wovon du sprichst, es interessiert mich auch nicht und ich habe jetzt überhaupt keine Lust auf das Gejammer der Arbeiter." Entschlossen geht er an ihr vorbei, um die Hintertür aufzuschließen.

Wütend folgt sie ihm in die Küche. „Selina hat gar nicht gejammert! Ich bin diejenige, die das sagt! Weißt du eigentlich, wie spät sie nach Hause gegangen ist? Erst um halb vier. Aber was kümmert dich das überhaupt? Was kümmert es dich, dass deine Oma krank ist und den ganzen Tag im Nachthemd herumläuft, auch draußen im Regen? Was kümmert es dich, dass das Dach von Miempie und Simon undicht ist und ihr Schornstein verstopft ist, sodass die Küche völlig verqualmt ist? Was kümmert es dich, dass Selina an ihrem freien Nachmittag Bettzeug waschen musste? Denn deine Oma hat … Ach, schon gut, zieh du dich nur ruhig in dein Eckchen zurück!"

Sie rennt in ihr Zimmer und wirft die Tür mit einem Knall hinter sich zu.

Tinus schließt die Küchentür auf, hilft seinem tropfenden Großvater aus seiner Jacke und lässt sich dann auf einen Küchenstuhl fallen.

Erst Opa den ganzen Tag lang. Schon heute am frühen Morgen auf dem Hinweg: „Du hättest die Kühe lieber im Juni verkaufen sollen, da bekommst du den besten Preis. Ich kenne mich da aus." Und drei Stunden später, als es schon zu regnen drohte: „Du hättest mit dem Verkauf noch etwas warten sollen. Wenn die Preise heute schon so gut sind, dann schießen sie im Oktober durch die Decke.

Ich kenne mich da aus." Und zwischendurch die ganze Zeit: „Warum kaufst du die Jungtiere denn jetzt? Du bezahlst doch hoffnungslos zu viel."

Auf dem Heimweg, wie ein tropfender Wasserhahn: „Wann kaufst du denn nun endlich den Traktor? Wenn du dieses Kind nicht geholt hättest ..." Und das hört er sich nun schon seit Monaten an, bis es ihm zu den Ohren herauskommt.

Und jetzt das Kind selbst. Die vage Vorstellung von einem fröhlichen Mädchen, das ihm eine heiße Tasse Kaffee bringt und – wer weiß – später vielleicht noch einen Teller aufgewärmtes Essen, hat sich in Luft aufgelöst.

Mühsam steht er auf. „Hast du Lust auf einen Kaffee?"

Aber was hat sie eben erzählt, dass Oma in ihrem Nachthemd durch den Regen gelaufen ist?

Am Sonntag ist Mentje schon früh wach. Sie zieht sich schnell ihr Kleid von gestern über den Kopf und rennt barfuß zur Scheune, um das Hühnerfutter zu holen. Zuerst sind die Tiere mit dem Futter an der Reihe und danach wird sie sich waschen und für den Gottesdienst umziehen.

So wie immer machen die Hühner einen fürchterlichen Radau, als sie die Stalltür öffnet und frisches Wasser und Futter in ihre Schüsseln tut. „Was für unnütze Viecher seid ihr doch! Echt ein Haufen gackernder, alter Weiber. Es ist aber gut, dass ihr Eier legt, ansonsten wären eure Tage gezählt. Also, macht ja schön weiter damit, kapiert? Und du, Femke, lauf mir nicht dauernd vor den Füßen herum. Sonst trete ich dich noch platt."

Eigentlich gackert sie selbst wie ein kopfloses Huhn. Jetzt noch schnell zum Pferch und den beiden verstoßenen Kälbchen Milch geben.

Die Milchkanne steht nicht an ihrem Platz. Und Tinus sitzt dieses Mal nicht unter einer Kuh. Er steht neben einer der Jungkühe und tastet mit seinen Fingerspitzen ihren gespannten Bauch ab. Mentje sieht sofort, dass etwas ganz und gar nicht in Ordnung ist. Sie klettert über die Mauer rund um den Pferch und stellt sich neben ihn. Die junge Kuh ist nervös und scheint starke Schmerzen zu haben – ihre Augen sehen ganz anders aus als die einer Kuh, die durch das Giftbad gejagt wird. „Was ist los mit ihr?"

„Sie hat Probleme mit dem Kalben. Es ist ihr erstes Kalb."

Plötzlich schießt Mentje eine Erinnerung durch den Kopf, etwas von früher, als sie noch klein war: wie ihr Vater einer Kuh hilft. Das ängstliche Muhen, das Blut. „Geh lieber rein, Mentje", hat ihr Vater gesagt.

Das Kalb war tot, aber die Kuh hat noch gelebt.

„Das kann böse enden", sagt sie nun.

Tinus reibt gleichmäßig und rhythmisch. „Ja, und ich würde nur ungern eine der beiden verlieren. Ich muss ihr helfen, sich zu entspannen, sie ist ganz verkrampft. Und danach muss ich ihr möglicherweise beim Kalben helfen." Plötzlich schaut er Mentje an. „Kannst du mir schnell zwei Riemen aus der Scheune holen?"

Ohne weitere Fragen rennt sie in die Scheune und kommt mit den Riemen zurück. Wie an den wilden Augen zu erkennen ist, ist die Kuh noch kein bisschen ruhiger.

Tinus nimmt ihr einen der Riemen ab. „Danke." Die Mitte des Riemens befestigt er an den Hörnern der Kuh. „Möchtest du nicht lieber hineingehen?", fragt er zwischendurch. Dieselbe Frage wie bei ihrem Vater vor so vielen Jahren. „Nein, ich helfe gern. Ich weiß, dass es sehr ekelig werden kann, aber damit komme ich klar."

Langsam und vorsichtig zieht Tinus die Kuh zum Eckpfeiler des Gatters, woran er den Riemen befestigt.

„Warum bindest du sie fest?"

„Sonst läuft sie weg. Nur auf diese Weise können wir ihr helfen."

Er geht um die Kuh herum zu ihrem Hinterteil und schüttelt besorgt den Kopf. „Wir müssen uns beeilen. Gib mir schnell den anderen Riemen."

Blitzschnell bringt sie ihm den zweiten Riemen. Dann sieht sie es: Das Kalb liegt mit seiner Schnauze auf seinen Vorderhufen. Der Rest seines Körpers ist noch in der Kuh. Verwundert schaut sie zu: ein richtiges Kälbchen! Aber sein Körper kann da nicht durch, das sieht sie sofort. „Wie bekommst du das Tier da heraus?"

„Durch Ziehen mit dem Riemen. Mentje, ich glaube, dass du besser …"

„Ich komme damit klar und werde dir nicht zur Last fallen, das verspreche ich."

„Also gut."

Dann macht er sich ohne ein weiteres Wort zu sagen an die Arbeit. Er knotet eine Schlaufe in den Riemen – eine, die sich nicht zusammenzieht. Und dann …

Mentje tritt einen Schritt zurück und ihr Magen zieht sich vor Angst zusammen. Sie hat keine Angst um sich selbst, sondern um die Kuh und das arme Kälbchen. Denn Tinus schiebt seine Hand mit der Schlaufe und allem hinein, an der Schnauze und den beiden Hufen vorbei. Er legt dem Kalb die Schlaufe um den Nacken, überlegt sie.

Die Kuh bockt und muht in Todesangst, aber Tinus macht weiter. Als er schließlich seine Hand zurückzieht, kann Mentje sich nicht mehr zurückhalten. „Sitzt es fest?“, fragt sie angespannt.

„Ich glaube schon. Jetzt warten wir einfach auf die nächste Wehe.“

Mentje sieht, wie die Kuh sich versteift und verkrampft. Tinus spannt sich an, seine Armmuskeln schwellen an und die Adern in seinem Nacken werden rot und dick. Er zieht, die Kuh presst, das Kälbchen sitzt aber bombenfest.

Schließlich entspannt sich die Kuh wieder. Tinus äußert ein Wort, das er Mentje verboten hätte, und fährt sich verzweifelt mit seiner verschmierten Hand durch die Haare. Jetzt sieht er furchtbar aus.

Aber ach, das arme Kälbchen! Und die arme Kuhmutter! Mentje ergreift das lose Ende des Riemens, das hinter Tinus liegt. Er wirft ihr nur einen kurzen Blick zu. „Du musst dich ordentlich anstrengen. Die nächste Wehe kann jeden Moment kommen.“

„Das weiß ich auch.“

Als sie sich gerade zu fragen beginnt, wie lange es wohl noch dauern wird, schreit er: „Ziehen!“

Mentje spannt sich an, lässt sich nach hinten hängen und spürt, wie ihr Gesicht blutrot wird. Sie zieht, sehr, sehr viel stärker als beim Tauziehen in der Schule, denn dieses Mal geht es um Leben und Tod. Sie zieht, bist ihre Arme und Beine schmerzen und ihre Lungen kurz vor dem Bersten sind.

Stückchen für Stückchen gibt der Riemen nach. Sie kann es spüren – ihr Herz jubelt und sie zieht umso heftiger. Und dann schießt das Kalb auf einmal so überraschend heraus, dass Mentje mit dem Rücken auf dem Pferchboden landet. Erschrocken springt sie auf: „Hat es sich verletzt?“

Doch es ist Leben in dem Tier – sie sieht, wie es sich unruhig bewegt. „Ist mit ihm alles in Ordnung?“

Tinus, der schon neben ihm kniet, schaut auf. „Es ist eine Sie, kein Er. Und sie ist hundertprozentig in Ordnung. So ist die Natur nun einmal – sie hat ihren eigenen Weg, die Nabelschnur zu kappen.“

Er steht auf, um die Kuh loszubinden. Mentje kniet sich neben das Kälbchen und schiebt ihre Arme unter den kleinen Körper. „Kannst du schon aufstehen, mein kleines Mädchen?“ Dabei ist ihre Stimme ganz zittrig.

Als sie schließlich zum Haus zurückgehen, beide von Kopf bis Fuß verschmiert, aber sehr zufrieden, stellt Mentje fest: „Wir sind viel zu spät dran für die Kirche.“ Bis heute haben sie noch *keinen* Sonntag verpasst.

Tinus schaut sie lächelnd von der Seite an. „Da ist ein Kälbchen in den Brunnen gefallen, oder?“

„Wir müssen auch noch melken und die anderen Kälber füttern“, überlegt sie. „Und das Kälbchen ist nicht einfach nur in den Brunnen gefallen, es wäre beinahe ertrunken. Aber zum Glück ist mit unserem Kälbchen alles in Ordnung.“

Es wird ein komischer Sonntag. Zum ersten Mal wird sie nach dem Gottesdienst nicht ins Internat gebracht.

Tinus wird sie morgen in aller Frühe vorbeibringen und dann die Gelegenheit nutzen, im Dorf ein paar Dinge zu erledigen.

Während sie am Nachmittag ihren Kaffee trinken, schlägt Tinus vor: „Sollen wir mal schauen, wie es Mutter und Kind jetzt geht?“

Mentje springt sogleich auf, setzt ihren Hut auf und schlendert hinter ihm her. Er geht nicht auf direktem Weg zum Pferch, sondern nimmt Kurs auf den Wasserlauf. Sie möchte gerade eine Bemerkung darüber machen, als er fragt: „Was hast du gestern Nachmittag noch mal über meine Oma gesagt?“

Dann hat er es also doch gehört! Nicht dass er es gestern Abend allzu ernst genommen hätte. Er hat sicher gedacht, sie wollte petzen wie ein kleines Kind! Puh!

Sie bleibt stehen und wendet sich ihm zu. So kann sie ihm in die Augen schauen, denn er muss begreifen, dass es ihr tiefster Ernst ist. „Meiner Meinung nach ist deine Oma schlimm krank.“

„Krank?“ Er klingt überrascht und besorgt zugleich.

Wie erklärt man so etwas einem Mann? „Nicht körperlich, aber anders. In ihrem Kopf, glaube ich. Beobachte sie doch mal, dann merkst du es auch selbst.“

„Ich weiß, dass sie ab und an ziemlich durcheinander ist. Das geht vielen alten Menschen so.“

„Nein, das ist es nicht allein“, erwidert Mentje ungeduldig. „Weißt du, du gehst morgens früh aus der Tür, um zu melken, und dann bist du den ganzen Tag am Arbeiten, deshalb bekommst du nicht mit, was tagsüber alles passiert. Weißt du, dass Selina jeden Tag hinterher sein muss, damit sich deine Oma überhaupt wäscht und anzieht?“

„Wenn das alles ist ...“

„Nein, das ist noch *nicht* alles. Es ist viel schlimmer. Sie rennt auch ständig weg und dann hat sie keine Ahnung, wo sie ist. Und gestern ...“ Sie zögert einen Moment, denn das, was gestern geschehen ist, ist wirklich schlimm gewesen.

„Ja, was war denn gestern?“

Gut, dann sollte sie es lieber erzählen. Es ist kein Tratschen, wenn sie es tut. „Gestern ist sie den ganzen Tag im Nachthemd herumgelaufen und hat sich geweigert, sich anzuziehen. Irgendwann hat Selina sie dann in ihr Zimmer mitnehmen wollen, aber da hat sie Selina angeschrien und geschlagen.“

„*Geschlagen?*“ Er ist zutiefst schockiert, das sieht sie deutlich.

„Ich verbreite keine Gerüchte und lüge auch nicht, Tinus. Ich stand daneben, in der Küche.“

„Das hört sich nicht gut an“, entgegnet er besorgt, während er langsam wieder weiterläuft. Sie holt ihn schnell ein. „Es fällt mir wirklich schwer, dir das zu erzählen.“

„Nein, das ist schon gut, es ist richtig, dass du das machst. Ich hatte nicht bemerkt ...“ Er schüttelt den Kopf.

Die Geschichte mit dem Friedhof darf sie nicht verschweigen, das weiß sie. Die findet sie noch schlimmer als das Schreien und Schlagen – das Bild geistert ihr immer noch durch den Kopf. Vielleicht verschwindet es ja, wenn sie es Tinus gesagt hat. „Da ist noch mehr. Etwas ziemlich Ekliges.“

Tinus bleibt wieder stehen. „Erzähl mir jetzt alles, Mentje.“

Ihr Mund ist trocken. Hastig fährt sie sich mit der Zunge über die Lippen. „Deine Oma ist wieder zum Friedhof gelaufen. Wir haben sie nicht aufhalten können. Aber da hat sie …" Wie erzählt man so etwas einem Mann? „Sie hat keine Unterwäsche angehabt, und als ihr dann der Wind das Nachthemd an den Körper geweht hat, da konnte man einfach alles sehen."

Sie knetet ihre Hände. Die Falte zwischen seinen Augen wird immer tiefer.

„Und als wir dann dazugekommen sind, hat sie nicht mehr gewusst, wo sie ist. Sie hat so ängstlich ausgesehen und ich hatte so sehr mit ihr zu schaffen, denn sie war völlig durcheinander. Begreifst du jetzt, was ich meine?" Sie sagt es beinahe flehentlich.

Erst erwidert er nichts, dann nickt er jedoch langsam. „Ich bin froh, dass du mir das erzählt hast."

Schweigend gehen sie weiter. Als sie fast schon am Wasser angekommen sind, eröffnet sie ihm: „Ich habe mir gestern wirklich den Kopf zerbrochen und gegrübelt, was wir tun sollten. Aber mir ist nichts eingefallen."

Er schaut sie kurz an. In seinen Augen ist ein seltsamer Ausdruck. Dann streckt er seine Hand aus und streicht ihr eine lose Haarsträhne hinter das Ohr.

35. Kapitel

Mit Miempie kann Mentje gut reden. Nicht über schwierige Dinge, das hat sie schnell herausgefunden, aber zum Beispiel über das nervige Kind des Doktors. Dann drückt Miempie Mentjes Kopf kurz fest an ihren weichen Busen. Und als Mentje ihr erzählt, dass sie in Mathematik wieder die beste Arbeit in ihrer Klasse geschrieben hat, macht Miempie einen kurzen Trippelschritt, während sie lachend in die Hände klatscht.

Heute ist Mentje unmittelbar nach dem Frühstück zum Beiwohnerhäuschen gegangen. Als sie es betritt, sind Miempies Hände blütenweiß vom Mehl. „Backst du Plätzchen?"

„Zwieback. Für dich. Damit du ihn in die Schule mitnehmen kannst."

Auf der Türschwelle zum Häuschen veranstaltet Mentje einen Indianertanz. „Lecker, lecker!", jubelt sie. „Du bist wirklich eine richtige Mutter für mich, Miempie!"

Sie lacht immer noch, als ihr plötzlich auffällt, dass Miempie sehr ernst aussieht. „Ich bin keine Mutter, das darfst du nicht sagen! Ich habe überhaupt keine Kinder."

„Nein, das weiß ich doch", versucht Mentje die Sache sofort richtigzustellen. „Ich weiß, dass du keine Kinder hast und ich keine Mutter. Ich meine damit nur, dass du für mich sorgst und mir Dinge beibringst, genauso wie es eine richtige Mutter tun würde."

Miempie entspannt sich und grinst von einem Ohr zum anderen. „Oh, jetzt verstehe ich es!"

„Knetest du den Zwiebackteig genauso wie Brotteig?", will Mentje wissen, um Miempies Aufmerksamkeit auf etwas anderes zu lenken.

„Ja, genau wie Brot. Magst du ein Plätzchen?"

„Lieber etwas Gingerale." Mentje schenkt sich selbst am Tisch etwas von dem herrlichen Gebräu ein. „Ich habe mich in der letzten Woche echt zu Tode erschrocken", berichtet sie währenddessen.

„Erschrocken?“ Miempie pult den klebrigen Teig von ihren Fingern.

„Ja, das musst du hören, die Oma von Tinus …“, und sie erzählt der mütterlichen Frau, die ihr gegenübersteht, die ganze Geschichte. „Und jetzt laufe ich schon die ganze Woche herum und mache mir Gedanken, denn ich weiß nicht, was Frau van Jaarsveld fehlt, und auch nicht, was Tinus machen wird.“

„Sie ist kindisch geworden, das ist es.“ Miempie nimmt vier Backbleche und fängt an, sie sorgfältig einzufetten. „Ich kenne das. Meine eigene Oma hat das auch gehabt. Dann habe ich auf sie aufgepasst, bis zum Ende.“

Ein schmerzlicher Zug gleitet über ihr Gesicht. „Ich hätte auch jetzt im großen Haus sicher helfen können, aber das geht leider nicht.“

Mentje stützt sich mit den Ellenbogen auf den Tisch. „Warum denn nicht? Wenn du mich fragst, braucht Tinus sicher Hilfe.“

„Das darfst du nicht sagen“, protestiert Miempie sofort. Es hört sich fast schon flehentlich an.

„Aber warum solltest du denn nicht helfen dürfen? Ich denke, du könntest das tatsächlich ziemlich gut.“

Miempie schüttelt aber nur verbissen den Kopf, während sie den Teig auf die Backbleche drückt. Als alle vier voll sind, schweigt sie immer noch.

Es hat keinen Sinn, wird Mentje nach einer Weile klar. Erst als sie das Gespräch in ganz andere Bahnen lenkt, fängt Miempie langsam wieder an zu reden.

Jetzt plaudern sie über Gott und die Welt, denkt Mentje und muss deshalb lachen. „Ich liebe Redensarten“, plappert sie. „Und der Lehrer ist froh, wenn ich sie in einem Aufsatz benutze. Dann liest er ihn vor der ganzen Klasse vor und sagt: ‚Schaut doch nur, wie gut das holländische Mädchen die Redensarten gebraucht, und das, obwohl Afrikaans nicht seine Muttersprache ist!‘ Kannst du dir vorstellen, wie die Schnepfe von dem Doktor dann guckt?“

Miempie lacht ausgelassen. Sie drückt den Zwiebackteig leicht an und geht dann nach draußen, um Simon zu rufen. Der Teig muss erst gehen, bevor er in den Ofen kommt, das weiß Mentje.

Miempie kommt mit einem großen Büschel Brechbohnen in der Hand zurück. Sie holt zwei Messer aus der Schublade und setzt sich an den Tisch. Es ist wunderbar, hier am Küchentisch zu sitzen und zu plaudern.

„Das muss ich dir erzählen, Miempie, das Mädel von dem Doktor hat angeblich eine Beziehung, stell dir vor. Niemand hat den Kerl bisher gesehen – er wohnt angeblich in einem anderen Dorf. Wir glauben aber alle, dass sie lügt“, tratscht sie mit Genuss.

„Diesem Kind solltest du besser aus dem Weg gehen.“ Miempie schneidet eine Bohne nach der anderen in hauchdünne Streifen. Mentje nimmt das andere Messer. „Oh, wir beide sind überhaupt nicht befreundet“, protestiert sie gleich, aber dann will sie doch wissen: „Was hältst du davon, wenn jemand mit dreizehn schon einen Freund hat?“

Miempie schaut auf. Ihre schielenden Augen sehen für gewöhnlich etwas verwirrt und sanft aus, dieses Mal entdeckt Mentje allerdings nur Unruhe in ihrem Blick. „Ihr müsst einen Bogen um die Jungen machen!“, erwidert sie heftig.

„Das meinen wir auch“, bekräftigt Mentje schleunigst, obwohl sie nicht wirklich davon überzeugt ist. Manche Jungs sind wirklich … nun ja, einfach nett. Liebenswürdig, witzig. „Aber warum eigentlich?“

„Jungen sind Schmutzfinken. Alle.“ Dann werden ihre Augen sanfter und mit etwas schief gelegtem Kopf fügt sie hinzu: „Und du bist einfach so ein liebes, hübsches Mädchen.“

Mentje nimmt Miempies raue Hand und drückt sie sich an die Wange. „Danke.“

Den ganzen Vormittag über sitzen sie beieinander und arbeiten. Der Geruch des gebackenen Zwiebacks erfüllt die Küche. Herrlich. „Brennt der auch nicht an?“

„Nein, nie. Simon hat den Ofen angefacht, genau richtig. Hier brennt nie etwas an.“

Dann schießt Mentje auf einmal durch den Kopf, was sie Miempie die ganze Zeit schon hat fragen wollen: „Hat Simon dir je erzählt, worüber er so geschockt ist?“

Mit einem Ruck schaut Miempie auf, sie wirkt besorgt. „Wann ist er geschockt?“

„Nicht jetzt. Vor langer Zeit, im Krieg.“

Sie nickt. „Ja. Er war eine ganze Zeit lang weg. Simon hat einen weichen Charakter. Der Krieg ist ihm nicht gut bekommen.“

Simon hat einen weichen Charakter. Das geht mit Mentje mit, auch als sie zum Mittagessen ins große Haus zurückgeht. Ich hoffe, dass ich später auch jemanden finde, der mich so sehr liebt und mich so gut versteht.

Ein Gespräch mit Simon zu führen ist viel schwieriger. Durch manche seiner Äußerungen hat Mentje schon vor einer Weile gemerkt, dass er nicht dumm ist. Aber durch den Schock, den er gehabt hat, ist er meistens arg verschlossen und angespannt. „Der Doktor hat gesagt, dass wir ihn zum Sprechen kriegen müssen", hat die Mutter des verängstigten jungen Mannes in der Bauernscheune gesagt. „Aber das ist nicht einfach, weil er in der Regel nicht reden möchte."

Mit Simon ist es genauso. Und wenn er spricht, ist es meistens in Rätseln. Trotzdem wird er irgendwann mit ihr reden, davon ist Mentje felsenfest überzeugt. Zwischen ihnen beginnt sich schon so etwas wie eine Freundschaft anzubahnen. Sie muss nur sehr viel Geduld haben.

Leider gehört Geduld jedoch nicht zu ihren stärksten Eigenschaften. Sie fährt viel zu schnell aus der Haut, das weiß sie genau. Das Problem ist, dass das immer von selbst passiert.

In den letzten Monaten hat sie ständig irgendwelche Vorträge über Geduld zu hören bekommen. Zuerst, als sie im Afrikaansunterricht ein schlimmes Gedicht über Konzentrationslager behandelt haben, in dem ständig alle gewimmert haben und krank geworden und gestorben sind, aber jedes Mal mit Geduld doch so viel haben ertragen können. Sie hat Gerda, ihre beste Freundin, kurz angeschaut und dann haben sie sich beide beinahe schlapp gelacht. Zum Glück ist es noch einmal gut gegangen.

Danach das Gedicht über die Ochsenwagen mit den Ochsen davor, „geduldig, gefällig, gefügig". Dumme Viecher, so hat an jenem Abend im Schlafsaal das einstimmige Urteil gelautet.

Und als Gnadenstoß hat der Großvater von Tinus gestern Abend aus dem Brief an die Galater vorgelesen, dass Geduld eine der wichtigsten Früchte des Geistes ist.

Also gut, hat sie gestern Abend im Bett beschlossen, dann werde ich eben mein Bestes geben, um geduldiger zu werden. Zum Glück steht in der Bibel nichts von „gefällig" und „gefügig", denn damit kann sie wahrhaftig gar nichts anfangen!

Jetzt muss sie also zuallererst geduldig den richtigen Augenblick abwarten, um mit Simon zu sprechen.

Denn wenn sie ihn erschreckt, ist ihre Chance vertan.

Aus der Ferne sieht Mentje schon, dass Simon mit dem Bewässern des Gemüsegartens fertig ist – ganz allein sitzt er unter dem Baum im kühlen Schatten. Sie geht zu ihm hinüber, während sie peinlich genau darauf achtet, dass er sie schon von Weitem kommen sieht. „Hallo, Simon", begrüßt sie ihn bereits aus einem gewissen Abstand. „Hast du Lust auf ein kühles Gingerale? Dann hole ich uns eins."

Er nickt, während er sich die Erde von den Händen reibt.

Mit zwei Krügen Gingerale läuft Mentje kurze Zeit später vorsichtig durch die Gemüsebeete zu ihm. „Die Tomaten sehen aber gut aus", plaudert sie, während sie ihm einen Becher reicht und sich ein bisschen abseits von ihm hinsetzt. Wenn man ihm zu nahe kommt, wird er unruhig. Außer bei Miempie, die darf sich einfach an ihn lehnen.

„Danke." Er legt seine Hände um den Krug. Seine Fingernägel sind stumpf und eingerissen und mit Erde verdreckt. „Die Karotten wachsen auch wunderbar."

Das kalte Gingerale kribbelt Mentje auf der Zunge. „Mmm! Miempie macht das leckerste Gingerale der ganzen Welt."

„Sie ist eine gute und tüchtige Hausfrau", bestätigt Simon leise.

„Na und ob!", stimmt Mentje ihm zu. „Ich habe gesehen, dass sie reihenweise Gläser mit Currybohnen eingekocht hat. Mir bringt sie das auch bei, damit ich später genauso eine gute Hausfrau werde wie sie."

„Bald haben wir die nächste Bohnenernte."

Sie plaudern noch ein wenig über den Garten, über alles, was sie in der vergangenen Woche getan haben, über das neue Buch, das sie liest, bis sie den Eindruck hat, dass er sich wohlfühlt. Dann erwähnt sie so beiläufig wie möglich: „Im Geschichtsunterricht behandeln wir jetzt den Burenkrieg und weißt du, was ich entdeckt habe?"

Er schüttelt den Kopf.

„Die Kinder hier, aber übrigens auch die meisten Erwachsenen, haben keine Ahnung, was Krieg eigentlich ist."

Schweigen. Ein aufgeladenes Schweigen.

Ruhig redet sie weiter. „Sie denken, dass es dabei um Helden geht, die auf ihren Pferden herumreiten oder in Gräben liegen und schießen, und um Krankenschwestern in weißen Uniformen und um kranke Kinder in einem Lager."

Er starrt weiterhin vor sich hin, aber sie weiß, dass er ihr zuhört.

„Niemand von ihnen weiß, wie es wirklich ist, wie ein zusammengeschossener Mensch aussieht oder ein zerbombtes Haus. Sie haben noch nie den Geruch von Qualm und Gewehrfeuer mitbekommen, sie wissen nicht, wie es sich anhört, wenn überall um dich herum Granaten explodieren und Menschen vor Schmerzen schreien."

Sie überlegt einen Augenblick. „Sie wissen auch nicht, wie ein Krieg sich anfühlt – der Hunger und der Durst und die Todesangst."

Er sitzt noch immer bewegungslos da.

Plötzlich bekommt Mentje den Eindruck, als säßen sie zu zweit in einer dünnen Seifenblase, die beim geringsten Anlass oder der kleinsten Bewegung zerplatzen könnte. Diese hauchdünne Haut ist ihr einziger Schutz in einer grausamen Welt voller fremder Augen. Darum bewegt sie sich ebenso wenig und schaut direkt vor sich, während sie leise weiterspricht.

„Nur wer es selbst durchgemacht hat, kann es wissen. Du und ich, Simon. Und Tinus."

Eine kaum merkliche Handbewegung. „Sein Vater hat im Burenkrieg gekämpft."

Ein Flüstern gegen die hauchdünne Wand.

Wessen Vater? Der Opa von Tinus hat gekämpft, aber über seinen Vater hat er nie etwas erzählt. „Dann weiß der es auch", bestätigt sie, um irgendetwas zu sagen.

Der Beiwohner schüttelt langsam und traurig den Kopf mit dem Sonnenhut darauf. „Nein, der nicht."

Jetzt musst du vorsichtig sein, Mentje. *Ein* falsches Wort und …

„Manche Dinge werde ich nie vergessen, selbst wenn ich hundert Jahre alt werden sollte. Ich wollte, ich könnte es, aber ich kann es nicht."

Ein ganz leichtes Nicken. Zustimmung.

„Das Dröhnen der Bomber …"

Sie wartet. Es bleibt still. Dann ein leichtes Kopfschütteln. „Das kennt er nicht."

Sie starrt weiterhin vor sich auf den Boden, so als hätte sie ihn nicht gehört. „Die Sirenen, der beengte Keller. Ich … hatte ständig Angst, er könnte einstürzen und uns lebendig begraben."

Schweigen. Ein regloses Schweigen.

„Noch schlimmer war das Pfeifen der Handgranaten. Man konnte sich nur die Ohren zuhalten."

Der beängstigende Heimweg vom *Elizabeth Gasthuis*. „Der ohrenbetäubende Knall einer Handgranate, die direkt neben einem explodiert …"

Sie kommt nicht weiter. Ihr ganzer Körper fängt an zu zittern.

„Die Albträume", murmelt er dann.

Mit einem Schlag vergisst sie ihre eigenen Erinnerungen. Vielleicht, ganz vielleicht heute.

Er spricht weiter. Monoton und emotionslos. Ganz leise. „Er betet, dass die Nacht vorbeigeht, damit die furchtbaren Albträume endlich aufhören. Er fürchtet sich vor dem Tagesanbruch, weil dann die Feuerhölle wieder losbricht, Tag für Tag, Nacht für Nacht, Woche für Woche, Monate und Jahre nacheinander."

Schweigen.

Lass ihn bitte weiterreden, betet sie lautlos mit offenen Augen. Doch er schweigt.

Sie holt tief Luft. „Meine Feuerhölle waren die brennenden Häuser, die von Bomben getroffen worden waren, der erste Tag. Die Menschen darin sind in den Flammen umgekommen."

In ihrer Seifenblase ist eine zerbrechliche Stille.

Dann, endlich: „Delvillebos."

Sie wartet. Als er weiter nichts mehr sagt, wiederholt sie leise in fragendem Ton: „Delvillebos?"

„Da ist er gewesen. Frankreich. Somme."

Schweigen.

„… das ist die größte Hölle auf Erden geworden."

Die Sekunden verstreichen. Als ob vielleicht eine Zeitbombe explodieren wird, aber vielleicht auch nicht.

„Und da bist du gewesen?"

Sie sieht die Armbewegung, als er sich mit dem Ärmel seiner Jacke die Tränen von den Wangen wischt.

Sie bewegt sich nicht.

„Er. Er hat nicht dorthin gewollt."

Er?

„Er hat nicht einmal zusehen können, wenn sein Vater eine Kuh geschlachtet hat. Er hat auch keine Paviane erschießen können. Und dann – aufs Schlachtfeld?"

Er klingt plötzlich verbittert. „Sein Vater hat einen Mann aus ihm machen wollen."

Es hat eine Weile gedauert, aber nun beginnt sie etwas zu begreifen. Zu ihrem Entsetzen. Sollte das wahr sein?

Jetzt lehnt er sich zurück, betrachtet das Blätterdach über seinem Kopf. Er murmelt wieder eines seiner englischen Gedichte. Das geht in ein Flüstern über, sodass Mentje sich ein bisschen nach vorn neigen muss, um ihn verstehen zu können. „Geopfert, den Sohn, der nur den Frieden will. Wie ein Lamm, das zur Schlachtbank geführt wird."

Mentje schaudert.

„Um ihn herum alle erschossen. Kaputt geschossen. Sauber durch den Kopf. Unbeholfener Schuss: Bein ab. Schlechter Schuss: herausquellendes Gedärm. Schlachtabfälle."

Schweigen. Nur das Schaudern der Abscheu.

„Brennende Wälder. Bäume."

Mit einem Stöckchen beginnt er, vor sich in der Erde herumzukratzen.

„Nur er hat keine Schramme abbekommen."

Kratz, kratz. Der kleine Graben wird immer tiefer. „Seine erste richtige Schlacht. Die Hände auf den Ohren, die ganze Nacht. Steif vor Angst. Keinen Schuss abgegeben."

Steif vor Angst.

„Mitten am Tag von einem Haufen Sanitäter gefunden. Treten ihn in die Rippen, wie einem tollen Hund." Jetzt strömen ihm die Tränen über die Wangen.

„Feigling. Hosenscheißer. Muttersöhnchen." Er spuckt die geringschätzigen Worte aus. Kratz, kratz macht sein Stöckchen – eine sinnlose Handlung.

„Er weiß nicht mehr, wo er ist. Er fragt sich, ob er noch lebt. Die Hölle nimmt kein Ende. Tage- und nächtelang. Alle sagen, dass er verrückt ist. Völlig plemplem, komplett ausgerastet. Schickt den Nichtsnutz nach Hause, sagt die Armee. Der taugt nicht einmal als Kanonenfutter."

Ungehindert strömen die Tränen weiter.

Flehend: „Er hat es wirklich versucht. Von klein auf."

Sie wartet. Die Stille hört und hört nicht auf.

„Und dann, Simon?"

Mit leeren Augen schaut er sie an. „Er hat gewusst, dass es mit ihm auf der Farm sicher besser werden würde. Dass seine Mutter ihn trösten würde, so wie damals, als er noch klein war."

Jetzt begreift sie ganz genau, was geschehen ist. Denn mittlerweile kennt sie die Leute hier. „Und das hat sie nicht gemacht?"

„Nein, das hat sie nicht gemacht. Vielleicht hat ihr Mann es ihr verboten. Vielleicht war die Schande zu groß. Ein Deserteur, so wie ihr eigener Vater."

Lange bleibt es still. Als er wieder zu sprechen beginnt, ist seine Stimme noch emotionsloser als zuvor. „Dann kam eines Nachts die Tochter des Beiwohners in sein Zimmer an der Veranda. Erst fünfzehn, aber überhaupt keine Angst vor der Dunkelheit. Sie war lieb. Voller Liebe. Aber an einem Morgen hat seine Mutter sie erwischt, ganz früh."

Eine lange Stille.

„Der Mann, der Herr der Farm, hat den Beiwohner mit seiner ganzen Familie verjagt. Wie räudige Hunde. Sie hatten in der Nacht keinen Platz zum Schlafen. Es war harter Winter. Und er hat die Hosen zu voll gehabt, um sie suchen zu gehen. Ja, ein Hosenscheißer. Ein Nichtsnutz."

Sollte sie es wagen? „Aber vielleicht nur krank."

„Angst ist keine Krankheit." Verbittert.

Jetzt gut nachdenken. Wenn sie nur älter und weiser wäre, dann wüsste sie genau, was sie tun müsste. „Nehmen wir mal an, dass ein schlauer Mensch, wenn er älter wird, alles vergisst, selbst wer der eigene Ehepartner ist und wo das eigene Haus steht. So jemand ist doch auch krank, oder?"

Er antwortet nicht. Sie sitzen noch eine Weile still beieinander, bis er mit einem Ruck aufsteht und ohne etwas zu sagen aufs Feld geht.

Mentje bleibt zurück. Sie erinnert sich an die versteckten, höhnischen Anspielungen der Arzttochter, die auch schon wieder eine Weile zurückliegen.

Und mit einem Mal wird ihr alles klar.

In ihrem Gebetskreis hat jede ein Geheimnis, das sie nur Gott erzählt. „Wenn wir gemeinsam für etwas beten, ist es nicht notwendig, dass alle alles genau wissen." Das hat die oberste Leiterin der Gebetskreise am Anfang des Jahres gesagt. Das ist eine hübsche Frau, die ziemlich gut singen kann und im Internat ein eigenes Zimmer hat.

Ihre eigene Gebetskreisleiterin ist ein Mädchen, das zwei Klassen über Mentje ist. Es hat liebe Augen und eine sanfte Stimme. Wenn sie wollten, könnten sie ihr auf dem Kopf herumtanzen, aber dafür mögen sie sie viel zu gern.

Am Montagabend ist die Stille Zeit immer länger als sonst, weil alle Schülerinnen, die das wollen, in ihren Gebetskreis gehen. In Mentjes Schlafsaal sind sie alle miteinander befreundet und deshalb bilden sie miteinander einen eigenen Gebetskreis. Aber aus diesem Grund braucht niemand zu meinen, dass sie deswegen keinen Streit haben! Manche Mädchen können ganz schön kratzbürstig sein, vor allem, wenn sie Kummer haben. Und alle können sie einander unvermittelt angreifen und da kann man sich dann hinterher wunderbar den Mund darüber zerreißen, egal wie oft die Gebetskreisleiterin sagt, dass man so etwas nicht tun soll. Nur wenn jemand von außen sich gegen sie wendet, vergessen sie allen Zank und Streit untereinander und bilden *eine* Front.

Während des Montagabendgebets sitzen sie auf Kissen im Kreis. Zuerst liest die Gebetskreisleiterin einen Abschnitt aus der Bibel vor, dann singen sie ein Lied und dann beten sie. Jede, die möchte, kommt an die Reihe.

Jedes Mädchen hat so seine eigenen Probleme. Eines der Beiwohnerkinder fragt jedes Mal, ob sie dafür beten können, dass es auch nächstes Jahr noch auf die Schule gehen kann. Das Mädchen aus Johannesburg betet dafür, dass sein Vater mit dem Trinken aufhört, und wieder ein anderes betet, Gott solle dafür sorgen, dass sich seine Eltern nicht scheiden lassen, obwohl sie sich ständig zanken. Manche Mädchen sagen nur, dass sie ein Problem haben, und dann beten sie miteinander dafür.

Alle Mädchen haben etwas, was ihnen Schwierigkeiten bereitet. Ohne den Gebetskreis hätten sie das nie voneinander gedacht.

„Ich habe etwas, wofür wir beten sollten", verkündet Mentje am darauffolgenden Montag. „Ich kann euch nicht sagen, was es ist, aber es ist wirklich ein großes Problem und ich denke, dass nur Gott etwas dafür machen kann."

Ein paar Mädchen schauen sie neugierig an, aber die Gebetskreisleiterin faltet schon die Hände und schließt die Augen. Sehr ernst betet sie dafür, dass der Herr ihrer holländischen Freundin mit ihrem Problem helfen möge. Auch ein paar andere Mädchen beten für Mentje, als sie an der Reihe sind. Manche Mädchen wiederholen einfach die Worte der Gebetskreisleiterin, aber das ist nicht schlimm, denn Gott wird begreifen, dass sie es alle gern hätten, wenn er Mentje helfen würde. Der Gott ihres Vaters und der Gott von Tinus – und vielleicht auch ihr eigener Gott, darüber ist Mentje sich noch nicht sicher – wird auch diesen Weg gemeinsam mit ihr gehen.

Es ist Neumond an diesem Freitagabend. Die Dunkelheit ist unser Freund, hat Mentje als kleines Mädchen von ihrem Vater gelernt. Im Dunkeln finden wir Frieden und Stille und können wir selbst sein. Deshalb hat sie, bevor sie auf die Veranda gegangen ist, die Lampe im Esszimmer ausgeblasen. Jetzt ist es zu dunkel, um sich in die Augen zu schauen.

Es ist nur nicht einfach, im Dunkeln ein Glas Milch, den Kaffeebecher von Tinus und das Schüsselchen mit Ingwerplätzchen zu tragen. „Ich sehe nicht mal mehr die Hand vor den Augen", verkündet Tinus, während Mentje tastend den Kaffee und die Plätzchen auf die Verandamauer stellt. „Hast du die Lampe ausgeblasen?"

„Ja. Ich sitze gern im Dunkeln." Sie legt ein Plätzchen auf ihr Glas und tastet mit der anderen Hand nach dem zweiten Korbstuhl.

Sie kann nur seine Bewegungen erkennen und sein Profil von der Umgebung unterscheiden. Schlückchen für Schlückchen trinkt er und isst mit lautem Knirschen sein Plätzchen. Sie beißt nur einmal ab und taucht dann den Rest in die Milch, damit es weicher wird.

„Du isst ganz schön geräuschvoll."

„Wenn dich das stört, dann sollten Miempie und du nicht so harte Plätzchen backen." Er trinkt noch einen Schluck Kaffee. „Aber sie sind wunderbar, wirklich. Ändert ja nichts an der Rezeptur."

Sie stellt ihr leeres Glas auf das Mäuerchen und beugt sich etwas nach vorn. Tinus hat nun selbst Miempies Namen ins Spiel gebracht. Vielleicht ist das ein Zeichen Gottes, dass er jetzt hier ist, um ihr zu helfen.

Soll es jetzt sein?

Ja, jetzt soll es sein. Morgen ist Samstag – vielleicht geht Tinus dann wieder aus. Sie vermutet, dass er eine Frau besucht, aber sicher weiß sie es nicht. Also jetzt oder nie. Und nie ist keine Option, denn dann bleibt es für immer so, wie es ist. Sie schaut zur Seite und fragt: „Warum sind Miempie und Simon eigentlich mit euch nach Johannesburg gezogen?"

Tinus setzt sich ein wenig aufrechter hin. Dann nimmt er noch ein Ingwerplätzchen, beugt sich etwas nach vorn und taucht es in seinen Kaffee ein. „Das ist alte Burentradition, Mentje. Die Beiwohner auf deiner Farm sind in deiner Verantwortung."

Das hat sie auch schon im Internat gemerkt. Obwohl – auch dann ziehen die Beiwohnerkinder immer den Kürzeren. Sie hat ihre nächste Frage schon parat: „Warum konnten sie dann nicht bei dem neuen Farmer bleiben?"

Tinus isst zunächst sein Plätzchen ganz auf. Er kaut lange auf dem aufgeweichten Ding herum. Schließlich erklärt er: „Der neue Farmer war ein jüdischer Arzt aus Johannesburg. Der kannte unsere Traditionen nicht."

Sie faltet die Hände und denkt nach. Wie jetzt weiter? Hilf mir, betet sie in Gedanken. „Miempie und Simon sind also mit euch mit umgezogen und haben in einem Häuschen etwas weiter oben in derselben Straße wie ihr gewohnt, und das nur, weil ihr für sie sorgen musstet?"

Die Nacht ist mucksmäuschenstill. So als würde alles warten.

„Was möchtest du eigentlich wissen, Mentje?" Seine Stimme ist leise, beinahe … flach.

„Die Wahrheit", antwortet sie genauso leise.

Er stellt seinen Becher auf das Verandamäuerchen. „Und was weißt du schon?"

Wenn sie nun weitermacht, wird sie ihm wehtun. Will sie das wirklich?

„Antworte mir."

Sie wendet ihm ihren Kopf ganz zu und studiert sein Profil: das eckige Kinn, die gerade Nase, die hohe Stirn. „Ich weiß gar nichts, Tinus. Ich frage mich nur das eine oder andere."

„Gut. Was denn zum Beispiel?"

„Ich frage mich … ob Simon vielleicht der Sohn von deinem Opa sein könnte. Sie haben denselben Nachnamen."

Keinerlei Reaktion.

„Und ich denke, dass dein Opa ihn nicht zurücklassen konnte, weil Simon krank ist. Und was auch immer geschehen sein mag, er bleibt doch sein Sohn, jedenfalls, wenn er sein Sohn ist." Sie zögert einen Augenblick. „Wenn du verstehst, was ich meine."

Er rührt sich nicht. Er sitzt kerzengerade, die Augen auf die dunkle Landschaft gerichtet.

„Und ich denke auch …" Wie kann sie das richtig ausdrücken? „Tinus, ich denke, dass du ihr Kind bist."

Reglos sitzt er da. Wie ein Standbild.

„Und ich denke auch … dass deine Großeltern dir das nicht erzählen wollten, weil … weil … Nun ja, du weißt, warum. Aber ich denke, dass du es eigentlich auch selbst weißt, du willst es aber nicht wissen."

Das ist ganz anders, als sie es sich vorher überlegt hat, und sie weiß auch nicht, wie sie weiter vorgehen soll. Sie hat auch nicht das Gefühl, dass Gott ihr hilft. Und wenn er das doch tun sollte, dann jedenfalls nicht genug.

„Nehmen wir einmal an, du hättest recht. Und dann?", ertönt plötzlich seine Stimme aus der Dunkelheit.

Sie hat keine Ahnung. Ihre Gedanken springen hin und her wie ein Lamm an einem Frühlingsmorgen. Doch sie ist nur ein Kind, kein Lamm, und die Nacht ist dunkel. „Das weiß ich nicht, Tinus, wirklich nicht. Ich weiß nur, dass ich so furchtbar froh wäre, wenn ich herausfinden würde, dass meine Eltern noch lebten, egal wie die Umstände wären. Denn wenn sie tot sind, bist du … ganz allein."

Sie schweigt. Ihr Kopf ist leer und sie hört nur die Stille, sieht nur die Dunkelheit.

Dann spürt sie auf einmal seine Hand auf der ihren. „Du bist nicht allein, Mentje. Ich kann dir deine Eltern nie ersetzen, aber ich werde für dich da sein."

Wieder brennen ihr die Tränen hinter den Augen. „Das weiß ich. Vielen Dank."

Er schüttelt den Kopf, drückt kurz ihre Hand und lässt sie dann wieder los.

Am Nachthimmel flackert das Licht der Sterne. Tausende von Lichtjahren entfernt, haben sie in Erdkunde gelernt.

„Deine Großeltern können deine Eltern auch nicht ersetzen, Tinus."

„Ich habe auch schon einmal gedacht ..." Seine Stimme hört sich seltsam an. „Aber das kann doch nicht sein?"

Wie ein Lamm, das zur Schlachtbank geführt wird ... „Dein Opa hat ihn gezwungen, sich zum Kriegsdienst zu melden. Dadurch ist er so geworden wie er jetzt ist – durch all die Gewalt."

Tinus sitzt genauso regungslos da wie Simon, als sie mit ihm gesprochen hat. Der einzige Unterschied besteht darin, dass Simons Rücken gebeugt war und Tinus aufrecht sitzt.

„Und sie?"

Es dauert eine Weile, bevor Mentje es begreift. Die einfache, schlotterige Frau, auf die kein Kind stolz wäre.

In Gedanken sieht sie das Beiwohnerkind aus ihrem Schlafsaal vor sich mit seinen schwieligen Füßen und seiner unreinen Haut. „In unserem Gebetskreis beten wir für die Beiwohnerkinder. Du hast mir eine nagelneue Schuluniform gekauft und Shampoo und Gesichtscreme und du bezahlst meine Schulbücher. Beiwohnerkinder haben nichts."

Schweigen.

„Miempie kann nicht einmal lesen oder schreiben. Aber es gibt eine ganze Menge Dinge, die sie gut kann."

Sie weiß, dass er ihr zuhört.

„Der Vater von einem der Mädchen in unserem Schlafsaal trinkt zu viel und dann ... nun ja, er macht auch andere Dinge. Und die Eltern von einem anderen Mädchen zanken sich die ganze Zeit und dann schreien und schimpfen sie. Simon trinkt nicht, er arbeitet nur in seinem kleinen Garten. Und ..." Sie sucht nach Worten. „Miempie liebt ihn sehr und sie ist auch stolz auf ihn. Immer."

Jetzt hat sie wirklich alles gesagt.

Er bleibt noch eine Weile regungslos sitzen. Schließlich steht er auf und geht zur Verandatreppe. Dort sagt er, ohne sich umzuschauen: „Gott hat einen ganz besonderen Menschen auf unsere Farm geschickt."

Weiter nichts.

Sie schaut ihm hinterher, bis ihn die Dunkelheit ganz und gar verschluckt hat.

„Heute ist es wieder Zeit für das Giftbad und die Spritze", erwähnt Tinus beiläufig, während sie am nächsten Morgen an ihrem üblichen Frühstücksbrei sitzen. „Kommst du wieder helfen?"

Als ob gestern Abend nichts geschehen sei.

„Gut."

Den ganzen Vormittag über haben sie gemeinsam viel zu tun. Phinias treibt die unwilligen Tiere mit ihren ängstlichen Augen in den Korridor, Tinus zieht ihre Haut straff und spritzt sie, Frans zieht die rutschenden Kühe an ihren spitzen Hörnern heraus, bis ihre Hufe wieder festen Boden finden. Mentje schleift fortwährend die Nadeln. „Weißt du eigentlich, ob die Impfung funktioniert?"

„Es sieht wohl danach aus", antwortet er, ohne sie anzuschauen.

Danach fährt sie mit ihm mit, als es darum geht, die Lecksteine auszulegen. Sie fahren durch die Gegend, manchmal über Karrenspuren, die ganz und gar überwuchert sind, weil sie zu wenig benutzt werden. Gelegentlich springt Mentje aus dem Lastwagen, um die Gatter zwischen den Weidefeldern zu öffnen und zu schließen. Es sind abscheuliche Gatter. Tinus nennt sie „Fresseschläger", aber dieses Wort hat er ihr verboten – sie muss sie „Mundschläger" nennen. Wenn es um bestimmte Worte geht, ist Tinus arg altmodisch, genauso wie die Väter der Mädchen in ihrem Schlafsaal.

Auf jeder Weide lädt Tinus einen großen Salzblock ab. Er klettert auf die Ladefläche und kippt den Block über die Bordwand. Zum Glück ist er stark, denn die Blöcke sind schwer.

Als er nach dem dritten Mal wieder in die Kabine geklettert ist, reibt er sich sein Bein. Das tut er sehr oft, ist ihr aufgefallen. Ihm jedoch scheint es – das glaubt Mentje jedenfalls – gar nicht aufzufallen.

„Macht dein Bein dir Probleme?", erkundigt sie sich besorgt.

„Ach nein." Aber anstatt weiterzufahren, schaltet er den Motor ab. „Und wenn es nun so wäre?", will er dann gedankenverloren wissen.

„Was? Dein Bein?"

Kopfschütteln. „Nein, die Beiwohner."

Dann hat er also doch darüber nachgedacht. „Meinst du das auch?"

Mit einer mutlosen Geste zuckt er mit den Schultern. „Ich habe mich das früher schon gefragt, aber ich habe es einfach nicht wissen wollen."

„Das könnte sehr gut sein, Tinus. Ich habe lange darüber nachgedacht." Sie kaut auf ihrer Unterlippe. „Warum wolltest du es denn nicht wissen? Weil sie so anders sind?"

„Das-ist-der-Limpopo! Das-ist-der-Limpopo!", ruft eine Taube aus einem Baum in der Nähe. Damit kann sie weitermachen, bis sie davon ganz verrückt im Kopf wird. Die sind fast genauso schlimm wie der Einsiedlerkuckuck, der den lieben, langen Tag „Lieb'-mei'-Frau, lieb'-mei'-Frau!" rufen kann, bis Mentje gute Lust hätte, ihm einen Klumpen Erde an den Kopf zu werfen.

„Und wenn es nun so wäre?", fragt Tinus noch einmal.

„Dann musst du alles tun, um sie besser kennenzulernen, sodass du sie schließlich als das siehst, was sie wirklich sind."

„Lim-po-po! Lim-po-po!", ruft die Taube, zu träge, ihr ganzes Verslein aufzusagen. Darauf hätte Mentje auch keine Lust, wenn sie ständig wieder dasselbe, langweilige Lied singen müsste.

„Ich weiß nicht, ob ich das überhaupt will."

„Ein Mensch möchte doch immer seine Eltern kennenlernen."

Er startet den Motor, schaltet und setzt den Lastwagen in Bewegung.

Sie reden nicht weiter. Aber denken nach umso mehr.

Es ist Anfang Dezember und die Zwischenprüfungen stehen vor der Tür. Eigentlich ist das *eine* große Prüfung, die tagelang dauert. Mentje weiß schon seit einer Weile, dass sie versetzt wird, trotzdem lernt sie fleißig – sie würde gern bessere Noten bekommen als die Tochter des Arztes. Nur um ihr eins auszuwischen.

Auf die Prüfungen folgen die langen Weihnachtsferien. Und Anfang 1947 fängt das nächste Schuljahr an, denn hier wechselt das Schuljahr im Januar.

Mentje hat sich vorgenommen, das ganze Wochenende zu lernen. Am Freitagabend Erdkunde, am Samstagmorgen Geschichte, am Samstagnachmittag und -abend Physik und Biologie. Am Sonntag lernt man nicht, denn das ist ja der Tag des Herrn.

Sie setzt das um, was sie sich vorgenommen hat. „Ich werde heute Abend nicht auf der Veranda sitzen, weil ich ab Montag Prüfungen habe“, warnt sie Tinus gleich, nachdem er sie am Freitagnachmittag von der Schule abholt.

„Prima.“

Es ist schon spät, als Mentje an diesem Abend ihre Lampe ausbläst, aber da kann sie Erdkunde auch schon in- und auswendig.

Am Samstagmorgen fällt es ihr schwerer – das Feld ruft. Mit ihrem Geschichtsbuch setzt sie sich unter eine Weide. Es kommt ihr so vor, als ob sie in der Kühle unter den herunterhängenden Zweigen besser lernen könnte. Schon vor dem Mittagessen hat sie das ganze Buch im Kopf. Schnell geht sie noch kurz am Beiwohnerhäuschen vorbei, um Guten Tag zu sagen. „Wo ist dein Hut?“, fragt Miempie entsetzt. „Du musst dir schnell einen Hut aufsetzen, sonst müssen wir dir gleich wieder einen Essiglappen auf den Kopf tun oder Aloe-vera-Saft.“

Bah, dieser fiese, klebrige Saft! Wenn man sich im Gesicht verbrannt hat, muss man das Zeug die ganze Nacht über draufbehalten. Es kribbelt furchtbar und man klebt dauernd am Kissen fest. Ein wirkliches Ekelzeug ist das!

„Ich werde daran denken“, verspricht Mentje und dann setzt sie ihn auf und trabt zum Mittagessen zum großen Haus.

„Kommst du mit dem Lernen gut voran?“, möchte Tinus während des Essens wissen.

„Ja, sicher, wunderbar. Mach dir bloß keine Sorgen, ich bleibe nicht sitzen. Ich möchte nur bessere Noten bekommen. Und ich werde auch nicht vergessen, die Hühner und die Kälber zu füttern.“

Er nickt zufrieden. Dann fängt er mit seinem Opa ein Gespräch über Landwirtschaftssachen an.

Nach dem Abendessen setzt sich Mentje doch noch zu ihm. „Aber nur ganz kurz!“, warnt sie ihn. „Bis ich meine Milch ausgetrunken habe.“

Tinus grinst. „Dann musst du aber schön langsam trinken.“

„Nein, Mann, ich *muss* echt lernen, sonst schaffe ich mein Pensum nicht.“ Und kurze Zeit später: „Gehst du heute Abend nicht aus?“

„Ach nein.“

„Hast du mit deinem Mädchen Streit gehabt?“

Mit der Hand fährt er sich durchs Haar. „Wir haben Schluss gemacht."

„Ach, das ist ja blöd für dich." Eigentlich ist sie ganz froh darüber, denn sie hat die ganze Zeit schon einen Plan im Kopf. „Wenn du möchtest, kann ich dich gern der Hauptleiterin unserer Gebetskreise vorstellen. Sie ist wirklich sehr hübsch und lieb und sie kann auch wunderbar singen. Ihr würdet perfekt zueinanderpassen."

Er schaut sie von der Seite an. Es ist schade, dass es so dunkel ist, denn jetzt kann sie sein Gesicht nicht sehen. „Du willst also für mich die Kupplerin spielen?"

Das versteht sie nicht, fragt aber lieber nicht nach, weil er keine Antwort zu erwarten scheint. Sie hat gerade ihr Glas geleert und will aufstehen, als er ihr offenbart: „Ich habe da am Dienstagnachmittag auf einen Kaffee vorbeigeschaut."

Für einen Augenblick versteht Mentje nur Bahnhof. „Bei … Miempie und Simon?", erkundigt sie sich zögernd.

„Ja."

Sie wartet. „Und?"

„Nur einen Kaffee getrunken, weiter nichts."

Das ist ein Anfang, weiß sie, sagt es jedoch nicht. „Gehst du noch mal hin?", will sie nur wissen.

Er rutscht ein wenig auf seinem Stuhl herum und reibt sich sein Bein. „Ja, demnächst."

Dann geht sie auf ihr Zimmer. Der Lernstoff in Physik scheint etwas einfacher zu sein, als sie erwartet hatte.

36. Kapitel

Im Sprechzimmer riecht es nach Desinfektionsmitteln und Bohnerwachs. „Ihre Großmutter braucht rund um die Uhr Betreuung, Tinus“, verkündet der Arzt ernst. „Sie müssen jemanden finden, der diese Aufgabe übernehmen könnte.“

Draußen hilft Tinus seiner Oma beim Einsteigen. Er selbst klettert auf der anderen Seite hinein und greift dann an seiner Oma vorbei, um die Beifahrertür zu schließen. „Lieber Gott, was jetzt?“, betet er im Stillen. „Vor einem Jahr habe ich noch gedacht, dass ich die Verantwortung für ein Kind nicht tragen kann. Was soll ich denn jetzt tun?“

Vor dem Internat wimmelt es von Menschen, Autos, Lastwagen und Koffern. Dazwischen ist ein Gewimmel von Mädchen, die sich voneinander mit einer Intensität verabschieden, als würden sie sich mindestens zehn Jahre nicht mehr wiedersehen. Trotz seiner Probleme kann Tinus sich ein Schmunzeln nicht verkneifen.

Als Mentje ihn sieht, winkt sie wild mit beiden Armen. Sie schnappt sich ihren Koffer, klemmt sich die Plätzchendose unter den einen Arm und unter den anderen vier Bücher, während sie gleichzeitig auch noch ihre Schultasche zu transportieren versucht. Die Bücher rutschen ihr weg und fallen auf den Boden. Schuldbewusst schaut sie zu Tinus auf. „Ich habe dieses Mal furchtbar viel Zeug, weil wir alles mit nach Hause nehmen müssen. Im nächsten Jahr schlafe ich nämlich nicht mehr in dem Saal. Zusammen mit Gerda bekomme ich ein Zimmer, das haben wir jedenfalls gerade eben gehört und wir sind da ganz furchtbar froh darüber, weil sie meine beste Freundin ist, aber deshalb müssen wir jetzt alles aus dem Internat mitnehmen!“

Die Wolkendecke über seinem Tag reißt ein wenig auf, als sie so ohne Punkt und Komma drauflosplappert. „Hallo, Mentje.“ Er nimmt ihr den Koffer und die Schultasche ab.

„Oh, ja. Hallo, Tinus. Tut mir leid, ich habe ganz vergessen, dich zu begrüßen. Stell dir vor, vier Wochen Ferien!“

Aufgedreht läuft sie neben ihm her zum Lastwagen. Er öffnet die Tür und schiebt seine Großmutter etwas in die Mitte, sodass Mentje hineinklettern kann. Er hat immer Angst, seine Oma könnte während der Fahrt auf einmal aussteigen wollen und plötzlich die Beifahrertür öffnen.

Während des ganzen Heimwegs bleibt Mentje genauso enthusiastisch. „Ich bin die Klassenvierte, Tinus! Und die Tochter des Doktors ist die Fünfte! Da kannst du mal sehen, was?"

Er weiß nicht, was es da zu sehen gibt. „Oh. Herzlichen Glückwunsch", erwidert er deswegen schlicht. Währenddessen grübelt er ununterbrochen: Wie soll es mit Oma weitergehen?

Jählings unterbricht Mentje ihr Geplapper mit der Frage: „Bist du mit deiner Oma beim Arzt gewesen?"

„Ja."

„Und was hat er gesagt?" Es klingt ernsthaft besorgt.

Zuerst möchte er eine ausweichende Antwort geben, weil er ihrem fröhlichen Enthusiasmus keinen Dämpfer verpassen möchte. Aber das würde ihr nicht reichen, das weiß er genau. „Man kann nichts machen. Der Arzt sagt, sie braucht rund um die Uhr Betreuung."

Danach sagt Mentje nichts mehr. Sie steigt nur noch aus, um die Gatter zu öffnen, aber ihr aufgeregtes Geschnatter hat aufgehört. Schwer hängen die Probleme über der Fahrerkabine.

Zu Hause steigt sie nicht gleich aus. „Miempie hat ihre Großmutter versorgt, als die immer verwirrter geworden ist", erklärt sie. „Bis zu ihrem Tod."

An einem Nachmittag kurz vor den Ferien hat Mentje zusammen mit den anderen Mädchen aus ihrem Schlafsaal in „Angelo's Café" einen Milchshake getrunken. Das Mädchen aus Johannesburg hatte von seinem Vater eine Menge Geld geschickt bekommen und hat sie alle eingeladen. „Wir müssen im nächsten Jahr Freundinnen bleiben, hört ihr, auch wenn wir nicht mehr im selben Saal schlafen", hat sie gesagt.

Trotz der bevorstehenden Ferien schien sie ein bisschen traurig gewesen zu sein.

Die meisten Mädchen sind danach ins Internat zurückgelaufen, Mentje ist allerdings erst noch kurz in das Geschäft gegangen, um drei Weihnachtskarten zu kaufen, und danach in die Bibliothek. „Tinus fährt einmal pro Woche ins Dorf, ich kann also die Bücher rechtzeitig wieder zurückbringen", hat sie der Bibliothekarin versprochen. „Und ich habe in den kommenden Wochen sehr viel Zeit zum Lesen. Wunderbar!"

Jetzt schreibt sie noch unter jeden ihrer Weihnachtsgrüße ein paar Zeilen: an Henk, an Esther und an Charles. An Charles schreibt sie dann noch: „Wenn du dieses Mal WIEDER nicht zurückschreibst, bekommst du NIE MEHR einen Brief von mir!" Unter „WIEDER" und „NIE MEHR" macht sie jeweils noch drei dicke Striche. Dann adressiert sie die Umschläge und legt sie zur anderen Post auf den Schreibtisch von Tinus. Wenn er morgen ins Dorf fährt, kann er sie dort in den Briefkasten werfen. Jetzt können die Ferien wirklich beginnen.

Tag und Nacht geht Tinus mit dem Problem schwanger. Nach zwei Tagen wird ihm immer klarer, dass Miempie tatsächlich eine Lösung sein könnte. Jedenfalls wenn sie bereit wäre. Das ist natürlich die Voraussetzung. Denn einfach wird es nicht werden.

Aber was soll er denn sonst tun?

Sein Großvater schüttelt entschieden den Kopf, nein. „Hier im Haus? Jeden Tag? Das geht überhaupt nicht!"

„Wir brauchen jemanden, Opa." Tinus setzt sich auf die Verandamauer. „Ich schlage das nicht aus Jux und Tollerei vor. Ich denke schon seit Tagen darüber nach und sehe einfach keine andere Lösung."

Doch sein Großvater bleibt halsstarrig. „Ich kann sie sehr gut selbst versorgen. Kein Problem."

Tinus seufzt unhörbar und betet in Gedanken um Geduld. Er hat es mit einem steinalten Mann zu tun, der unter der schweren Last der Vergangenheit gebeugt geht und jetzt der Gnade dieser Vergangenheit ausgeliefert zu sein scheint. „Lass es uns doch bitte am Anfang einfach einmal probieren, so für eine oder zwei Wochen."

Sein Opa kaut auf seiner Pfeife herum. „Warum kann Selina das nicht übernehmen?"

„Die hat auch so schon genug zu tun", antwortet Tinus in einem Tonfall, der keinen Widerspruch duldet. „Denk doch bitte darüber nach, Opa. Wir müssen jetzt ja noch nicht gleich etwas beschließen, aber in den nächsten Tagen muss etwas passieren."

Er ist schon die Verandatreppe hinunter, als sein Opa entgegnet: „Du scheinst ja eine Menge zu wissen, Tinus."

Er dreht sich um und schaut den alten Mann direkt an. „Ich weiß alles, Opa. Alles."

Im Dezember ist es im Bosveld heiß. Heißer als heiß, heißer, als es sich Mentje je hätte vorstellen können. An den heißesten Tagen bietet selbst das Wasserreservoir keinerlei Abkühlung mehr, denn wenn die Sonne einen zu packen bekommt – man braucht nur den Kopf aus dem Wasser zu strecken –, dann schmilzt man auf der Stelle weg.

An solchen Tagen machen sich Tinus und die Arbeiter schon vor Sonnenaufgang an die Arbeit. Zwischen zwölf und drei Uhr machen sie Mittagspause und danach arbeiten sie bis Sonnenuntergang. „Sonst überlebst du das nicht", behauptet Tinus jedes Mal.

An solchen Tagen liegt Mentje auf dem Zementboden ihres Zimmers und liest. Sie legt sich noch nicht einmal ein Kissen unter den Kopf, denn selbst das ist zu warm. Manchmal legt sie sich ein zusammengerolltes Handtuch in den Nacken, aber normalerweise ist der harte Boden eigentlich das Kühlste.

Sogar abends auf der Veranda ist es noch heiß. „In den Niederlanden schneit es jetzt vielleicht", erklärt Mentje eines Abends.

„Ja, und in England ist es kalt, nass und grau", erwidert Tinus. „Da habe ich einmal gedacht, ich würde nie mehr warm werden."

Sie fängt an zu lachen. „Und ich bin mir jetzt sicher, dass ich nie mehr abkühlen werde. Ich verstehe nicht, wie du auch noch einen heißen Kaffee trinken kannst."

„Der ist wirklich erfrischend."

Ja, sicher.

Es ist so heiß, dass selbst die Tauben denken, es wäre noch Tag. Das-ist-der-Lim-po-po! Das-ist-der-Lim-po-po! Obwohl es schon lange dunkel ist. „Die sollten jetzt lieber mal schlafen gehen, diese blöden Viecher!", schimpft Mentje genervt.

„Ja. Sag mal, Mentje, glaubst du, dass Miempie bereit wäre, zum Helfen zu kommen?"

Er hat wahrscheinlich noch nicht einmal gehört, was sie über die

Tauben gesagt hat. Hört er immer noch nicht zu? „Keine Ahnung. Frage sie doch einfach."

Erst dann denkt sie wirklich über seine Frage nach. Anscheinend hört er manchmal doch zu! Und es scheint ihm ernst zu sein. „Ich weiß es wirklich nicht. Vielleicht ist es für Simon …" Sie überlegt kurz. Wie soll sie das am besten sagen? „Vielleicht kommt Simon nicht damit zurecht, wenn sich etwas verändert."

Es ist dunkel auf der Veranda und sie kann nur seine Stimme hören. „Da hast du recht."

„Bei Simon weiß man es nie. Er ist wirklich intelligent, aber man muss wissen, wie man ihn anfassen muss."

„Und wie sollte man das deiner Meinung nach tun?"

Mentje zuckt mit den Schultern. „Das weiß ich wirklich nicht. Ich weiß noch nicht einmal, ob Miempie Ja sagen wird."

Eine ganze Weile lang sitzen sie da und denken nach. Es ist, als würde das ganze dunkle Bosveld mit ihnen mitdenken oder auf ihre Antwort warten. Nur die Taube nicht. Lim-po-po! Lim-po-po! Als ob sie nicht wüsste, dass sie eigentlich ein Friedenssymbol sein sollte!

„Mentje …"

„Ja?"

Sie hört ihn tief Luft holen. „Ich fühle mich da noch … mir fällt das wirklich nicht leicht. Wir tasten einander ein bisschen ab."

Das kann sie verstehen. Sie wartet.

„Siehst du eine Möglichkeit, sie zu fragen? Ich weiß, dass es eigentlich meine Aufgabe wäre, aber ich glaube wirklich, dass du das besser könntest als ich."

Wie heißt die Redensart nun wieder? Jemandem Honig ums Maul schmieren? Trotzdem glaubt sie, dass er es vollkommen aufrichtig meint.

„Ich will es probieren", antwortet sie zögernd. Mehr als Nein sagen kann sie nicht, und wer nicht wagt, der nicht gewinnt. „Aber ich kann nichts versprechen."

„Danke."

Am frühen Morgen ist es immer etwas kühler als am Rest des Tages. Ein winzig kleines bisschen nur, aber es ist wenigstens zum Aushalten. Außer in der Küche. Selina hält den Ofen warm für

Kaffee und Brei und dadurch ist die ganze Küche ein einziger großer Ofen.

An diesem Morgen macht es Mentje überhaupt nichts aus. Tief in Gedanken versunken isst sie ihr Schüsselchen Brei. „Ich gehe gleich Miempie fragen, ob sie bei der Versorgung von Frau van Jaarsveld helfen könnte“, erzählt sie Selina.

Selina, die gerade abwäscht, dreht sich mit einem Ruck um und schlägt die Hände über dem Kopf zusammen. „Bloß nicht, auf keinen Fall, Mentje! Bitte!“

„Warum denn nicht?“

„Sie dürfen nicht hierherkommen!“ Beinahe ängstlich stützt sie sich an der Anrichte ab, während sie gehetzt die Hände an ihrer Schürze abtrocknet. „Bitte, mach es nicht!“

Frans und Selina wissen natürlich alles, erkennt Mentje auf einmal. Sie wohnen ja auch schon ihr ganzes Leben lang auf der Farm. Nachdenklich kratzt sie ihren letzten Bissen Brei aus ihrem Schüsselchen und schluckt den sahnigen, süßen Brei zufrieden herunter. „Tinus weiß, dass ich sie fragen gehe. Und Onkel Martinus auch.“

Selina starrt sie mit weit aufgerissenen Augen an. „Wirklich? Alle beide?“

„Ja, wirklich. Nur Frau van Jaarsveld weiß nichts davon.“

Selina lässt einen tiefen Seufzer vernehmen. „Nein, und sie wird es auch nie mehr wissen.“

Mentje nimmt den letzten Schluck Milch und schiebt ihren Stuhl zurück. Zunächst geht sie zum Opa von Tinus, der auf der Veranda sitzt. „Ich gehe jetzt. Ihre Frau ist in ihrem Zimmer.“

Er nickt nur, aber Mentje weiß, dass er auf sie aufpassen wird.

Wieder in der Küche zurück, sagt sie zu Selina: „Ich gehe jetzt. Kannst du dafür beten, dass es gut geht? Tinus und ich wissen sonst nicht, was wir noch tun können. Onkel Martinus hat hier alles im Auge.“

Selina seufzt erneut, während sie ihr Kopftuch etwas weiter nach hinten schiebt. Dann wirft sie Mentje einen strengen Blick zu. „Wo ist dein Hut?“

Den vergisst sie aber auch ständig! Damals schon an diesem schrecklichen Tag und heute immer noch.

Doch es tut nicht mehr so weh, wenn sie an ihren Vater denkt, bemerkt sie, als sie hastig in ihr Zimmer läuft. Der Grind geht immer wieder ein bisschen ab, aber die Wunde darunter ist nicht mehr so rau und offen wie zuvor. Langsam, aber sicher bildet sich an ihrer Stelle eine Narbe.

Mit ihrem Hut geht sie mit schnellen Schritten zum Beiwohnerhäuschen. Simon ist mit seinem Garten beschäftigt. Von diesem Moment an muss sie außergewöhnlich gut aufpassen, was sie sagt. Und nicht nur darauf, was sie sagt, sondern auch, wie sie es sagt. Das Letzte ist vielleicht noch wichtiger. Sie muss so natürlich wie möglich sprechen, sodass er sie nicht zurückschickt.

„Guten Morgen, Simon!“, ruft sie ihm schon von Weitem zu. „Ich komme kurz auf einen leckeren Becher kaltes Gingerale vorbei. Kommst du auch? Ich würde euch gern etwas erzählen.“

Er spült sich seine Hände in der Bewässerungsfurche ab und geht vor ihr in die Küche. Eigentlich geht er nicht, es sieht eher so aus, als würde er schlurfen – halb nach vorn gebeugt, mit niedergeschlagenen Augen und herabhängenden Schultern. So ganz anders als Tinus.

Im Beiwohnerhäuschen ist es eigentlich immer unerträglich heiß. Aber Simon scheint das gar nichts auszumachen – sogar heute trägt er seine verschlissene Jacke. Miempie dagegen wischt sich fortwährend mit einem grauen Herrentaschentuch den Schweiß von der Stirn.

„Endlich Ferien!“, plaudert Mentje, während sie das Gingerale in die Krüge einschenkt. „Vier Wochen. Jetzt sind schon wieder vier Tage davon vorbei. Magst du auch, Miempie?“

„Nun ja, schenk mal ein. Du kannst gern auch ein paar Plätzchen haben, wenn du Lust hast.“

Erst als sie alle drei an ihrem Gingerale nippen, Simon und sie am Tisch und Miempie am Küchenregal, vor dem sie hin und her läuft, eröffnet ihnen Mentje: „Ich möchte euch etwas fragen.“

Miempie lässt ihre Hände sinken und Simons Blick verändert sich mit einem Schlag. Wachsam wie eine Maus, die beim kleinsten Anzeichen von Gefahr mit einem Sprung verschwindet.

„Es ist eher so etwas wie ein kleiner Gefallen.“

Die Wachsamkeit scheint etwas nachzulassen.

„Eigentlich ist es ein großer Gefallen.“

Miempie bewegt sich nicht.

„Was denn?“, fragt Simon gespannt.

Lieber Gott, hilf mir. „Frau van Jaarsveld kann selbst gar nichts mehr machen, nicht einmal mehr selbst essen oder … sich selbst im Badezimmer helfen und so."

Miempie nickt verständnisvoll. „Genau wie meine Oma."

„Sie braucht einen Aufpasser, genau wie ein Baby, weil sie ständig wegläuft."

Der Pferdeschwanz mit dem Gummiband darum wippt auf und nieder. „Alles bekannt."

„Wir brauchen jemanden, der sie den ganzen Tag über im Auge behält und ihr bei allem helfen kann. Könntest du das tun, Miempie?"

Sofort beginnt Miempie heftig mit dem Kopf zu schütteln. „Im großen Haus? Nein, das geht nicht."

Hilfe suchend blickt sie Simon an. „Herr van Jaarsveld hat gesagt … Er hat gesagt … Simon?"

Doch Simon ist ganz steif vor Entsetzen. Mit ausdruckslosen Augen starrt er auf den Küchenschrank.

Herr, hilf mir doch!

Miempie schüttelt noch einmal den Kopf und geht dann schlurfend in Richtung Schlafzimmer weg. „Nein." Und dann, fast flüsternd: „Tinus."

„Tinus weiß alles", erwidert Mentje. „Auch dass ich jetzt hier bin."

Es scheint, als würde Simon langsam wach. Sein Kopf sackt noch tiefer auf seine Brust und seine Augen schließen sich. „Ich habe so etwas schon vermutet", murmelt er. „Seine Besuche …"

Das Taschentuch in Miempies Hand ist zu einem kleinen Ball zusammengeknüllt. „Simon?", wiederholt sie.

Langsam schaut Simon auf. „Miempie, Tinus weiß alles." Er streckt seine Hand nach ihr aus. „Du brauchst keine Angst mehr zu haben. Niemand kann uns mehr von ihm wegjagen."

Miempie steht immer noch da wie eine Salzsäule. „Aber … Herr van Jaarsveld hat doch gesagt …"

„Herr van Jaarsveld ist alt und Tinus ist jetzt der Chef", entgegnet Simon. Seine Stimme ist heiser und scheint von ganz weit weg zu kommen.

„Tinus?" Es dauert lange, bis Miempie es begreift, und die ganze Zeit über hält Simon seine Hand zu ihr ausgestreckt. „Unser Tinus,

Miempie. Er fragt selbst, ob du ins große Haus kommen willst. Er braucht dich."

Sie geht zu ihm hin, lässt sich neben seinem Stuhl auf die Knie fallen und drückt ihren Kopf in seinen Schoß. Dabei zittert sie am ganzen Leib. „Unser Tinus weiß es?"

Mechanisch streicht Simon ihr über den Kopf, während seine Augen durch den Ofen und die Wand hindurch in die Ferne schauen, bis weit über den Horizont hinaus. „Deshalb ist er immer wieder auf einen Kaffee zu uns gekommen, Miempie. Weil er es weiß."

In den ersten paar Tagen fühlt sich niemand so richtig wohl und Miempie ist noch furchtbar unsicher. Darüber hinaus wird sie auch noch ständig von Frau van Jaarsveld angeschnauzt: „Wer bist du? Geh weg!"

„Ich bin Miempie, die kennen Sie doch", beruhigt sie sie dann, während sie der alten Frau noch einen Happen füttert.

Tinus ist den ganzen Tag draußen, Onkel Martinus bleibt auf der Veranda und vermeidet jeden möglichen Kontakt und Mentje hilft, so gut sie kann. Nur Selina arbeitet unbeirrt weiter.

Schon bald entwickelt Miempie tatsächlich ein neues Selbstvertrauen – sie scheint ein Stück stärker zu sein, als alle gedacht hätten. Sie stellt auch ihren eigenen Tagesablauf zusammen: waschen, anziehen, Frühstück füttern und danach ins Wohnzimmer bringen. Die alte Dame sitzt dort nur und Miempie sitzt ruhig daneben und strickt.

„Ich weiß nicht, wer in diesem heißen Bosveld all die Pullover tragen soll, die aus ihren Stricknadeln fließen", überlegt Mentje eines Abends skeptisch. Sie und Tinus sitzen im Dunkeln auf der Veranda – wenn es dunkel ist, scheint es wenigstens etwas kühler zu sein.

Tinus grinst. „Wir geben sie an den Kirchenbasar."

„Miempie und Simon gehen doch nie in die Kirche." Das hört sich fast so wie ein Vorwurf an, obwohl es nicht so gemeint war.

„Nein", entgegnet Tinus nach einer Weile. „Es ist viel schiefgelaufen in all den Jahren. Die Dinge wieder ins Lot zu bringen, wird einiges an Zeit kosten, das geht nicht von heute auf morgen. Jetzt ist alles noch so … brüchig."

Der Arzt hat Frau van Jaarsveld Medikamente verschrieben, die sie sehr schläfrig machen. Sobald sie schläft, rennt Miempie nach Hause, um sich um Simon zu kümmern. „Und ich muss dringend Zwieback backen!“, erklärt sie besorgt. „Ihr solltet mal die Keksdose sehen! Total leer! Was für eine Schande!“

„Ich komme mit und schaue zu“, bietet Mentje an, doch Miempie schüttelt entschieden den Kopf. „Nein, Kind, ich kann jetzt ja doch keinen Teig kneten. Das ist erst morgen früh wieder dran. Außerdem muss Simon erst den Ofen anheizen.“

Innerhalb von zwei Wochen gehört sie zum Haus. Verblüffend, aber wahr.

Nur Onkel Martinus schaut durch sie hindurch.

Und Simon hält sich immer noch vom großen Haus fern.

Es scheint wirklich gut zu laufen, denkt Tinus. Behaglich sitzt er auf der dunklen Veranda. Seine Großmutter wird gut versorgt und hat sich beruhigt und sein Großvater scheint sich mit der Situation abgefunden zu haben. Wenn es jetzt noch regnen würde, würde sich auch seine zweite große Sorge in Luft auflösen. Der Himmel ist jedoch strahlend blau und wolkenlos, es bleibt staubtrocken.

„Ich fände es schön, wenn Miempie und Simon mit uns Weihnachten feiern könnten“, plaudert das Kind neben ihm. Instinktiv zuckt er etwas zusammen, aber Mentje redet weiter: „Dein Opa kann aus der Bibel vorlesen und wir können zusammen beten. Ich weiß nicht, ob ihr auch Weihnachtslieder singen wollt.“

Er hält sich bedeckt. „Wir haben noch nie … Ich weiß nicht, Mentje …“

Sie hört ihm noch nicht einmal zu. „Miempie kann eine Buttercremetorte backen und dann mache ich Pfannkuchen, natürlich schon vorher. Die können wir dann nach dem Bibellesen und Beten essen. Dürfen wir auch eine Menge Kerzen anzünden?“

Er muss sein Äußerstes geben, um in diesem Strom von naivem Enthusiasmus den Kopf über Wasser zu halten. Mit allen zusammen unter einem Dach? „Ich glaube nicht, dass das so eine gute Idee wäre“, verkündet er abwehrend.

„An Weihnachten schon, denn da ist Gott mit dabei.“ Das behauptet sie so, als handele es sich um eine Selbstverständlichkeit. „Das war schon immer so, damals, als ich mit meinem Vater allein gefeiert habe, und später im Pass-Auf-Lager zwischen den Juden und dann wieder in Vierhouten und letztes Jahr in Arnheim – obwohl ich ehrlich sagen muss, dass ich da nicht das Gefühl hatte, dass der Herr bei uns war. Aber hier auf der Farm ist er es, das weiß ich ganz genau."

Er hat schon eine Weile den Faden verloren. „Im Pass-Auf-Lager? Zwischen Juden? Wovon sprichst du denn jetzt schon wieder?"

„Oh, das!" Sie dehnt das „A". „Nun ja, nachdem mein Vater verhaftet worden ist, bin ich in einem Lager untergetaucht ..."

„Untergetaucht?" Doch dann fällt es ihm wieder ein: „Du meinst, dass du dich versteckt hast?"

„Ja, in einem Lager für untergetauchte Juden, tief im Wald in der Nähe unseres Bauernhofs."

Er hat das Gefühl, nicht richtig gehört zu haben. „Du bist also nicht direkt nach Arnheim gegangen?"

„Nein, ich bin erst noch eine Zeit lang im Pass-Auf-Lager untergetaucht."

Tinus setzt sich aufrecht hin. „Mentje, jetzt erzähle doch bitte mal alles von Anfang an."

Sie seufzt mit gespielter Verzweiflung, schließlich kennt er ihre Marotten mittlerweile, deshalb wartet er geduldig ab. „Die Soldaten haben meinen Vater gefangen genommen, aber ich hatte mich versteckt und bin dann nachts zu Herrn von Baumhauer gegangen. Das war ein Rechtsanwalt, der den Juden geholfen hat, aus dem Land zu fliehen oder einfach nur zu verschwinden, denn das ist es, worum es beim Untertauchen eigentlich geht. Der hat mich in das Lager gebracht. Das lag tief in den Wäldern, wo nie jemand hingekommen ist."

Nicht zu glauben! „Und dann?"

„Dann habe ich dort über ein Jahr lang in einer halb im Boden eingegrabenen Hütte gelebt und eine ganze Menge lieber Menschen kennengelernt. Zum Beispiel Han und Bart. Bart ist mehr oder weniger so etwas wie der Lagerarzt gewesen. Und dann waren da noch Wim und Flora und Salvador. Wir haben in der AM-Hütte gewohnt, zusammen mit einem Haufen anderer Leute. Wir waren dort ziemlich glücklich."

Seine Verblüffung schlägt um in ein totales Erstaunen über dieses Kind, dieses junge Mädchen, das vor ihm sitzt und ihm seelenruhig von tief einschneidenden Erlebnissen seines Lebens erzählt. „Erzähl weiter."

„Wir sind sogar in die Schule gegangen." Er hört das Lächeln in ihrer Stimme. „Unser Lehrer war ein Herr Spijer. Der war schon ganz schön alt und ein wirklich lieber Kerl. Eigentlich hatte er einen anderen Beruf, ich weiß nicht mehr, welchen, aber er hat gut unterrichtet. Wir haben vor allem sehr schwere Mathematikaufgaben bekommen und er hat uns wunderschöne englische Gedichte vorgelesen." Plötzlich bekommt ihre Stimme einen anderen Klang. „Nachdem das Lager entdeckt worden war, ist er erschossen worden. Er war zu krank zum Fliehen."

Sein Herz blutet. „Ach, Mentje …"

Sie zuckt kurz mit den Schultern, so als würde ihr plötzlich etwas klar werden. „Ich habe wegen dem Pass-Auf-Lager viel getrauert, um Herrn Spijer und Opa Bakker, und ich war wütend, weil Han und Bart mich nicht gefragt haben, ob ich zu ihnen ziehen könnte, aber jetzt … Ich bin immer noch traurig, aber ich erinnere mich auch an schöne Dinge. Und ich bin froh über die Menschen, die den Krieg überlebt haben, obwohl sie Juden waren so wie Doktor Lipmann-Kessel."

Einen Augenblick lang schließt er die Augen. Herr im Himmel, was hat dieses Kind alles durchstehen müssen! „Du hast so viel mitgemacht. Davon haben die Menschen in diesem Land überhaupt keine Ahnung", erklärt er nachdenklich.

Sie kichert. „Und ich finde es nicht einmal schlimm, dass das nicht in die Noten einfließt. Puh, Tinus, ich hatte solche Angst, sitzen zu bleiben!"

Ihre Fröhlichkeit tut ihm gut. „Und jetzt gehörst du sogar zu den zehn Besten in deiner Klasse."

„Ich bin Vierte, hörst du?", verbessert sie ihn sofort.

„Und die Tochter des Arztes ist Fünfte." Er grinst.

Sie bricht in lautes Lachen aus. „Du hast es voll begriffen, Tinus, du hast es voll begriffen!"

Und so geschieht es, dass sie dann am Weihnachtsabend gemeinsam auf der Veranda sitzen. „Drinnen ist es viel zu heiß", hat Mentje am Morgen überlegt. „Tinus, dürfen Selina und ich zwei der Esszimmerstühle hinaustragen? Sonst können wir uns nicht alle setzen."

Er ist einverstanden gewesen, sie hat jedoch trotzdem gemerkt, dass er immer noch schwarzsieht.

Jetzt ist die Sonne schon untergegangen. Zusammen mit Selina hat Mentje die Stühle in einem Halbkreis aufgestellt, mit dem Salontisch aus dem Wohnzimmer in der Mitte. Auf dem Tischchen stehen – unter einem Fliegennetz – Schüsseln mit kaltem Huhn, Kartoffelsalat, frisches Brot und Buttercremetorte. Überall stehen Kerzenhalter mit Kerzen: auf dem Verandamäuerchen, auf den Fensterbänken und sogar auf den Treppenstufen.

Selina ist schon lange nach Hause gegangen. Onkel Martinus sitzt auf seinem angestammten Platz, die Pfeife im Mund, versunken in seine eigenen Gedanken. Miempie hat Frau van Jaarsveld gewaschen und in einen der Wohnzimmersessel gesetzt. Dann ist sie nach Hause gegangen, um Simon zu holen. Jetzt sind sie alle versammelt und warten auf die beiden.

Sie warten und warten.

„Wenn du mich fragst, kommen sie nicht mehr, Mentje", verkündet Tinus leise. „Und für Opa wird es langsam spät."

„Miempie kommt bestimmt gleich zurück." Es hört sich überzeugender an, als sie sich fühlt.

„Es sei denn, Simon …" Er vollendet seinen Satz nicht, aber sie weiß genau, was er sagen möchte: Es sei denn, Simon hat die Lage nicht mehr unter Kontrolle.

Sie spürt, wie sich die Enttäuschung in ihrem Bauch zu einem Kloß bildet, aber sie reißt sich zusammen und steht auf. „Du könntest recht haben, denn jetzt sind sie wirklich schon arg lange weg." Sie wirft Onkel Martinus einen Blick zu. „Können wir heute Abend vor dem Essen in der Bibel lesen und beten?"

Schweigend nickt er. Seine Augen starren in die Ferne, über die dunkle Landschaft hinter dem Garten.

„Ich gehe schnell eine Lampe holen", verkündet Tinus. „Sonst kann Opa die Buchstaben nicht auseinanderhalten."

Zunächst holt er das hohe Beistelltischchen aus dem Wohnzimmer und danach stellt er die schwere Lampe aus dem Esszimmer darauf. Mentje schleppt die große Staatenbibel[16] mit dem ausgefüllten

16 Anm. d. Übers.: Die *Statenbijbel* ist die bedeutendste niederländische Bibelübersetzung, fertiggestellt 1637. Ihr Name kommt daher, dass die

Familienstammbaum auf den ersten Seiten auf die Veranda. Sie hat heimlich einen Blick hineingeworfen: Der letzte dort eingetragene Name ist der von Tinus. Und neben dem Namen von Simon steht „verstorben" in der Handschrift von Onkel Martinus. Ein Datum fehlt.

Als sie sich umdreht, sitzt auf einmal Simon mit hängendem Kopf auf der obersten Treppenstufe. Miempie hält ihn fest an der Hand und setzt sich eine Stufe darunter. Niemand sagt etwas.

Onkel Martinus beginnt zu lesen. Wie er das Niederländische ausspricht, kommt Mentje immer noch etwas seltsam vor, obwohl sie sich langsam daran gewöhnt. Es ist so wie immer, als ob kein Weihnachtsabend wäre, als ob sein Sohn heute Abend nicht zum ersten Mal seit zig Jahren beim Lesen und Beten anwesend wäre.

Mentje wird immer trauriger. Sie hat so gehofft, dass heute Abend ein Wunder geschieht, aber selbst das Gebet ist dasselbe wie immer.

Doch bevor Onkel Martinus „Amen" sagen kann, fängt Tinus an zu beten, noch bevor sie ihre Augen öffnen können. Er betet mit kräftiger Stimme, ohne Angst. Und er spricht alles aus.

Er sagt kein „Amen", sondern schweigt abrupt.

Mentje macht die Augen wieder auf.

Es ist Weihnachten in dem totenstillen, heißen Bosveld. Kann es irgendwo auf Erden einen Ort geben, wo es an Weihnachten so ist wie hier? Mit dem Sternenhimmel so nahe und der Milchstraße wie einem nächtlichen Regenbogen quer über dem Firmament?

Wo Gott so nahe ist? Hier bei ihnen auf der Veranda?

Wo eine Geige zu spielen beginnt? *Stille Nacht, heilige Nacht. Alles schläft, einsam wacht …*

Die Musik verstummt, doch der Friede bleibt.

Noch sehr lange.

Dann steht Onkel Martinus auf, auf seinen Spazierstock gestützt. Er geht zur Verandatreppe und legt Simon die Hand auf die Schulter. „Danke, Simon."

Simon bewegt sich nicht. Als er schließlich aufschaut, ist sein Va-

---

Generalstaaten (das Parlament der Niederlande) die Übersetzung finanziert haben. Über lange Zeit blieb die Staatenbibel die offizielle niederländische Bibel, die auf die Entwicklung der niederländischen Sprache einen ähnlich großen Einfluss hatte wie die Lutherübersetzung auf die deutsche.

ter schon im Haus. „Er hat meinen Namen ausgesprochen", flüstert er dann. „Er hat Simon gesagt."

Alle beide können sie nicht schlafen. Im Zimmer der alten Leute ist es still und Miempie und Simon sind schon lange in ihr Häuschen zurückgekehrt. Keiner hat viel gegessen, doch jetzt fängt Mentjes Magen auf einmal an zu knurren. „Hast du auch so einen Hunger?", will sie wissen.

„Ich sterbe beinahe!", bekräftigt Tinus. „Darf ich die Kerzen ausblasen?"

„Nein, denn der Weihnachtsabend ist noch nicht vorbei. Möchtest du etwas von dem kalten Hühnchen?"

„Ja, und auch etwas von dem herrlichen Kartoffelsalat. Eine ganze Menge."

Genau wie Henk – immer hungrig. Sie hofft inständig, dass Henk und Femke auch ein schönes Weihnachtsfest feiern.

Mentje löffelt zwei Teller voll und reicht Tinus einen davon. „Ich habe heute Abend viel an Henk denken müssen", erklärt sie. „Er wäre wirklich gern mit hierhergekommen, aber das ging natürlich nicht."

Sie setzt sich auf ihren Korbstuhl, den Teller auf dem Schoß. Tinus schiebt seinen Stuhl etwas nach vorn, sodass er die Verandamauer als Ablage benutzen kann. „Hast du auch an deinen Vater gedacht?"

„Sehr oft. Aber wirklich vermissen tue ich ihn nicht mehr. Es ist eher …" Sie denkt nach.

„Eher was?"

„Nun, ich würde ihm gern sagen, dass er sich keine Sorgen um mich machen muss, weil es mir sehr gut geht."

Er nickt, während er auf seinem Hühnchen herumkaut. „Ich hätte nicht gedacht, dass Simon heute Abend kommt."

Sein Vater.

„Er hatte es versprochen, aber man weiß ja nie." Mentje isst einen großen Happen Salat. „Ich hatte ihn gebeten, Stille Nacht zu spielen, und dann hat er *vielleicht* gesagt, aber *wahrscheinlich nicht.* Und jetzt hat er es doch getan."

Eine leichte Brise kommt auf und bläst die Kerzen vor ihnen aus. Schlimm ist das nicht, denn nun dient der Mond als Weihnachtsbeleuchtung.

„Weißt du, Mentje …"
„Ja?"
„Heute Abend hatte ich zum ersten Mal in meinem Leben das Gefühl, dass wir eine Familie sind."
Ha, und dann bin ich sicher die kleine Schwester, denkt Mentje. Sie fängt leise an zu lachen.
„Was gibt's denn da zu lachen?", will er beinahe beleidigt wissen.
„Ich lache nicht über dich", entgegnet sie schnell. „Ich lache, weil ich alles schon einmal gewesen bin: zuerst ein Einzelkind, dann die älteste Tochter einer großen Familie und jetzt wieder die kleine Schwester. Pass mal auf, bald weiß ich gar nicht mehr, wer ich bin."
Jetzt lacht auch er. „Oh, in gewisser Weise hast du recht. Aber vergiss nicht, dass wir in dieser Familie nicht auf noch jemanden mit Problemen gewartet haben."
„Oh, na gut."
Er schiebt seinen Teller zur Seite und wischt sich mit seiner Serviette den Mund ab. „Und was hat dir von all dem am besten gefallen?"
„Mit Sicherheit nicht die Rolle der ältesten Tochter", erwidert sie heftig. „Ich finde es aber ziemlich schön, die kleine Schwester zu sein. Sehr schön, ehrlich gesagt."

Als Mentje am Anfang des neuen Jahres aus dem Dorf zurückkommt, hat Tinus für sie einen Brief dabei. Sie findet ihn auf ihrem Bett, als sie nach dem Mittagessen in ihr Zimmer geht. Erst am Abend kann sie Tinus an ihrem Enthusiasmus teilhaben lassen. „Charles hat mir einen Brief geschrieben! Du weißt schon, der Junge, mit dem ich mich auf dem Schiff angefreundet habe."
„Ja, ich erinnere mich. Der ist doch nach Südwest weitergereist? Oder nein, ins Bechuanaland, oder?"
„Ja, ins Bechuanaland. Esther ist nach Südwest gegangen und jetzt wohnt sie mit ihrer Mutter in Windhuk. Ich kann dir gar nicht sagen, wie froh ich darüber bin, dass er endlich geschrieben hat, Tinus. Langsam habe ich mir schon Gedanken gemacht, ob er nicht von den Löwen aufgefressen worden ist."
Er lacht. „Und ihr habt immer noch fest vor, euch in zehn Jahren wieder zu treffen?"
„Oh ja, ganz bestimmt. Vielleicht können wir das ja hier auf der

Farm machen, wenn du nichts dagegen hast. Dann können sie auch sehen, wie schön es hier ist und wie gut wir es als Familie haben."

Er schweigt eine ganze Weile, so als habe sie etwas gesagt, was ihn zutiefst getroffen hat.

„Habe ich etwas Falsches gesagt?", fragt sie nach einer Weile besorgt.

Er schüttelt ganz kurz den Kopf. „Weißt du eigentlich, dass du etwas unglaublich Besonderes bist?", fragt er.

Was du nicht sagst! „Ich bin einfach Mentje de Vries, kapiert?"

„Ja", erwidert er langsam. „Du bist Mentje de Vries."

Danksagung

Dank an:
die Leitung der Van-Ewijk-Stiftung, die mir 10.000 Rand (ca. 1000) für die Recherchen zu diesem Buch zur Verfügung gestellt hat. Durch sie war ich in der Lage, vor Ort in den Niederlanden Nachforschungen anzustellen. Gern schenke ich zwei Exemplare der afrikaanischen und der niederländischen Version dieses Buchs der niederländischen Bibliothek in Pinelands;

Rien und Jenny Bijl aus Nunspeet, die mir schon 2012 von dem „*Verscholen Dorp*" (Verborgenen Dorf) erzählt haben. Ich habe sofort geahnt, dass darin eine Geschichte steckt. Sie haben mir unzählige Bücher für meine Recherchen besorgt, mir 2014 Unterkunft und Mobilität zur Verfügung gestellt und Termine bei den entsprechenden Fachleuten für mich vereinbart. Darüber hinaus habe ich in ihnen zwei wunderbare neue Freunde gefunden;

meine niederländische Übersetzerin Dorienke de Vries, die auch eine Freundin geworden ist. Sie hat mich 2012 zum Kriegsgräberfriedhof in Oosterbeek bei Arnheim mitgenommen und so die Saat für den zweiten Teil dieses Buches gelegt. Am siebzigsten Jahrestag der Schlacht um Arnheim im Jahr 2014 hat sie mit mir nicht nur stundenlang in der Sonne gesessen und darauf gewartet, dass die Fallschirmjäger endlich springen, sie hat mir auch bis zum letzten Augenblick geholfen, Informationen rund um die Schlacht zu finden und zu überprüfen;

meiner niederländischen Herausgeberin Corinne Vuijk, noch so einer guten Freundin, die mir dreißig Kilo Bücher geschickt hat und mich oft bis spät in die Nacht herumfahren musste (vielen Dank auch an David, der während dieser Zeit auf ihre drei kleinen Söhne aufgepasst hat);

Dr. Louis du Plessis, den emeritierten Professor für Wehrkunde an der Universität von Stellenbosch. Louis ist eine Quelle für Information über den Zweiten Weltkrieg und ein Fallschirmjäger, der fünfundachtzig Sprünge gemacht hat, unter anderem während des Südafrikanischen Grenzkrieges. Ohne ihn wäre Tinus niemals aus einem Flugzeug gesprungen;

meiner Schwester Annemarie Friedrich, die mir bei Barts erster Operation geholfen hat, ebenso bei der Versorgung von Tinus' Bein und der Geburt des Kälbchens. Sie ist diejenige gewesen, die während unserer Kindheit ihre Nase in alle medizinischen Angelegenheiten gesteckt hat, vor allem wenn unsere Mutter einen der Arbeiter verarztet hat und unser Vater einem unwilligen Kalb ins Leben geholfen hat. Ich selbst habe mich beim ersten Tropfen Blut mit einem Buch in meinem Zimmer versteckt;

Aart Visser (Autor von „*Het Verscholen Dorp*") und Marius Schouten (Dichter), die mich an der Stelle herumgeführt haben, an der sich einst das Pass-Auf-Lager befunden hat. Herr Schouten hat ferner die Kapitel über das Lager gelesen und hilfreiche Verbesserungsvorschläge gemacht;

Theo und Adri van Loenen aus Arnheim, die mir per E-Mail die unglaubliche Geschichte von Doktor Lipmann-Kessel erzählt haben;

Evert de Graaf und Steven van Hell, die mich auf dem Museumsbauernhof Mariahoeve in Putten herumgeführt haben, sodass ich die niederländische Landwirtschaft von vor über siebzig Jahren kennenlernen konnte. Es war verblüffend, wie viele Gewohnheiten, Gegenstände und Geräte ich dort aus meiner eigenen Kindheit auf einer Farm wiedererkannt habe;

Joop und Maud Osinga für das wunderbare Buch „*Het Verscholen Dorp*". Ohne dieses Buch hätte ich die Geschichte der Untergetauchten in Veluwe nicht erzählen können;

Lenie von Diggelen, die mir das Buch „*Het Geheime Dorp*" geschenkt hat;

meiner Freundin Suzette Meintjes, meinen Kindern Madeleine Uys und Jan-Jan Joubert sowie meiner Nichte Christine Stoman, die das Manuskript gelesen haben. Ihr habt, jeder auf seine Weise, einen einzigartigen Beitrag geliefert;

meiner Familie, die weiterhin ihre schreibende Mutter und Großmutter unterstützt. Und meinen Freunden, die verstehen, dass ein Kopf voller Geschichten selbst in Ferienzeiten ganz woanders sein kann und dass eine vor sich hin gärende Geschichte manchmal einfach herausmuss; meinem Mann Jan für all die Jahre der Geduld, für seine Unterstützung und vor allem seine Liebe.

Alle Ehre gebührt meinem himmlischen Vater, der mir einen Kopf voller Geschichten gegeben hat, mir immer die Kraft und den Enthusiasmus zum Schreiben gibt und mich immer wieder aufrichtet, wenn ich stecken bleibe. Danke, Herr, für deine Gnade.

Viele Personen in diesem Buch hat es wirklich gegeben. Beim Pass-Auf-Lager zum Beispiel ist nur Mentje fiktiv. Alle anderen – Han und Bart, Opa Bakker, Tante Cor, Walter und seine Familie, der Jurist von Baumhauer, der nette Herr Spijer und so weiter – haben das Geschehen am eigenen Leib erlebt. Ich habe sie mithilfe von Fotos, ihren Selbstzeugnissen danach und den Geschichten anderer über sie so gut wie möglich kennengelernt. Auch alle Ereignisse im Lager sind an die Wirklichkeit vor fünfundsiebzig Jahren angelehnt: das Leben in der AM-Hütte, die Operation am ersten Piloten, die Begegnung mit dem Russen Kusma und der entdeckte Negativfilm.

In dem Teil über Arnheim sind die Orte und Geschehnisse historisch korrekt wiedergegeben, die meisten Personen sind jedoch fiktiv. Unter den Personen, die es tatsächlich gegeben hat, sind besonders der Major und spätere Oberstleutnant John Frost und andere Armeekommandierende zu nennen sowie der Küster Jan Mijnhart, der Doktor Zwolle und der südafrikanische Arzt Doktor Lipmann-Kessel. Lesen Sie sich vor allem seine verblüffende Lebensgeschichte im Internet durch.

Der Name Mentje de Vries ist mit Bedacht gewählt. Das erste „holländische Mädchen“, das ich kennengelernt habe, war Mentje Groothof, mit der ich mich in der Grundschule angefreundet habe. Sie war arg bleich, sehr genau und hat zu Anfang ein bisschen komisch gesprochen. Schließlich haben wir gemeinsam unsere Abschlussprüfung bestanden und sind Freundinnen geblieben, bis sie vor ein paar Jahren gestorben ist. Ich habe ihre Geschichte nicht verwendet, wohl aber ihren schönen Namen.

Mit Mentjes Nachnamen möchte ich mich bei den beiden de Vriesen aus meiner Schriftstellertätigkeit bedanken: Dorienke, die meine Bücher so wunderbar ins Niederländische übersetzt, und Izak, meinem Marketingmann in Südafrika, der gleichzeitig immer wieder versucht, einer in technischer Hinsicht zurückgebliebenen Pensionärin die verborgenen Wege des Internets zu erschließen.

Dieses Buch ist der zweite Teil meiner Kriegstrilogie. „Sehnsuchtsland“ spielte in Deutschland und Südwest-Afrika (dem heutigen Namibia), „Das Mädchen aus dem versteckten Dorf“ in den Niederlanden und Südafrika und das dritte Buch, das noch keinen Titel hat, soll in England und dem Bechuanaland (dem heutigen Botswana) spielen. Im dritten Teil sollen die losen Fäden zusammengeführt werden: Wie geht es mit Hildegard und Esther weiter? Ist Oswald lebendig aus Sibirien zurückgekehrt? Was ist aus Mentje geworden? Und aus Tinus? In der Geschichte von Charles werden sich alle Charaktere noch einmal treffen.

Doch bis dahin müssen wir uns noch ein Weilchen gedulden.

Irma Joubert

Benutzte Literatur

Anonym (1987): *De Tommies komen! Dagboek van een Oosterbeeks meisje, Septemberdagen 1944*. Herausgegeben von den Freunden des Airborne Museums Arnheim.

Berkt, Henk van de (1990): *Verzet op de Veluwe*. Kampen.

Blokker, Jan (2012): *Achter de Laatste Brug – Gevangen in het land tussen Arnhem en de Grebbelinie*. Amsterdam/Antwerpen.

Busman, C. W. Star und Oberstleutnant Eddy Bauer: *De Bevrijding*. Rotterdam (ohne Jahr).

Busman, C. W. Star und Oberstleutnant Eddy Bauer: *De bange Meidagen van '40*. Rotterdam (ohne Jahr).

Busman, C. W. Star und Oberstleutnant Eddy Bauer: *De Slag om Arnhem*. Rotterdam (ohne Jahr).

Green, William (1969): *Aircraft in the Battle of Britain*. London.

Klaauw, Bart van der, und Rijnhout, Bart (1984): *Luchtbrug Market Garden*. Amsterdam.

Middlebrook, Martin (2010): *Arnhem – Ooggetuigenverslag van de Slag om Arnhem*. Utrecht.

Nijnatten-Doffegnies, H. J. van (1976): *Het geheime dorp*. Nijkerk.

Ryan, Cornelius (1974): *Een brug te ver – operatie ‚Market-Garden' September 1944*. Bussum.

Sheldon, Tony (2015): *De Verschrikking van de nacht – Ooggetuigen van de Slag van Arnhem*. Utrecht/Antwerpen.

Spee, Marike (2014): *Oma, gaan we nou dood? – Over een klein jongetje tijdens en na de Slag om Arnhem*. Uitgeverij Leijser.

Visser, Aart (1984): *Het Verscholen Dorp – Verzet en onderduikers op de Veluwe*. Wezep.

www.airbornememories.nl

Ein weiterer Titel von Irma Joubert

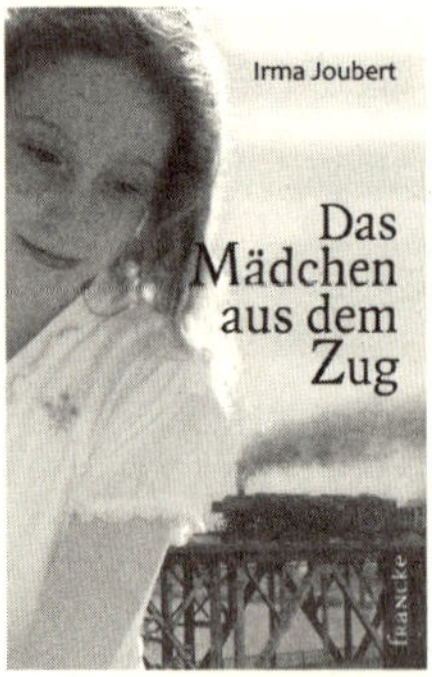

Das Mädchen aus dem Zug
ISBN 978-3-86827-457-8
480 Seiten, gebunden
mit Schutzumschlag
auch als e-Book erhältlich

Polen 1944: Die kleine Gretel hat zwar alles verloren, aber sie ist schlau und lässt sich nicht so leicht unterkriegen. In Jakób findet sie einen Beschützer, der das Mädchen mit den jüdischen Wurzeln nach dem Krieg in einem Adoptionsprogramm unterbringt. Dieses bietet Kindern von SS-Offizieren in Südafrika ein neues Zuhause. Für Gretel, die nun Grietjie heißt, ändert sich von einem auf den anderen Tag alles.

Jahre später gerät ihr Leben völlig überraschend in Turbulenzen. Um ihr Glück zu finden, muss die erfolgreiche junge Frau sich mit Fragen auseinandersetzen, die sie bisher verdrängt hat ...

Ein Roman über das Leben und die Liebe, der bis zur letzten Seite spannend bleibt.